Cuidados Paliativos em **Geriatria e Gerontologia**

Cuidados Paliativos em **Geriatria e Gerontologia**

EDITORES

Lucíulo Melo
Ana Beatriz Di Tommaso
Niele Silva de Moraes

SBGG Desde 1961
Sociedade Brasileira de Geriatria e Gerontologia

manole editora

Projeto gráfico: Departamento Editorial da Editora Manole
Editoração eletrônica e ilustrações: Formato Editoração
Capa: Ricardo Yoshiaki Nitta Rodrigues
Imagens da capa: Freepik

CIP-BRASIL. CATALOGAÇÃO NA PUBLICAÇÃO
SINDICATO NACIONAL DOS EDITORES DE LIVROS, RJ

C973

Cuidados paliativos em geriatria e gerontologia / editores Lucíulo Melo, Ana Beatriz Galhardi di Tommaso, Niele Silva de Moraes. - 1. ed. - Barueri [SP] : Manole, 2025.
24 cm.

Inclui bibliografia e índice
ISBN 978-85-204-6769-5

1. Gerontologia. 2. Geriatria. 3. Idosos - Cuidado e tratamento. I. Melo, Lucílio. II. Tommaso, Ana Beatriz Galhardi di. III. Moraes, Niele Silva de.

25-96732.0 CDD: PREENCHER
CDU: PREENCHER

Meri Gleice Rodrigues de Souza - Bibliotecária - CRB-7/6439

Editora Manole Ltda.
Alameda Rio Negro, 967 – cj 717
Alphaville – Barueri/SP
CEP 06454-000
Fone: (11) 4196-6000
www.manole.com.br | https://atendimento.manole.com.br/

Impresso no Brasil | *Printed in Brazil*

Editores

Lucíulo Melo

Médico Geriatra pela Escola Paulista de Medicina da Universidade Federal de São Paulo (EPM-UNIFESP). Título de Especialista em Geriatria e Área de Atuação em Medicina Paliativa pela Sociedade Brasileira de Geriatria e Gerontologia (SBGG)/Associação Médica Brasileira (AMB). Presidente da Comissão Permanente de Cuidados Paliativos (CPCP) da SBGG. Membro do Comitê de Medicina Paliativa da AMB. Preceptor dos Programas de Residência Médica em Geriatria e Clínica Médica do Hospital dos Servidores do Estado (HSE) – Recife/PE. Responsável pelo Ambulatório de Comprometimento Cognitivo Avançado do Serviço de Geriatria do HSE-Recife/PE. Diretor Científico da Associação Brasileira de Alzheimer (ABRAz) – Regional Pernambuco (2023/2026).

Ana Beatriz Galhardi Di Tommaso

Médica Especialista em Clínica Médica e Geriatria com Área de Atuação em Medicina Paliativa. Mestre em Ciências pela Escola Paulista de Medicina da Universidade Federal de São Paulo (EPM-UNIFESP). Coordenadora da Pós-graduação *Lato Sensu* em Cuidados Paliativos do Hospital Israelita Albert Einstein. Médica Referência Técnica do Serviço de Cuidados Paliativos do Hospital Israelita Albert Einstein. Membro da Comissão Permanente de Cuidados Paliativos da Sociedade Brasileira de Geriatria e Gerontologia.

Niele Silva de Moraes

Geriatra e Doutora pela Escola Paulista de Medicina da Universidade Federal de São Paulo (EPM-UNIFESP). Título de Especialista pela Sociedade Brasileira de Geriatria e Gerontologia (SBGG). Presidente da SBGG Pará (gestão 2024-2026). Membro do Comitê de Osteometabolismo da SBGG. Docente do Curso de Medicina da Universidade do Estado do Pará (UEPA). Coordenadora do Núcleo de Atenção ao Idoso da UEPA. Docente do Programa de Mestrado Profissional em Saúde da Amazônia da Universidade Federal do Pará (UFPA).

Autores

Alessandra Rischiteli Bragança Silva
Fonoaudióloga. Nutricionista. Doutora em Ciências pelo Departamento de Fisiologia da Nutrição da Universidade Federal de São Paulo (UNIFESP). Mestre em Gerontologia pela Universidade Estadual de Campinas (UNICAMP). Pós-graduada em Cuidados Paliativos pela Casa do Cuidar.

Alexandra Mendes Barreto Arantes
Médica especialista em Geriatria pelo Hospital Universitário de Brasília. Área de Atuação em Medicina Paliativa pela Associação Médica Brasileira (AMB). Aperfeiçoamento em Oncogeriatria pela Faculdade Sírio-Libanês.

Alexandre Ernesto Silva
Enfermeiro. Professor na Universidade Federal de São João Del Rei (UFSJ). Fundador da Favela Compassiva.

Alexandre Franco Miranda
Pós-Doutor em Odontologia pela USP/SL Mandic. Doutor e Mestre em Ciências da Saúde pela Universidade de Brasília (UnB). Especialista em Gerontologia pela Sociedade Brasileira de Geriatria e Gerontologia (SBGG). Professor do Programa de Pós-graduação *Stricto Sensu* em Gerontologia e do curso de Odontologia da Universidade Católica de Brasília. Coordenador da Odontologia do Hospital Sírio-Libanês, Brasília.

Alice Roxo Nobre de Souza e Silva
Médica formada pela Faculdade de Ciências Médicas da Santa Casa de São Paulo. Médica Titular do Departamento de Radioterapia do Hospital Sírio-Libanês de São Paulo. Médica Assistente do Serviço de Radioterapia do Instituto do Câncer do Estado de São Paulo.

Alini Maria Orathes Ponte
Médica Especialista em Geriatria pela Faculdade de Medicina da Universidade de São Paulo com Área de Atuação em Medicina Paliativa pela Sociedade Brasileira de Geriatria e Gerontologia (SBGG)/Associação Médica Brasileira (AMB). Mestranda do Programa de Pós-graduação em Medicina e Saúde (PPgMS-UFBA).

Almir Oliva Fillho
Presidente do Departamento de Gerontologia da Sociedade Brasileira de Geriatria e Gerontologia (SBGG) – Seção Rio de Janeiro (2018-2020). Presidente da Associação Brasileira de Odontologia para Pacientes com Necessidades Especiais (2022-2025). *Fellow* da International

Association for Disability and Oral Health (iADH). Especialista em Odontogeriatria pelo Conselho Federal de Odontologia. Especialista em Gerontologia pela SBGG. Pós-graduação Multiprofissional de Cuidados Paliativos no Instituto Paliar. Mestre em Periodontia pela Universidade Estácio de Sá.

Ana Beatriz Galhardi Di Tommaso
Médica Especialista em Clínica Médica e Geriatria com Área de Atuação em Medicina Paliativa. Mestre em Ciências pela Escola Paulista de Medicina da Universidade Federal de São Paulo (EPM-UNIFESP). Coordenadora da Pós-graduação *Lato Sensu* em Cuidados Paliativos do Hospital Israelita Albert Einstein. Médica Referência Técnica do Serviço de Cuidados Paliativos do Hospital Israelita Albert Einstein. Membro da Comissão Permanente de Cuidados Paliativos da Sociedade Brasileira de Geriatria e Gerontologia.

Ana Carolina Brochado Teixeira
Doutora em Direito Civil pela Universidade do Estado do Rio de Janeiro (UERJ). Mestre em Direito Privado pela Pontifícia Universidade Católica de Minas Gerais (PUC-Minas). Advogada.

Ana Laura de Figueiredo Bersani
Médica especialista em Clínica Médica pela Universidade Federal de São Paulo (UNIFESP) e pela Sociedade Brasileira de Clínica Médica (SBCM) e em Geriatria pela UNIFESP e pela Sociedade Brasileira de Geriatria e Gerontologia (SBGG). Área de Atuação em Medicina Paliativa pela SBGG/Associação Médica Brasileira (AMB). Membro da Comissão de Osteometabolismo da SBGG.

Ana Luisa Rugani Barcellos
Médica Geriatra titulada pela Sociedade Brasileira de Geriatria e Gerontologia (SBGG). Médica paliativista, com Área de Atuação em Medicina Paliativa pela Associação Médica Brasileira (AMB). Coordenadora do Serviço de Cuidados Paliativos do Hospital Risoleta Tolentino Neves, FUNDEP/UFMG. Coordenadora do Comitê de Geriatria e Gerontologia da ANCP 2022-2024.

Anderson Acioli Soares
Graduação em Medicina pela Universidade Federal de Alagoas. Residência de Clínica Médica pelo Hospital Universitário Professor Alberto Antunes (HUPAA-AL). Residência de Geriatria no Hospital Getúlio Vargas – PE. Residência de Cuidados Paliativos pelo Instituto de Medicina Integral Prof. Fernando Figueira (IMIP-PE). Mestre em Cuidados Paliativos pelo IMIP-PE. Membro Titular da Sociedade Brasileira de Geriatria e Gerontologia e da Academia Nacional de Cuidados Paliativos. Preceptor da Residência de Clínica Médica do HUPAA-AL. Presidente da Comissão de Cuidados Paliativos do HUPAA-AL. Vice presidente da Sociedade Brasileira de Geriatria seccional Alagoas. Facilitador QELCA (*Quality End of Life Care for All*) – Homecare Saúde e Suporte Alagoas, Instituto Premier Brasil e Christopher's Hospice Reino Unido (UK).

André Castanho de Almeida Pernambuco
Coordenador da Enfermaria de Cuidados Paliativos da Disciplina de Medicina de Urgência da Universidade Federal de São Paulo (UNIFESP). Médico Assistente da Disciplina de Geriatria da UNIFESP. Coordenador da Interconsulta e Preceptor da Enfermaria de Geriatria do Hospital São Paulo da UNIFESP.

Andréa Figuerêdo Lopes Oliveira
Médica geriatra, clínica e paliativista. Título de Especialista em Geriatria e de Área de Atuação em Cuidados Paliativos pela Asso-

ciação Médica Brasileira (AMB). Preceptora da Residência de Clínica Médica do Hospital Agamenon Magalhães, em Recife, PE.

Anelise Fonseca

Geriatria pela Sociedade Brasileira de Geriatria e Gerontologia (SBGG)/Associação Médica Brasileira (AMB). Mestre e Doutora em Epidemiologia ENSP/Fiocruz. Presidente da SBGGRJ 2022-2025. Vice-coordenadora do Comitê de Geriatria e Gerontologia ANCP 2022-2024.

Antônia Rios Almeida

Enfermeira, Instituto Nacional de Câncer (INCA). Membro da Favela Compassiva.

Antonio Carlos Moura de Albuquerque Melo

Especialista em Odontogeriatria pela APCD-SP. Especialista em Gerontologia pela Sociedade Brasileira de Geriatria e Gerontologia (SBGG). Especialista em Odontologia Hospitalar pelo CFO. Mestre em Gerontologia pela Universidade Federal de Pernambuco (UFPE). Membro da Comissão de Cuidados Paliativos da SBGG. Diretor adjunto SBGG – PE. Coordenador da Residência Multiprofissional em Terapia Intensiva Real Hospital Português de Pernambuco da UFPE.

Beatriz Zeitune de Souza Toledo

Médica formada pela Universidade São Francisco, em Bragança Paulista. Especialista em Clínica Médica pelo Hospital Santa Marcelina. Médica residente de Geriatria do Hospital Israelita Albert Einstein.

Bernard Lobato Prado

Residência de Oncologia Clínica pelo Hospital Israelita Albert Einstein. Título de Área de Atuação em Medicina Paliativa, Associação Médica Brasileira. *Post-doctoral Fellowship* em Cuidados de Suporte e Paliativos, MD Anderson Cancer Center. Referência Técnica do Programa de Cuidados de Suporte e Cuidados Paliativos do Centro de Oncologia e Hematologia do Hospital Israelita Albert Einstein.

Bianca Figueiredo Barros

Médica Geriatra titulada pela Sociedade Brasileira de Geriatria e Gerontologia (SBGG)/Associação Médica Brasileira (AMB). Área de Atuação em Dor pela AMB. Presidente da Comissão de Dor da SBGG. Coordenadora do Comitê da Comissão de Dor da Pessoa Idosa da Sociedade Brasileira para Estudo da Dor (SBED).

Camila Maria Formiga Dantas Ferreira

Residência em Clínica Médica pelo Instituto de Medicina Integral Prof. Fernando Figueira (IMIP). Residência em Geriatria pelo Real Hospital Português de Beneficência em Pernambuco. Aperfeiçoamento em Oncogeriatria no Hospital Sírio-Libanês. Geriatra e Preceptora da Residência em Geriatria do IMIP.

Camila Oliveira Alcantara

Mestre em Ciências Aplicadas à Saúde do Adulto da Faculdade de Medicina da Universidade Federal de Minas Gerais (FM-UFMG). Graduação em Medicina pela Universidade Estadual de Montes Claros (UNIMONTES). Residência em Clínica Médica no Hospital Universitário Clemente de Faria – UNIMONTES. Residência em Geriatria no HC-UFMG. Preceptora da Residência em Geriatria no HC-UFMG. Membro da Equipe de Cuidados Paliativos do HC-UFMG. Coordenadora do Ambulatório de Oncogeriatria do HC-UFMG.

Camila Silva Castro

Médica com graduação, residência médica em Clínica Médica e em Geriatria pela Universidade Federal do Ceará (UFC). Título de Especialista em Geriatria pela Sociedade Brasileira de Geriatria e Gerontologia

(SBGG). Pós-graduação em Cuidados Paliativos pelo Instituto de Ensino e Pesquisa do Hospital Sírio-Libanês em São Paulo – SP. Pós-graduação em Abordagem Multidisciplinar da Dor pela Escola de Educação Permanente do Hospital das Clínicas da Faculdade de Medicina da Universidade de São Paulo (HCFMUSP).

Carla Bezerra Lopes Almeida

Graduada em Medicina pela Universidade Federal do Ceará (UFC). Geriatra pela Universidade Federal de São Paulo (UNIFESP). Título de Especialista em Geriatria pela Sociedade Brasileira de Geriatria e Gerontologia (SBGG). Área de Atuação em Medicina Paliativa pela Associação Médica Brasileira (AMB).

Carolina Cirino Valadão

Médica pela Faculdade de Ciências Médicas de Minas Gerais. Residência de Clínica Médica peo Hospital Risoleta Tolentino Neves – BH. Residência de Geriatria pelo IPSEMG. Pós-graduação em Cuidados Paliativos pelo Instituto de Ensino e Pesquisa Albert Einstein. Aperfeiçoamento em Oncogeriatria pelo Hospital Sírio-Libanês. Médica da Equipe de Cuidados Paliativos do Hospital do IPSEMG.

Carolina do Nascimento Matias Teixeira

Médica oncologista e supervisora do Programa de Residência em Oncologia Clínica do Real Hospital Português, Recife, PE. Preceptora do Programa de Residência de Clínica Médica do Hospital Barão de Lucena, Recife, PE.

Carolina Morais Tsuchida

Enfermeira Especialista do Serviço de Cuidados Paliativos e Suporte ao Paciente da Sociedade Brasileira Beneficente Albert Einstein. Graduada pela Universidade Federal de São Paulo. Especialista em Dor pelo Instituto de Ensino e Pesquisa Albert Einstein. Especialista em Cuidados Paliativos pelo Instituto Pallium Latinoamerica de Buenos Aires, Argentina.

Carolina Seara Couto

Médica pela Faculdade de Ciências Médicas de Minas Gerais. Residência em Clínica Médica pelo Instituto de Assistência Médica ao Servidor Público Estadual de São Paulo (IAMSPE). Residência em Medicina Paliativa pelo IAMSPE. Consultora médica em valor em saúde no IAG saúde. Médica da equipe de Cuidados Paliativos do IPSEMG.

Cintia Maia Prates

Fisioterapeuta, Instituto Nacional de Câncer (INCA). Membro da Favela Compassiva.

Claudia Burlá

Médica geriatra. Doutora em Bioética pela Faculdade de Medicina da Universidade do Porto. Membro da Diretoria da International Association of Hospice and Palliative Care (2019-2022). Vice-presidente e secretária-geral da International Association of Geriatrics and Gerontology (2005-2009). Sócia fundadora da Academia Nacional de Cuidados Paliativos.

Cristiane Ribeiro Maués

Médica geriatra especialista pela Sociedade Brasileira de Geriatria e Gerontologia (SBGG)/ Associação Médica Brasileira (AMB), com Área de Atuação em Medicina Paliativa pela AMB. Mestre em Ensino em Saúde pela Universidade do Estado do Pará. Professora do curso de Medicina do Centro Universitário do Estado do Pará. Coordenadora do Internato Médico na área de Saúde Mental e do Idoso.

Cybelle Maria Diniz Azeredo Costa

Mestre em Ciências da Saúde pela Disciplina de Neurologia da Universidade Federal de São Paulo (UNIFESP). Título de Especialista em Geriatria e Gerontologia pela Sociedade

Brasileira de Geriatria e Gerontologia (SBGG)/ Associação Médica Brasileira (AMB). Residência Médica em Clínica Médica na UNIFESP. Graduação em Medicina na Universidade Federal de Pernambuco. Preceptora voluntária da Disciplina Geriatria/Gerontologia da UNIFESP.

Daiana Rego Pinto

Graduação em Medicina pela Universidade Federal de Alagoas (UFAL). Residência em Clínica Médica pela Universidade Federal da Bahia (UFBA) e em Geriatria pela Universidade Federal de Minas Gerais (UFMG). Titulada pela Sociedade Brasileira de Geriatria e Gerontologia (SBGG). Pós-graduação em Cuidados Paliativos pelo Instituto Paliar. Preceptora da Residência de Geriatria da Santa Casa de Maceió. Presidente da SBGG-AL (2023-2025).

Daniel Azevedo

Médico geriatra. Doutor em Saúde Coletiva pelo Instituto de Estudos em Saúde Coletiva da Universidade Federal do Rio de Janeiro (UFRJ). Autor de *O Melhor Lugar para Morrer*, *Vidas Asiladas* e *A Perfect Cadence*.

Daniela Aceti

Psicóloga Clínica e Hospitalar. Mestre em Ciências da Saúde pela Faculdade de Ciências Médicas Irmandade da Santa Casa de São Paulo. Especialista em Psicologia Hospitalar pela Santa Casa de São Paulo. Diretora de Comunicação da Academia Nacional de Cuidados Paliativos (ANCP) – gestão 2025/2027. Coordenadora do Serviço de Psicologia do Hospital Sírio-Libanês (HSL) e da Pós-graduação em Cuidados Paliativos Adulto da Faculdade Sírio-Libanês. Membro do Comitê de Psicologia da (ANCP) e do Comitê de Relações Internacionais da ABMLuto.

Daniela Gaby Lima

Médica graduada pela Universidade Federal do Pará (UFPA). Especialista em Geriatria e pós-graduada em Cuidados Paliativos pelo Hospital Israelita Albert Einstein (HIAE). Membro do Departamento de Pacientes Crônicos no Serviço Institucional de Cuidados Paliativos e Suporte ao Paciente do Hospital Albert Einstein.

Débora Christina de Alcantara Lopes

Médica geriatra titulada pela Sociedade Brasileira de Geriatria e Gerontologia (SBGG)/ Associação Médica Brasileira (AMB). Especialista em Medicina Paliativa AMB/ANCP.

Debora Pereira Thomaz

Médica pela Universidade Federal de Minas Gerais (UFMG). Residência em Clínica Médica e Geriatria pelo IPSEMG. Geriatra pela Sociedade Brasileira de Geriatria e Gerontologia (SBGG)/Associação Médica Brasileira (AMB). Preceptora da Residência em Geriatria do Hospital dos Servidores Estaduais de Minas Gerais.

Diogo Kallas Barcellos

Médico geriatra titulado pela Sociedade Brasileira de Geriatria e Gerontologia (SBGG)/ Associação Médica Brasileira (AMB). Presidente da SBGG – Seção Minas Gerais (biênio 2023/25). Membro da Comissão de Dor da SBGG e do Comitê de Dor no Idoso da Sociedade Brasileira para Estudo da Dor (SBED).

Edison Iglesias de Oliveira Vidal

Médico Especialista em Geriatria com Área de Atuação em Medicina Paliativa. Mestre e Doutor em Saúde Coletiva pela Universidade Estadual de Campinas (UNICAMP). Livre-Docente em Geriatria pela Universidade Estadual Paulista (UNESP). Pós-doutorado na Universidade de Groningen, Holanda.

Professor Associado e Chefe da Disciplina de Geriatria da Faculdade de Medicina de Botucatu (UNESP). Coordenador do Comitê de Bioética da ANCP e membro da Comissão Permanente de Cuidados Paliativos da Sociedade Brasileira de Geriatria e Gerontologia (SBGG) e da diretoria da SBGG-SP. Editor de Seção para Geriatria, Gerontologia e Cuidados Paliativos da *PLOS ONE*, editor associado dos *Cadernos de Saúde Pública* e do *Journal of Alzheimer's Disease.*

Eduardo Dias

Graduação em Medicina pela Faculdade de Medicina de Marília. Residência em Clínica Médica e Geriatria pelo Hospital das Clínicas da Faculdade de Medicina da Universidade de São Paulo (HCFMUSP). Pós-graduação em Cuidados Paliativos pelo Instituto Pallium Latinoamerica – Buenos Aires/Argentina. Título de Especialista em Geriatria pela Sociedade Brasileira de Geriatria e Gerontologia (SBGG). Certificado de Atuação na área de Medicina Paliativa pela Associação Médica Brasileira (AMB)/SBGG. Professor da Pós-graduação em Cuidados Paliativos do Hospital Israelita Albert Einstein. Diretor Técnico da Rede Humana Magna de Saúde – Hospitais de Transição.

Eduardo Falcão Lima de Souza

Graduado em Medicina pela Universidade Estadual de Ciências da Saúde de Alagoas (UNCISAL).Residência em Clínica Médica e Geriatria pela Santa Casa de Misericórdia de Maceió. Médico da Comissão de Cuidados Paliativos – COMCUIDADO do Hospital Universitário Professor Alberto da Universidade Federal de Alagoas (HUPAA-UFAL).

Elci Almeida Fernandes

Mestre em Nutrição Humana Aplicada pela FCF/FCE/FSP da Universidade de São Paulo. Nutricionista chefe no Instituto Central do Hospital das Clínicas da Faculdade de Medicina da Universidade de São Paulo (HCFMUSP). Presidente da Sociedade Brasileira de Geriatria e Gerontologia seção São Paulo (2020-2022). Tutora do Programa de Residência Multidisciplinar em Nefrologia pelo HCFMUSP. Coordenadora e Docente do Curso de Especialização de Nutrição em Gerontologia pelo SGHC-FMUSP. Coordenadora do Curso de Atualização em Gerontologia do SGHC-FMUSP. Especialista em Nutrição Clínica pela ASBRAN. Nutrição Enteral e Parenteral pela SBNPE, em Saúde Pública no Idoso pela FSP-USP, em Fisiologia do Exercício pela UGF-RJ.

Fabíola Alves Alcântara

Fisioterapeuta. Doutora e Mestre em Bioética, Ética Aplicada e Saúde Coletiva. Especializada em Saúde do Idoso e Cuidados Paliativos. Especialista em Fisioterapia em Oncologia. Especialista em Saúde 4.0: Gestão, Inovação e Tecnologia. Especialista em Inteligência Artificial e Visão Computacional.

Fabíola de Maia Sá

Psicóloga. Especialista em Psicologia da Saúde e Hospitalar. Especialista em Oncologia. Especialista em Gerontologia.

Fânia Cristina dos Santos

Professora Afiliada da Disciplina de Geriatria e Gerontologia (DIGG) da Universidade Federal de São Paulo (UNIFESP). Mestre e Doutora em Medicina Baseada em Evidências pela UNIFESP. Chefe do Serviço de Dor e Doenças Osteoarticulares da DIGG-UNIFESP. Membro do Comitê de Dor no Idoso da Sociedade Brasileira para o Estudo da Dor (SBED). Membro da Comissão de Saúde Óssea do Idoso da ABRASSO. Presidente da Comissão de Osteometabolismo do Idoso da Sociedade Brasileira de Geriatria e Gerontologia (SBGG).

Farah Christina de la Cruz Scarin
Médica formada pela Faculdade de Ciências Médicas da Universidade Estadual de Campinas (FCM-UNICAMP). Residência em Clínica Médica pela Escola Paulista de Medicina da Universidade Federal de São Paulo (EPM-UNIFESP). Residência em Medicina Intensiva pelo Hospital Israelita Albert Einstein. Pós-graduação em Cuidados Paliativos pelo Hospital Israelita Albert Einstein. Intensivista titulada pela Associação de Medicina Intensiva Brasileira (AMIB) com Área de Atuação em Medicina Paliativa pela Associação Médica Brasileira (AMB). Médica Referência Técnica da UTI e da equipe de Cuidados Paliativos do Hospital Israelita Albert Einstein.

Fátima Martins de Oliveira Paula
Médica geriatra pela Faculdade de Medicina de Ribeirão Preto da Universidade de São Paulo. Área de Atuação em Medicina Paliativa pela Universidade de São Paulo. Médica do Núcleo de Suporte e Cuidados Paliativos da BP – A Beneficência Portuguesa de São Paulo.

Fernanda Bono Fukushima
Médica Especialista em Anestesiologia com Área de Atuação em Tratamento da Dor e Cuidados Paliativos. Professora Associada da Disciplina de Terapia Antálgica e Cuidados Paliativos da Faculdade de Medicina de Botucatu da Universidade Estadual Paulista (UNESP). Doutorado em Anestesiologia e Livre-docência em Terapia Antálgica, ambas pela UNESP e Pós-doutorado pela Universidade de Groningen, Holanda.

Fernanda Stofer Cordeiro de Farias
Médica geriatra. Pós-graduada em Cuidados Paliativos pelo Instituto Israelita de Ensino e Pesquisa Albert Einstein. MBA em Gestão em Saúde pela Universidade de São Paulo. Médica do Núcleo Adventista Silvestre de Saúde e Prevenção.

Fernando Kawai
Médico geriatra, clínico e paliativista. Professor Associado de Medicina pela Cornell University, Hospitalista Acadêmico e Diretor Emérito do Programa de Residência de Cuidados Paliativos do NewYork-Presbyterian Queens em Nova York, EUA.

Flávia Corazza Lopes
Enfermeira Plena do Serviço de Suporte ao Paciente Oncológico da Sociedade Brasileira Beneficente Albert Einstein. Graduada pelo Centro Universitário São Camilo. Especialista em Oncologia pelo Programa de Aprimoramento Multiprofissional e Oncologia do Hospital das Clínicas da Faculdade de Medicina da Universidade de São Paulo (HCFMUSP). Pós-graduada em Gestão da Qualidade em Saúde pelo Hospital Israelita Albert Einstein. Pós-graduada em Cuidados Paliativos pelo Hospital Israelita Albert Einstein.

Giselle de Almeida Batista
Médica geriatra e paliativista. Titulada em Geriatria e na Área de Atuação em Cuidados Paliativos pela Associação Médica Brasileira (AMB). Especialista em Gestão do Atendimento Domiciliar. Preceptora da Residência de Medicina Paliativa e da Residência de Medicina de Família e Comunidade do Hospital Universitário Walter Cantídio – UFC. Coordenadora do Serviço de Atendimento Domiciliar e Cuidados Paliativos de Caucaia, CE.

Gustavo Nader Marta
Médico Titular do Departamento de Radioterapia do Hospital Sírio-Libanês de São Paulo. Professor Livre-Docente pela Faculdade de Medicina da Universidade de São Paulo

(FMUSP). Presidente da Sociedade Brasileira de Radioterapia (biênio 2024-2025).

Heberton Medeiros Teixeira

Médico oncologista e preceptor do Real Hospital Português – Recife, PE. Oncologista clínico do Hospital Barão de Lucena – Recife, PE.

Helena Maria de Freitas Medeiros

Médica formada pela Universidade Federal de Alagoas (UFAL). Geriatra pelo Hospital das Clínicas da Faculdade de Medicina da Universidade de São Paulo. Título de Especialista em Geriatria com Área de Atuação em Cuidados Paliativos pela Sociedade Brasileira de Geriatria e Gerontologia (SBGG)/Associação Médica Brasileira (AMB). Médica Paliativista do Hospital Universitário Prof. Alberto Antunes (HUPAA-UFAL). Membro da Comissão de Cuidados Paliativos do HUPAA-UFAL.

Hudson Azevedo Pinheiro

Fisioterapeuta da Secretaria de Saúde do Distrito Federal. Preceptor do Programa de Residência Multiprofissional em Saúde do Adulto e do Idoso pela Escola de Saúde Pública do Distrito Federal. Especialista em Fisioterapia em Gerontologia pela ABRAFIGE/COFFITO. Especialista em Fisioterapia Neurofuncional pela ABRAFIN/COFFITO. Doutorado em Ciências e Tecnologias em Saúde pela Universidade de Brasília (UnB).

Ianna Lacerda

Graduada em Medicina pela Universidade Federal do Ceará. Residência em Clínica Médica no Hospital Geral Dr. Cesar Cals (HGCC). Residência em Geriatria pela Universidade Federal de São Paulo (UNIFESP). Titulada pela Associação Médica Brasileira (AMB) em Terapia Intensiva e Cuidados Paliativos. Doutora em Biotecnologia pela Universidade de Fortaleza (UNIFOR). Médica do HGCC. Coordenadora da Geriatria/Cuidados Paliativos. Professora Assistente e Supervisora da Residência de Geriatria da UNIFOR.

Igor Dovorake Lourenço

Médico formado pela Faculdade Santa Marcelina. Médico residente da Disciplina de Terapia Intensiva pelo Hospital Israelita Albert Einstein.

Isabella Maria Manara Marconi

Enfermeira Plena do Serviço de Cuidados Paliativos e Suporte ao Paciente da Sociedade Brasileira Beneficente Albert Einstein. Graduada pelo Centro Universitário das Faculdades Metropolitanas Unidas. Especialista *lato sensu* na modalidade Residência em Gerontologia pelo Hospital Israelita Albert Einstein. Pós-graduada em Cuidados Paliativos pelo Hospital Israelita Albert Einstein.

Isadora Crossara

Especialista em Clínica Médica. Especialista em Geriatria pela Sociedade Brasileira de Geriatria e Gerontologia (SBGG). Área de Atuação em Cuidados Paliativos pela Associação Médica Brasileira (AMB). Professora do Departamento de Clínica Médica da Universidade Federal de Goiás (UFG). Mestre em Ciências da Saúde pela UFG. Formação em Cuidados Paliativos pela Temy Latner – Universidade de Toronto, Canadá, e pela Pallium/ Oxford.

Ivan Botelho Teixeira

Graduação em Medicina pela Universidade Federal de Minas Gerais (UFMG). Residência em Clínica Médica – IPSEMG. Médico da Equipe de Cuidados Paliativos do Hospital do IPSEMG.

Ivo Belarmino Souza Silva
Médico geriatra pelo Real Hospital Português de Beneficência em Pernambuco – Recife, PE. Professor de Saúde do Idoso – UNIPÊ. Médico e Preceptor do Programa de Residência Médica em Clínica Médica do Hospital UNIMED João Pessoa. Médico geriatra da Secretaria Municipal de Saúde – João Pessoa, PB.

Jane Erika Frazão Okazaki
Graduação em Medicina pela Universidade Federal de Pernambuco (UFPE). Residência Clínica Médica Hospital Barão de Lucena – SES-PE. Residência em Geriatria pela Universidade Federal de São Paulo (UNIFESP). Titulada em Geriatria pela Sociedade Brasileira de Geriatria e Gerontologia (SBGG). Mestrado profissional em Tecnologias e Atenção à Saúde pela UNIFESP. Preceptora da Residência em Geriatria do Hospital dos Servidores de Pernambuco.

Jansen Dias Paz Júnior
Geriatria pela Universidade Federal de São Paulo (UNIFESP). Título de Geriatria pela Sociedade Brasileira de Geriatria e Gerontologia (SBGG). Pós-graduação em Cuidados Paliativos no Hospital Sírio-Libanês. MBA em Gestão de Saúde pela Fundação Getulio Vargas (FGV). Supervisor da Geriatria e dos Cuidados Paliativos do Hospital Santa Marcelina.

Joana Cés de Souza Dantas
Psicóloga clínica, supervisora e docente. Mestre em Humanização da Assistência em Saúde pela Universidade de Barcelona. Especialista em Oncologia pelo Instituto Nacional de Câncer (INCA), em Cuidados Paliativos pela Faculdade de Ciências Médicas de Minas Gerais e em Luto pela Pontifícia Universidade Católica de São Paulo (PUC-SP). Membro do Comitê de Luto da SBPO. Membro do Comitê de Bioética da ABMLuto. Coordenadora do Comitê de Psicologia da ANCP.

Júlia Nóbrega de Brito
Residência em Clínica Médica pelo Hospital das Clínicas da Faculdade de Medicina da Universidade de São Paulo (HCFMUSP). Residência em Cardiologia pelo Instituto do Coração do HCFMUSP (InCor-HCFMUSP). *Fellowship* em Cardiogeriatria pelo InCor-HCFMUSP. Médica assistente do ambulatório de Cardiogeriatria da Residência de Clínica Médica e Geriatria do Hospital dos Servidores do Estado de Pernambuco (HSE).

Juliana de Oliveira Correia Magalhães
Médica geriatra pelo Real Hospital Português de Beneficência em Pernambuco – Recife/PE. Pós-graduação em Oncogeriatria pelo Hospital Sírio-Libanês. Preceptora do Programa de Residência Médica em Geriatria do Real Hospital Português de Beneficência em Pernambuco – Recife, PE. Responsável pelo Serviço de Oncogeriatria do Real Hospital Português de Beneficência em Pernambuco – Recife, PE.

Juliana Gibello
Psicóloga Clínica e Hospitalar. Coordenadora da Pós-graduação *Lato Sensu* em Cuidados Paliativos – Hospital Israelita Albert Einstein. Membro da Diretoria da Sociedade Brasileira de Psicologia Hospitalar (SBPH) (gestão 2024-2025). Mestre em Ciências pela Universidade Federal de São Paulo (UNIFESP). Pós-graduação em Cuidados Paliativos e Psico-oncologia pelo Instituto Pallium Latinoamérica (Buenos Aires, AR). Pós-graduação em Psicologia Hospitalar pelo Instituto Israelita de Ensino e Pesquisa Albert Einstein. Graduação em Psicologia pela Universidade Estadual Paulista (UNESP).

Juliana Marília Berretta
Geriatra pela Universidade Federal de São Paulo. Título de Geriatria pela Sociedade Brasileira de Geriatria e Gerontologia. Certificação em Oncogeriatria pela Sociedade Internacional de Oncogeriatria. Médica do Programa de Cuidados de Suporte e Cuidados Paliativos do Centro de Oncologia e Hematologia do Hospital Israelita Albert Einstein.

Juliana Rodrigues Teixeira
Graduação em Medicina pela Universidade de Fortaleza (UNIFOR). Residência em Clínica Médica pela Santa Casa de Misericórdia de Fortaleza. Residência em Geriatria pela Universidade Federal do Ceará. Pós-graduação em Cuidados Paliativos pela UNIFOR. Mestrado em Saúde Coletiva pela UNIFOR. Preceptora do curso de Medicina da UNIFOR. Membro da Equipe de Cuidados Paliativos do Hospital Geral de Fortaleza (HGF). Pós-graduanda em Educação na Saúde para preceptores do SUS-PSUS/Hospital Sírio-Libanês.

Julliana Lianzza
Médica geriatra pela Universidade Federal de São Paulo (UNIFESP) e pela Sociedade Brasileira de Geriatria e Gerontologia (SBGG). Mestrado Profissional em Tecnologias e Atenção à Saúde pela UNIFESP. Coordenadora da Pós-graduação de Geriatria do Hospital Israelita Albert Einstein, Área de Atuação em Dor e Práticas Integrativas. Membro da Sociedade de Estudos da Dor (SBED).

Julyane Souto Lopes da Silva
Médica geriatra e paliativista. Graduada pela Universidade Estadual de Ciências da Saúde de Alagoas (UNCISAL). Residência em Geriatria pela Universidade Federal de São Paulo (UNIFESP). Titulada em Geriatria pela Sociedade Brasileira de Geriatria e Gerontologia (SBGG). Especialização em Cuidados Paliativos pelo Instituto de Ensino e Pesquisa do Hospital Sírio-Libanês (IEP-HSL).

Katia Emi Nakaema
Médica formada pela Universidade Federal de São Paulo (UNIFESP). Especialista em Geriatria e Clínica Médica pela UNIFESP. Título de Especialista em Geriatria pela Sociedade Brasileira de Geriatria e Gerontologia. Título de Área de Atuação em Medicina Paliativa pela Associação Médica Brasileira. Médica do Programa de Cuidados de Suporte e Paliativos do Centro de Oncologia e Hematologia do Hospital Israelita Albert Einstein.

Laiane Dias de Moraes
Médica geriatra com Área de Atuação em Medicina paliativa pela Sociedade Brasileira de Geriatria e Gerontologia (SBGG)/Associação Médica Brasileira (AMB). Mestre em Ensino em Saúde e Educação Médica – CESUPA. Doutora em Bioética pela Universidade do Porto. Supervisora do Programa de Residência Médica em Medicina Paliativa do Hospital Universitário João de Barros Barreto. Médica geriatra do Hospital Jean Bitar. Membro da Comissão Permanente de Cuidados Paliativos da SBGG.

Laís Abreu
Médica geriatra pela Universidade Federal de São Paulo (UNIFESP). Especialista em Medicina Paliativa pela Associação Médica Brasileira (AMB). Professora e Coordenadora da Disciplina de Cuidados Paliativos da Universidade Federal do Rio Grande do Norte (UFRN). Membro da Academia Nacional de Cuidados Paliativos (ANCP).

Laura Balbinot Passero
Médica pela Faculdade de Medicina de Jundiaí (FMJ). Cirurgiã Oncológica pelo Hospital do Câncer de Barretos (Hospital de Amor). Pre-

ceptora no Departamento de Cirurgia Oncológica do Instituto de Câncer Dr. Arnaldo Vieira de Carvalho (ICAVC). Diretora Científica da SBCO-SP biênio 2023-2025.

Laura Figueiredo Café

Médica pela Faculdade de Ciências Médicas de Minas Gerais. Residência de Clínica Médica na Santa Casa de Misericórdia de Minas Gerais. Residência de Geriatria no Hospital do IPSEMG. Médica Geriatra pela Sociedade Brasileira de Geriatria e Gerontologia (SBGG). Área de Atuação em Cuidados Paliativos pela Associação Médica Brasileira (AMB). Aperfeiçoamento em Oncogeriatria – Hospital Sírio-Libanês. Professora no Internato do Idoso da Faculdade de Ciências Médicas de Minas Gerais. Médica assistente na Equipe de Cuidados Paliativos no Hospital do IPSEMG. Médica assistente na Equipe de Geriatria do Hospital Orizonti.

Leonardo Brandão de Oliva

Vice-Presidente da Sociedade Brasileira de Geriatria e Gerontologia (SBGG) 2023-2025. Diretor Financeiro da SBGG 2021-2023. Presidente da SBGG-Bahia de 2016-2018 e 2018-2021. Residência em Geriatria pela Universidade Federal de São Paulo (UNIFESP). Residência em Clínica Médica pelo Hospital Santa Marcelina, SP. Médico Formado pela Universidade Federal da Bahia (UFBA).

Letícia Andrade

Pós-doutorado em Serviço Social. Especialista em Gerontologia pela Sociedade Brasileira de Geriatria e Gerontologia (SBGG). Assistente Social do Instituto Central do Hospital das Clínicas da Faculdade de Medicina da Universidade de São Paulo (HCFMUSP). Coordenadora da Comissão de Treinamento e Ensino em Serviço Social do HCFMUSP.

Lílian Karine Neves da Silva

Geriatra e Paliativista. Especialista em Geriatria pela Sociedade Brasileira de Geriatria e Gerontologia (SBGG)/Associação Médica Brasileira (AMB). Área de Atuação em Medicina Paliativa pela AMB. Coordenadora da Linha de Cuidados da Pessoa Idosa e de Cuidados Paliativos do Hospital Esperança Olinda. Diretora de defesa profissional e ética da SBGG-PE 2023-2025. Integrante da Câmara Técnica de Cuidados Paliativos do Cremepe.

Lívia de Kássia Leal Interaminense Olsen

Médica geriatra com Área de Atuação em Cuidados Paliativos pela Academia Nacional de Cuidados Paliativos (ANCP)/Associação Médica Brasileira (AMB). Mestrado em Cuidados Paliativos com elaboração e validação de protocolo institucional de extubação paliativa do IMIP/PE. Experiência em coordenação e transição de cuidados, além de assistência médica com foco em cuidados paliativos na rede privada e pública, a nível ambulatorial, domiciliar e hospitalar; implementação do primeiro serviço Hospice em Recife.

Lívia Pereira Coelho

Médica geriatra e paliativista. Gerente do Programa de Atenção Domiciliar ao Idoso da Prefeitura do Rio de Janeiro (PADI). Membro fundador da Favela Compassiva.

Luane Aparecida Dantas de Oliveira

Especialização de Clínica Médica pelo Hospital Madre Tereza – Belo Horizonte, MG. Especialização de Geriatria no Hospital do IPSEMG. Geriatra pela Sociedade Brasileira de Geriatria. *Fellowship* em Dor no Hospital das Clínicas da Universidade Federal de Minas Gerais (HC-UFMG). Pós-graduada em Oncogeriatria pelo Hospital Albert Einstein. Médica da Equipe de Cuidados Paliativos do Hospital do IPSEMG.

Luciana Teixeira Soares
Fonoaudióloga. Especialista em Motricidade Orofacial e Voz – CFFa. Especialista em Gerontologia pela Universidade Federal de São Paulo (UNIFESP) e Sociedade Brasileira de Geriatria e Gerontologia (SBGG). Mestre e Doutora em Ciências pela UNIFESP. Presidente do Departamento de Gerontologia da SBGG-SP (2016-2018). Coordenadora de Fonoaudiologia do Programa 80+ da Omint Saúde.

Luciano Ribeiro Pereira Silva
Formado na Universidade Federal de Juiz de Fora (UFJF). Residência de Terapia Intensiva do Hospital Israelita Albert Einstein.

Lucíulo Melo
Médico Geriatra pela Escola Paulista de Medicina da Universidade Federal de São Paulo (EPM-UNIFESP). Título de Especialista em Geriatria e Área de Atuação em Medicina Paliativa pela Sociedade Brasileira de Geriatria e Gerontologia (SBGG)/Associação Médica Brasileira (AMB). Presidente da Comissão Permanente de Cuidados Paliativos (CPCP) da SBGG. Membro do Comitê de Medicina Paliativa da AMB. Preceptor dos Programas de Residência Médica em Geriatria e Clínica Médica do Hospital dos Servidores do Estado (HSE) – Recife/PE. Responsável pelo Ambulatório de Comprometimento Cognitivo Avançado do Serviço de Geriatria do HSE-Recife/PE. Diretor Científico da Associação Brasileira de Alzheimer (ABRAz) – Regional Pernambuco (2023/2026).

Luis Felipe de Barros Ura
Médico pela Universidade Federal de Mato Grosso do Sul (UFMS). Cirurgião Geral e Cirurgião de Cabeça e Pescoço pelo Hospital das Clínicas da Faculdade de Medicina da Universidade de São Paulo (HCFMUSP). Médico Paliativista pelo Hospital do Servidor Público Estadual de São Paulo – IAMSPE.

Luisa Cinque de Melo
Médica pela Universidade Federal de Minas Gerais (UFMG). Residência em Clínica Médica pelo Hospital João XXIII. Residência em Cuidados Paliativos pelo Hospital Felício Rocho. Médica da Equipe de Cuidados Paliativos do Hospital João XXIII. Médica da Equipe de Cuidados Paliativos do Hospital do IPSEMG. Diretora científica da Sociedade de Tanatologia e Cuidados Paliativos de Minas Gerais (SOTAMIG), 2023/2024. Tesoureira da AECP-MG 2024/2025.

Luiza Pina e Silva
Enfermeira graduada pela Faculdade UNIVIX. Especialização em Cuidados Paliativos pelo Instituto de Ensino e Pesquisa Albert Einstein. Titulada em Cuidados Paliativos pela Academia Nacional de Cuidados Paliativos (ANCP). Enfermeira consultura do PROADI-SUS Hospital Sírio-Libanês. Docente na Pós-graduação de Cuidados Paliativos do Albert Einstein.

Mabel Krieger
Graduada em Psicologia pela Universidade Santa Úrsula (USU). Pós-graduada em Psicologia Junguiana pelo Instituto Brasileiro de Medicina de Reabilitação (IBMR). Mestre (FIOCRUZ) e Doutora (UFRJ) pelo Programa de Pós-graduação em Bioética, Ética Aplicada e Saúde Coletiva em associação pela FIOCRUZ, UERJ, UFRJ e UFF (PPGBIOS). Pós-doutorado em Ciências Sociais Aplicadas à Saúde com ênfase em Sociologia do Câncer (UNICAMP – em curso). Psicóloga paliativista no Instituto Nacional de Câncer (INCA) – Unidade de Cuidados Paliativos. Preceptora no Programa de Residência Multiprofissional em Oncologia do INCA. Coordenadora do Programa de Aperfeiçoamento nos moldes

Fellow de Psicologia em Cuidados Paliativos do INCA. Membra do Comitê de Psicologia da Academia Nacional de Cuidados Paliativos. Membra do Comitê de Ética em Pesquisa da Faculdade de Medicina da Universidade Federal Fluminense (CEP-FM-UFF).

Marcia Valéria de Andrade Santana

Graduação em Medicina pela Universidade Federal de Sergipe. Residência em Clínica Médica pelo Hospital Heliópolis – São Paulo. Residência em Geriatria pela Universidade Federal de São Paulo. Especialização em Cuidados Paliativos pela Casa do Cuidar – São Paulo.

Marco Túlio Gualberto Cintra

Médico geriatra titulado pela Sociedade Brasileira de Geriatria e Gerontologia (SBGG). Professor Adjunto do Departamento de Clínica Médica da Universidade Federal de Minas Gerais (UFMG). Presidente da SBGG – gestão 2023-2025 e *Council Member* da International Association of Gerontology and Geriatrics (IAGG) entre 2023 e 2026.

Marcos Gonçalves Adriano Jota

Cirurgião Geral pelo Hospital Universitário João de Barros Barreto da Universidade Federal do Pará (HUJBB/UFPA). Cirurgião Oncológico pelo Instituto de Câncer Dr. Arnaldo (ICAVC-SP). Coordenador da Comissão Científica de Oncogeriatria da Sociedade Brasileira de Cirurgia Oncológica. Diretor Nacional de Parcerias e Ações Sociais da Sociedade Brasileira de Cirurgia Oncológica. Membro do Instituto Elié/MedSênior. Coordenador Nacional – Cirurgia Oncológica/MedSênior.

Marcus Vinícius R. F. Netto

Psicanalista. Editor-chefe da revista da Sociedade Brasileira de Psicologia Hospitalar. Especialista em Cuidados Paliativos e Psico-oncologia pelo Instituto Pallium de Buenos Aires. Mestre em Psicanálise pela Universidade do Estado do Rio de Janeiro (UERJ). Doutor em Psicologia Clínica pela Universidade de São Paulo. Organizador da Série *Terapias de suporte em oncologia: um cuidado centrado no paciente* e editor do volume *Psicologia na oncologia*. Autor do livro *Psicanálise e cuidados paliativos na oncologia: a construção do caso clínico e seus efeitos para uma equipe de saúde.*

Maria Antonieta Albanez

Residência em Clínica Médica pelo Hospital das Clínicas da Universidade Federal de Pernambuco (HC-UFPE). Residência em Cardiologia e Hemodinâmica pelo Instituto do Coração do Hospital das Clínicas da Faculdade de Medicina da Universidade de São Paulo (InCor-HCFMUSP). Título de Especialista em Cardiologia e em Hemodinâmica. Doutora pela Universidade de São Paulo. *Fellow of American College of Cardiology. Fellow of European Society of Cardiology.* Cardiologista e Hemodinamicista do Real Hospital Português e Hospital São Marcos, Recife.

Maria de Fatima Lago Alvite

Fonoaudióloga. Coordenadora do Serviço de Reabilitação do Hospital Placi, RJ. Coordenadora de Fonoaudiologia do Hospital Placi, RJ. Pós-graduada em Cuidados Paliativos – Instituto de Ensino e Pesquisa Albert Einstein. Membro da Câmara Técnica de Cuidados Paliativos da Sociedade Brasileira de Geriatria e Gerontologia (SBGG). Pós-graduada em Gestão em Geriatria e Gerontologia pela Pontifícia Universidade Católica do Rio de Janeiro (PUC-Rio). Pós-graduada em Fonoaudiologia Hospitalar – IBMR. Membro da Dysphagia Research Society (DRS). Membro do Comitê de Assistência da Academia Brasileira de Disfagia (ABD). Membro do Comitê de Fonoaudiologia da Sociedade Brasileira de Nutrição Parenteral e Enteral (BRASPEN).

Maria Ester Azevedo Massola

Graduada em Educação Física. Pós-graduada em Yoga e em Medicina Integrativa. Mestranda em Ciências da Saúde pelo Instituto de Ensino e Pesquisa Albert Einstein. Coordenadora da Pós-graduação em Saúde Integrativa e Bem-Estar Einstein e Coordenadora da Equipe de Medicina Integrativa do Hospital Albert Einstein. Autora do livro: *Vamos praticar yoga? Yoga para crianças, pais e professores.*

Maria Magalhães Vasconcelos Guedes

Médica geriatra com título em Geriatria pela Sociedade Brasileira de Geriatria e Gerontologia (SBGG). Especialização em Cuidados Paliativos pelo HUOC/UPE. Mestrado em Ciências da Saúde pela Universidade Federal de Pernambuco (UFPE). Membro do Núcleo de Bioética Clínica e Cuidados Paliativos do Hospital das Clínicas da UFPE (HC-UFPE). Preceptora da Residência de Geriatria do HC-UFPE. Preceptora do Ambulatório de Oncogeriatria do HC-UFPE.

Maria Pinheiro da Costa

Médica formada pela Universidade do Estado do Pará (UEPA). Especialista em Clínica Médica pela Fundação Hospital de Clínicas Gaspar Vianna (FHCGV-PA). Pós-graduada em Cuidados Paliativos pela Cetrus-Sanar e Mestre em Saúde na Amazônia pela Universidade Federal do Pará (UFPA).

Mariana de Carvalho da Silva

Médica geriatra e paliativista. Coordenadora médica do Serviço de Cuidados Paliativos da Unimed Cuiabá e Hospital de Câncer de Mato Grosso. Membro da Comissão Permanente de Cuidados Paliativos da Sociedade Brasileira de Geriatria e Gerontologia (SBGG) e da diretoria da SBGG-MT (2023-2025).

Mariana Santos Lyra Corte Real

Mestre em Promoção da Saúde e Prevenção da Violência da Universidade Federal de Minas Gerais (UFMG). Graduação em Medicina pela Faculdade Souza Marques, RJ. Residência médica em Clínica Médica no SES/RJ e em Geriatria no Hospital das Clínicas da UFMG (HC-UFMG). Preceptora em Geriatria no HC-UFMG/Ebserh. Professora de Pós-graduação em Geriatria da Afya Educacional.

Mariana Sarkis Braz

Psicóloga. Terapeuta Familiar Sistêmica. Pós-graduada em Cuidados Paliativos. Especialista em Psicologia Hospitalar e Luto. Mestre em Psicologia Clínica – Laboratório de Estudos sobre Luto (PUC-SP). Docente em Cursos de Pós-graduação de Psicologia Hospitalar, Luto e Cuidados Paliativos. Docente e supervisora do Curso de Especialização em Luto do Instituto 4 Estações de Psicologia.

Michele Ourives

Médica graduada pela Universidade do Extremo Sul Catarinense (UNESC) com Especialização em Clínica Médica pelo Hospital Sírio-Libanês e em Geriatria pelo Hospital Israelita Albert Einstein. Pós-graduanda em Medicina da Dor pela Universidade de São Paulo (USP). Membro do corpo clínico do Hospital Israelita Albert Einstein e Professora da Pós-graduação EAD em Geriatria do Hospital Israelita Albert Einstein.

Michelle Lourenço Fontenele

Médica formada pela Universidade Federal do Ceará – *campus* Sobral. Residência em Clínica Médica no Hospital Oswaldo Cruz. Residência em Geriatria no Hospital Oswaldo Cruz.

Residência em Medicina Paliativa pelo IMIP. Professora e Coordenadora do Grupo Pallis.

Nahãmi Cruz de Lucena
Fisioterapeuta. Doutoranda em Medicina Translacional pela Faculdade de Medicina da Universidade de São Paulo (FMUSP/IMIP). Mestre em Educação para Profissionais em Saúde – FPS. Especialista em Fisioterapia Neurológica Adulto – ABRAFIN/COFFITO. Fisioterapeuta do Instituto de Medicina Integral Prof. Fernando Figueira – IMIP (nos Serviços de Ambulatório de Oncogeriatria e de Cuidados Paliativos). Supervisora dos Programas de Residências Multiprofissionais em Saúde da Pessoa Idosa e em Cuidados Paliativos IMIP. Vice-presidente da Academia Estadual de Cuidados Paliativos Pernambuco (gestão 2025-2026). Docente de cursos de especialização *lato sensu*.

Naira Dutra Lemos
Assistente social. Doutora em Ciências pela Universidade Federal de São Paulo (UNIFESP). Coordenadora do Programa de Assistência Domiciliar ao Idoso da UNIFESP. Coordenadora do Programa de Residência Multiprofissional em Envelhecimento da UNIFESP. Presidente do Departamento de Gerontologia da Sociedade Brasileira de Geriatria e Gerontologia (SBGG) Nacional (gestão 2023/2025).

Natália Coutinho Chaves
Médica pelo Centro Universitário de Belo Horizonte (Uni BH). Residência médica em Clínica Médica – Hospital Santa Rita. Especialização em Geriatria – Hospital do Instituto de Previdência dos Servidores do Estado de Minas Gerais (IPSEMG). Pós-graduada em Cuidados Paliativos – Instituto de Ensino e Pesquisa Albert Einstein. Aperfeiçoamento em Oncogeriatria – Hospital Sírio-Libanês. Médica assistente da equipe de Cuidados Paliativos do Hospital do IPSEMG. Professora de Geriatria do curso da Uni BH.

Neide Hauagge Fortes
Médica geriatra titulada pela Associação Médica Brasileira (AMB)/Sociedade Brasileira de Geriatria e Gerontologia (SBGG). Especialista em Medicina Paliativa AMB/Academia Nacional de Cuidados Paliativos (ANCP).

Nicole Oliveira Alves
Especialista em Hematologia e Hemoterapia pela Fundação ABC. Pós-graduada em Cuidados Paliativos pela Sanar.

Niele Silva de Moraes
Geriatra e Doutora pela Escola Paulista de Medicina da Universidade Federal de São Paulo (EPM-UNIFESP). Título de Especialista pela Sociedade Brasileira de Geriatria e Gerontologia (SBGG). Presidente da SBGG Pará (gestão 2024-2026). Membro do Comitê de Osteometabolismo da SBGG. Docente do Curso de Medicina da Universidade do Estado do Pará (UEPA). Coordenadora do Núcleo de Atenção ao Idoso da UEPA. Docente do Programa de Mestrado Profissional em Saúde da Amazônia da Universidade Federal do Pará (UFPA).

Odenir Nadalin Júnior
Mestrado em Bioética pela Pontifícia Universidade Católica do Paraná. Medicina Paliativa pelo Hospital das Clínicas da Faculdade de Medicina da Universidade de São Paulo (FMUSP). Medicina de Família e Comunidade pelo Hospital Santa Marcelina. Especializando em Educação na Saúde pela FMUSP. Preceptor do Serviço de Cuidados Paliativos do Hospital Santa Marcelina.

Paula Grisolia Soares

Médica pela Faculdade de Ciências Médicas de Minas Gerais. Residência em Clínica Médica pelo Hospital João XXIII. Residênca em Geriatria pelo IPSEMG. Especialização em Cuidados Paliaivos pelo Instituto de Ensino e Pesquisa Albert Einstein. Área de Atuação em Medicina Paliativa pela Associação Médica Brasileira (AMB). Coordenadora da Equipe de Cuidados Paliativos do Hospital do IPSEMG. Preceptora da Residência de Geriatria do Hospial do IPSEMG. Docente parceira da Pós-graduação do Instituto de Ensino e Pesquisa Albert Einstein.

Pérola de Almeida

Médica geriatra pela Universidade Federal de São Paulo (UNIFESP). Mestrado Profissional em Tecnologias e Atenção à Saúde pela UNIFESP. Doutoranda do Instituto de Ensino e Pesquisa do Hospital Sírio-Libanês. Professora da Pós-graduação em Geriatria do Grupo AFYA. Médica da retaguarda de Geriatria do Hospital Sírio-Libanês.

Polianna Mara Rodrigues de Souza

Médica geriatra pela Universidade Federal de São Paulo (UNIFESP). Formação em Cuidados Paliativos pela Asociacion Pallium Latinoamerica. Formação pelo Curso Avançado em Oncologia Geriátrica pela Sociedade Internacional de Oncologia Geriátrica (SIOG), áreas de atuação em Dor e em Medicina Paliativa pela Associação Médica Brasileira (AMB). Membro do Comitê de Bioética do Hospital Israelita Albert Einstein. Sócia fundadora da Oncogeriatria Brasil Ensino Profissional.

Priscila Freitas Marçal

Médica pela Faculdade de Medicina de Barbacena (FAME). Cirurgiã Geral pelo Hospital Madre Teresa - Belo Horizonte. Cirurgiã Oncológica pelo Instituto do Câncer Dr. Arnaldo Vieira de Carvalho. Preceptora no Departamento de Cirurgia Oncológica do Instituto do Câncer Dr. Arnaldo Vieira de Carvalho. Cirurgiã Robótica pelo Institute for Medical Enhanced Development.

Priscila Lima Tavares

Mestre em Ciências Aplicadas à Saúde do Adulto pela Faculdade de Medicina da Universidade Federal de Minas Gerais (UFMG). Graduação em Medicina pela UFMG. Residência em Clínica Médica pelo Hospital Júlia Kubitschek Rede FHEMIG. Especialização *lato sensu* em andamento em Geriatria no Hospital das Clínicas da UFMG.

Rafael Duarte Massai

Cirurgião Oncológico pelo Instituto de Câncer Doutor Arnaldo Vieira de Carvalho (ICAVC). Título de Especialista em Cirurgia Oncológica Membro Títular da Sociedade Brasileira de Cirurgia Oncológica (SBCO). Coordenador do Serviço de Cirurgia Oncológica e do PRM de Cirurgia Oncológica do Instituto de Câncer Doutor Arnaldo Vieira de Carvalho (ICAVC).

Rafaella Italiano Peixoto

Médica geriatra com título em Geriatria pela Sociedade Brasileira de Geriatria e Gerontologia (SBGG) e Área de Atuação em Cuidados Paliativos pela Academia Nacional de Cuidados Paliativos (ANCP)/Associação Médica Brasileira (AMB). Mestrado em Gerontologia. Membro do Núcleo de Bioética Clínica e Cuidados Paliativos do Hospital das Clínicas da UFPE (HC-UFPE). Preceptora da Residência de Geriatria do HC-UFPE. Médica diarista em serviço Hospice. Experiência em implantação de equipe de cuidados paliativos na rede privada.

Raisa Carvalho de Brito Arcanjo Chaves

Graduação em Medicina pela Faculdade de Medicina Estácio – Juazeiro do Norte. Residência em Clínica Médica pela Faculdade de Medicina Estácio – Juazeiro do Norte. Residência em Geriatria pelo Hospital Universitário Oswaldo Cruz – Universidade de Pernambuco (UPE). Pós-graduação Cuidados Paliativos na UPE. Médica Coordenadora e Preceptora do Serviço de Cuidados Paliativos do Hospital Geral de Fortaleza. Médica Servidora assistente e preceptora do Ambulatório de Geriatria do Hospital Universitário Walter Cantídio.

Raphael Cordeiro da Cruz

Médico geriatra. Chefe da Clínica de Geriatria. Chefe do Serviço Integrado de Atendimento Domiciliar. Coordenador da Residência Médica em Geriatria do Hospital Naval Marcílio Dias. Curso de Geriatria e Cuidados Paliativos pelo Hospital Mount Sinai – New York University. MBA em Gestão em Saúve pelo COPPEADD/UFRJ. Coordenador do Programa de Cuidados Paliativos do Palliare – CABERJ.

Raquel Eustaquia de Souza

Enfermeira pela Universidade Federal de Minas Gerais (UFMG). Mestre em Enfermagem pela UFMG. Titulada pela Sociedade Brasileira de Geriatria e Gerontologia (SBGG). Residência multiprofissional em Saúde do Idoso pelo Hospital das Clínicas da UFMG. Especialista em Cuidados Paliativos Atenção Primária – Albert Einstein. Coordenadora de Enfermagem UNA. Docente da graduação e pós-graduação grupo Ânima. Proprietária RE Cuidado, Educação e Gestão. Membro do CT Cuidados Paliativos do COREN MG e SBGG.

Ricardo Lucas de Souza Rodrigues

Medicina de Família e Comunidade pela Universidade Federal do Rio de Janeiro (UFRJ). Medicina Paliativa pelo Hospital das Clínicas da Faculdade de Medicina da Universidade de São Paulo (HCFMUSP). Membro da Favela Compassiva.

Sabrina Rossi Perez Chagas

Médica Oncologista Clínica Oncologia d'Or. Presidente do Instituto Nosso Papo Rosa. Membro do Comitê de Cuidados em Sobreviventes da SBOC. Membro do Conselho de Administração FEMAMA. Pós-graduada em Medicina Integrativa no Hospital Albert Einstein. Pós-graduada em Cuidados Paliativos no Hospital Albert Einstein. Mestranda em Educação em Saúde no Hospital Albert Einstein. Professora de Oncologia Clínica na graduação da Universidade Estácio de Sá. Professora responsável pela cadeira de Oncologia da Pós-graduação de Mastologia da PUC. Membro da Academia Brasileira de Medicina de Reabilitação. Autora dos livros: *Como estamos? Uma história sobre o câncer de mama, fé e coragem* e *Nosso Papo Rosa*. Titular ASCO/ESMO/SBM-RIO/SBOC.

Sandra Brotto Furtado

Presidente da Sociedade Brasileira de Geriatria e Gerontologia – Pernambuco (SBGG-PE) 2023-2025. Oncogeriatra da Oncoclínicas Recife. Coordenadora do Programa de Cuidados Paliativos da Oncoclínicas Recife. Coordenadora da Pós-graduação em Geriatria da Faculdade IDE. Mestre em Ciências da Saúde pela Universidade de Pernambuco (UPE). Título de Especialista em Geriatria pela SBGG/Associação Médica Brasileira (AMB). Título de Especialista em Cuidados Paliativos pela Academia Nacional de Cuidados Paliativos (ANCP)/AMB. Residência em Geriatria pela UPE.

Sibelle de Almeida Tierno

Graduação em Medicina pela Universidade Federal de Santa Maria. Residência em Geriatria pelo Hospital das Clínicas da Faculdade de Medicina da Universidade de São Paulo (HCFMUSP). Título de Especialista em Geriatria pela Sociedade Brasileira de Geriatria e Gerontologia (SBGG). Certificado de Atuação na área de Medicina Paliativa pela Associação Médica Brasileira (AMB)/SBGG. Mestranda no Mestrado Profissional de Ensino em Saúde no Hospital Israelita Albert Einstein. Coordenadora da Pós-graduação em Cuidados Paliativos do Hospital Israelita Albert Einstein.

Simone Fiebrantz Pinto
Mestre em Educação pela Pontifícia Universidade Católica do Paraná. Nutricionista da Fundação de Apoio e Valorização do Idoso (FAVI). Nutricionista da Care4life Assistência Domiciliar. Presidente do Departamento de Gerontologia da Sociedade Brasileira de Geriatria e Gerontologia (SBGG) 2021-2023. Membro do Conselho Consultivo Pleno SBGG. Membro da Comissão de Cuidados Paliativos SBGG 2019-2021. Especialista em Gerontologia pela SBGG. Especialização em Nutrição Clínica, em Saúde Coletiva, em Administração de Serviços de Saúde e em Cuidados Paliativos.

Suellem Beatriz Holanda Soares
Enfermeira formada pela Faculdade Pernambucana de Saúde. Pós-graduanda em Cuidados Paliativos pela Faculdade de Ciências Médica da Universidade de Pernambuco (UPE). 10 anos de experiência em gestão e desenvolvimento de instituições de longa permanência para idosos (ILPI). Diretora da H Sênior ILPI.

Suellen Ferreira de Aguiar
Graduação de Enfermagem pelo Centro Universitário UNA. Pós-graduação em Estomaterapia pela Universidade Federal de Minas Gerais (UFMG). Pós-graduação em Cuidados Paliativos pelo Instituto de Ensino e Pesquisa Albert Einstein. Enfermeira da Equipe de Cuidados Paliativos do Hospital do IPSEMG.

Talita Dias Maciel
Geriatra pela Casa de Saúde Santa Marcelina. Pós-graduação em Urgência e Emergência pelo Instituto Albert Einstein. Preceptora de Geriatria pela Casa de Saúde Santa Marcelina.

Tamyris dos Santos Gonçalves
Nutricionista pela Universidade Federal da Bahia (UFBA). Especialista em Envelhecimento na forma de Residência Multiprofissional pela Universidade Federal de São Paulo (UNIFESP). Pós-graduada em Cuidados Paliativos pelo Instituto Pallium Latinoamérica – Argentina. Doula da Morte – Amortser. Nutricionista Domiciliar particular e do programa Toda Vida – Omint.

Thaís Camille Alves Gonçalo
Terapeuta Ocupacional. Mestre em Avaliação em Saúde. Especializada em Saúde Pública e em Educação em Saúde. Aperfeiçoamento em Cuidados Paliativos e em Envelhecimento e Saúde da Pessoa Idosa. Vice-presidente da Academia Nacional de Cuidados Paliativos (ANCP) (2023-2024/2025-2026).

Thiago Xavier Carneiro
Professor Adjunto de Medicina da Universidade do Estado do Pará. Coordenador do Serviço de Transplante de Medula Óssea do Hospital Ophir Loyola. Membro Titular e Conselheiro da Associação Brasileira de Hematologia e Hemoterapia.

Tomaz Nunes Mota de Aquino
Médico geriatra pela Universidade Federal de São Paulo/Sociedade Brasileira de Geriatria e Gerontologia (SBGG)/Associação Médica Brasileira (AMB) com Área de Atuação em Medicina Paliativa pela AMB. Coordenador

do Núcleo de Suporte e Cuidados Paliativos da BP - A Beneficência Portuguesa de São Paulo. Docente da Pós-graduação do Instituto Paliar.

Valéria de Olivera Mota Lamas

Médica pela Universidade Federal de Juiz de Fora. Residência em Clínica Médica pelo Instituto Mario Penna/Hospital Luxemburgo. Residência em Medicina Paliativa pela Universidade de São Paulo. Médica da Equipe de Cuidados Paliativos do Hospital do IPSEMG.

Vanessa Ricarte

Médica pela Universidade Federal da Paraíba. Residência Médica em Clínica Médica pelo Hospital Barão de Lucena - PE. Residência Médica em Geriatria pelo Real Hospital Português - PE. Pós-graduação em Oncogeriatria pelo Hospital Sírio-Libanês. Preceptora da Residência de Clínica Médica do Hospital Alberto Urquiza Wanderley em João Pessoa. Preceptora do Curso de Medicina do UNIPÊ Centro Universitário de João Pessoa.

Vitor Bruno Teixeira de Holanda

Médico formado pela Universidade Federal do Pará (UFPA). Título de Especialista em Cardiologia pela Sociedade Brasileira de Cardiologia (SBC)/Associação Médica Brasileira (AMB). Mestre em Ensino em Saúde. Cardiologista da Fundação Hospital de Clínicas Gaspar Vianna (FHCGV-PA), onde coordena o Serviço de Emergência Cardiológica e o Programa de Residência Médica em Cardiologia.

Wallena Cavalcante Brito

Geriatra pela Universidade de Fortaleza. Título de Especialista pela Sociedade Brasileira de Geriatria e Gerontologia (SBGG) com Área de Atuação de Cuidados Paliativos. Geriatra e Preceptora da Residência de Geriatria do Hospiral Geral César Cals. Geriatra do Hospital Universitário Walter Cantidio.

Walter Amorim de Araújo Junior

Graduação em Medicina pela Universidade Federal da Paraíba. Residência médica em Clínica Médica pela Universidade Federal da Paraíba e em Geriatria pelo Real Hospital Português de Beneficência em Pernambuco. Membro da equipe clínica do Hospital Alberto Urquiza Wanderley em João Pessoa, PB.

Yolanda Valéria de Souza

Geriatra pelo Hospital Santa Marcelina. Pós-graduação em Cuidados Paliativos pelo Instituto de Pesquisa Israelita Albert Einstein. Preceptora da Residência de Clínica Médica no Hospital de Clínicas de Itajubá. Membro da Equipe de Geriatria e Cuidados Paliativos do Hospital Santa Marcelina.

Sumário

Os capítulos seguidos do ícone estão disponíveis *online*.

Seção II
CUIDADOS BÁSICOS PARA PESSOAS IDOSAS EM CUIDADOS PALIATIVOS

Seção III
MANEJO E ESPECIFICIDADES DA DOR

Seção IV
MANEJO DE OUTROS SINTOMAS

Seção V ASSISTÊNCIA HOLÍSTICA EM CUIDADOS PALIATIVOS

Seção VI EMERGÊNCIAS

Seção VII SITUAÇÕES COMPLEXAS EM GERIATRIA E CUIDADOS PALIATIVOS

SEÇÃO VIII
CENÁRIOS DE ATENÇÃO

Seção IX
CUIDADO PALIATIVO EM CONDIÇÕES ESPECÍFICAS DA PESSOA IDOSA

CONTEÚDO DIGITAL

Os capítulos com o ícone estão disponíveis em uma plataforma digital exclusiva (https://conteudo-manole.com.br/cadastro/cuidados-paliativos-em-geriatria-e-gerontologia-sbgg).

Utilize o QR code abaixo, digite o voucher **cuidadossbgg** e cadastre seu login (e-mail) e senha para ingressar no ambiente virtual.

O prazo para acesso a esse material limita-se à vigência desta edição.

Prefácio

Quando três grandes amigos se juntam, em geral pode-se esperar boas coisas!

Esse foi nosso primeiro pensamento ao escrevermos este prefácio: parece-nos um excelente começo juntar profissionais dedicados ao cuidado à pessoa idosa e aos cuidados paliativos em uma iniciativa de atualização científica e disseminação de conhecimento.

O cuidado paliativo e a geriatria sempre estiveram próximos no Brasil e no mundo, uma vez ser impossível pensar na continuidade de cuidados sem se pensar na longevidade e finitude.

No Brasil, a Comissão Permanente de Cuidados Paliativos da Sociedade Brasileira de Geriatria e Gerontologia (SBGG), fundada em 2004, foi pioneira nas discussões sobre o tema, com papel fundamental na disseminação de conhecimento científico responsável há mais de 20 anos.

Seguindo a sua vocação, em 2018 essa mesma Comissão Permanente de Cuidados Paliativos da SBGG publicou a matriz de competências de medicina paliativa para o geriatra, determinando a grade curricular de formação de conceitos fundamentais dos cuidados paliativos a todos os que cursam residência médica de geriatria no Brasil.

Não é de se surpreender que hoje muitos dos serviços de cuidados paliativos em nosso país são coordenados por geriatras ou especialistas em gerontologia.

Nos capítulos que se seguem o leitor poderá perceber o quanto cada colega convidado para escrever os capítulos é capaz de fazer interface entre teoria e prática. Todos os autores são profissionais que atuam nos cenários de cuidado à pessoa idosa com condições de saúde severas. Ao lidar com o tema no dia a dia profissional, os autores foram capazes de escrever conteúdos fundamentais para a boa prática profissional de cada um dos leitores.

Esperamos que aproveitem a leitura e possam aplicar no dia a dia profissional as boas práticas de cuidados paliativos em geriatria!

Seção I

Conceitos iniciais

1

Introdução ao cuidado paliativo: dos conceitos e princípios aos desafios e perspectivas futuras

Lucíulo Melo
Niele Silva de Moraes

Destaques do tema

- O objetivo do cuidado paliativo (CP) é aliviar o sofrimento para melhorar a qualidade de vida daqueles com sofrimento grave relacionado à saúde.
- A abordagem paliativa não é excludente: pessoas em CP também podem receber tratamentos curativos ou intervenções junto com o tratamento paliativo.
- A unidade do cuidado no CP abrange o paciente e a família.
- A atuação do CP ocorre no *continuum*, desde o diagnóstico de uma condição ameaçadora à vida até a morte e o suporte ao luto.
- Dentro dos CP, há monitoramento dos sintomas e avaliação contínua da eficiência do tratamento usual (os tratamentos curativos podem estar aumentando o sofrimento da pessoa), levando à decisão compartilhada conforme a doença progride ou melhora.
- Tivemos grandes vitórias no Brasil no contexto dos CP, dentre elas: a medicina paliativa foi reconhecida como área de atuação de várias especialidades em 2011; desde 2023, o ensino dos CP tornou-se obrigatório no ensino superior médico; em 2024 foi publicada a Política Nacional de Cuidados Paliativos (PNCP).
- Ainda há muito a ser feito para a valorização, capacitação e expansão dos CP no Brasil, principalmente no que diz respeito à sua acessibilidade e integração em diferentes contextos de saúde. Este livro é mais uma das iniciativas da Sociedade Brasileira de Geriatria e Gerontologia (SBGG) para contribuir com esses avanços, ao reunir informações valiosas sobre as melhores práticas, desafios e inovações no campo dos CP.

Nos últimos anos, o cuidado paliativo (CP) vem sendo, felizmente, mais estudado e difundido. A complexidade da atenção de um paciente que tem uma condição ameaçadora à vida e todo o sofrimento dela advindo requerem um olhar ampliado e multi e interdisciplinar, bem alinhado com a abordagem ampla necessária para pessoas idosas promovida pela geriatria e gerontologia.

A despeito do seu crescimento, o CP permanece ainda bastante desconhecido por profissionais de saúde e, principalmente, pelo público geral e pacientes.[2-6]

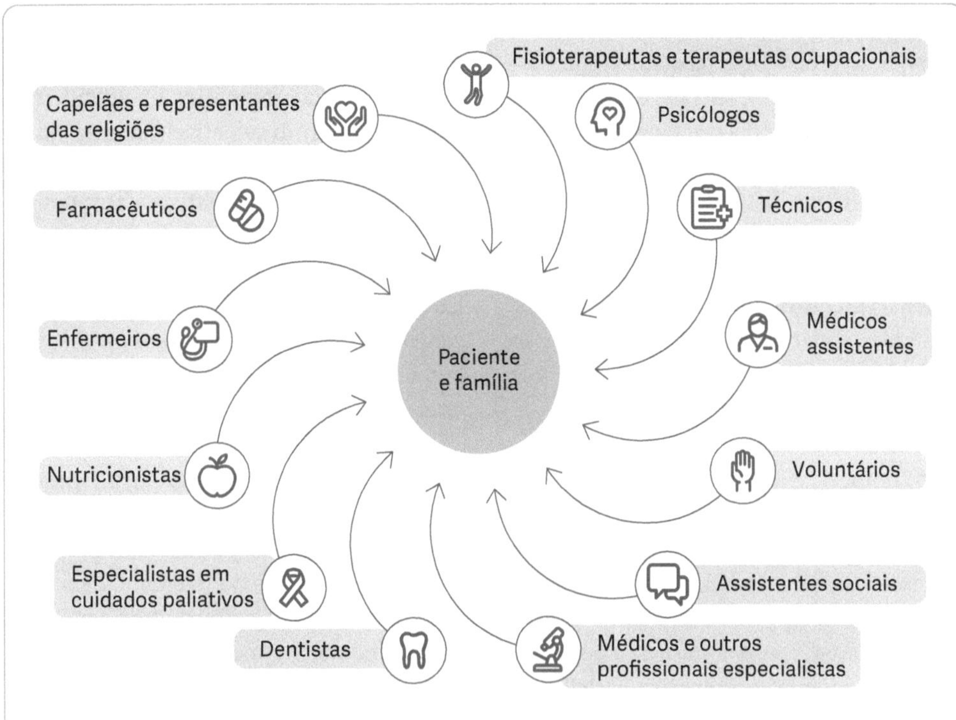

FIGURA 1 Interdisciplinaridade e cuidados paliativos (CP). Os CP envolvem o tratamento da "pessoa como um todo" e as equipes de CP devem ser interdisciplinares.
Fonte: adaptada de Harding et al., 2024[1].

CONCEITUAÇÃO E PRINCÍPIOS

A Organização Mundial da Saúde (OMS) define CP, desde 2002, como

> "abordagem que melhora a qualidade de vida de pacientes e seus familiares enfrentando problemas associados a condições ameaçadoras à vida, através da prevenção e do alívio do sofrimento com identificação precoce e manejo impecável da dor e outros problemas – sejam físicos, psicossociais ou espirituais".[7-9]

Esta definição evoluiu ao longo do tempo: a ênfase passou de doenças específicas (como câncer) para qualquer condição ameaçadora à vida, de controle de dor para o manejo das diversas fontes de sofrimento, e principalmente, do cuidado no fim de vida para uma abordagem precoce na trajetória do adoecimento.[10]

No cerne de qualquer definição ou discussão sobre CP está o alívio do sofrimento. Em 2020, a *International Association for Hospice and Palliative Care* (IAHPC)[11] desenvolveu, com base em consenso de especialistas, uma definição focada no sofrimento relacionado à saúde. O sofrimento relacionado à saúde acontece quando associado a qualquer tipo de doença ou injúria, e é considerado grave quando seu alívio não é alcançado sem intervenção profissional ou quando compromete funções físicas, sociais, espirituais e/ou emocionais. A ideia principal desse novo conceito é que abrangesse melhor todos os níveis do sistema de saúde e as diversas condições socioeconômicas, especialmente nos países de baixa e média renda, onde os profissionais médicos têm muitas vezes a difícil tarefa de cuidar de pacientes com acesso limitado a medicamentos, equipamentos ou treinamento.

Dessa forma, CP, pela IAHPC, foi definido como

> "cuidado ativo e holístico de pessoas de qualquer idade com sofrimento relacionado à saúde grave, proveniente de uma doença grave, especialmente naqueles próximos ao fim da vida. O seu objetivo é, portanto, melhorar a qualidade de vida dos pacientes, de suas famílias e de seus cuidadores".[11]

Uma doença pode ser considerada grave quando, de forma aguda ou crônica, acarreta um alto risco de mortalidade, afeta negativamente a qualidade de vida e as funções diárias e/ou é onerosa em termos de sintomas, tratamentos ou estresse do cuidador.[11,12]

É importante lembrar que o entendimento do que é sofrimento pode ser bastante heterogêneo. Eric Cassel, em um artigo clássico,[13] publicado na década de 1980 definiu sofrimento como "o estado de angústia associado a eventos que ameaçam a integridade da pessoa". O sofrimento poderia ocorrer em qualquer aspecto da pessoa, seja no campo dos papéis sociais, da identificação de grupo, da relação consigo mesmo, com seu corpo, ou com sua família, ou da relação com uma fonte de significado transpessoal e transcendente (como a religião). Em outras palavras, seria a perda do sentimento de identidade do "eu" por algum evento, consciente ou subconsciente. Tate e Pearlman[14] definem de forma mais pragmática que condições para o sofrimento subjetivo são: a perda de um senso de identidade associada a uma experiência afetiva negativa – ampliando o conceito inicialmente trabalhado. Independentemente da definição utilizada, cabe lembrar que o sofrimento é uma experiência subjetiva, complexa (biopsicossocial, existencial, espiritual) e inevitável ao longo da vida humana.

A "dor total", conceito desenvolvido por Cicely Saunders, é uma abordagem integral da dor que considera não apenas o sofrimento físico, mas também os aspectos emocionais, sociais e espirituais do paciente, de forma semelhante ao conceito multidimensional do sofrimento. Segundo Saunders, a dor não deve ser tratada apenas como um sintoma físico, mas como uma experiência multidimensional que afeta o ser humano em suas várias esferas. A dor total implica reconhecer que o sofrimento vai além do corpo, envolvendo a mente, as relações interpessoais e a visão de mundo do indivíduo, e exige, portanto, uma abordagem holística no cuidado. Este conceito impulsionou e é uma das bases dos CP modernos, propondo que o tratamento da dor deve ser integral, levando em conta todos os aspectos do ser humano.[15]

A evolução dos conceitos mencionados anteriormente (e até de outras definições não citadas de CP) reflete também a história da assistência à saúde no último século: o envelhecimento populacional e o (correlacionado) surgimento de tecnologias que possibilitaram maior sobrevida em pacientes com doenças graves – ambos de forma progressiva e exponencial, associados a sistemas de saúde com serviços fragmentados, mudaram o olhar de cuidado do paciente para a doença.

Os princípios do CP prezam por um movimento no sentido contrário. Conforme a IAHPC,[11] os CP:

- Compreendem prevenção, identificação precoce, avaliação integral e controle de problemas físicos, incluindo dor e outros sintomas angustiantes, sofrimento psicológico, sofrimento espiritual e problemas sociais. Sempre que possível, estas intervenções devem ser baseadas em evidências científicas.
- Proporcionam apoio para auxiliar os pacientes a viverem de forma mais plenamente possível, até sua morte, ajudando-os, bem como suas famílias, a estabelecer os objetivos de seus tratamentos, por meio de uma comunicação facilitadora e eficaz.
- São aplicáveis durante todo o percurso de uma doença, de acordo com as necessidades do paciente.
- São oferecidos em conjunto com terapias específicas da doença, sempre que necessário.
- Podem influenciar positivamente na progressão da doença.
- Não pretendem antecipar nem adiar a morte, respeitam a vida e reconhecem a morte como um processo natural.
- Proporcionam apoio à família e aos cuidadores durante a doença do paciente, cobrindo também o processo de luto.
- Reconhecem e respeitam os valores e as crenças culturais do paciente e da família.
- São aplicáveis em todos os locais de cuidados de saúde (como a residência dos pacientes e outras instituições) e em todos os níveis (do primário ao terciário).
- Podem ser exercidos por profissionais com treinamento básico em CP.
- Requerem especialistas em CP juntamente com uma equipe multiprofissional para o devido encaminhamento de casos complexos.

Uma analogia recente publicada por Zimmerman e Mathews compara de forma assertiva CP com um guarda-chuva, como uma metáfora para guiar conversas difíceis com pacientes com câncer.[16] Uma das principais barreiras para o encaminhamento é uma visão dicotômica entre a assistência paliativa e o tratamento específico ou modificador para as doenças; entretanto, benefícios são claros quando há um modelo integrado de assistência: à medida que uma condição grave e ameaçadora evolui e as opções de tratamento direcionados para a mesma tornam-se escassas, os CP tornam-se mais necessários para o manejo do sofrimento.

A figura do guarda-chuva serve bem para esse propósito: ter o guarda-chuva não trará a chuva. A chuva, nessa metáfora, pode ser compreendida como todos os problemas físicos, emocionais, existenciais e o CP, o abrigo do guarda-chuva. O CP precoce possibilita a criação de vínculo em momento adequado, planejamento antecipado de cuidados, manejo de sofrimentos psicossociais, além de um controle e, principalmente, uma prevenção de sintomas físicos (o guarda-chuva funciona melhor se já estiver a postos no início da tempestade).

A analogia também serve para lembrar que o CP é o guarda-chuva, não a chuva. Ter o guarda-chuva proporciona segurança quando a chuva vir. Assim, como o CP deve ser desassociado de sentimentos de desesperança ou de falência terapêutica.

A Figura 2, a seguir, classicamente utilizada, representa graficamente o papel do CP ao longo das trajetórias das doenças e suas apresentações mais típicas.

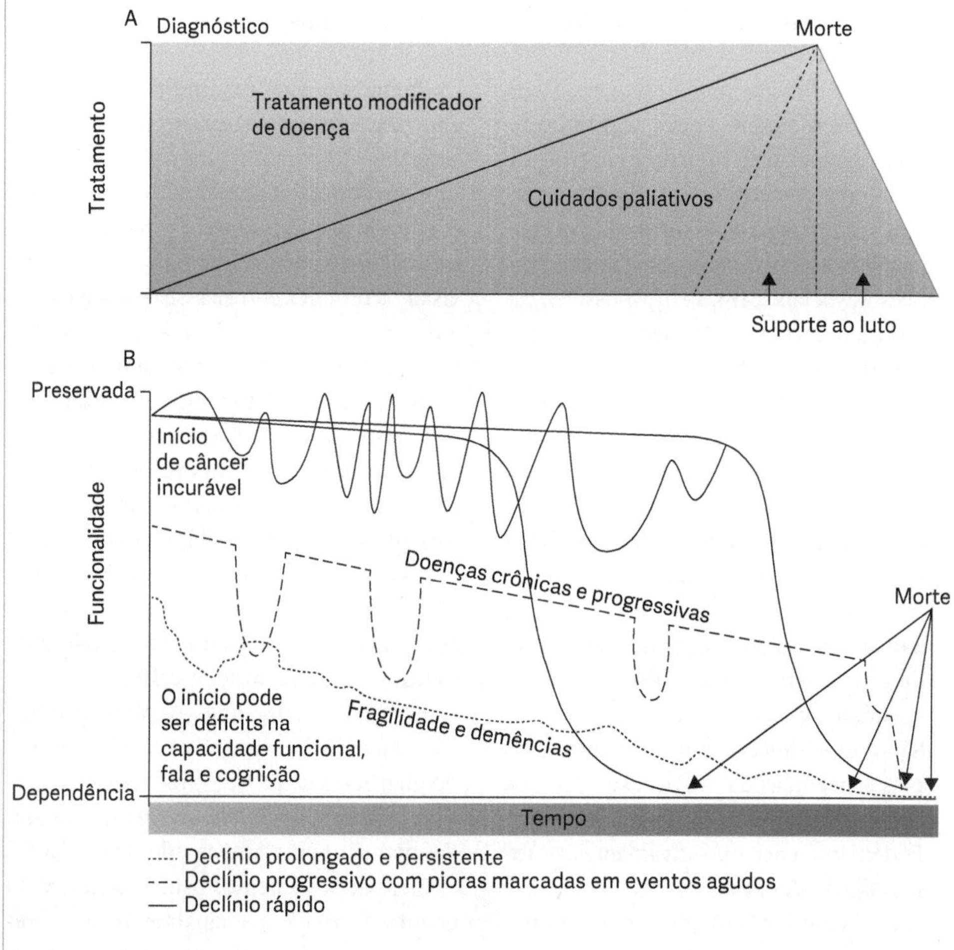

FIGURA 2 Integração de cuidados paliativos ao longo da trajetória da doença. A: Representação gráfica clássica demonstrando a atuação do CP no continuum desde o diagnóstico até o fim da vida e o suporte ao luto. B: Representação gráfica atualizada da trajetória funcional típica de principais grupos de doença. A linha preta corresponde aos pacientes oncológicos – com o surgimento de tratamentos mais precisos (como imunoterapia, por exemplo), a trajetória anterior linear necessita ser repensada. A linha com pontilhado maior corresponde aos pacientes com doenças crônicas não transmissíveis, como insuficiência cardíaca, por exemplo. Por último, a linha com pontilhado menor representa a trajetória funcional de pacientes com fragilidade e transtornos neurocognitivos maiores (síndromes demenciais).

Fonte: adaptada de Knaul et al., 2018[17].

DESAFIOS

Em artigo publicado pela *The Lancet Commission on Palliative Care and Pain Relief Study Group*, em 2018, foram estimadas que mais de 25,5 milhões de pessoas que morreram em 2015 – ou seja, 45% do número de mortes registradas mundialmente

– experienciaram sofrimento relacionado à saúde. Destes, mais de 80% estavam em países em desenvolvimento, como o Brasil, onde o CP é mais escasso. Incluindo tanto aqueles que morrem num determinado ano como os muitos que vivem com condições de saúde potencialmente fatais ou limitantes, foi estimado que mais de 61 milhões de pessoas apresentavam sofrimento relacionado à saúde.[17]

Dentre a população que necessita de uma abordagem paliativa, foi estimado que 40% estavam com idade acima de 70 anos, conforme a Figura 3.[9]

No Brasil, os dados são incipientes. A Academia Nacional de Cuidados Paliativos (ANCP), em seu Atlas,[18] quantificou (por meio de questionário disponibilizado *online*) 234 serviços atuantes de CP no Brasil no ano de 2022, concentrados principalmente no Sudeste. Houve um crescimento do número de serviços em 22,5% em relação à mesma publicação concernente ao ano de 2019. Mas, um número ainda pequeno para o tamanho continental do país.

Uma análise de Qualidade de Morte e do Morrer, publicada no *Journal of Pain and Sympton Management*, construída de 13 indicadores-chaves de assistência paliativa (como qualificação das equipes, a existência de políticas públicas, o acesso à medicação e a educação da população sobre CP) e publicada em 2022 (com dados de 2021) colocou o Brasil na antepenúltima posição dentre 81 países pesquisados.[19] Em outra publicação, esta pela revista *The Economist*, com metodologia semelhante, em 2015, colocou anteriormente o Brasil também na antepenúltima posição dentre 40 países analisados.[20]

Este panorama contrasta com a evidência científica que vem crescendo de forma progressiva. Há várias publicações que demonstram o benefício de CP em termos de controle de sintomas e qualidade de vida. Uma metanálise[21] de 19 artigos publicada

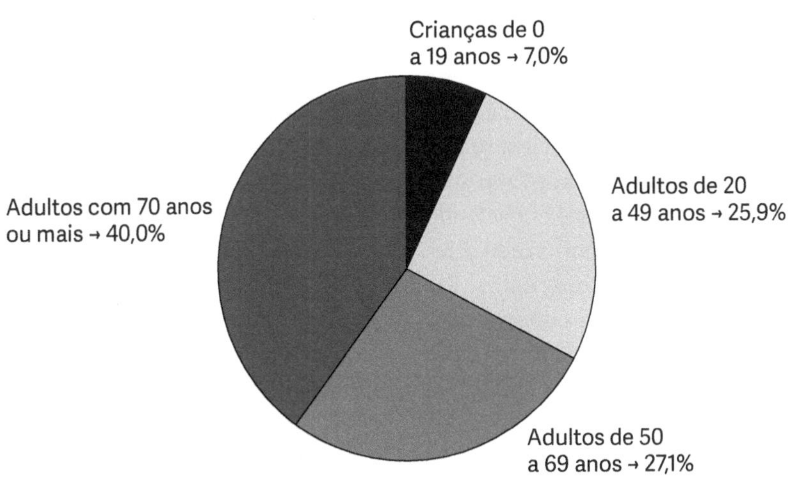

FIGURA 3 Necessidade global de cuidados paliativos por faixa etária.
Fonte: adaptada de WHO, 2020.[9]

em 2003 já mostrava efeito em controle de dor e outros sintomas. Em 2016, uma nova revisão sistemática com metanálise, mais robusta, publicada no *JAMA* por Kavalieratos et al.,[22] foi realizada com 43 ensaios clínicos randomizados e uma população estudada de 12.731 pacientes, com idade média de 67 anos. O CP foi associado com melhora significativa na qualidade de vida e controle de sintomas. Não houve associação entre CP e aumento de sobrevida. O CP também foi associado consistentemente a melhorias no planejamento antecipado de cuidados, à melhor satisfação do paciente e do cuidador e à menor utilização de cuidados de saúde.

Na Tabela 1 estão detalhadas algumas publicações pivotais que demonstram benefícios do CP em diversos cenários.

Além do controle sintomático e em qualidade de vida, cabe expandir alguns desfechos já citados dentre os relatados na tabela anterior.

Sabidamente, a maior parte dos custos relacionados à saúde acontece no último ano de vida, conforme grandes estudos observacionais e prospectivos em vários lugares do mundo.[36,37] A abordagem paliativa, como esperado, leva a uma assertividade maior na assistência à saúde ao levar ao paciente e seus familiares um cuidado alinhado com suas necessidades, valores e metas – impactando diretamente na economia em saúde. Frequentemente, são evitadas hospitalizações desnecessárias, procedimentos diagnósticos ou terapêuticos inapropriados, internações em unidades de terapia intensiva (UTI) ou idas a prontos atendimentos, o que se traduz com redução de custos. Uma publicação ajuda a exemplificar esse impacto: em uma coorte retrospectiva americana com quase 50 mil participantes idosos com câncer foi demonstrado o uso de algum tratamento intensivo (como quimioterapia ou internação em UTI) em 59% dos participantes no último mês de vida.[38]

Na Tabela 2, alguns trabalhos que avaliaram a redução de custo com CP são citados.

Apesar do estudo já considerado clássico de Temel et al.,[25] citado também na tabela, que foi publicado no *New England Journal of Medicine*, demonstrar aumento de sobrevida em pacientes com câncer de pulmão não pequenas células metastático, este desfecho não foi confirmado em outras publicações, como na revisão sistemática com metanálise citada previamente. O aumento de sobrevida, cabe destacar, não é almejado dentro dos CP. O foco é a qualidade, não quantidade de vida.

Além da ampliação da filosofia do CP, outro desafio é a sua integração precoce em pacientes com condições ameaçadoras à vida. Algumas publicações já demonstraram o benefício da integração precoce, como relatado na Tabela 1. Na década de 2000, Rabow et al.[27,42] já mostraram melhora de controle de sintomas em pacientes com sobrevida estimada entre 1 e 5 anos. El-Jawahri et al.[34] demonstraram melhora sintomática mesmo em pacientes com perspectiva curativa. A abordagem precoce já é recomendação da Sociedade Americana de Oncologia (ASCO – *American Society of Clinical Oncology*)[43] para pacientes com câncer metastático.

Para além de uma abordagem precoce, o CP também deve ser eficaz – uma proposta de CP gradual, individualizado por demanda foi avaliada recentemente em *trials* randomizados.[44,45] Apesar das recomendações tanto pela ASCO como por outras entidades, como *National Comprehensive Cancer Network* (NCCN), ainda havia limitação para encaminhamento precoce ao CP em pacientes oncológicos, muitas vezes por disponibilidade de equipes. O *Stepped*

TABELA 1 Publicações com melhora de sintomas e outros desfechos em cuidados paliativos

Publicação e tipo de estudo	Tipo de estudo, população estudada, intervenção	Intervenção	Desfechos e comentários
Brumley et al., 2007[23] *JAGS* Ensaio clínico randomizado (ECR)	298 idosos (idade média 73 anos) com diagnóstico de IC, DPOC ou câncer e sobrevida estimada menor que 1 ano	Cuidado usual *versus* CP domiciliar	Melhora de satisfação do paciente Menos visitas a prontos-atendimentos e internações hospitalares Redução de custos
Bakitas et al., 2009[24] *JAMA* ECR	322 pacientes com câncer avançado (idade média 65 anos)	Cuidado usual *versus* intervenções paliativas psicoeducacionais por enfermeiras	Melhora de qualidade de vida e humor; não houve melhora em controle de sintomas, provavelmente por componente uniprofissional
Temel et al., 2010[25] *NEJM* ECR	151 pacientes com câncer de pulmão não pequenas células (idade média 64 anos)	Cuidado usual *versus* cuidado usual com CP precoce	Melhora de qualidade de vida e do humor. Estudo clássico que demonstrou aumento de sobrevida nos pacientes em CP, além de tratamentos menos agressivos
Rabow et al., 2004[26] *Annals of Internal Medicine* ECR	90 pacientes ambulatoriais com IC, DPOC ou câncer com sobrevida estimada entre 1 e 5 anos (idade média 69 anos)	Cuidado usual *versus* cuidado usual com CP	Melhora de sintomas, bem-estar espiritual, porém sem melhora de dor, depressão ou qualidade de vida Em análise qualitativa,[27] quase 70% dos pacientes preferiam ter a abordagem de CP iniciada de forma mais precoce
Gade et al., 2008[28] *Journal of Palliative Medicine* ECR	517 pacientes hospitalizados (idade média 73 anos)	Cuidado usual *versus* cuidado usual com CP	Melhor experiência de cuidado e melhor percepção de comunicação. Redução de custos
Dionne-Odom et al., 2015[29] *Journal of Clinical Oncology* ECR	122 cuidadores de pacientes com câncer avançado	Intervenções paliativas em ambos os grupos (na randomização e 3 meses após)	Maior benefício – redução de níveis de depressão – quando CP foi iniciado precocemente

(continua)

TABELA 1 Publicações com melhora de sintomas e outros desfechos em cuidados paliativos (*continuação*)

Publicação e tipo de estudo	Tipo de estudo, população estudada, intervenção	Intervenção	Desfechos e comentários
Zimmerman et al., 2014[30] *The Lancet* ECR	461 pacientes com câncer avançado (idade média 61 anos)	Cuidado usual *versus* CP precoce	Melhora de qualidade de vida e de sintomas após 6 meses no grupo com CP precoce Em subanálise,[31] foi percebido que o efeito foi maior em pacientes com alta carga de sintomas no início do acompanhamento
Higginson et al., 2014[32] *Lancet Resp Medicine* ECR	105 pacientes com dispneia refratária (idade média 67 anos)	Cuidado usual *versus* cuidado usual com CP	Melhora sintomática expressiva no grupo intervenção Houve também melhor sobrevida – principalmente nos pacientes com DPOC e pneumopatia intersticial
Grudzen et al., 2016[33] *JAMA Oncology* ECR	136 pacientes com câncer avançado admitidos no Departamento de Emergência	Cuidado usual *versus* CP	Melhora na qualidade de vida, sem impacto negativo em sobrevida. Destaca-se que a introdução de CP foi realizada em um ambiente geralmente considerado pouco propício para uma abordagem centrada na pessoa
El-Jawahri et al., 2016[34] *JAMA* ECR	160 pacientes internados para realização de transplante de medula óssea (quando também recebem quimioterapia de alta intensidade) Destaca-se que pacientes estavam sob tratamento modificador de doença, com potencial curativo	Cuidado usual *versus* cuidado usual com CP com foco no manejo de sintomas físicos ou psicológicos	Melhora de qualidade de vida e em sintomas depressivos após 3 meses, sem diferença em ansiedade e outros sintomas. (Na análise de 2 semanas, o grupo intervenção teve escores indicando discretamente piora em qualidade de vida, apesar de melhora sintomática e de sintomas depressivos)
Temel et al., 2017[35] *Journal of Clinical Oncology* ECR	300 pacientes com câncer de pulmão ou gastrintestinal avançados (excluído câncer colorretal)	Cuidado usual *versus* cuidado usual com CP precoce	Melhora de qualidade de vida e de sintomas depressivos

CP: cuidado paliativo; DPOC: doença pulmonar obstrutiva crônica; IC: insuficiência cardíaca.

TABELA 2 Publicações com avaliação de impacto em custos

Publicação e tipo de estudo	População estudada	Intervenção	Desfechos e comentários
Morrison et al., 2008[39] *JAMA Internal Medicine* Estudo retrospectivo	4.908 pacientes em CP + 20.551 pacientes usuais	Custos hospitalares de cuidado usual *versus* CP	Equipes de CP hospitalares reduziram custos de forma significativa
Smith et al., 2014[40] *Palliative Medicine* Revisão narrativa	46 publicações entre 2002 e 2011	Das 46 publicações: 5 ECR, 2 coortes	Apesar da ampla variação no tipo de estudo, característica e qualidade do estudo, há padrões consistentes nos resultados: CP é mais frequentemente considerado menos custoso e, na maioria dos casos, a diferença no custo é estatisticamente significativa
Parackal et al., 2022[41] Revisão narrativa	46 publicações entre 2011 e 2019	Das 46 publicações: 3 ECR, 6 estudos prospectivos 5 estudos avaliando custo efetividade, incluindo com análise de QALY	Conclusão semelhante A análise de QALY (*Quality-Adjusted Life Years*), medida de economia de saúde que indica o número de anos que uma pessoa vive com qualidade de vida após um tratamento ainda incipiente mostrando também benefício em CP

Palliative Care, ou em tradução livre, o cuidado paliativo escalonado foi comparado ao cuidado paliativo precoce, no cenário de pacientes com câncer avançado. Para isso foi desenvolvida uma intervenção escalonada de CP com base em modelos de cuidados baseados em evidências que melhoram o acesso à atenção à saúde para especialidades com número insuficiente de médicos treinados. Em um cuidado escalonado, todos os pacientes recebem atenção à sua condição, mas com o mínimo de contato necessário com um médico especializado. O tratamento mais intensivo com o especialista é reservado para pacientes que não se beneficiam suficientemente de cuidados usuais com não especialistas. O elemento-chave neste processo é o monitoramento contínuo dos pacientes envolvidos – se pacientes não estiverem sendo eficazmente tratados, o seu cuidado é escalonado para atenção especializada. Além de usar menos recursos, exigindo menos contato para pacientes que não necessitam de maior frequência em consultas, a aplicação de um modelo de cuidados escalonados também é um meio para oferecer cuidados mais centrados no paciente, adaptando o CP às necessidades clínicas dos pacientes. Em ensaio clínico randomizado,[44] pacientes foram expostos a esse modelo de CP escalonado e comparados ao CP precoce usual (com consultas mensais). O modelo escalonado, com consultas de CP ocorrendo apenas em pontos-chaves nas trajetórias de câncer dos pacientes e usando uma diminuição na qualidade de vida para desencadear mais exposição intensiva aos CP, resultou em menos consultas de CP sem diminuir os benefícios para a qualidade de vida dos participantes.

PERSPECTIVAS

O abismo entre a abrangência incipiente, em perspectiva global e principalmente brasileira, do CP, apesar de sua robusta evidência científica, impõe a necessidade de mudanças em várias esferas.

Em 2014, na Assembleia Mundial de Saúde, foi assinada por todos os países membros da OMS a Resolução 67.19 que tinha como objetivo fortalecer os CP como um componente dos cuidados abrangentes ao longo da vida e que considerava o CP como parte da cobertura universal em saúde (*universal health coverage* – UHC). A cobertura universal de saúde significa que todas as pessoas devem ter acesso a toda uma gama de serviços de saúde de qualidade, quando e onde precisarem, sem dificuldade.

Desde então, a OMS concentra ações em estabelecimento de políticas públicas, de educação e de disponibilidade de medicamentos. Dentro do campo político, várias ações podem ser citadas, como a implementação de leis que reconhecem e definem que os CP fazem parte do sistema de saúde, a definição de normas nacionais que definem como os programas de CP devem funcionar, o estabelecimento dos CP como especialidade/subespecialidade médica reconhecida e a criação de uma estratégia nacional sobre implementação de CP.[9]

Em 2020, apenas 55 países no mundo possuíam alguma forma de política nacional de CP.[46] O Brasil estava de fora desta lista até 2024, quando foi publicada a PNCP, a qual cita como diretrizes, dentre várias, a ampliação dos CP, com o acesso universal em todos os pontos de atenção da rede de atenção à saúde, a regionalização de serviços de CP e o fortalecimento da atenção primária, como coordenadora do cuidado, como em todo o Sistema Único de Saúde. Há provisionamento de melhora de assistência com equipes de assistências diretas e equipes matriciais a serem implementadas em todas as regiões do país. A PNCP ressalta também o respeito às diretivas antecipadas de vontade, registradas em testamento vital ou outro documento em que haja registro expresso das preferências da pessoa com relação a tratamentos ou outras medidas de cuidado quando em condições de saúde irreversíveis e potencialmente terminais. Outro ponto que cabe destaque, dentro da PNCP, é o objetivo de ampliar a disponibilidade de medicamentos que promovam o controle seguro dos sintomas da pessoa em CP, medida básica estimulada pela OMS.[47]

A PNCP, alinhada ao crescimento necessário de serviços de CP, traz perspectivas animadoras. É esperado que haja um aumento consequente na demanda de profissionais capacitados para a instituição de CP baseados em evidência científica. Desde 2023, o ensino sobre CP tornou-se obrigatório no ensino superior médico.

No Brasil, a medicina paliativa foi reconhecida como área de atuação de várias especialidades, entre elas a geriatria, em 2011. O reconhecimento como especialidade ainda não aconteceu. Até 2023, tínhamos apenas 2.500 médicos com área de atuação em medicina paliativa na Associação Médica Brasileira. Já o reconhecimento da especialidade dentre a enfermagem, com o título de especialista, acontece desde 2022.

A SBGG criou em 2004 a Comissão Permanente de Cuidados Paliativos. Desde então, vem colaborando com a disseminação de conhecimentos na área, principalmente focada nos cuidados da pessoa idosa. Este livro é mais um passo neste sentido.

Apesar das robustas evidências científicas e dos grandes avanços na valorização e oferta dos CP, ainda há muito a avançar para oferecer profissionais capacitados e esse cuidado disponível a todos que necessitarem.

CONSIDERAÇÕES FINAIS

O CP vai além do simples alívio de sintomas; ele se configura como um modelo de cuidado integral, que considera o paciente em sua totalidade – não apenas o aspecto físico, mas também emocional, social e espiritual. A introdução aos conceitos e princípios fundamentais do CP é essencial para a construção de um cuidado mais humanizado e de qualidade, especialmente no contexto das doenças avançadas e crônicas. No entanto, como abordado ao longo deste capítulo, os desafios são significativos. A falta de formação adequada, a escassez de profissionais capacitados e a subutilização dos CP em muitos serviços de saúde ainda são barreiras que precisam ser superadas. Contudo, as perspectivas futuras são promissoras, com o crescente reconhecimento da importância dos CP e a ampliação de suas práticas em diferentes cenários de saúde. Iniciativas como esta, da SBGG, são passos fundamentais para promover a capacitação contínua dos profissionais da área e sensibilizar a sociedade sobre a importância do cuidado digno no fim da vida. Em última instância, é fundamental que os CP se tornem cada vez mais uma realidade acessível e presente no cotidiano dos pacientes, garantindo a todos o direito a uma morte com dignidade e conforto.

REFERÊNCIAS BIBLIOGRÁFICAS

1. Harding R, Hammerich A, Peeler A, et al. Palliative care: how can we respond to 10 years of limited progress? WISH/WHO Report. 2024.
2. McIlfatrick S, Hasson F, McLaughlin D, et al. Public awareness and attitudes toward palliative care in Northern Ireland. BMC Palliat Care. 2013;12:1-7.
3. Martín-Martín J, López-García M, Medina-Abellán MD, et al. Physicians' and nurses' knowledge in palliative care: multidimensional regression models. Int J Environ Res Public Health. 2021;18.
4. Flieger SP, Chui K, Koch-Weser S. Lack of awareness and common misconceptions about palliative care among adults: insights from a national survey. J Gen Intern Med. 2020;35:2059-64.
5. Li L, Wang F, Liang Q, et al. Nurses' knowledge of palliative care: systematic review and meta-analysis. BMJ Support Palliat Care. 2024;14:e1585-93.
6. Masoud B, Imane B, Naiire S. Patient awareness of palliative care: systematic review. BMJ Support Palliat Care. 2023;13:136-42.
7. World Health Organization (WHO). Palliative care. Disponível em: https://www.who.int/news-room/fact-sheets/detail/palliative-care (2020, accessed 21 November 2024).
8. World Health Organization (WHO). National cancer control programmes: policies and managerial guidelines, 2nd ed. Disponível em: https://iris.who.int/handle/10665/42494 (2002).
9. World Health Organization (WHO). Global atlas of palliative care, 2nd ed. Disponível em: http://www.who.int/cancer/publications/palliative-care-atlas/en/ (2020).
10. Sepúlveda C, Marlin A, Yoshida T, et al. Palliative care: the World Health Organization's global perspective. J Pain Symptom Manage. 2002;24:91-6.
11. Radbruch L, De Lima L, Knaul F, et al. Redefining palliative care: a new consensus-based definition. J Pain Symptom Manage. 2020;60:754-64.
12. Kelley AS. Defining "serious illness". J Palliat Med. 2014;17:985.
13. Cassel EJ. The nature of suffering and the goals of medicine. N Engl J Med. 1982;306:639-45.
14. Tate T, Pearlman R. What we mean when we talk about suffering: and why Eric Cassell should not

have the last word. Perspect Biol Med. 2019;62:95-110.
15. Saunders C. A personal therapeutic journey. BMJ. 1996;313.
16. Zimmermann C, Mathews J. Palliative care is the umbrella, not the rain: a metaphor to guide conversations in advanced cancer. JAMA Oncol. 2022;8:681-2.
17. Knaul FM, Farmer PE, Krakauer EL, et al. Alleviating the access abyss in palliative care and pain relief: an imperative of universal health coverage. Lancet. 2018;391:1391-454.
18. Prado UB, Castilho RK, Crispim D, et al. Atlas dos cuidados paliativos no Brasil. ANCP. 2023.
19. Finkelstein EA, Bhadelia A, Goh C, et al. Cross-country comparison of expert assessments of the quality of death and dying 2021. J Pain Symptom Manage. 2022;63:e419-29.
20. Economist Intelligence Unit. The quality of death: ranking end-of-life care across the world. 2010.
21. Higginson IJ, Finlay IG, Goodwin DM, et al. Is there evidence that palliative care teams alter end-of--life experiences of patients and their caregivers? J Pain Symptom Manage. 2003;25:150-68.
22. Kavalieratos D, Corbelli J, Zhang D, et al. Association between palliative care and patient and caregiver outcomes: a systematic review and meta-analysis. JAMA. 2016;316:2104-14.
23. Brumley R, Enguidanos S, Jamison P, et al. Increased satisfaction with care and lower costs: results of a randomized trial of in-home palliative care. J Am Geriatr Soc. 2007;55:993-1000.
24. Bakitas M, Lyons KD, Hegel MT, et al. Effects of a palliative care intervention on clinical outcomes in patients with advanced cancer: the Project ENABLE II randomized controlled trial. JAMA. 2009;302:741-9.
25. Temel JS, Greer JA, Muzikansky A, et al. Early palliative care for patients with metastatic non-small-cell lung cancer. N Engl J Med. 2010;363:733-42.
26. Rabow MW, Dibble SL, Pantilat SZ, et al. The comprehensive care team: a controlled trial of outpatient palliative medicine consultation. Arch Intern Med. 2004;164:83-91.
27. Rabow MW, Schanche K, Petersen J, et al. Patient perceptions of an outpatient palliative care intervention. J Pain Symptom Manage. 2003;26:1010-5.
28. Gade G, Venohr I, Conner D, et al. Impact of an inpatient palliative care team: a randomized control trial. J Palliat Med. 2008;11:180-90.
29. Dionne-Odom JN, Azuero A, Lyons KD, et al. Benefits of early versus delayed palliative care to informal family caregivers of patients with advanced cancer: outcomes from the ENABLE III randomized controlled trial. J Clin Oncol. 2015;33:1446-52.
30. Zimmermann C, Swami N, Krzyzanowska M, et al. Early palliative care for patients with advanced cancer: a cluster-randomised controlled trial. Lancet. 2014;383.
31. Rodin R, Swami N, Pope A, et al. Impact of early palliative care according to baseline symptom severity. Cancer Med. 2022;11.
32. Higginson IJ, Bausewein C, Reilly CC, et al. An integrated palliative and respiratory care service for patients with advanced disease and refractory breathlessness: a randomised controlled trial. Lancet Respir Med. 2014;2:979-87.
33. Grudzen CR, Richardson LD, Johnson PN, et al. Emergency department-initiated palliative care in advanced cancer: a randomized clinical trial. JAMA Oncol. 2016;2:591-8.
34. El-Jawahri A, Le Blanc T, Van Dusen H, et al. Effect of inpatient palliative care on quality of life 2 weeks after hematopoietic stem cell transplantation. JAMA. 2016;316:2094-2103.
35. Temel JS, Greer JA, El-Jawahri A, et al. Effects of early integrated palliative care in patients with lung and GI cancer. J Clin Oncol. 2017;35:834-41.
36. Hoover DR, Crystal S, Kumar R, et al. Medical expenditures during the last year of life: findings from the 1992-1996 Medicare Current Beneficiary Survey. Health Services Research. 2002;37(6):1625-42.
37. Luta X, Diernberger K, Bowden J, et al. Healthcare trajectories and costs in the last year of life: a retrospective primary care and hospital analysis. BMJ Support Palliat Care. 2020.
38. Gidwani-Marszowski R, Asch SM, Mor V, et al. Health system and beneficiary costs associated with intensive end-of-life medical services. JAMA Netw Open. 2019;2(9):e1912161.
39. Morrison RS, Penrod JD, Cassel JB, et al. Cost savings associated with US hospital palliative care consultation programs. Arch Intern Med. 2008;168(16):1783-90.
40. Smith S, Brick A, O'hara S, et al. Evidence on the cost and cost-effectiveness of palliative care: a literature review. Palliat Med. 2014;28(2):130-50.
41. Parackal A, Ramamoorthi K, Tarride JE. Economic evaluation of palliative care interventions: a review of the evolution of methods from 2011 to 2019. Am J Hosp Palliat Care. 2022;39(1):108-22.

42. Rabow MW, Dibble SL, Pantilat SZ, et al. The comprehensive care team: a controlled trial of outpatient palliative medicine consultation. Arch Intern Med. 2004;164(1):83-91.
43. Ferrell BR, Temel JS, Temin S, et al. Integration of palliative care into standard oncology care: American Society of Clinical Oncology clinical practice guideline update. J Clin Oncol. 2017;35(1):96-112.
44. Temel JS, Jackson VA, El-Jawahri A, et al. Stepped palliative care for patients with advanced lung cancer: a randomized clinical trial. JAMA. 2024;332(6):471-81.
45. Post KE, Heuer LB, Kamal AH, et al. Study protocol for a randomised trial evaluating the non-inferiority of stepped palliative care versus early integrated palliative care for patients with advanced lung cancer. BMJ Open. 2022;12(2):e057591.
46. Clelland D, van Steijn D, Whitelaw S, et al. Palliative care in public policy: results from a global survey. Palliat Med Rep. 2020;1(1):183-90.
47. Brasil. Política Nacional de Cuidados Paliativos – PNCP. Portaria GM/MS n. 3.681, de 7 de maio de 2024.

2

Cuidado paliativo no contexto geriátrico

Ana Beatriz Galhardi Di Tommaso
André Castanho de Almeida Pernambuco

> "Cuidados paliativos são uma parte crucial de serviços de saúde integrados e centrados nas pessoas. Aliviar sofrimentos sérios relacionados à saúde, seja ele físico, psicológico, social ou espiritual, é uma responsabilidade ética global. Assim, seja a causa do sofrimento doença cardiovascular, câncer, falência de órgãos importantes, tuberculose resistente a medicamentos, queimaduras graves, doença crônica em estágio terminal, trauma agudo, prematuridade extrema no parto ou fragilidade extrema da velhice, cuidados paliativos podem ser necessários e devem estar disponíveis em todos os níveis de atendimento."
>
> Organização Mundial da Saúde (OMS)

Destaques do tema

- O cuidado paliativo em geriatria é um ambiente de cuidado interdisciplinar que demanda formação profissional impecável e atualizações científicas constantes.
- Os grandes desafios atualmente são a falta de cultura paliativa e de formação profissional.
- Uma abordagem centrada no indivíduo e suas preferências, aliada à avaliação geriátrica ampla, é o caminho para o cuidado integral da pessoa idosa diante de uma condição grave e potencialmente sem cura.

Em um mundo cada vez mais idoso e longevo é impossível falar de qualidade de vida sem pensar em qualidade do cuidado na finitude. Para todos os profissionais de saúde dedicados ao cuidado à pessoa idosa, o entendimento sobre conceitos e ações paliativas é mandatório e, por isso, dedicamos este capítulo ao tema.

O aumento da expectativa de vida no Brasil e o envelhecimento populacional estão transformando nossa estrutura de assistência à saúde.

Chama-se de índice de envelhecimento populacional a razão entre o grupo de pessoas de 65 anos ou mais em relação à população de 0 a 14 anos. Neste sentido, quanto maior o indicador, mais envelhecida é a população. No Brasil, esse índice chegou a 55,2 em 2022, o que indica que há 55,2 pessoas com 65 anos ou mais de idade para cada 100 crianças de 0 a 14 anos. Em 2010, esse índice era de 30,7, o que mostra o quanto nossa sociedade está mudando.

De acordo com o Censo Demográfico de 2022, 10,9% da população brasileira tem 65 anos ou mais (Figura 1), sendo que em estados como Rio Grande do Sul e Rio de Janeiro o número de pessoas com 60 anos ou mais já ultrapassa o de crianças de 0 a 14 anos.[1]

O cuidado paliativo geriátrico (GPC, do inglês *geriatric palliative care*) refere-se às ações e habilidades específicas para o cuidado de indivíduos idosos com condições progressivas e graves.[2] Representa a integração entre a geriatria e o cuidado paliativo (CP), uma vez que são áreas já muito semelhantes no que se refere ao cuidado interdisciplinar, às ações voltadas às famílias e aos cuidadores, ao uso de escalas e marcadores de funcionalidade, gravidade e prognóstico.

Entende-se que não há como capacitar um profissional especialista em geriatria e gerontologia sem contemplar o ensino do CP na sua formação de base. Em 2018, a Comissão Permanente de Cuidados Paliativos da Sociedade Brasileira de Geriatria e Gerontologia (SBGG) elaborou uma matriz de competências de medicina paliativa para o geriatra, que desde então vem sendo usada nos diversos centros formadores de geriatria, garantindo à pessoa idosa no Brasil a

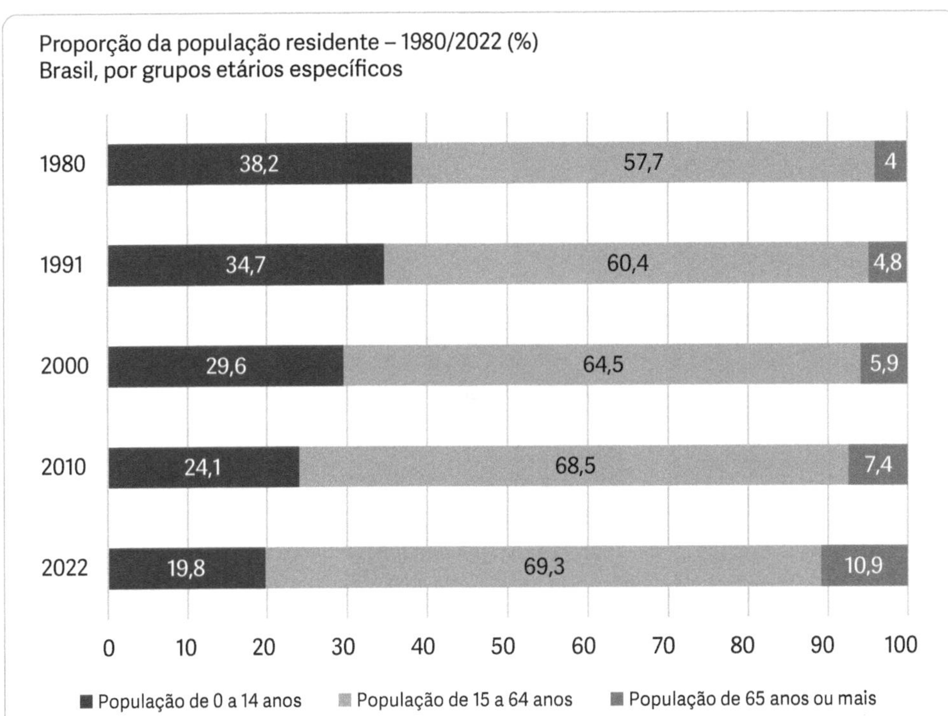

FIGURA 1 Proporção da população residente no Brasil (1980/2022) (%).
Fonte: Censo demográfico 2022: população por idade e sexo – resultados do universo.

continuidade de cuidado desde o começo do envelhecer até a chegada à finitude.[3]

DEMANDAS PALIATIVAS EM UMA POPULAÇÃO QUE ENVELHECE

Enquanto condições agudas, como infecções do trato respiratório e quedas, aumentam muito com a idade, as condições crônicas relacionadas a doenças cardiovasculares e cerebrovasculares continuam sendo as grandes responsáveis pela morte da população idosa brasileira, tanto masculina quanto feminina. As doenças oncológicas também têm papel importante nesta análise, sendo o câncer de próstata e de traqueia, brônquios e pulmão os mais prevalentes em estudo recente publicado pela Organização Pan-Americana da Saúde (OPAS), em uma análise específica sobre os países das Américas. Neste estudo avaliou-se também o papel da demência de Alzheimer e outras demências na composição das causas de óbitos nas Américas: houve aumento de 90,8% entre 2000 e 2019, passando do 14º para o 8º lugar.[4]

Em todos os contextos anteriormente citados há progressão de sintomas e perdas físicas e funcionais complexas que necessariamente devem ser conduzidas por equipes bem-treinadas. Ao longo deste livro mencionaremos as ações e estratégias de cuidado em cada um dos cenários destacados.

De acordo com a OMS, a maioria dos adultos que precisam de CP tem doenças crônicas, como doenças cardiovasculares (38,5%), câncer (34%), doenças respiratórias crônicas (10,3%), AIDS (5,7%) e diabetes (4,6%). Muitas outras condições podem exigir CP, incluindo insuficiência renal, doença hepática crônica, esclerose múltipla, doença de Parkinson, artrite reumatoide, doença neurológica, demência, anomalias congênitas e tuberculose resistente a medicamentos.

De acordo com o Atlas Global de Cuidados Paliativos de 2020, uma publicação da *Worldwide Hospice Palliative Care Alliance* (WHPCA) em parceria com a OMS, aproximadamente 40% dos pacientes com necessidades paliativas possuem 70 anos ou mais (Figura 2).

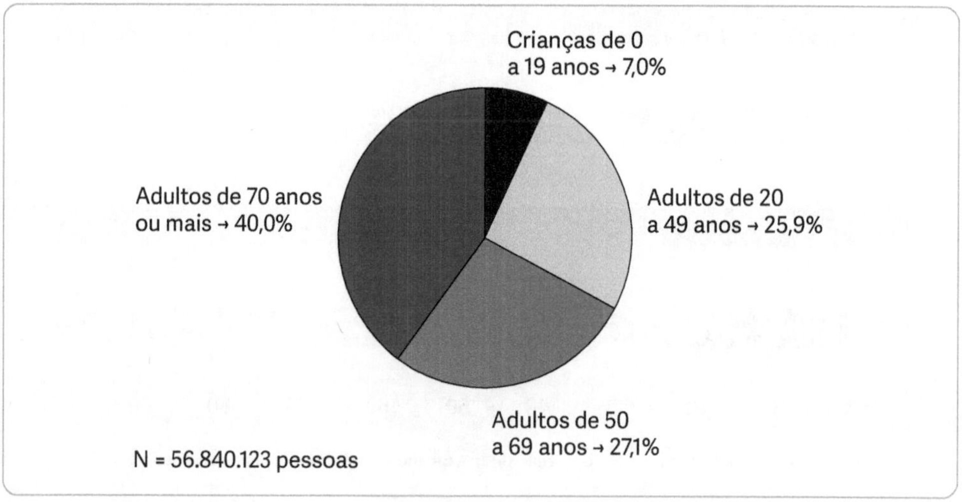

FIGURA 2 Necessidade mundial de cuidados paliativos por faixa etária (2017).
Fonte: Connor et al., 2020.[5]

Estima-se, no entanto, que apenas 14% dos indivíduos com necessidades paliativas conseguem acesso a esse cuidado, número que pode ser ainda menor em países em desenvolvimento de acordo com a OMS.

DESAFIOS DO CUIDADO PALIATIVO GERIÁTRICO

O primeiro grande desafio nos parece ser o preconceito dos próprios profissionais de saúde em relação ao envelhecimento. É importante reforçar que a idade, por si só, não seria um fator de decisão clínica. Deve-se estimular o uso de escalas para avaliação física e funcional de cada paciente e, com base nessa avaliação, partir para um desenho de plano de cuidados.

Muitas vezes medidas proporcionais e com potencial de resposta clínica deixam de ser empregadas apenas por conta da idade de um indivíduo, o qual poderia se beneficiar de determinado tratamento, porém perde a oportunidade de recebê-lo em virtude de um julgamento etário sem embasamento orgânico real.

Outro ponto importante é o de que muitos estudos científicos não contemplam a população idosa e longeva, fato que nos impede de termos dados mais robustos em relação a desfechos e respostas clínicas a determinados tratamentos ou intervenções.[6]

Ambos os casos são exemplos de mistanásia, conceito bioético que será melhor descrito nos próximos capítulos e está relacionado à falta de cuidado adequado em virtude de um julgamento moral, pessoal ou social subjetivos.

Outra questão sensível no contexto do cuidado à pessoa idosa é a perda de autonomia e de capacidade de decisão, que se torna mais prevalente com o envelhecimento. Ao desconhecer os desejos e preferências prévias dos pacientes, familiares e profissionais de saúde acabam por tomar decisões com base em suas próprias vontades, sem que elas representem de fato os desejos da pessoa idosa acometida de uma condição severa de saúde. Diante disso, em 2023 a SBGG mais uma vez foi pioneira e lançou um guia sobre planejamento antecipado de cuidados em geriatria e gerontologia para auxiliar os profissionais de saúde na tomada de decisões com base nos desejos e biografia da pessoa idosa. O planejamento antecipado de cuidados é um processo de discussões entre profissionais de saúde e pacientes que permite a tomada de decisão compartilhada quanto a objetivos de cuidados de saúde, atuais e/ou futuros, com base nos desejos e valores do paciente e em questões técnicas do cuidado.[7]

REFLEXÕES PARA O MELHOR CUIDADO EM GERIATRIA

A primeira boa estratégia é a de instrumentalizar as equipes de saúde para a proporcionalidade de cuidados. O uso de escalas de funcionalidade e de prognóstico é o primeiro grande passo para decisões sensatas.

Muito diferente do que se dizia no passado, não basta diminuir a dose de medicações e considerar que isso seria suficiente para promoção de cuidado adequado em geriatria. A proporcionalidade está na capacidade do profissional de saúde em interpretar os sinais e sintomas clínicos em conjunto com a reserva física e funcional do paciente.

Existem diversas ferramentas para auxílio na tomada de decisões que serão apresentadas ao longo deste livro. Apresentamos aqui a iniciativa *Choosing Wisely* Brasil, ferramenta internacional de auxílio aos profissionais de saúde na tomada de decisões. Em 2020, a Comissão Permanente de

Cuidados Paliativos da SBGG publicou as cinco principais recomendações *Choosing Wisely* Brasil sobre condutas para pessoas idosas no final de vida (Figura 3).

Esse é um dos muitos exemplos que auxiliam as equipes, sejam especialistas ou não, na melhor condução dos casos.

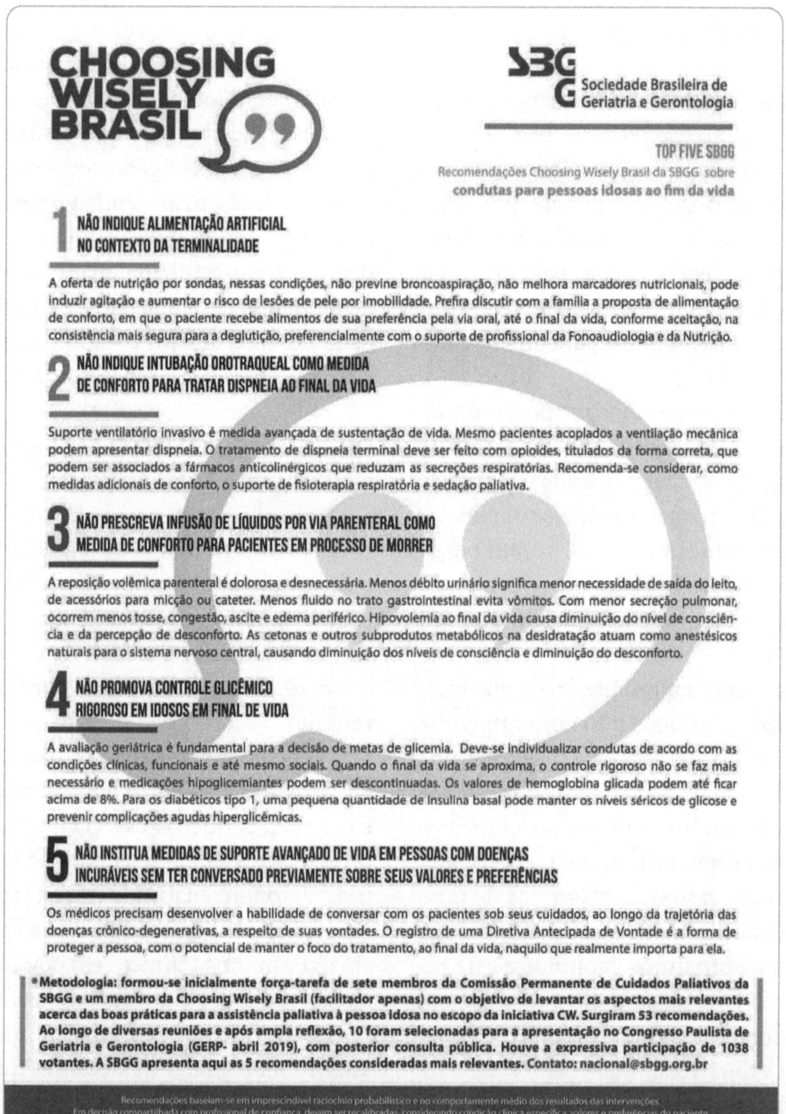

CHOOSING WISELY BRASIL

SBGG Sociedade Brasileira de Geriatria e Gerontologia

TOP FIVE SBGG

Recomendações Choosing Wisely Brasil da SBGG sobre **condutas para pessoas idosas ao fim da vida**

1 NÃO INDIQUE ALIMENTAÇÃO ARTIFICIAL NO CONTEXTO DA TERMINALIDADE

A oferta de nutrição por sondas, nessas condições, não previne broncoaspiração, não melhora marcadores nutricionais, pode induzir agitação e aumentar o risco de lesões de pele por imobilidade. Prefira discutir com a família a proposta de alimentação de conforto, em que o paciente recebe alimentos de sua preferência pela via oral, até o final da vida, conforme aceitação, na consistência mais segura para a deglutição, preferencialmente com o suporte de profissional da Fonoaudiologia e da Nutrição.

2 NÃO INDIQUE INTUBAÇÃO OROTRAQUEAL COMO MEDIDA DE CONFORTO PARA TRATAR DISPNEIA AO FINAL DA VIDA

Suporte ventilatório invasivo é medida avançada de sustentação de vida. Mesmo pacientes acoplados a ventilação mecânica podem apresentar dispneia. O tratamento de dispneia terminal deve ser feito com opioides, titulados da forma correta, que podem ser associados a fármacos anticolinérgicos que reduzam as secreções respiratórias. Recomenda-se considerar, como medidas adicionais de conforto, o suporte de fisioterapia respiratória e sedação paliativa.

3 NÃO PRESCREVA INFUSÃO DE LÍQUIDOS POR VIA PARENTERAL COMO MEDIDA DE CONFORTO PARA PACIENTES EM PROCESSO DE MORRER

A reposição volêmica parenteral é dolorosa e desnecessária. Menos débito urinário significa menor necessidade de saída do leito, de acessórios para micção ou cateter. Menos fluido no trato gastrointestinal evita vômitos. Com menor secreção pulmonar, ocorrem menos tosse, congestão, ascite e edema periférico. Hipovolemia ao final da vida causa diminuição do nível de consciência e da percepção de desconforto. As cetonas e outros subprodutos metabólicos na desidratação atuam como anestésicos naturais para o sistema nervoso central, causando diminuição dos níveis de consciência e diminuição do desconforto.

4 NÃO PROMOVA CONTROLE GLICÊMICO RIGOROSO EM IDOSOS EM FINAL DE VIDA

A avaliação geriátrica é fundamental para a decisão de metas de glicemia. Deve-se individualizar condutas de acordo com as condições clínicas, funcionais e até mesmo sociais. Quando o final da vida se aproxima, o controle rigoroso não se faz mais necessário e medicações hipoglicemiantes podem ser descontinuadas. Os valores de hemoglobina glicada podem até ficar acima de 8%. Para os diabéticos tipo 1, uma pequena quantidade de insulina basal pode manter os níveis séricos de glicose e prevenir complicações agudas hiperglicêmicas.

5 NÃO INSTITUA MEDIDAS DE SUPORTE AVANÇADO DE VIDA EM PESSOAS COM DOENÇAS INCURÁVEIS SEM TER CONVERSADO PREVIAMENTE SOBRE SEUS VALORES E PREFERÊNCIAS

Os médicos precisam desenvolver a habilidade de conversar com os pacientes sob seus cuidados, ao longo da trajetória das doenças crônico-degenerativas, a respeito de suas vontades. O registro de uma Diretiva Antecipada de Vontade é a forma de proteger a pessoa, com o potencial de manter o foco do tratamento, ao final da vida, naquilo que realmente importa para ela.

***Metodologia: formou-se inicialmente força-tarefa de sete membros da Comissão Permanente de Cuidados Paliativos da SBGG e um membro da Choosing Wisely Brasil (facilitador apenas) com o objetivo de levantar os aspectos mais relevantes acerca das boas práticas para a assistência paliativa à pessoa idosa no escopo da iniciativa CW. Surgiram 53 recomendações. Ao longo de diversas reuniões e após ampla reflexão, 10 foram selecionadas para a apresentação no Congresso Paulista de Geriatria e Gerontologia (GERP- abril 2019), com posterior consulta pública. Houve a expressiva participação de 1038 votantes. A SBGG apresenta aqui as 5 recomendações consideradas mais relevantes. Contato: nacional@sbgg.org.br**

Recomendações baseiam-se em imprescindível raciocínio probabilístico e no comportamento médio dos resultados das intervenções.
Em decisão compartilhada com profissional de confiança, devem ser recalibradas, considerando condição clínica específica, valores e preferências do paciente.

FIGURA 3 Recomendações *Choosing Wisely* Brasil sobre condutas para pessoas idosas no final de vida.

Outra iniciativa importantíssima em nosso país foi o lançamento, em 2024, da Política Nacional de Cuidados Paliativos (PNCP) no âmbito do Sistema Único de Saúde (SUS) (Portaria GM/MS n. 3.681, de 7 de maio de 2024), citada no nosso primeiro capítulo. Segundo o Ministério da Saúde, a política permitirá a oferta de cuidados de maneira mais humanizada e com base na boa prática paliativa, de modo a facilitar o acesso do usuário ao CP, bem como ampliar a capacitação profissional.

A partir de agora, três eixos principais guiarão os CP no serviço público de saúde:

- Criação de equipes multiprofissionais para disseminar práticas às demais equipes da rede.
- Promoção de informação qualificada e educação em CP.
- Garantia do acesso a medicamentos e insumos necessários a quem está em CP.

A promoção à saúde e a conscientização pública têm um papel fundamental no desempenho dos cuidados de fim de vida para pessoas idosas.[8]

A partir dessas iniciativas será possível enfrentar, de maneira mais robusta, um outro grande desafio no contexto da assistência paliativa: a desinformação e o preconceito em relação às ações paliativas na área da saúde.

Apenas com disseminação de conhecimento responsável será possível oferecer um cuidado proporcional, de qualidade e integral às pessoas idosas e suas famílias.

REFERÊNCIAS BIBLIOGRÁFICAS

1. IBGE. Censo Demográfico 2022: população por idade e sexo. 2023;1-53.
2. Lazris A. Geriatric palliative care. Primary care: clinics in office practice. 2019;46:447-59.
3. Dias LM, Arantes AMB, Bezerra MR, Santos G, Santos AFJ, Tommaso ABG Di et al. Matriz de competências de medicina paliativa para o geriatra. Geriatr Gerontol Aging. 2018;12(4):206-14.
4. Vida EDE, Doen CDE, AM DAS. Expectativa de vida e carga de doença nas pessoas idosas da região das Américas. 2023.
5. Connor S, Morris C, Jaramilo E, Harding R, Cleary J, Haste B et al. Global atlas of palliative care at the end of life. Enfermería: Cuidados Humanizados. 2020;8:33-43.
6. Voumard R, Rubli Truchard E, Benaroyo L, Borasio GD, Büla C, Jox RJ. Geriatric palliative care: a view of its concept, challenges and strategies. BMC Geriatr. 2018;18(1):1-6.
7. Dias LM, Bezerra MR, Barra WF, Nunes R, Rego F. Advance care planning: a practical guide. Rev Bioet. 2022;30(3):525-33.
8. Lipman AG. Palliative care for older people: better practices. J Pain Palliat Care Pharmacother. 2012;26(1):81.

3

Indicação de cuidados paliativos em geriatria: dicas práticas

Eduardo Dias
Sibelle de Almeida Tierno

Destaques do tema

- Avaliação da funcionalidade: declínios funcionais em idosos são marcadores prognósticos importantes. Escalas como Katz, Barthel e Lawton são fundamentais para o acompanhamento longitudinal do paciente, permitindo monitorar sua evolução ao longo do tempo. A piora funcional identificada por essas ferramentas podem guiar a indicação de cuidados paliativos (CP).
- Identificação de necessidades paliativas: ferramentas como a *Supporttive and Palliative Care Indicators Tool* (SPICT-BR) e NECPAL-BR auxiliam na detecção precoce de pacientes com necessidades paliativas. Elas avaliam sinais de deterioração geral, funcionalidade e critérios clínicos, auxiliando no julgamento crítico.
- Ferramentas prognósticas: a piora da pontuação de instrumentos como a "pergunta surpresa", o *Burden of Illness Score for Elderly Persons* (BISEP) e a *Palliative Performance Scale* (PPS) ajudam a prever risco de piores desfechos e identificar pacientes que se beneficiariam de CP, guiando o planejamento terapêutico.
- Fragilidade: a fragilidade representa um estado de vulnerabilidade em idosos e maior risco de eventos adversos. Ferramentas como a "escala clínica de fragilidade" (*Clinical Frailty Scale*) ajudam na identificação adequada de idosos frágeis que necessitam de CP.
- Abordagem multidisciplinar e integral: os CP para idosos requerem integração de diversos profissionais para abordar as necessidades físicas, psicossociais e espirituais, promovendo um cuidado centrado no paciente e na família.

INTRODUÇÃO

Os cuidados paliativos (CP), tal como definidos pela Organização Mundial da Saúde (OMS), são uma abordagem que melhora a qualidade de vida dos doentes e das suas famílias que enfrentam doenças que limitam a vida, abordando necessidades físicas, psicossociais e espirituais.[1] Especificamente para a população geriátrica, os CP são essenciais devido ao aumento da prevalência de doenças não transmissíveis e ao envelhecimento demográfico, garantindo que os idosos recebam apoio integral ao longo da sua trajetória de doença, não apenas em fases de fim de vida.[2]

Segundo o *Global Atlas of Palliative Care* (2ª edição), 40% dos pacientes em CP no mundo têm 70 anos ou mais. Este relatório também ressalta que a maioria das pessoas que necessitam de CP globalmente são indivíduos com doenças não oncológicas, predominando entre eles a população idosa.[3] Esses dados evidenciam uma demanda significativa por CP entre os idosos, frequentemente acometidos por doenças crônicas não transmissíveis, como insuficiência cardíaca, doença pulmonar obstrutiva crônica (DPOC) e demências.

A idade, por si só, não é um critério isolado para a indicação de CP. No entanto, a idade pode influenciar a forma como os CP são oferecidos e utilizados, especialmente em populações mais velhas com condições crônicas ou malignas. Estudos indicam que pacientes mais velhos frequentemente apresentam padrões de sintomas e necessidades de CP diferentes dos pacientes mais jovens, o que pode afetar a frequência e o tipo de intervenções paliativas recebidas.[4-7]

Por exemplo, uma pesquisa mostra que pacientes mais velhos com condições cardiopulmonares têm taxas de consulta de CP mais baixas, mas essas taxas estão crescendo ao longo do tempo.[4] Além disso, há evidências de que pacientes mais velhos com câncer podem receber CP de forma diferente, com variações na prevalência de sintomas e na necessidade de intervenções médicas.[8] A idade também pode influenciar a qualidade dos cuidados de fim de vida, com pacientes mais velhos frequentemente recebendo cuidados de qualidade inferior em comparação com pacientes mais jovens.[9]

A presença de múltiplas doenças crônicas entre esses indivíduos, associada à presença de síndromes geriátricas, pode levar à piora da funcionalidade, incapacidades, por vezes por longos períodos.[10] Estes fatos tornam desafiador realizar prognósticos desses indivíduos.[11]

Conforme destacado pela literatura científica, a integração precoce dos CP ao tratamento modificador da doença é benéfica para pacientes idosos com câncer. Essa abordagem não só melhora a qualidade de vida e reduz os sintomas depressivos, mas também pode prolongar a sobrevida. Além disso, pacientes que recebem CP tendem a ter menor incidência de intervenções agressivas no final da vida.[12]

A indicação de CP no momento correto pode contribuir para o alívio do sofrimento pelas próprias características dessa abordagem, cujo foco é holístico e centrado no cuidado das diversas dimensões do sofrimento. Além disso, a integração de diversos profissionais (médicos, enfermeiros, psicólogos, assistentes sociais, fisioterapeutas, entre outros) pode otimizar o manejo global do paciente.[13,14]

Neste capítulo, discutiremos aspectos práticos para indicação de CP em idosos, levando em consideração que não existe na literatura um protocolo de encaminhamento para referenciar estes pacientes. Para tanto, discutiremos sobre ferramentas que levam em consideração a identificação de necessidades paliativas, a funcionalidade, o prognóstico do paciente e a história natural da doença.[15]

NECESSIDADES DE CUIDADOS PALIATIVOS

A ferramenta *Supporttive and Palliative Care Indicators Tool* (SPICT) é cada vez mais utilizada na identificação daqueles idosos que podem se beneficiar de CP.[16] Esta ferramenta destina-se a facilitar a detecção precoce de doentes em risco de deterioração e morte, permitindo assim intervenções precoces em CP. A SPICT foi adaptada e validada em vários contextos culturais, inclusive no Brasil, demonstrando a sua versatilidade e eficácia em diferentes contextos.

A SPICT inclui seis indicadores gerais que se concentram na deterioração geral da saúde de um paciente. Estes indicadores ajudam a identificar doentes que podem ter necessidades de CP não satisfeitas devido ao seu estado de saúde em declínio. Além disso, a ferramenta compreende ainda 21 questões clínicas que avaliam condições e sintomas específicos de saúde. Estas questões destinam-se a captar os aspetos clínicos da

THE UNIVERSITY of EDINBURGH

Supportive and Palliative Care Indicators Tool (SPICT-BR™)

NHS SCOTLAND

O SPICT™ é utilizado para ajudar a identificar pessoas cuja saúde está deteriorando. Avalie quanto às necessidades de suporte e cuidados paliativos não atendidas. Plano de cuidados.

Procure por indicadores gerais de saúde em deterioração.

- Internação(ões) hospitalar(es) não programada(s).
- Declínio funcional progressivo com limitada reversibilidade. (Ex.: A pessoa permanece na cama ou numa cadeira mais da metade do tempo).
- A pessoa depende de outros para cuidados pessoais devido ao aumento de problemas físicos e/ou de saúde mental. O cuidador necessita de mais ajuda e suporte.
- Perda de peso progressiva; permanece abaixo do peso; baixa massa muscular.
- Sintomas persistentes apesar do tratamento otimizado da(s) condição(ões) de base.
- A pessoa (ou a família) solicita cuidados paliativos; opta por reduzir, parar ou não fazer o tratamento; ou deseja focar na qualidade de vida.

Procure por indicadores clínicos de uma ou mais condições de saúde que limitam a vida.

Câncer

Capacidade funcional em declínio devido à progressão do câncer.

Muito debilitado(a) para o tratamento do câncer ou o tratamento tem finalidade de controle dos sintomas.

Demência/ fragilidade

Incapaz de vestir-se, caminhar ou comer sem ajuda.

Comendo e bebendo menos; dificuldade com a deglutição.

Incontinência urinária e fecal.

Incapaz de se comunicar através da fala; pouca interação social.

Quedas frequentes; fratura de fêmur.

Episódios frequentes de febre ou infecções; pneumonia aspirativa.

Doença neurológica

Deterioração progressiva da capacidade física e/ou da função cognitiva mesmo com terapia otimizada.

Problema de fala com dificuldade crescente de comunicação e/ou dificuldade progressiva de deglutição.

Pneumonia aspirativa recorrente; falta de ar ou insuficiência respiratória.

Paralisia persistente após acidente vascular cerebral com perda significativa da funcionalidade e incapacidade contínua.

Doença cardiovascular

Insuficiência cardíaca ou doença arterial coronária extensa, refratárias ao tratamento otimizado; com falta de ar ou dor no peito em repouso ou ao mínimo esforço.

Doença vascular periférica grave, inoperável.

Doença respiratória

Doença pulmonar crônica grave; com falta de ar em repouso ou ao mínimo esforço entre as exacerbações.

Hipóxia persistente que necessita de oxigenioterapia contínua.

Já precisou de ventilação invasiva para insuficiência respiratória ou a intubação orotraqueal é contraindicada.

Doença renal

Estágios 4 ou 5 de doença renal crônica (TFG< 30ml/mi) com deterioração da saúde.

Insuficiência renal como fator complicador para outras condições limitantes ou tratamentos.

Parar ou não iniciar diálise.

Doença hepática

Cirrose com uma ou mais complicações no último ano:

- Ascite refratária a diuréticos;
- Encefalopatia hepática;
- Síndrome hepatorrenal;
- Peritonite bacteriana;
- Sangramentos recorrentes de varizes decorrentes de hipertensão portal.

Transplante de fígado não é possível.

Outras condições

Deterioração com outras condições, múltiplas condições e/ou complicações irreversíveis; o melhor tratamento disponível resulta em um desfecho desfavorável.

Revisar o cuidado atual e o plano de cuidados.

- Revise o tratamento e os medicamentos atuais para garantir que a pessoa receba o cuidado otimizado; diminuir a polifarmácia.
- Considere o encaminhamento para avaliação para uma equipe de Cuidados Paliativos se os sintomas ou problemas forem complexos e difíceis de manejar.
- Elaborar um plano de cuidados para o momento atual e para o futuro com a pessoa e seus familiares/pessoas próximas. Apoiar os cuidadores.
- Planejar com antecedência caso seja provável a perda da capacidade de tomada de decisão.
- Registrar, compartilhar e revisar os planos de cuidados.

Para mais informações e atualizações, cadastre-se no SPICT website (www.spict.org.uk)

SPICT™ 2024

FIGURA 1 *Supporttive and Palliative Care Indicators Tool* (SPICT-BR).
Fonte: University of Edinburgh, 2016.[69]

saúde de um doente que possam indicar a necessidade de CP (Figura 1).[17]

Uma outra ferramenta interessante para a identificação precoce de necessidades paliativas é o NECPAL CCOMS-ICO.[18] Este instrumento incorpora a "questão surpresa" e outros critérios clínicos, ambos discutidos em tópicos subsequentes. Sua aplicação permite reconhecer pacientes que se beneficiariam de CP, contribuindo para a gestão desses casos. O NECPAL CCOMS-ICO apresenta adaptação transcultural e validação semântica em língua portuguesa cujo nome é NECPAL-BR (Quadro 1).[19]

FUNCIONALIDADE

A deterioração do estado funcional nos idosos é um marcador prognóstico importante, frequentemente associado ao aumento da mortalidade e desfechos desfavoráveis em saúde. Há evidência na literatura do papel crítico do declínio funcional como preditor de mortalidade e complicações de saúde a longo prazo em idosos.[20] Este declínio pode ocorrer devido a doenças agudas, hospitalizações ou na evolução de condições crônicas,[21] e o seu impacto é evidente em diferentes contextos, incluindo hospitais,[21,22]

QUADRO 1 Instrumento NECPAL-BR

Necessidades paliativas			
Instrumento para identificação de pessoas em situação de doença avançada e/ou terminais e necessidade de atenção paliativa para uso em serviços de saúde e sociais			
Pergunta surpresa	Você ficaria surpreso se este paciente morresse ao longo do próximo ano?		[ ] Sim [ ] Não
Demanda ou necessidade	Demanda: tem havido alguma manifestação explícita ou implícita, de limitação de esforço terapêutico ou pedido de atenção paliativa por parte do(a) paciente, sua família ou membros da equipe?		[ ] Sim [ ] Não
	Necessidade: identificada por profissionais de equipe de saúde		[ ] Sim [ ] Não
Indicadores clínicos gerais nos últimos 6 meses ▪ Graves, persistentes, progressivos, não relacionados com processo intercorrente recente ▪ Combinar gravidade COM progressão	Declínio nutricional	Perda de peso > 10%	[ ] Sim [ ] Não
	Declínio funcional	Piora do Karnofsky ou Barthel > 30% Perda de mais que duas ABVD	[ ] Sim [ ] Não
	Declínio cognitivo	Perda ≥ 5 Minimental ou ≥ 3 Pfeiffer	[ ] Sim [ ] Não
Dependência grave	Karnofsky < 50 ou Barthel < 20		[ ] Sim [ ] Não
Síndromes geriátricas	Lesão por pressão Infecções de repetição *Delirium* Disfagia Quedas	Dados clínicos da anamnese ≥ 2 recorrentes ou persistentes	[ ] Sim [ ] Não

(continua)

QUADRO 1 Instrumento NECPAL-BR (*continuação*)

Sintomas persistentes	Dor, cansaço, náusea, depressão, ansiedade, sonolência, inapetência, mal-estar, dispneia e insônia	≥ 2 sintomas (ESAS) recorrentes ou persistentes	[ ] Sim [ ] Não
Aspectos psicossociais	Sofrimento emocional ou transtorno adaptativo grave	Detecção do mal-estar emocional > 9	[ ] Sim [ ] Não
	Vulnerabilidade social grave	Avaliação social e familiar	[ ] Sim [ ] Não
Multimorbidade	≥ 2 doenças ou condições crônicas avançadas (da lista de indicadores específicos em anexo)		[ ] Sim [ ] Não
Uso de recursos	Avaliação de demanda ou intensidade de intervenções	Mais que duas admissões urgentes (não programadas) em 6 meses	[ ] Sim [ ] Não
		Aumento da demanda ou intensidade das intervenções (cuidado domiciliar e intervenções de enfermagem)	
Indicadores específicos	Câncer, DPOC, insuficiência cardíaca congestiva (ICC), insuficiência hepática, insuficiência renal, AVC, demência, doenças neurodegenerativas, AIDS e outras doenças avançadas		[ ] Sim [ ] Não
Critérios NECPAL de gravidade/progressão/doença avançada			
Doença oncológica	Câncer metastático ou locorregional avançado		
	Em progressão em tumores sólidos		
	Sintomas persistentes, mal controlados ou refratários, apesar da otimização do tratamento específico		
Doença pulmonar crônica	Dispneia em repouso ou aos mínimos esforços entre as descompensações		
	Restrito ao domicílio com limitação de marcha		
	Critérios espirométricos de obstrução grave (VEMS < 30%) ou critérios de déficit restritivo grave (CVF < 40%/DLCO < 40%)		
	Critérios gasométricos basais: de oxigenoterapia domiciliar continuada		
	Necessidade de corticoterapia contínua		
	Insuficiência cardíaca sintomática associada		

(continua)

QUADRO 1 Instrumento NECPAL-BR (*continuação*)

Doença cardíaca crônica	Dispneia em repouso ou aos mínimos esforços entre as descompensações
	Insuficiência cardíaca NYHA classes III ou IV, doença valvar grave não cirúrgica ou doença coronariana não revascularizável
	Ecocardiograma basal: FE < 30% ou HAP grave (PSAP > 60)
	Insuficiência renal associada (TFG < 60 mL/min/1,73 m^2)
	Associação com insuficiência renal e hiponatremia persistente
Demência	GDS ≥ 6 c
	Progressão do declínio cognitivo, funcional e/ou nutricional
Fragilidade	Índice de fragilidade do CSHA ≥ 0,5
	Avaliação geriátrica integral sugestiva de fragilidade avançada
Doença neurológica vascular (AVC)	Durante a fase aguda e subaguda (< 3 meses pós-AVC): estado vegetativo persistente ou de mínima consciência > 3 dias
	Durante a fase crônica (> 3 meses pós-AVC): complicações médicas repetidas (ou demência com critérios de gravidade pós-AVC)
Doenças neurológicas degenerativas: ELA, esclerose múltipla e Parkinson	Piora progressiva da função física e/ou cognitiva
	Sintomas complexos e de difícil controle
	Disfagia persistente
	Transtorno persistente da fala
	Dificuldades crescentes de comunicação
	Pneumonia recorrente por aspiração, dispneia ou insuficiência respiratória
Doença hepática crônica	Cirrose avançada estádio Child C (determinado com o paciente fora de complicações ou já tendo tratado e otimizado o tratamento), MELD-Na > 30 ou ascite refratária, síndrome hepatorrenal ou hemorragia digestiva alta por hipertensão portal persistente apesar de otimização do tratamento
	Carcinoma hepatocelular presente, em estádio C ou D
Doença renal crônica grave	Insuficiência renal grave (TFG < 15 mL/min) em pacientes que não são candidatos ou que recusam tratamento substitutivo e/ou transplante
	Finalização da diálise ou falha no transplante
Classificação	
Pergunta surpresa	Pergunta surpresa + (não me surpreenderia)
	Pergunta surpresa – (me surpreenderia)
Parâmetros NECPAL	NECPAL + (de 1 a 13 respostas "sim")
	NECPAL – (nenhum parâmetro assinalado)
Codificação e registro	Propor codificação como paciente com cronicidade avançada se pergunta surpresa + e NECPAL +

Fonte: Santana et al., 2020.[19]

lares de idosos[23] e em idosos vivendo na comunidade.[24]

A funcionalidade do paciente idoso deve ser monitorada ao longo do processo de adoecimento. A avaliação contínua da capacidade funcional permite identificar declínios progressivos que impactam a autonomia e a qualidade de vida. Para tornar essa avaliação mais objetiva e facilitar o acompanhamento ao longo do tempo existem escalas que auxiliam na identificação das tarefas que os pacientes realizam ou não realizam. A Escala de Katz (Quadro 4)[25] e a Escala de Barthel (Quadro 2)[26] avaliam as atividades de autocuidado, enquanto a Escala de Lawton (Quadro 3)[27] aborda aspectos relacionados às atividades instrumentais da vida diária. Essas ferramentas permitem mensurar a funcionalidade de forma sistemática, proporcionando subsídios para decisões clínicas e identificando, em casos de maior perda funcional, os pacientes que podem se beneficiar do acompanhamento por uma equipe de CP.

QUADRO 2 Avaliação das atividades básicas de vida diária – Índice de Barthel

Pontuação	Atividade
1. Alimentação	
10 pontos	Independente: capaz de usar qualquer talher. Come em tempo razoável
5 pontos	Ajuda: necessita de ajuda para passar manteiga, usar sal e pimenta etc.
0 ponto	Dependente: não consegue levar comida do prato à boca
2. Banho	
5 pontos	Independente: capaz de tomar banho (esfregar-se) sozinho, em chuveiro ou banheira
0 ponto	Dependente: necessita de auxílio de outra pessoa para o banho
3. Vestuário	
10 pontos	Independente: capaz de pegar as roupas, vestir-se, amarrar sapatos e despir-se
5 pontos	Ajuda: necessita de ajuda, mas realiza pelo menos metade das tarefas em tempo razoável
0 ponto	Dependente: necessita de ajuda, não cumpre a condição anterior
4. Higiene pessoal	
5 pontos	Independente: capaz de lavar as mãos e o rosto, escovar os dentes e barbear-se, sem ajuda
0 ponto	Dependente: necessita de ajuda de outra pessoa em qualquer das atividades do item anterior
5. Evacuações	
10 pontos	Continente: não apresenta incontinência, consegue usar supositórios ou enemas sozinho
5 pontos	Incontinente ocasional: apresenta episódios ocasionais de incontinência (acidentes) ou necessita de ajuda para uso de supositórios ou enemas
0 ponto	Incontinente: apresenta incontinência fecal

(continua)

QUADRO 2 Avaliação das atividades básicas de vida diária – Índice de Barthel (*continuação*)

Pontuação	Atividade
6. Micção	
10 pontos	Continente: não apresenta incontinência, quando necessário é capaz de lidar sozinho com sonda vesical ou outro dispositivo
5 pontos	Incontinente ocasional: apresenta episódios ocasionais de incontinência (acidentes) ou não consegue lidar, sem ajuda, com sonda vesical ou outro dispositivo
0 ponto	Incontinente: apresenta incontinência urinária
7. Uso de vaso sanitário	
10 pontos	Independente: usa o vaso sanitário ou urinol. Senta-se e levanta-se sem ajuda, mesmo que use barras de apoio. Limpa-se e veste-se sem ajuda
5 pontos	Ajuda: necessita de ajuda para manter o equilíbrio, limpar-se e vestir-se
0 ponto	Incontinente: apresenta incontinência urinária
8. Transferência (da cama para a cadeira e vice-versa)	
15 pontos	Independente
10 pontos	Pouca ajuda (verbal ou física)
5 pontos	Muita ajuda (uma ou duas pessoas, física), pode sentar
0 ponto	Incapacitado, sem equilíbrio para ficar sentado
9. Mobilidade (em superfícies planas)	
15 pontos	Independente (mas pode precisar de alguma ajuda, p. ex. bengala) > 50 metros
10 pontos	Caminha com a ajuda de uma pessoa (verbal ou física) > 50 metros
5 pontos	Cadeira de rodas independente, incluindo esquinas, > 50 metros
0 ponto	Imóvel ou < 50 metros
10. Escadas	
10 pontos	Independente: capaz de subir ou descer escadas sem ajuda ou supervisão, mesmo com muletas, bengalas ou apoio no corrimão
5 pontos	Ajuda: necessita de ajuda física ou supervisão ao descer e subir escadas
0 ponto	Dependente: incapaz de subir escadas

Interpretação do índice de Barthel: < 20 pontos: dependência total; 20 a 35 pontos: dependência grave; 40 a 55 pontos: dependência moderada; 60 a 95 pontos: dependência leve.
Fonte: Freitas et al., 2016.[29]

QUADRO 3 **Avaliação das atividades instrumentais da vida diária – Escala de Lawton**

Atividade	Pontuação
1. Capacidade para usar o telefone	
É capaz de utilizar o telefone por iniciativa própria	3
É capaz de responder as ligações, porém necessita de ajuda ou aparelho especial para discar	2
Completamente incapaz para o uso do telefone	1
2. Compras	
É capaz de realizar todas as compras necessárias sem ajuda ou supervisão	3
Necessita de supervisão para fazer compras	2
Completamente incapaz de fazer compras, mesmo com supervisão	1
3. Preparar refeições	
É capaz de preparar refeições sem ajuda ou supervisão	3
É capaz de preparar refeições com supervisão ou ajuda parcial	2
É capaz de preparar refeições	1
4. Tarefas domésticas	
É capaz de realizar todo o trabalho sem ajuda ou supervisão	3
É capaz de realizar apenas o trabalho doméstico leve ou necessita de ajuda ou supervisão	2
Incapaz de realizar qualquer trabalho doméstico	1
4.1 Tarefas manuais e pequenos reparos na casa	
É capaz sem ajuda ou supervisão	3
Realiza pequenos trabalhos com ajuda ou supervisão	2
Incapaz de realizar trabalhos manuais e pequenos reparos na casa	1
5. Lavar roupas	
É capaz de lavar toda sua roupa sem ajuda ou supervisão	3
É capaz de lavar apenas peças pequenas ou necessita de ajuda ou supervisão	2
Incapaz de lavar qualquer peça de roupa	1
6. Meio de transporte	
É capaz de dirigir carros ou viajar sozinho de ônibus, trem, metrô e táxi	3
Necessita de ajuda e/ou supervisão quando viaja de ônibus, trem, metrô e táxi	2
Incapaz de utilizar qualquer meio de transporte	1
7. Manuseio de medicação	
É capaz de tomar toda e qualquer medicação na hora e doses corretas sem supervisão	3
Necessita de lembretes e de supervisão para tomar a medicação nos horários e doses corretas	2
É incapaz de tomar a medicação	1
8. Manuseio do dinheiro	
É capaz de administrar seus assuntos econômicos, pagar contas, manusear dinheiro, preencher cheques	3

(continua)

QUADRO 3 Avaliação das atividades instrumentais da vida diária – Escala de Lawton

Atividade	Pontuação
É capaz de administrar seus assuntos econômicos, porém necessita de ajuda com cheques e pagamentos de contas	2
Incapaz de lidar com dinheiro	1

A interpretação da escala de Lawton ocorre da seguinte maneira: 9 pontos: totalmente dependente; 10 a 15 pontos: dependência grave; 16 a 20 pontos: dependência moderada; 21 a 25 pontos: dependência leve; 25 a 27 pontos: independente. Fonte: Freitas et al., 2016.[29]

QUADRO 4 Avaliação das atividades de vida diária (AVD)

Atividades Pontos (1 ou 0)	Independência (1 ponto) Sem supervisão, orientação ou assistência pessoal	Dependência (0 ponto) Com supervisão, orientação ou assistência pessoal ou cuidado integral
Banhar-se Pontos: _____	(1 ponto) Banha-se completamente ou necessita de auxílio somente para lavar uma parte do corpo, como as costas, genitais ou extremidade incapacitada	(0 ponto) Necessita de ajuda para banhar-se em mais de uma parte do corpo, entrar e sair do chuveiro ou banheira ou requer total assistência no banho
Vestir-se Pontos: _____	(1 ponto) Pega as roupas do armário e veste as roupas íntimas, externas e cintos. Pode receber ajuda para amarrar os sapatos	(0 ponto) Necessita de ajuda para vestir-se ou necessita ser completamente vestido
Ir ao banheiro Pontos: _____	(1 ponto) Dirige-se ao banheiro, entra e sai do mesmo, arruma suas próprias roupas, limpa a área genital sem ajuda	(0 ponto) Necessita de ajuda para ir ao banheiro, limpar-se ou usa urinol ou comadre
Transferência Pontos: _____	(1 ponto) Senta-se/deita-se e levanta-se da cama ou cadeira sem ajuda. Equipamentos mecânicos de ajuda são aceitáveis	(0 ponto) Necessita de ajuda para sentar-se/deitar-se e levantar-se da cama ou cadeira
Continência Pontos: _____	(1 ponto) Tem completo controle sobre suas eliminações (urinar e evacuar)	(0 ponto) É parcial ou totalmente incontinente do intestino ou bexiga
Alimentação Pontos: _____	(1 ponto) Leva a comida do prato à boca sem ajuda. Preparação da comida pode ser feita por outra pessoa	(0 ponto) Necessita de ajuda parcial ou total com a alimentação ou requer alimentação parenteral
Total de pontos	6 = independente; 4 = dependência moderada; 2 ou menos = muito dependente	

Fonte: Katz e Akpom.[28]

FERRAMENTAS PROGNÓSTICAS

Prever o prognóstico de pacientes idosos é fundamental para orientar o encaminhamento à equipe de CP e otimizar as estratégias de cuidado, impactando positivamente os desfechos desses pacientes. Ferramentas prognósticas auxiliam os profissionais de saúde na tomada de decisões, no planejamento terapêutico, na alocação de recursos e nas discussões sobre cuidados de fim de vida.[30,31] Além disso, a compreensão do prognóstico permite que pacientes e famílias planejem visitas, organizem a comunicação, atendam necessidades espirituais e tomem decisões práticas, como a escolha do local do funeral.[32] Esse conhecimento também contribui para preservar a dignidade e a autonomia do paciente.[33]

Apesar do seu potencial, as ferramentas de prognóstico são, por vezes, subutilizadas devido a fatores como o desconforto clínico com o prognóstico e a complexidade da integração destas ferramentas nos fluxos de trabalho existentes.[34] Nesta parte abordaremos algumas ferramentas muito utilizadas no contexto de CP.

Pergunta surpresa

A "pergunta surpresa" (PS) formulada como: "Ficaria surpreso se esta pessoa morresse no próximo ano?" a ser direcionada a profissionais de saúde tem sido utilizada para estimar mortalidade e identificar pacientes que poderiam se beneficiar de CP.[35] A PS não é apenas um reflexo da intuição clínica, mas também engloba a compreensão abrangente do profissional sobre a saúde geral de um paciente, incluindo estados cognitivos, físicos e psicológicos.[36] Em idosos, sua aplicabilidade tem sido avaliada em diversos cenários de saúde.[36-38] Estudos sugerem que a PS apresenta utilidade na triagem de idosos com risco elevado de mortalidade, embora suas limitações incluam um baixo valor preditivo positivo, o que reduz sua confiabilidade para prever quais pacientes efetivamente morrerão no período de um ano.[39] Apesar dessas restrições, a PS é mais eficaz quando empregada em conjunto com outras ferramentas de avaliação clínica. Para otimizar sua aplicação, a PS deve ser integrada a abordagens mais abrangentes que englobem planejamento antecipado de cuidados, discussões sobre CP e estratégias voltadas não apenas para aumento da sobrevida, mas principalmente focando na qualidade de vida dos pacientes.[40]

Burden of Illness Score for Elderly Persons

O *Burden of Illness Score for Elderly Persons* (BISEP) é um índice de ajuste de risco desenvolvido para integrar múltiplos domínios, incluindo doenças, anormalidades fisiológicas e comprometimentos funcionais, com o objetivo de prever a mortalidade em um ano em idosos hospitalizados.[41] Este escore é particularmente relevante no contexto de CP para idosos, pois ajuda a identificar aqueles com maior risco de mortalidade e, portanto, que podem se beneficiar de uma abordagem de CP.

O BISEP (Quadro 5) utiliza cinco fatores de risco selecionados a partir de diagnósticos, exames laboratoriais e *status* funcional: diagnósticos de alto risco, albumina ≤ 3,5 mg/dL, creatinina > 1,5 mg/dL, demência e comprometimento na marcha. O escore varia de 0 a 7, criando quatro grupos de risco crescente, com taxas de mortalidade de um ano que aumentam significativamente de acordo com o grupo de risco.[41] Este sistema de pontuação demonstrou ter uma capacidade preditiva superior em comparação com outras medidas amplamente utilizadas, o que o torna uma ferramenta valiosa para a avaliação de risco em idosos hospitalizados.

No contexto de CP, a identificação de idosos com alta carga de doença é necessária, pois esses indivíduos frequentemente apresentam necessidades significativas de CP, como demonstrado em estudos que analisam a carga de doença em idosos submetidos a cirurgias de emergência.[42] A integração de cuidados cirúrgicos e paliativos pode melhorar a qualidade de vida e os cuidados no final da vida para esses pacientes.[43-45]

Índice de Comorbidade de Charlson

O Índice de Comorbidade de Charlson (CCI, do inglês *Charlson Comorbidity Index*) é uma ferramenta amplamente utilizada para prever a mortalidade a longo prazo

QUADRO 5 *Burden of Illness Score for Elderly Persons* (BISEP)

Diagnóstico de alto risco	Pontuação
Linfoma/leucemia	6
Injúria renal aguda	5
Câncer localizado ou metastático	3
Acidente vascular cerebral	2
Insuficiência cardíaca congestiva	2
Doença pulmonar crônica	2
Doença renal crônica	2
Diabetes mellitus com lesão de órgão-alvo	2
Pneumonia na admissão	2
Somar os pontos acima e categorizar por grupos de diagnóstico de alto risco:	0 ponto: A 1-2 pontos: B 3-5 pontos: C ≥ 6 pontos: D
Classificação final	
Diagnóstico de alto risco	
Grupo A	0
Grupo B	1
Grupo C	2
Grupo D	3
Albumina ≤ 3,5 mg/dL	1
Creatinina > 1,5 mg/dL	1
Síndrome demencial	1
Alteração de marcha	1
Taxa de mortalidade em um ano	
Grupo I (0-1 ponto)	8%
Grupo II (2 pontos)	24%
Grupo III (3 pontos)	51%
Grupo IV (≥ 4 pontos)	74%

Fonte: adaptado de Inouye et al., 2003.[46]

em pacientes com múltiplas comorbidades, incluindo idosos (Quadro 6). No contexto de CP para idosos, o CCI pode ser uma ferramenta útil para avaliar a carga de comorbidades e ajudar a determinar a adequação dos CP, especialmente quando se considera a expectativa e a qualidade de vida do paciente.

O CCI atribui uma pontuação a diferentes condições médicas com base na sua gravidade e impacto na mortalidade. Estudos demonstraram que um aumento na pontuação do CCI está associado a um aumento na mortalidade, o que pode indicar a necessidade de considerar CP para melhorar o conforto e a qualidade de vida do paciente.[43-45] Em pacientes idosos, especialmente aqueles com câncer, o CCI tem sido usado para prever a mortalidade e ajudar na tomada de decisões sobre o tratamento, incluindo a consideração de CP.[47-49]

Além disso, o CCI tem sido validado em várias populações, incluindo idosos hospitalizados e aqueles em lares de idosos, mostrando sua utilidade na previsão de mortalidade a curto e longo prazo.[43,50] No entanto, é importante considerar que, embora o CCI seja uma ferramenta valiosa, ele deve ser usado em conjunto com outras avaliações clínicas e sociais para uma abordagem abrangente na decisão de CP.[44,50]

Para calcular o índice, identifique as comorbidades do paciente e atribua os pontos conforme listados a seguir:

- ICC, infarto do miocárdio prévio, doença vascular periférica ou acidente vascular cerebral: 1 ponto.
- Demência: 1 ponto. DPOC: 1 ponto.
- Doença do tecido conectivo (p. ex., lúpus, artrite reumatoide): 1 ponto.
- Doença hepática leve (p. ex., hepatite crônica): 1 ponto.
- Diabetes sem complicações: 1 ponto. Diabetes com complicações (p. ex., retinopatia, nefropatia): 2 pontos.
- Doença renal moderada a grave: 2 pontos.
- Neoplasia sólida em estágio inicial: 2 pontos.
- Leucemia ou linfoma: 2 pontos.
- AIDS (em tratamento ou com infecção ativa): 6 pontos.
- Metástase ou câncer em estágio avançado: 6 pontos.

Faça um ajuste adicional relacionado à idade do paciente conforme listado a seguir:

- 50-59 anos: adicione 1 ponto.
- 60-69 anos: adicione 2 pontos.

QUADRO 6 Índice de Comorbidade de Charlson

Peso	Condição clínica
1	Infarto do miocárdio
	Insuficiência cardíaca congestiva
	Doença vascular periférica
	Demência
	Doença cerebrovascular
	Doença pulmonar crônica
	Doença do tecido conjuntivo
	Diabetes leve, sem complicação
	Úlcera
2	Hemiplegia
	Doença renal severa ou moderada
	Diabetes com complicação
	Tumor
	Leucemia
	Linfoma
3	Doença do fígado severa ou moderada
6	Tumor maligno, metástase
	AIDS

Fonte: Iucif et al., 2004.[51]

QUADRO 7 Ponderação de idade

Grupo etário	Pontos
0-49 anos	0
50-59 anos	1
60-69 anos	2
70-79 anos	3
80-89 anos	4
90 ou mais anos	5

Fonte: Iucif et al., 2004[51]

- 70-79 anos: adicione 3 pontos.
- ≥ 80 anos: adicione 4 pontos.

Some as pontuações. O total reflete o índice de comorbidade do paciente. Pontuações mais altas indicam maior risco de mortalidade e impacto clínico.

Quanto maior a pontuação no CCI, menor a sobrevivência dos pacientes estimada em 10 anos, ou seja, escores 1, 2, 3, 4, 5, 6 e ≥ 7 correspondentes à sobrevida de 96%, 90%, 77%, 53%, 21%, 2% e 0%, respectivamente.[45]

Palliative Performance Scale

A *Palliative Performance Scale* (PPS) (Quadro 8) é uma ferramenta amplamente utilizada para avaliar o *status* funcional de pacientes em CP, ajudando a prever a sobrevida e a necessidade de intervenções paliativas. No contexto de CP para idosos, a PPS é particularmente útil para identificar pacientes que podem se beneficiar de uma abordagem paliativa mais intensiva.

A PPS avalia cinco domínios: ambulação, atividade e evidência de doença, autocuidado, ingestão e nível de consciência, com pontuações que variam de 0% (morte) a 100% (saúde plena). Estudos demonstram que pontuações mais baixas na PPS estão associadas a uma maior mortalidade a curto prazo. Por exemplo, pacientes com uma pontuação inicial de 30% ou menos têm uma taxa de sobrevivência de apenas 14% em 6 meses.[52] Além disso, a PPS tem sido usada para prever a mortalidade em diferentes contextos de cuidados, como em pacientes com câncer e em ambientes hospitalares e ambulatoriais.[53,54]

A PPS também pode servir como oportunidade para discussões importantes sobre cuidados, especialmente em pacientes com doenças incuráveis e progressivas, ajudando a guiar decisões sobre intervenções paliativas e a alocação de recursos.[55] Em ambientes de cuidados intensivos, a PPS pode prever desfechos funcionais e a necessidade de cuidados dependentes, destacando sua utilidade na identificação de necessidades não atendidas em populações vulneráveis.[53]

Fragilidade

A fragilidade é uma condição geriátrica caracterizada pela redução da reserva funcional e pela diminuição da capacidade de resistência a estressores, resultando em maior vulnerabilidade a eventos adversos, como quedas, hospitalizações e morte. Este conceito transcende o simples envelhecimento fisiológico, refletindo um estado de instabilidade biológica que compromete o equilíbrio homeostático do indivíduo.[56] Nos CP, reconhecer a fragilidade como critério de elegibilidade torna-se especialmente relevante, pois esta condição representa um indicador precoce de declínio funcional e de progressão para condições de maior complexidade, mesmo na ausência de uma doença específica em estágio terminal.[57] Em idosos frágeis é frequente a coexistência de múltiplas comorbidades, o uso excessivo de medicamentos e limitações em suas AVD, características que reforçam a necessidade

QUADRO 8 *Palliative Performance Scale* (PPS)

%	Deambulação	Atividade e evidência da doença	Autocuidado	Ingesta	Nível de consciência
100	Completa	Atividades e trabalho normais, sem evidência de doença	Completo	Normal	Completa
90	Completa	Atividades e trabalho normais, alguma evidência de doença	Completo	Normal	Completa
80	Completa	Atividades normais com esforço, alguma evidência de doença	Completo	Normal ou reduzida	Completa
70	Reduzida	Incapaz para o trabalho, doença significativa	Completo	Normal ou reduzida	Completa
60	Reduzida	Incapaz para *hobbies* ou trabalho doméstico, doença significativa	Assistência ocasional	Normal ou reduzida	Completa ou períodos de confusão
50	Maior parte do tempo sentado ou acamado	Incapacitado para qualquer trabalho, doença extensa	Assistência considerável	Normal ou reduzida	Completa ou períodos de confusão
40	Maior parte do tempo acamado	Incapaz para a maioria das atividades, doença extensa	Assistência quase completa	Normal ou reduzida	Completa ou sonolência +/- confusão
30	Totalmente acamado	Incapaz para qualquer atividade, doença extensa	Dependência completa	Normal ou reduzida	Completa ou sonolência +/- confusão
20	Totalmente acamado	Incapaz para qualquer atividade, doença extensa	Dependência completa	Mínima a pequenos goles	Completa ou sonolência +/- confusão
10	Totalmente acamado	Incapaz para qualquer atividade, doença extensa	Dependência completa	Cuidados com a boca	Sonolência ou coma +/- confusão
0	Morte				

Fonte: adaptado de Victoria Hospice Society. J Pall Care. 1993;9(4):26-32.

de intervenções paliativas integradas ao tratamento das doenças específicas.[58]

A introdução da fragilidade como um critério de elegibilidade para CP amplia o escopo da assistência ao englobar idosos que, embora não apresentem diagnósticos clássicos de enfermidades terminais, encontram-se em um processo acelerado de declínio funcional e perda de qualidade de vida.[59] Ferramentas como a escala clínica de fragilidade[60,61] auxiliam na identificação objetiva da fragilidade, permitindo estratificar riscos e planejar intervenções individualizadas (Quadro 9).

No contexto do idoso frágil, os CP se concentram na prevenção de problemas potenciais, na promoção de bem-estar e no suporte às necessidades biopsicossociais, respeitando as preferências e valores do paciente e sua família. A abordagem mul-

QUADRO 9 Escala clínica de fragilidade

1. Muito ativo	Pessoas que estão robustas, ativas, com energia e motivadas. Essas pessoas normalmente se exercitam de forma regular. Elas estão entre as mais ativas para a sua idade.
2. Ativo	Pessoas que não apresentam nenhum sintoma ativo de doença, mas estão menos ativas que as da categoria 1. Frequentemente se exercitam ou são muito ativas de forma ocasional. Por exemplo, em determinada época do ano.
3. Regular	Pessoas com problemas de saúde bem-controlados, mas não se exercitam regularmente além da caminhada de rotina.
4. Vulnerável	Apesar de não depender dos outros para ajuda diária, frequentemente os sintomas limitam as atividades. Uma queixa comum é sentir-se mais lento e/ou mais cansado ao longo do dia.
5. Levemente frágil	Estas pessoas frequentemente apresentam lentidão evidente e precisam de ajuda para atividades instrumentais de vida diária mais complexas (finanças, transporte, trabalho doméstico pesado, medicações). De forma característica, a fragilidade leve progressivamente prejudica as compras e passeios desacompanhados, preparo de refeições e tarefas domésticas.
6. Moderadamente frágil	Pessoas que precisam de ajuda em todas as atividades externas e na manutenção da casa. Em casa, frequentemente têm dificuldades com escadas, necessitam de ajuda no banho e podem necessitar de ajuda mínima (apoio próximo) para se vestirem.
7. Muito frágil	Completamente dependentes para cuidados pessoais, por qualquer causa (física ou cognitiva). No entanto, são aparentemente estáveis e sem alto risco de morte (dentro de 6 meses).
8. Gravemente frágil	Completamente dependentes, aproximando-se do fim da vida. De forma característica incapazes de se recuperarem de uma doença leve.
9. Doente terminal	Aproximando-se do fim da vida. Esta categoria se aplica a pessoas com expectativa de vida < 6 meses, sem outra evidência de fragilidade.
Pontuando fragilidade em pessoas com demência	
O grau de fragilidade corresponde ao grau de demência. Sintomas comuns na demência leve incluem esquecimento dos detalhes de um evento recente, apesar da recordação do evento em si, repetindo a mesma pergunta/história e afastamento de eventos sociais.	
Na demência moderada, a memória recente está muito comprometida apesar de aparentemente lembrar bem de fatos do passado. Quando solicitadas, elas são capazes de fazer o cuidado pessoal.	
Na demência grave, elas não conseguem realizar cuidados pessoais sem ajuda.	

Fonte: Rodrigues et al., 2021.[60]

tidisciplinar torna-se essencial para oferecer um cuidado integral a estes indivíduos, atenuando o sofrimento e promovendo um envelhecimento mais digno e confortável.

Importante ressaltar que frequentes hospitalizações, por si só, não são um critério exclusivo para CP, porém podem ser um indicador relevante da necessidade de uma avaliação mais abrangente para determinar se os CP seriam benéficos para o paciente idoso, especialmente quando essas internações refletem uma progressão da doença ou uma deterioração do estado funcional que não pode ser revertida com tratamento curativo. A literatura científica sugere que a utilização frequente de serviços hospitalares pode indicar a necessidade de uma abordagem mais centrada no alívio de sintomas e na melhoria da qualidade de vida.

Por exemplo, um estudo observacional destacou que pacientes com insuficiência cardíaca avançada ou DPOC que apresentaram múltiplas hospitalizações ou um estado funcional severamente comprometido foram considerados para acompanhamento com equipe de CP.[62] Além disso, um consenso internacional identificou a utilização hospitalar frequente como um dos critérios principais para a referência a CP especializados em pacientes com insuficiência cardíaca avançada.[63]

Outro estudo mostrou que pacientes com câncer gastrointestinal avançado, que não foram encaminhados para CP, tiveram uma taxa de readmissão hospitalar mais alta, sugerindo que a referência a CP pode reduzir a necessidade de hospitalizações frequentes.[64] Além disso, a revisão sistemática sobre intervenções de CP iniciadas no hospital para adultos com fragilidade indicou que essas intervenções podem melhorar alguns desfechos relacionados à carga de sintomas e à utilização de serviços de saúde.[65]

Como última reflexão desta parte sobre ferramentas prognósticas, é fundamental considerar as perspectivas futuras da avaliação prognóstica em CP. Pesquisas recentes destacam o impacto potencial da incorporação de novas tecnologias nesse campo, apontando para inovações que podem transformar significativamente o cuidado aos idosos. Modelos baseados em aprendizado por máquina *(machine learning)* e aprendizado profundo (*deep learning*), integrados a dados coletados por dispositivos vestíveis, como actígrafos, estão emergindo como ferramentas mais precisas para prever desfechos de sobrevida em comparação com métodos tradicionais, como o Índice de Desempenho de Karnofsky (KPS - *Karnofsky Performance Status*) e o Índice Prognóstico Paliativo (PPI - *Palliative Prognostic Index*). Esses dispositivos permitem a coleta contínua de informações sobre atividade física e sinais clínicos, fornecendo dados objetivos que, associados a análises de dados avançadas, podem refinar a análise prognóstica. Estudos recentes mostram que a combinação de dados clínicos com monitoramento contínuo melhora a predição de desfechos e possibilita intervenções mais precoces, ajustadas às necessidades individuais dos pacientes.[66,67] Além disso, essas tecnologias promovem a personalização do cuidado e ajudam na elaboração de planos centrados no paciente, otimizando os recursos disponíveis. Assim, em breve, a integração de ferramentas digitais e inteligência artificial na avaliação prognóstica representará um avanço significativo na busca por CP mais precisos, equitativos e orientados para a qualidade de vida do idoso em final de vida.

HISTÓRIA NATURAL DA DOENÇA

Idosos que enfrentam condições crônicas e progressivas, como câncer em estágio avançado, DPOC em estágio final, DRC em diálise, doenças neurodegenerativas (p. ex., Alzheimer em estágio avançado) e ICC, precisam de cuidados que transcendam a abordagem curativa. A seguir, são apresentados os principais critérios clínicos sugeridos para a abordagem e acompanhamento de uma equipe de CP.[68]

Neoplasia

Presença de pelo menos um dos seguintes critérios:

- Diagnóstico confirmado de câncer metastático que apresenta baixa resposta ou contraindicação de tratamento específico, progressão da doença durante o tratamento ou acometimento de metástases em órgãos vitais.
- Deterioração funcional significativa (PPS < 50%).
- Sintomas persistentes e incômodos, apesar do tratamento ideal da(s) condição(ões) subjacente(s).

Doença pulmonar obstrutiva crônica

Presença de dois ou mais dos seguintes critérios:

- Dispneia em repouso ou com esforço mínimo entre exacerbações.
- Sintomas físicos ou psicológicos difíceis, apesar terapia otimizada.
- Volume expiratório forçado no primeiro segundo (VEF1) < 30% ou critérios de déficit grave restrito: CVF < 40%/ DLCO < 40%.
- Critérios para realização de oxigenoterapia em domicílio.
- Internações hospitalares recorrentes (> 3 internações em 12 meses devido a exacerbações).

Doença renal crônica

Insuficiência renal grave (TFG < 15) em pacientes nos quais o tratamento substitutivo ou transplante é contraindicado.

Insuficiência cardíaca

Presença de dois ou mais dos seguintes critérios.

- Insuficiência cardíaca estágio III ou IV da NYHA, doença valvar grave ou doença arterial coronariana inoperável.
- Dispneia em repouso ou esforço mínimo.
- Sintomas físicos ou psicológicos difíceis, apesar de terapia otimizada.
- Fração de ejeção gravemente afetada (< 30%) ou doença pulmonar grave com hipertensão (> 60 mmHg).
- Insuficiência renal (TFG < 30 L/min).
- Internações hospitalares repetidas com sintomas de insuficiência cardíaca e/ou doença cardíaca isquêmica (> 3 no ano passado).

CONSIDERAÇÕES FINAIS

Apesar da ausência de protocolos formais de elegibilidade para CP em geriatria, o uso de ferramentas validadas que predizem piores desfechos pode orientar os profissionais na identificação de pacientes que se beneficiariam dessa abordagem. A integração de avaliações funcionais, prognósticas e da fragilidade ao julgamento clínico permite um cuidado centrado no paciente.

Este capítulo buscou contribuir para a prática clínica, incentivando o uso de instrumentos validados e estratégias baseadas em evidências no cuidado de idosos com condições ameaçadoras da vida. A implementação de CP no momento adequado pode atender às necessidades do paciente de forma mais integrada e alinhada aos seus valores e expectativas.

REFERÊNCIAS BIBLIOGRÁFICAS

1. World Health Organization. Palliative Care [Internet]. [cited 2025 Feb 4]. Disponível em: https://www.who.int/news-room/fact-sheets/detail/palliative-care
2. Roque TS, Silva BT, Santos CS, Sousa JIS, Perim LF. Cuidados paliativos em pessoas idosas: uma revisão de literatura. Res Soc Dev. 2020;22:9(4):e188943010.

3. Connor SR, Connor S, Morris C, Jaramillo E. Global Atlas of Palliative Care 2nd Edition. Global Atlas of Palliative Care at the End of Life [Internet]. 2014. Disponível em: www.thewhpca.org
4. Feder SL, Jean RA, Bastian L, Akgün KM. National trends in palliative care use among older adults with cardiopulmonary and malignant conditions. Heart Lung. 2020;49(4):370-6.
5. Olden AM, Holloway R, Ladwig S, Quill TE, van Wijngaarden E. Palliative care needs and symptom patterns of hospitalized elders referred for consultation. J Pain Symptom Manage. 2011;42(3):410-8.
6. Balducci L, Dolan D, Hoffe SE. Palliative care in older patients with cancer. Cancer Control. 2015;22(4):480-8.
7. Frasca M, Sabathe C, Delaloge S, Galvin A, Patsouris A, Levy C, et al. Palliative care delivery according to age in 12,000 women with metastatic breast cancer: Analysis in the multicentre ESME-MBC cohort 2008–2016. Eur J Cancer. 2020;137:240-9.
8. Tatokoro M, Matsuo N. The impact of aging on symptom prevalence and management in terminally ill patients with cancer. J Pain Symptom Manage. 2022;63(2):251-9.
9. Lindskog M, Tavelin B, Lundström S. Old age as risk indicator for poor end-of-life care quality: a population-based study of cancer deaths from the Swedish Register of Palliative Care. Eur J Cancer. 2015;51(10):1331-9.
10. Kapo J, Morrison LJ, Liao S. Palliative care for the older adult. J Palliat Med. 2007;10(1):185-209.
11. Deligöz Ö, Ekinci O. Prediction of prognosis in geriatric palliative care patients with diagnosed malnutrition: a comparison of nutritional assessment parameters. Clin Interv Aging. 2022;17:1893-900.
12. Temel JS, Greer JA, Muzikansky A, Gallagher ER, Admane S, Jackson VA, et al. Early palliative care for patients with metastatic non-small-cell lung cancer. N Engl J Med. 2010;363:733-42.
13. Russell AE, Denny R, Lee PG, Montagnini ML. Palliative care considerations in frail older adults. Ann Palliat Med. 2024;13(4):976-90.
14. Ali S, Tyerman J. Palliative care for the elderly with heart diseases in tertiary health care: a concept analysis. Am J Hosp Palliat Care. 2024;14;41(9):1061-75.
15. Kawashima A, Evans C. A systematic review of needs-based triggers for palliative care for early referral of older people with non-cancer conditions [Internet]. 2022.
16. De Bock R, Van Den Noortgate N, Piers R. Validation of the supportive and palliative care indicators tool in a geriatric population. J Palliat Med. 2018;21(2):220-4.
17. Mahura M, Karle B, Sayers L, Dick-Smith F, Elliott R. Use of the supportive and palliative care indicators tool (SPICT™) for end-of-life discussions: a scoping review. BMC Palliat Care. 2024;23(1).
18. Calsina-Berna A, Amblàs Novellas J, González-Barboteo J, Bardés Robles I, Beas Alba E, Martínez--Muñoz M, et al. Prevalence and clinical characteristics of patients with advanced chronic illness and palliative care needs, identified with the NECPAL CCOMS-ICO© tool at a tertiary care hospital. BMC Palliat Care. 2022;21(1):X.
19. Santana MTEA, Gómez-Batiste X, Silva LMG da, Gutiérrez MGR de. Cross-cultural adaptation and semantic validation of an instrument to identify palliative requirements in Portuguese. Einstein (Sao Paulo). 2020;18:eAO5539.
20. Gallego-González E, Mayordomo-Cava J, Vidán MT, Valadés-Malagón MI, Serra-Rexach JA, Ortiz-Alonso J. Functional trajectories associated with acute illness and hospitalization in oldest old patients: impact on mortality. Front Physiol. 2022;14;13.
21. Sáenz V, Zuljevic N, Elizondo C, Martin Lesende I, Caruso D. Baseline functional status and one-year mortality after hospital admission in elderly patients: a prospective cohort study. Rev Fac Cienc Med Cordoba. 2020;77(3):143-8.
22. Zhang LM, Zhang LM, Hornor MA, Robinson T, Rosenthal RA, Ko CY, et al. Evaluation of postoperative functional health status decline among older adults. JAMA Surg. 2020;155(10):950-8.
23. Banaszak-Holl J, Liang J, Quiñones A, Cigolle C, Lee IC, Verbrugge LM. Trajectories of functional change among long stayers in nursing homes. J Aging Health. 2011;23(5):862-82.
24. Stineman MG, Zhang G, Kurichi JE, Zhang Z, Streim JE, Pan Q, et al. Prognosis for functional deterioration and functional improvement in late life among community-dwelling persons. PM&R. 2013;5(5):360-71.
25. Katz S. Studies of illness in the aged. JAMA. 1963;185(12):914.
26. Mahoney FI, Barthel DW. Functional evaluation: the Barthel Index. Md State Med J. 1965;14:61-5.
27. Lawton MP, Brody EM. Assessment of older people: self-maintaining and instrumental activities of daily living. Gerontologist. 1969; 9(3):179-86.
28. Katz S, Akpom CA. A measure of primary sociobiological functions. Int J Health Serv. 1976; 6(3):493-508.

29. Freitas E, Py L, Neri A, Cançado A, Gorzoni M, Rocha S. Tratado de geriatria e gerontologia. 4th ed. Dórea E, editor. Rio de Janeiro; 2016.
30. Hagiwara Y. Prognostication tools in older hospitalized adults for identification of patients with potential palliative care needs: a review of three instruments [Internet]. 2024;32(3):417-31.
31. Pitman S, Mason N, Cardona M, Lewis E, O'Shea M, Flood J, et al. Triggering palliative care referrals through the identification of poor prognosis in older patients presented to emergency departments in rural Australia [Internet]. 2023;29(2):83-90.
32. Piovesan M, Orr P, Tevyaw S, Roussos E, Cherid C, Bouchard S. A prospective study with patients and families on the usefulness of accurate prognosis for palliative care patients. J Soc Work End Life Palliat Care. 2024; 20(2):133-46.
33. Ancuta C, De Santo-Madeya S, Gaman D, Ferszt G, Mitrea N. Benefits of early palliative care integration in a day care program: the patients' perspective [Internet]. 2023;26(11):1535-41.
34. Treleaven L, Komesaroff P, La Brooy C, Olver I, Kerridge I, Philip J. A review of the utility of prognostic tools in predicting 6-month mortality in cancer patients, conducted in the context of voluntary assisted dying. Intern Med J. 2023;53(12):2180-97.
35. Gupta A, Burgess R, Drozd M, Gierula J, Witte K, Straw S. The surprise question and clinician-predicted prognosis: systematic review and meta-analysis. BMJ Support Palliat Care. 2024.
36. Perry LP, Covinsky KE. I would not be surprised. What next? Am J Nephrol. 2020; 51:613-4.
37. Coulon A, Bourmorck D, Steenebruggen F, Knoops L, De Brauwer I. Accuracy of the "Surprise Question" in predicting long-term mortality among older patients admitted to the emergency department: comparison between emergency physicians and nurses in a multicenter longitudinal study. Palliat Med Rep. 2024;5(1):387-95.
38. Shoji T, Mori K, Nakatani S, Morioka T, Fujii H, Kimura S, et al. #267 "Surprise Question", malnutrition, frailty, and health-related quality of life in predicting mortality in a cohort of haemodialysis patients. Nephrol Dial Transplant. 2024;39(Suppl1):XX.
39. Davis MP, Vanenkevort E. The Surprise Question. BMJ Support Palliat Care. 2022;12(4):403-6.
40. Gade K, Spada N, Ormond E, Bhatnagar M, Guyette M, Brown A, et al. Prognostic value of the "Surprise Question" among UPMC Hillman Cancer Center patients with select stage IV cancer diagnoses. J Clin Oncol. 2020;38(29 Suppl):25-25.
41. Inouye SK, Bogardus ST, Vitagliano G, Desai MM, Williams CS, Grady JN, et al. Burden of illness score for elderly persons: risk adjustment incorporating the cumulative impact of diseases, physiologic abnormalities, and functional impairments. Med Care. 2003;41(1):70-83.
42. Cooper Z, Lilley EJ, Bollens-Lund E, Mitchell SL, Ritchie CS, Lipstiz SR, et al. High burden of palliative care needs of older adults during emergency major abdominal surgery. J Am Geriatr Soc. 2018;66(11):2072-8.
43. Frenkel WJ, Jongerius EJ, Mandjes-van Uitert MJ, van Munster BC, de Rooij SE. Validation of the Charlson Comorbidity Index in acutely hospitalized elderly adults: a prospective cohort study. J Am Geriatr Soc. 2014;62(2):342-6.
44. Chan T, Luk JK, Chu L, Chan FH. Validation study of Charlson Comorbidity Index in predicting mortality in Chinese older adults. Geriatr Gerontol Int. 2014;14(2):452-7.
45. Charlson ME, Carrozzino D, Guidi J, Patierno C. Charlson Comorbidity Index: a critical review of clinimetric properties. Psychother Psychosom. 2022;91(1):8-35.
46. Inouye SK, Bogardus ST, Vitagliano G, Desai MM, Williams CS, Grady JN, et al. Burden of illness score for elderly persons: risk adjustment incorporating the cumulative impact of diseases, physiologic abnormalities, and functional impairments. Med Care. 2003;41(1):70-83.
47. Hurria A, Wildes T, Blair SL, Browner IS, Cohen HJ, deShazo M, et al. Senior adult oncology, version 2.2014. J Natl Compr Canc Netw. 2014;12(1):82-126.
48. de Boer AZ, Bastiaannet E, Putter H, Marang-van de Mheen PJ, Siesling S, de Munck L, et al. Prediction of other-cause mortality in older patients with breast cancer using comorbidity. Cancers (Basel). 2021;13(7):1627.
49. Canoui-Poitrine F, Segaux L, Benderra MA, About F, Tournigand C, Laurent M, et al. The prognostic value of eight comorbidity indices in older patients with cancer: the ELCAPA cohort study. Cancers (Basel). 2022;14(9):2236.
50. Buntinx F, Niclaes L, Suetens C, Jans B, Mertens R, Van den Akker M. Evaluation of Charlson's comorbidity index in elderly living in nursing homes. J Clin Epidemiol. 2002;55(11):1144-7.
51. Iucif Júnior JY, Rocha NS, Ribeirão Preto P, Iucif Júnior N. Estudo da desigualdade na mortalidade hospitalar pelo índice de comorbidade de Charlson. Rev Saúde Pública. 2004;38.

52. Babcock M, Gould Kuntz J, Kowalsky D, Calitri N, Kenny AM. The Palliative Performance Scale predicts three- and six-month survival in older adult patients admitted to the hospital through the emergency department. J Palliat Med. 2016;19(10):1087-91.
53. McGreevy CM, Bryczkowski S, Pentakota SR, Berlin A, Lamba S, Mosenthal AC. Unmet palliative care needs in elderly trauma patients: can the Palliative Performance Scale help close the gap? Am J Surg. 2017; 213(4):778-84.
54. Bischoff KE, Patel K, Boscardin WJ, O'Riordan DL, Pantilat SZ, Smith AK. Prognoses associated with Palliative Performance Scale scores in modern palliative care practice. JAMA Netw Open. 2024;7(7):e2420472.
55. Myers J, Kim A, Flanagan J, Selby D. Palliative Performance Scale and survival among outpatients with advanced cancer. Support Care Cancer. 2015; 23(4):913-8.
56. Clegg A, Young J, Iliffe S, Rikkert MO, Rockwood K. Frailty in elderly people. Lancet. 2013; 381(9868):752-62.
57. Hamaker ME, van den Bos F, Rostoft S. Frailty and palliative care. BMJ Support Palliat Care. 2020;10(3):262-4.
58. Castelo-Loureiro A, Perez-de-Acha A, Torres-Perez AC, Cunha V, García-Valdés P, Cárdenas-Reyes P, et al. Delivering palliative and supportive care for older adults with cancer: interactions between palliative medicine and geriatrics. Cancers (Basel). 2023;15(15):3858.
59. Atreya S, Sinha A, Kumar R. Integration of primary palliative care into geriatric care from the Indian perspective. J Family Med Prim Care. 2022;11(9):4913-8.
60. Rodrigues MK, Nunes Rodrigues I, Vasconcelos Gomes da Silva DJ, Pinto JM de S, Oliveira MF. Clinical Frailty Scale: translation and cultural adaptation into the Brazilian Portuguese language. J Frailty Aging. 2021;10(1):38-43.
61. Rockwood K. A global clinical measure of fitness and frailty in elderly people. Can Med Assoc J. 2005;173(5):489-95.
62. Gavazzi A, De Maria R, Manzoli L, Bocconcelli P, Di Leonardo A, Frigerio M, et al. Palliative needs for heart failure or chronic obstructive pulmonary disease: results of a multicenter observational registry. Int J Cardiol. 2015;184:552-8.
63. Chang YK, Allen LA, McClung JA, Denvir MA, Philip J, Mori M, et al. Criteria for referral of patients with advanced heart failure for specialized palliative care. J Am Coll Cardiol. 2022; 80(4):332-44.
64. Boland EG, Tay KT, Khamis A, Murtagh FEM. Patterns of acute hospital and specialist palliative care use among people with non-curative upper gastrointestinal cancer. Support Care Cancer. 2024;32(7):432.
65. Sharratt P, Zacharias A, Nwosu AC, Gadoud A. Hospital-initiated palliative care interventions for adults with frailty: findings from a systematic review and narrative synthesis. Age Ageing. 2024;53(9).
66. Huang Y, Roy N, Dhar E, Upadhyay U, Kabir MA, Uddin M, et al. Deep learning prediction model for patient survival outcomes in palliative care using actigraphy data and clinical information. Cancers (Basel). 2023;15(8):2232.
67. Oo TH, Marroquin OC, McKibben J, Schell JO, Arnold RM, Kip KE. Improved palliative care practices through machine-learning prediction of 90-day risk of mortality following hospitalization [Internet]. NEJM Catal. 2023;4(1).
68. Amblàs-Novellas J, Murray SA, Espaulella J, Martori JC, Oller R, Martinez-Muñoz M, et al. Identifying patients with advanced chronic conditions for a progressive palliative care approach: a cross-sectional study of prognostic indicators related to end-of-life trajectories. BMJ Open. 2016;6(9):e012340.
69. University of Edinburgh. Supportive and Palliative Care Indicators Tool (Brazilian Version) (SPICT-BRTM); 2016.

4

Aspectos bioéticos e legislação atual pertinentes aos cuidados paliativos

Polianna Mara Rodrigues de Souza

> "Todas as ciências, sem a ciência do bem, seriam mais nocivas do que úteis."
> Sócrates

Destaques do tema

- É primordial respeitar o paciente como um indivíduo com autonomia e portador do pleno direito às informações apropriadas para suas tomadas de decisões sobre sua condição de saúde em conjunto com a equipe que o assiste.
- É necessário estabelecer um contexto social adequado e que ofereça suporte ao paciente, de modo que este possa participar das decisões, tirar dúvidas e ser ouvido, bem como responsabilizar-se por seus atos.
- A obstinação terapêutica pode ser definida como a obsessão de manter a vida biológica, em clara posição de enfrentamento à morte.

PARA COMEÇAR, O QUE ENTENDER POR ÉTICA?

Ética é o campo da filosofia que se dedica aos assuntos morais, preocupando-se com questões relacionadas ao comportamento humano. Representa importante ferramenta de reflexão sobre o valor das ações sociais consideradas tanto no âmbito coletivo quanto no individual, compreendendo as noções e princípios que sustentam as bases da moralidade de uma determinada sociedade em um determinado momento histórico, sob a influência dos padrões socioculturais vigentes. Considera ainda a influência que esse código moral estabelecido exerce sobre a subjetividade dos indivíduos e sobre o modo como lidam com as prescrições de condutas "certas" ou "erradas".[1,2]

O pensamento ético ocidental é profundamente influenciado pelo filósofo Immanuel Kant, que trabalhou o conceito do Imperativo Categórico, descrito como o dever de todo indivíduo de agir conforme princípios que seriam benéficos caso fossem seguidos por todos os seres humanos. Para Kant as decisões de uma pessoa seriam atos morais e deveriam acontecer de forma a não afetar negativamente outras pessoas.[2,3]

O QUE É BIOÉTICA?

Bioética é a área do conhecimento que se ocupa do estudo sistemático da conduta humana nas áreas de ciências da vida e cuidados de saúde, de modo que esta conduta seja examinada à luz dos valores e princípios morais de uma determinada sociedade.[2,4] Segundo Maria do Céu Patrão Neves, a Bioética seria

> "...uma modalidade da ética aplicada que se preocupa em resolver problemas relacionados com a vida (bíos). No momento em que a ação humana ganha o poder de alterar a vida tal como esta se nos dá naturalmente, esta ação sobre a vida cai sob a alçada da ética – especialmente da Bioética."[4]

BIOÉTICA COMO FERRAMENTA DE PROTEÇÃO ÀS PESSOAS

A bioética nasceu, em partes, pela preocupação a respeito dos efeitos do grande desenvolvimento tecnológico, que fez surgir, dentre outros, dilemas morais inesperados relacionados não somente à prática biomédica, mas também nas relações das várias ciências com os seres vivos de uma forma geral. Van Rensselaer Potter, considerado o pai da bioética, trazia a preocupação de que "Nem tudo que é cientificamente possível é eticamente aceitável." Nesse conceito entende-se que todo e qualquer exercício das relações profissionais de saúde-pacientes são objetos de interesse bioético e devem se fazer à luz da bioética.[2,5]

No final da década de 1970, a "Comissão Nacional para a Proteção de Sujeitos Humanos na Pesquisa Biomédica e Comportamental" dos Estados Unidos publicou o relatório de Belmont (1978), considerado um documento histórico e normativo para a Bioética aplicada à medicina, apesar de ter nascido como um instrumento de proteção de sujeitos de pesquisa. Neste documento foram eleitos três princípios orientadores básicos, inspirados nos princípios da ética Kantiana, que deveriam nortear as decisões éticas para a pesquisa envolvendo seres humanos: o respeito pelas pessoas, a beneficência e a justiça. Em 1979 é publicada, então, a obra de Beauchamp e Childress – Princípios de Ética Biomédica, desdobrando os princípios do Relatório de Belmont e levando-os para o cenário da prática clínica. Nesta obra o princípio de respeito pelas pessoas foi substituído pelo da autonomia e o da beneficência foi desdobrado em beneficência e não maleficência, consagrando então os quatro princípios fundamentais da Bioética Principialista, estudados até os dias atuais: autonomia, beneficência, não maleficência e justiça.[2]

QUAL A IMPORTÂNCIA DA BIOÉTICA PARA OS CUIDADOS PALIATIVOS?

É imprescindível que se compreenda que os princípios básicos dos cuidados paliativos (CP) em todo o mundo estão em pleno acordo com os princípios bioéticos fundamentais e com o firme propósito de agir na proteção e no acolhimento da pessoa humana.[5,6]

Para tanto, considera-se primordial respeitar o paciente como um indivíduo munido de autonomia e portador do pleno direito às informações apropriadas para suas tomadas de decisões sobre sua condição de saúde em conjunto com a equipe que o assiste, pois a informação adequada e a boa comunicação entre equipe de cuidados, pacientes e famílias são os pilares fundamentais dessa modalidade de cuidados. Deve-se, então, cuidar para que haja uma comunicação verdadeiramente efetiva com familiares e pacientes sobre diagnóstico e prognóstico, assim como as possibilidades, riscos e benefícios dos tratamentos possíveis e, a partir das decisões tomadas em conjunto, zelar para que estas sejam respeitadas, reconhecendo a importância de, sempre que possível, prevalecer as escolhas e desejos do paciente sobre os de quaisquer outras pessoas, sempre que sua condição cognitiva assim permitir.

As ações dos profissionais de saúde devem sempre buscar as medidas que representem o melhor interesse dos pacientes, procurando ao máximo seu benefício e evitando ao máximo possíveis danos.[6]

Os princípios bioéticos não são normas rígidas a serem seguidas, mas devem ser utilizados como norteadores nas decisões sobre o melhor caminho a ser trilhado, em uma primeira análise, principalmente quando houver conflitos e desacordos entre os atores envolvidos no processo de cuidados.[6]

O QUE SIGNIFICA CADA UM DOS PRINCÍPIOS FUNDAMENTAIS DA BIOÉTICA E COMO UTILIZÁ-LOS NA PRÁTICA DOS CUIDADOS PALIATIVOS?

O princípio da beneficência é aquele que orienta a agir sempre visando o melhor interesse do paciente. Seria a obrigação moral de agir para o benefício do outro. No cenário dos CP pode significar evitar submeter o paciente a intervenções cujo sofrimento resultante possa ser muito maior do que um potencial benefício eventualmente conseguido, evitando a distanásia e a obstinação terapêutica. Nesse contexto, oferecer CP representa agir no melhor interesse do paciente, propiciando um cuidado que pode aliviar seu sofrimento e melhorar sua qualidade de vida.[4] Inclusive, um dos princípios fundamentais expresso pelo Código de Ética Médica afirma que "O alvo de toda a atenção do médico é a saúde de ser humano, em benefício da qual deverá agir com o máximo de zelo e o melhor de sua capacidade profissional".[5,7-10]

Já o princípio da não maleficência é aquele que traz a proibição de causar dano intencional. No contexto dos CP pode significar, por exemplo, evitar intervenções que determinem desrespeito à dignidade do paciente como pessoa, principalmente na fase em que a cura for impossível e a morte é inevitável, evitando e aliviando sofrimentos.[5,7,9,10] Os princípios da não maleficência e da beneficência podem e devem ser aplicados quando, na abordagem dos pacientes em fim de vida, torna-se necessário decidir pela adoção de procedimentos terapêuticos extraordinários *versus* implementar procedimentos paliativos de conforto.[6]

O princípio da justiça é um dos mais complexos em termos de definição, mas seu sentido se aproxima daquele da equidade. A justiça considera, nas pessoas, as virtudes ou méritos e busca tratar os seres humanos como iguais no sentido de distribuir igualmente entre eles o bem e o mal, mas considera também tratar as pessoas de acordo com suas necessidades.[11] Beauchamp e Childress entendiam esse princípio como sendo a expressão da justiça distributiva, considerando distribuição justa, equitativa e apropriada na sociedade, de acordo com normas que estruturam os termos da cooperação social. Nesse tópico não se pode esquecer que grande parte da humanidade não tem acesso ao básico e que a prioridade para muitos é a busca de condições básicas para viver e não apenas para morrer.[5,7,9,10]

E, finalmente, o princípio da autonomia. A autonomia principicialista é a definida como a capacidade de pensar, decidir e agir de modo livre e independente, sendo que cada ser humano é considerado um sujeito autônomo e capaz de tomar suas decisões, podendo inclusive aceitar ou recusar propostas terapêuticas (princípio da autonomia do enfermo). Seria a liberdade de ação com que cada pessoa escolhe e respeita a autonomia implicaria no reconhecimento de que a pessoa é um fim em si mesmo, livre e autônoma, capaz de autogovernar-se e decidir por si mesma, conferindo aos seres humanos o direito de escolher livremente seu próprio destino. É desta premissa que surgiu o conceito de consentimento livre e esclarecido do paciente ou responsáveis legais.[2,5,7,9,10]

No entanto, existem muitas críticas a essa visão de autonomia, pois relaciona a autonomia com a ideia de autogoverno, a partir da qual o indivíduo seria livre de controle, interferência ou qualquer limitação que o impedisse de exercer uma escolha esclarecida. Desconsidera a influência de determinadas autoridades sobre as pessoas, tais como o governo ou a religião, destacando que não se pode confundir autoridade com autonomia e que esta última é exercitável a despeito da primeira.[7,13] Não levaria ainda em consideração as emoções, a vida comum, o contexto social, a interdependência, a reciprocidade, assim como o desenvolvimento das pessoas com o passar do tempo. Na visão principialista, o sujeito autônomo seria alguém que, além da capacidade cognitiva plena, estaria imune a qualquer fator externo. Por essa razão hoje se trabalha muito com o conceito de autonomia relacional, que vincula a autonomia aos aspectos sociais da vida do indivíduo, ou seja, sua conexão integral com a política, economia, raça, sexo, cultura, experiências de vida, interações com outros e anseios pessoais.[13] Assim, se a autonomia é desenvolvida e realizada dentro de um contexto social, é necessário estabelecer um contexto social adequado e que ofereça suporte ao paciente, de modo que este possa participar das decisões, tirar dúvidas e ser ouvido, bem como responsabilizar-se por seus atos.

Na bioética não existem verdades absolutas e imutáveis. Por ser mais norteadora que normativa, a bioética lida com uma série de conceitos e um conjunto de ações que visam identificar e auxiliar na resolução dos inúmeros conflitos éticos que surgem diariamente no cuidado ao paciente.[6]

QUAIS OS PRINCIPAIS CONFLITOS BIOÉTICOS ENVOLVENDO CUIDADOS PALIATIVOS?

A prática dos CP exige do profissional de saúde não apenas conhecimento técnico, mas também conhecimento ético de como administrar os principais problemas enfrentados diante de uma doença incurável e avançada. São diversos os problemas que podem surgir ao longo do acompanhamento de uma doença crônica, mas conforme o seu avançar, vários conflitos podem surgir, dentre os quais estão os concernentes ao prolongamento ou à abreviação da vida. Nesse ínterim, algumas questões podem surgir: qual o melhor local para se cuidar de um paciente em fim de vida? Quem deve assumir seus cuidados? Como administrar o fim de vida de uma pessoa? Como definir o local mais apropriado para sua morte? Como justificar ou não a manutenção de determinadas terapias quando se sabe que não existem possibilidades de cura? Quando interromper determinadas terapias ou suporte avançado de vida? Qual o direito do doente de decidir sobre sua própria morte? Qual o papel dos profissionais de saúde, que têm o dever de cuidar das necessidades desses pacientes, frente ao sofrimento e a um pedido para morrer?[13-15]

Mas mesmo antes de se chegar nas fases de terminalidade, alguns desafios éticos podem se impor: como auxiliar na organização familiar para ofertar cuidados? Quem é o responsável pelo cuidado no domicílio? Como reconhecer quando o ato de cuidar gera sofrimento familiar a ponto de poder comprometer a segurança e bem-estar do doente e da família e como administrar tal situação? Como lidar com o estresse do cuidador principal? Como auxiliar quando condições sociais adversas limitam os cuidados? Como manter comunicação franca e honesta entre equipe e paciente e equipe e família? Quem deve revelar diagnósticos e prognósticos? Pode-se respeitar o pedido familiar de omitir informações ao paciente? Como lidar com a limitação de compreensão e entendimento sobre particularidades do adoecimento e do prognóstico? Como lidar com fragilidade e insuficiência familiar? Quem decide quando paciente e familiares têm dificuldades em tomar decisões? Quem decide pelo paciente quando este já perdeu sua capacidade de tomar decisões e há conflitos entre os familiares? O cuidador principal é sempre o mais apto a decidir? O que fazer quando não há vagas, mas há necessidade de encaminhamentos para outros níveis de assistência? Como lidar com questões relacionadas a limitações na alocação de recursos? Como manter o respeito à autonomia do paciente e família quando há conflitos com os valores dos membros da equipe de cuidados? Como manejar esses conflitos estando a equipe "interferindo" na intimidade do domicílio? Como todos esses desafios nos cuidados impactam os profissionais da equipe de saúde que vivenciam a experiência de assistir à morte e ao luto?[9,13-15]

Para auxiliar nas discussões, ressalta-se que a bioética sempre considera o contexto em si e seus fatores agravantes e atenuantes antes de tomar uma decisão, que muitas vezes não é a ideal, mas que para aquele caso específico parece ser a mais adequada. Na bioética não existem verdades absolutas e imutáveis. Existe aquilo que é possível em cada caso, considerando os valores e o respeito pelas pessoas, pressupondo que os indivíduos devem ser tratados como agentes autônomos e que aqueles com autonomia reduzida devem ser protegidos. Deve-se considerar ainda a aplicação do conceito da beneficência, que comporta duas regras complementares: não fazer o mal e propiciar o máximo de benefícios com o mínimo de danos possíveis. A ação dos profissionais de saúde deve, então, objetivar sempre o benefício e melhor interesse do paciente. Quando tais princípios não forem suficientes para auxiliar na tomada de decisões, podem ser aplicados os critérios da eficácia e da onerosidade. O critério da eficácia pressupõe que deve haver clareza sobre a finalidade a ser atingida em cada intervenção proposta e o potencial real de que essa finalidade seja alcançada em benefício do paciente. O critério da onerosidade deve avaliar não somente o ônus financeiro para paciente, família e sociedade, assim como o ônus que se refere ao sofrimento total potencialmente gerado pela intervenção em todos os atores envolvidos no processo, inclusive a equipe de cuidados, lembrando a obrigação de não causar danos.[6,13]

DEFININDO EUTANÁSIA, DISTANÁSIA E ORTOTANÁSIA

A eutanásia pode ser definida como a antecipação da morte de paciente incurável, geralmente terminal e em grande sofrimento, movido por compaixão para com ele, representando a morte antes de seu tempo, com suspensão ou omissão deliberada de medidas que seriam indicadas naquele caso, com o objetivo explícito de abreviar a vida. É contrária às normas éticas médicas e legais no Brasil.[14,15]

A distanásia seria a manutenção da vida por meio de tratamentos desproporcionais e obstinação terapêutica que vai além de qualquer esperança de beneficiar o indivíduo ou promover seu bem-estar, levando a um processo de morrer prolongado e com sofrimento físico ou psicológico, representando a morte depois do tempo. É contrária à boa prática médica, sendo atualmente vedada ao médico pelo novo código de ética médica e, portanto, passível de punição.[14,15]

A obstinação terapêutica pode ser definida como a obsessão de manter a vida biológica, em clara posição de enfrentamento à morte. Luta-se desenfreadamente pela manutenção da vida a qualquer preço, indiferente à vontade do doente e de seus familiares, com grande empenho em se tratar a doença da pessoa, desconhecendo que a missão primeira deveria ser a busca do bem-estar físico e emocional do enfermo. Utiliza-se para isso a futilidade terapêutica.[14,15]

Já a ortotanásia é o não prolongamento artificial do processo de morrer, provendo os CP necessários, sem interferir no momento da morte e sem encurtar o tempo natural de vida. Seria a morte no tempo certo. Neste caso pode ocorrer a omissão ou suspensão de tratamentos de manutenção da vida que se mostram desproporcionados, que perderam sua indicação, por serem inúteis para aquele indivíduo, no grau de doença em que se encontra.[14,15] Busca-se promover o conforto do paciente, sem interferir no momento da morte, sem encurtar o tempo natural de vida, nem o adiar indevida e artificialmente. Respeita o princípio constitucional da dignidade humana sem ultrapassar limites jurídicos, éticos e teológicos e, sob a perspectiva da ética humanizada, é uma exigência ética e moral a ser buscada pela medicina.[6]

LEGISLAÇÃO EM CUIDADOS PALIATIVOS NO BRASIL

No Brasil, apesar de avanços significativos nas últimas décadas, ainda existem lacunas importantes na legislação e regulamentação dessa área. Como embasamento para a tomada de decisões bioéticas recomenda-se ampla avaliação e conhecimento do ordenamento que dá suporte ético e legal à conduta do médico no Brasil. A seguir estão alguns exemplos:

- Constituição Federal e o Direito à Saúde: garante, em seu artigo 196, o direito à saúde como um direito de todos e dever do Estado. Embora não mencione explicitamente os CP, esse artigo oferece a base para reivindicar o acesso a esses serviços como parte da assistência integral prevista pelo Sistema Único de Saúde (SUS).[16]
- Código de Ética Médica e Resoluções do Conselho Federal de Medicina (CFM): a Resolução CFM n. 1.805/2006 aborda a limitação terapêutica, autorizando o médico a suspender tratamentos que prolonguem o sofrimento do paciente terminal, desde que respeitados os princípios éticos e a vontade do paciente ou de seu representante legal. Destaca que a assistência ao paciente deve sempre incluir cuidados que promovam conforto, mesmo quando a cura não é possível.[17] A Resolução CFM n. 1.995/2012 define as diretivas antecipadas de vontade, ou seja, o conjunto de desejos do paciente sobre os cuidados e tratamentos que quer receber quando não puder expressar sua vontade.[18] A Resolução

CFM n. 2.217/2018 aprova o Código de Ética Médica mais recente. Vários artigos abordam CP, incluindo a garantia de autonomia do paciente, respeito à dignidade e a recusa de tratamentos fúteis ou desproporcionais. O artigo 41, por exemplo, proíbe o médico de prolongar de forma artificial o processo de morte.[8]

- Legislação Complementar e Projetos de Lei: nos últimos anos, diversos projetos de lei e políticas públicas buscaram regulamentar os CP no Brasil de forma mais ampla. A Portaria n. 41 do Ministério da Saúde (MS), de 31 de janeiro de 2018, institui a Política Nacional de Atenção Paliativa no SUS, que estabelece os princípios, objetivos e diretrizes para organização dos CP no SUS, incluindo a integração dos serviços, a formação de equipes multidisciplinares e o fortalecimento do suporte ao paciente e à família.[19] A Portaria n. 3.681 do MS, de 7 de maio de 2024, aborda a Política Nacional de Cuidados Paliativos (PNCP) no âmbito do SUS, por meio da alteração da Portaria de Consolidação GM/MS n. 2, de 28 de setembro de 2017, trazendo a orientação de três eixos principais: criação de equipes multiprofissionais para disseminar práticas às demais equipes da rede, promoção de informação qualificada e educação em CP, e garantia do acesso a medicamentos e insumos necessários a quem está em CP.[20]

REFERÊNCIAS BIBLIOGRÁFICAS

1. Vazquez AS. Objeto da ética. In: Vasquez AS. Ética. 37ª ed. Rio de Janeiro: Civilização Brasileira; 2017. p. 13-30.
2. Lopes JA. Bioética – uma breve história: de Nuremberg (1947) a Belmont (1979). Rev Med Minas Gerais. 2014;24(2):262-73.
3. Fujarra ENP, Araujo UCF. Immanuel Kant: os fundamentos da ética kantiana e sua relevância para o direito. Rev Ibero-Am Human Ciênc Educ. 2024;10(9).
4. Neves MCP, Osswald W. Bioética simples. Lisboa: Verbo; 2007.
5. Pessini L, Bertachini L, Barchifontaine CP. Bioética, cuidado e humanização. Vol. 1. São Paulo: Loyola; 2015.
6. Bueno MAS, Souza PMR. Bioética em cuidados paliativos. In: Souza PMR, Prado LB, Filha SPC (eds). Cuidados paliativos na oncologia. Rio de Janeiro: Atheneu; 2021. p. 15-9.
7. Loch JA. Princípios da bioética. In: Kipper DJ (ed). Uma introdução à bioética. Temas de Pediatria Nestlé, n.73. 2002. p. 12-9.
8. Conselho Federal de Medicina. Código de Ética Médica. Resolução CFM n. 2217/2018. Brasília: CFM; 2018.
9. Oliveira RA. A ética médica e a terminalidade da vida. Rev Portal Divulg. 2015;45:120-5.
10. Beauchamp T, Childress J. Principles of biomedical ethics, 7th ed. New York: Oxford University Press; 2013.
11. Sandel MJ. Justiça. Rio de Janeiro: Civilização Brasileira; 2015.
12. Paranhos DGAM, Albuquerque A. A autonomia do paciente idoso no contexto dos cuidados em saúde e seu aspecto relacional. Rev Dir Sanit. 2018;19(1):32-49.
13. Moritz RD, organizador. Conflitos bioéticos do viver e do morrer. Câmara Técnica sobre a Terminalidade da Vida e Cuidados Paliativos do Conselho Federal de Medicina. Brasília: CFM; 2011. 188p.
14. Pessini L. Distanásia: até quando prolongar a vida? São Paulo: Loyola; 2001.
15. Pessini L. Eutanásia: por que abreviar a vida? São Paulo: Loyola; 2004.
16. Brasil. Constituição da República Federativa do Brasil (1988). Brasília (DF): Senado Federal; 1998.
17. Conselho Federal de Medicina. Resolução CFM n. 1805/2006. Dispõe sobre a ortotanásia.
18. Conselho Federal de Medicina. Resolução CFM n. 1995/2012. Dispõe sobre as diretivas antecipadas de vontade dos pacientes.
19. Ministério da Saúde. Portaria n. 41, de 31 de janeiro de 2018. Dispõe sobre as diretrizes para a organização dos cuidados paliativos, à luz dos cuidados continuados integrados, no âmbito do Sistema Único de Saúde (SUS).
20. Ministério da Saúde. Portaria GM/MS n. 3.681, de 7 de maio de 2024. Institui a Política Nacional de Cuidados Paliativos – PNCP no âmbito do Sistema Único de Saúde – SUS, por meio da alteração da Portaria de Consolidação GM/MS n. 2, de 28 de setembro de 2017.

5

Tomada de decisão em cuidados paliativos e geriatria

Edison Iglesias de Oliveira Vidal
Laiane Dias de Moraes
Fernanda Bono Fukushima

Destaques do tema

- A tomada de decisão compartilhada representa, ao mesmo tempo, um imperativo ético e um desafio para a prática clínica.
- A prática da tomada de decisão compartilhada se baseia em cinco princípios fundamentais:
  - Compreender a natureza do sofrimento
  - Preservar e promover a dignidade
  - Humildade cultural
  - Escuta compassiva
  - Distinguir entre medidas fúteis em senso estrito e as potencialmente inapropriadas
- Há três modelos de relação entre profissionais de saúde e pacientes/familiares com implicações diretas sobre a prática da tomada de decisão na área da saúde: o paternalista, o consumista/informativo e o mutualista, sendo que apenas este último é compatível com o processo de tomada de decisão compartilhada.
- A tomada de decisão compartilhada em cuidados paliativos (CP) frequentemente se manifestará sob a forma de discussões de objetivos de cuidados e de planejamento antecipado de cuidados.

INTRODUÇÃO

Os profissionais de saúde que atuam nos campos da geriatria, gerontologia e dos cuidados paliativos comumente se deparam com a necessidade de tomar decisões que vão desde a implementação ou não de medidas de suporte de vida ao manejo clínico de pacientes com múltiplas comorbidades em que a relação risco-benefício de diversas intervenções nem sempre é óbvia. De modo geral, é justo afirmar que aqueles envolvidos nesses processos de tomada de decisão têm as melhores intenções de tomar a melhor decisão possível naquele momento. No entanto, muitas decisões envolvem conflitos, seja entre diferentes profissionais de saúde, seja entre pacientes e seus familiares, sobre qual seria a "melhor escolha".

As circunstâncias em que ocorrem os processos de tomada de decisão em saúde são bastante complexas e envolvem diversos fatores, como o prognóstico da doença do paciente, as probabilidades de diferentes intervenções atingirem os objetivos desejados, as chances de eventos adversos ocorrerem, e a perspectiva cultural dos pacientes e seus familiares, que inclui seus valores e preferências pessoais, entre outros. É importante destacar dois pontos sobre esses fatores. O primeiro diz respeito às incertezas inerentes aos diferentes julgamentos clínicos e à variabilidade das preferências de cuidados de pacientes e familiares ao longo do tempo. O segundo se refere ao fato de que a lista de elementos mencionados anteriormente representa uma simplificação de fatores complexos, em constante interação, e sobre os quais muitas vezes sequer possuímos plena consciência. Por exemplo, é comum que profissionais de saúde considerem, de forma errônea, que seus julgamentos são puramente técnicos, quando na verdade estão apenas naturalizando sua própria perspectiva cultural e profissional como padrão de referência. Outros exemplos de elementos que influenciam inconscientemente os processos de tomada de decisão incluem experiências anteriores com o sistema de saúde, uma variedade de preconceitos e medos, bem como as particularidades da comunicação verbal e não verbal entre todos os envolvidos.

Toda essa complexidade exige dos profissionais de saúde uma série de habilidades e atitudes que vão além do conhecimento técnico sobre prognóstico e probabilidades de sucesso ou fracasso de uma intervenção específica, incluindo habilidades emocionais, relacionais e humildade.

Neste capítulo, abordaremos alguns princípios que devem nortear o processo de tomada de decisão compartilhada na interface entre geriatria, gerontologia e cuidados paliativos, os diferentes modelos de relação profissional-paciente que influenciam esse processo e recomendações para a prática.

PRINCÍPIOS

Compreender a natureza do sofrimento

Há cerca de 40 anos, Eric Cassel publicou no *New England Journal of Medicine* um artigo intitulado "A natureza do sofrimento e os objetivos da medicina", que se iniciava com uma constatação que permanece atual ainda hoje: "Mesmo no melhor dos cenários e sob os cuidados dos melhores médicos, não é incomum que o sofrimento ocorra não apenas durante o curso de uma doença, mas também seja um resultado de seu tratamento".[1] Aquele autor argumentava que tal fenômeno decorre em grande medida da ausência de compreensão dos profissionais de saúde sobre o que chamamos de sofrimento. Cassel articulou então uma proposta de definição de sofrimento, segundo a qual ele corresponde a uma experiência vivenciada por pessoas em função da percepção de uma ameaça à sua integridade (no sentido de inteireza do ser) envolvendo qualquer dos múltiplos aspectos/facetas que constituem a pessoa (p. ex., seu papel social, sua imagem corporal, a sensação de pertencimento a um grupo ou de transcendência e sentido). O corolário natural desse argumento é que, para contribuir com a redução do sofrimento de alguém, é preciso que façamos um esforço para compreender como aquele indivíduo pode estar percebendo consciente e/ou inconscientemente ameaças às diferentes dimensões que o constituem como pessoa.

Preservar e promover a dignidade

Em seu trabalho sobre cuidados paliativos conservadores da dignidade, Chochinov argumentou que dignidade tem a ver com a percepção de valor que as pessoas possuem sobre si mesmas e que é influenciada pela forma como elas se sentem vistas pelos outros.[2,3] De fato, um dos componentes essenciais desse modelo de cuidados envolve transmitir, pela forma como nos relacionamos com os pacientes, o sentimento de que eles são verdadeiramente valorizados e respeitados pelo fato de serem quem são. Naturalmente, a transmissão dessa percepção deve decorrer de uma atitude genuína de valorização daquelas pessoas, nunca de uma *performance* "teatral". A implicação prática desse princípio é a de que, para proteger a dignidade das pessoas durante a provisão de cuidados de saúde, precisamos partir de uma atitude interna de reconhecimento de seu valor intrínseco, a qual se refletirá em atitudes externas onde valorizamos o seu ponto de vista, suas prioridades, crenças, desejos e necessidades.

Humildade cultural

Humildade cultural dentro da atenção à saúde consiste em uma atitude respeitosa de abertura e curiosidade genuína em relação à perspectiva de pacientes e seus familiares. A humildade cultural requer que os profissionais de saúde evitem pré-julgamentos e generalizações quanto ao que o paciente e sua família pensam, sentem ou desejam. Além disso, o exercício da humildade cultural demanda que os profissionais de saúde reflitam criticamente sobre como sua própria cultura pode estar influenciando de forma positiva ou negativa sua interação com pacientes e seus entes queridos.[4] A prática da humildade cultural enquanto uma habilidade é benéfica não apenas quando diante de pacientes de origem étnica incomum, mas de todo e qualquer paciente. É justamente a atitude de curiosidade respeitosa e de interesse genuíno pelos pacientes, sua história e seus anseios que possibilita escutá-los verdadeiramente e favorece o estabelecimento de relações de confiança mútua, essencial para que possamos contribuir para a redução de seu sofrimento.

Muitas vezes cuidamos de pacientes e famílias que, em função de sua história e cultura, possuem valores e preferências de cuidado que contrariam aquilo que julgamos mais adequado com base em nossa perspectiva (p. ex., cultura) profissional e nos sentimos frustrados por considerar que "eles não entendem o que é melhor nessa situação". Nesses casos, o princípio da humildade cultural nos ajuda a refletir criticamente se na realidade escutamos com a devida abertura aqueles pacientes e seus familiares, ou se estamos simplesmente retificando a perspectiva cultural de nossas profissões como a única correta.[5]

Escuta compassiva

Os três princípios anteriores convergem para o princípio da escuta compassiva ou empática,[6,7] a qual envolve um tipo de presença marcada pela abertura e abstenção de julgamento, possibilitando a criação de um espaço terapêutico de conexão profunda com nossos pacientes e familiares.[8] Nesse espaço terapêutico de escuta e conexão costumam surgir novas possibilidades para compreender seus sofrimentos e contribuir para seu alívio.

Distinção entre medidas fúteis em senso estrito e as potencialmente inapropriadas

Este último princípio é essencial para a prática da decisão compartilhada por traçar limites necessários à autonomia tanto de pacientes e seus familiares, como dos médicos e demais profissionais de saúde envolvidos.

Para estabelecer a diferença entre medidas fúteis em senso estrito e as potencialmente inapropriadas, recorreremos a um importante documento de consenso publicado em 2015 de forma conjunta por cinco sociedades internacionais de terapia intensiva. De acordo com esse documento devem ser considerados como fúteis em senso estrito apenas as intervenções médicas em que há um alto grau de certeza sobre a impossibilidade de alcançarem seu objetivo fisiológico.[9] Já os tratamentos potencialmente inapropriados são aqueles para os quais existe alguma possibilidade de atingir seu objetivo fisiológico, mas cuja base ética não é percebida como controversa por alguma das partes envolvidas.[10] Os Quadros 1 e 2

QUADRO 1 **Exemplos de medidas fúteis em senso estrito e justificativas para determinação deste julgamento**

Exemplos de medidas fúteis em senso estrito	Justificativa
Iniciar procedimentos de ressuscitação cardiopulmonar em paciente com parada cardíaca devido à hipotensão refratária por choque séptico a despeito do melhor suporte circulatório possível	Nestas situações, os procedimentos de ressuscitação cardiopulmonar não serão capazes de solucionar o problema da hipotensão que causou a parada cardíaca e o objetivo fisiológico de restabelecer a circulação espontânea não é factível
Iniciar procedimentos de ressuscitação cardiopulmonar em paciente com parada cardíaca devido à hipóxia refratária a despeito do melhor suporte ventilatório possível	Nestas situações, os procedimentos de ressuscitação cardiopulmonar não serão capazes de solucionar o problema da hipóxia refratária que causou a parada cardíaca e o objetivo fisiológico de restabelecer a circulação espontânea não é factível
Prescrição de medicamento antifúngico para paciente com sepse estafilocócica sem evidência clínica ou laboratorial de infecção fúngica	Não há qualquer base fisiopatológica para justificar este tratamento e não há possibilidade dele alcançar o objetivo fisiológico de tratar a infecção do paciente
Procedimentos de ressuscitação cardiopulmonar em pacientes com *rigor* ou *livor mortis* na ausência de hipotermia grave como causa da parada cardíaca	Na ausência de hipotermia grave, *rigor* e *livor mortis* são sinais clínicos de morte irreversível e, em geral, denotam haver decorrido mais de 1 hora da interrupção da circulação espontânea, não havendo possibilidade de recuperá-la[12,13]
Manter procedimentos de ressuscitação cardiopulmonar por mais de 30 minutos para pacientes em assistolia ou atividade elétrica sem pulso refratárias, que já receberam manobras de ressuscitação de qualidade e cujas causas potencialmente reversíveis já foram abordadas dentro das possibilidades existentes no contexto de atendimento em que os pacientes se encontram	Na ausência de novos elementos que indiquem que os procedimentos de ressuscitação cardiopulmonar, que já foram extensivamente tentados e fracassaram até então em proporcionar o retorno à circulação espontânea, poderiam tornar-se bem-sucedidos, sua manutenção, por si só, não será capaz de alcançar o objetivo fisiológico do retorno à circulação espontânea

Fonte: extraído com permissão de Vidal et al., 2024.[11]

descrevem, respectivamente, exemplos de tratamentos fúteis em senso estrito e de tratamentos potencialmente inapropriados, bem como os motivos que justificam sua classificação de tal forma.

A distinção entre as intervenções potencialmente inapropriadas e as fúteis em senso estrito é essencial porque estas últimas são sempre um equívoco do ponto de vista ético e técnico e não devem ser iniciadas ou mantidas em hipótese alguma. Já as medidas potencialmente inapropriadas requerem um processo de deliberação compartilhada mais complexo, o qual envolve a identifica-

QUADRO 2 Exemplos de medidas potencialmente inapropriadas e justificativas para determinação deste julgamento

Exemplos de medidas potencialmente inapropriadas	Justificativa
Utilização de alimentação por sonda para pacientes com demência em fase avançada	De um lado, há evidências que sugerem que a alimentação por via artificial em pacientes com demência em fase avançada não aumenta a sua probabilidade de sobrevivência por mais tempo é associada a uma maior chance de eventos adversos, como lesões por pressão e uso de contenção física, em comparação com a nutrição de conforto.[14] De outro lado, o objetivo fisiológico de prover calorias e nutrientes pode ser alcançado por meio destas intervenções. Adicionalmente, cabe considerar que indivíduos com diferentes perspectivas culturais podem possuir referenciais distintos para pesar os riscos e benefícios da alimentação por sonda
Implementação de ventilação mecânica para paciente com câncer metastático	A presença de câncer metastático, por si só, não impede o objetivo fisiológico da ventilação mecânica (p. ex., reduzir a hipoxemia ou hipercapnia). Em certos contextos, a ventilação mecânica poderá aumentar o tempo de vida do paciente e viabilizar a realização de objetivos do paciente (p. ex., vivenciar a formatura de um neto). Em outras circunstâncias, o contexto e a cultura do paciente poderão interpretar tal procedimento como um "prolongamento indevido da morte"
Uso de antibióticos para tratamento de pneumonia aspirativa recorrente em paciente acamado com sequela grave de acidente vascular cerebral	Com exceção de situações de germes extremamente multirresistentes, para os quais não haveria opção de antimicrobiano disponível, de forma geral, existe a possibilidade de tais agentes alcançarem seu objetivo fisiológico de eliminar bactérias responsáveis pela infecção do paciente. A adequação ou não da decisão por continuar prescrevendo antibióticos para essas infecções deve levar em consideração em que medida o paciente gostaria de ser mantido vivo em seu estado de saúde atual ou consideraria tal estado como uma condição pior que a morte, algo intimamente relacionado a seus valores pessoais
Iniciar hemodiálise para pacientes em estado vegetativo crônico	O estado vegetativo crônico por si só não impede a hemodiálise de alcançar seu objetivo fisiológico de depurar o sangue do paciente de substâncias que usualmente seriam retiradas por meio da função dos rins, caso esta se encontre preservada. A questão central aqui envolve um julgamento de valor sobre a relação risco/custo/benefício de introdução de um procedimento como este para pacientes com probabilidades mínimas de recuperação de consciência e/ou funcionalidade

Fonte: extraído com permissão de Vidal et al., 2024.[11]

ção da perspectiva cultural dos pacientes e seus familiares, do valor que eles atribuem a diferentes estados de funcionalidade e das probabilidades de sucesso das intervenções.[15] Isso decorre do fato de que o conceito de tratamentos potencialmente inapropriados, em contraste com o da futilidade em senso estrito, não depende exclusivamente de um julgamento técnico, mas inclui questões relacionadas a valores morais que comumente variam entre pessoas distintas. Obviamente, isso não significa que a comunicação sobre pedidos de pacientes ou familiares por tratamentos fúteis em senso estrito não requeira um diálogo com base em sensibilidade e humildade cultural.[16] O Quadro 3 ilustra um exemplo de comunicação adequada envolvendo este tipo de situação.

QUADRO 3 **Exemplo de estratégia de comunicação frente à solicitação de intervenção de suporte de vida fútil em senso estrito, conforme conceito definido no texto principal, para um caso fictício**

Contexto: Paciente masculino de 70 anos internado em UTI há 12 dias em função de choque séptico após transplante de medula óssea para tratamento de mieloma múltiplo. O paciente apresenta hipotensão refratária a despeito do melhor suporte circulatório possível, incluindo o aumento progressivo da dose de drogas vasoativas. A equipe antecipa que ele evoluirá para óbito nas próximas horas e, após realizar o processo de comunicação desta notícia difícil à família da forma mais adequada possível, esta solicita que o paciente seja submetido a procedimentos de ressuscitação cardiopulmonar.

Filho do paciente: — Nós entendemos a gravidade da situação do meu pai, mas acreditamos que somente Deus pode decidir quando chegou a hora dele morrer. Para Deus nada é impossível. Por isso, gostaríamos que, se o coração dele parar de bater, vocês tentassem ressuscitá-lo.

Intensivista: — Eu compreendo a sua dor, seu medo de perder seu pai e admiro sua fé inabalável em Deus. Penso que você concorda que Deus sempre sabe o que faz e que é difícil para nós, humanos, desvendarmos os mistérios dos desígnios de Deus. Nós sempre desejamos o milagre da cura, mas, às vezes, o milagre que Deus designa para a gente é proteger as pessoas que amamos do sofrimento, e isso já é muito importante, pois ninguém deve passar por sofrimentos evitáveis...

Eu acredito que Deus coloca os profissionais de saúde no caminho das pessoas doentes para ajudá-las e protegê-las nos limites de suas possibilidades... Por isso, acho que essa nossa conversa é tão importante...

Na situação em que seu pai se encontra, infelizmente a infecção está tão avançada que, a despeito dos nossos esforços mais intensivos, não estamos conseguindo manter a pressão do sangue dele alta o suficiente para manter os órgãos do corpo dele funcionando direito... e quando a pressão continua caindo, como está acontecendo, chega uma hora em que o coração não consegue mais continuar batendo...

Quando isso acontecer, infelizmente, não vai adiantar fazer aquelas coisas de filme e realizar compressões no peito do seu pai, ou dar choques nele, ou qualquer outra coisa, pois nada disso poderia fazer o coração dele voltar a bater. Se fizéssemos isso, a única coisa que estaríamos fazendo seria arriscar causar desconforto para ele, correr o risco de quebrar algumas costelas dele, sabendo de antemão que nada disso funcionaria. Além disso, com esses procedimentos, estaríamos impedindo que você e sua família estivessem ao lado dele em seus últimos momentos. Esses todos são motivos que nos impedem de, nestas circunstâncias, se o coração do seu pai parar de bater, realizar aqueles procedimentos.

Eu também gostaria que Deus nos oferecesse o milagre da cura para o seu pai... mas precisamos estar preparados para a possibilidade de que o milagre de Deus para o seu pai seja permitir que ele tenha uma morte sem dor ou sofrimento, ao lado de pessoas que ele ama...

Fonte: extraído com permissão de Vidal et al., 2024.[11]

Os princípios abordados manifestam-se de forma distinta dentro dos diferentes modelos de relação profissional-paciente, que, por sua vez, exercem grande influência sobre a forma como as decisões são tomadas no campo da saúde.

MODELOS DE RELAÇÃO ENTRE PROFISSIONAIS DE SAÚDE E PACIENTES/FAMILIARES

Os processos de tomada de decisão na área da saúde se dão dentro do contexto das relações que se estabelecem entre profissionais de saúde, pacientes e seus entes queridos. De forma geral, são descritos três modelos principais para essas relações: o paternalista, o consumista/informativo e o mutualista.[17] Embora apenas este último se manifeste por meio da tomada de decisão compartilhada, entender os aspectos principais desses três modelos é importante por nos oferecer a oportunidade de refletir sobre nossa prática e à medida em que ela, em diferentes momentos, aproxima-se mais de um determinado modelo ou de outro.

Modelo paternalista

O modelo paternalista baseia-se fortemente na visão biomédica com foco na doença e se manifesta por meio de relações verticalizadas em que os profissionais de saúde possuem mais poder na tomada de decisão que os pacientes e seus entes queridos. De acordo com esta perspectiva, os profissionais atuam como "guardiões" de seus pacientes. Seus conhecimentos se revestem de tamanha certeza a ponto de impedir ou dificultar a escuta ativa dos pacientes. É importante reconhecer que as prescrições médicas neste modelo são frequentemente permeadas por julgamentos morais relacionados à perspectiva cultural dos profissionais de saúde, a qual tende a permanecer oculta e é tratada, veladamente, como o parâmetro frente ao qual o ponto de vista de pacientes e seus familiares deve ser julgado. Nessas circunstâncias, qualquer discordância por parte dos pacientes ou de seus familiares é desacreditada e compreendida pelos profissionais de saúde como negação ou incompreensão sobre o que seria "melhor" para o paciente.[8]

Embora a abordagem paternalista possa oferecer conforto em diversas situações e inclusive ser preferida por alguns pacientes,[18] ela apresenta limitações importantes quando as decisões a serem tomadas envolvem incertezas substanciais e requerem julgamento sobre a adequação da relação entre riscos e benefícios.[19] Nestes casos, informações acerca da perspectiva dos pacientes sobre seus valores, objetivos e preferências são absolutamente essenciais para alcançar uma melhor compreensão sobre quais abordagens possuem maior chance de contribuir para a redução do seu sofrimento e alcançar seus propósitos.

É muito fácil incorrermos em posturas paternalistas. Estas podem se manifestar pelas sutilezas de linguagem que frequentemente sequer alcançam o plano consciente. Termos como distanásia, ortotanásia, obstinação terapêutica, tratamentos desproporcionais, sofrimento e dignidade podem ter diferentes sentidos para pacientes, familiares e profissionais de saúde. Portanto, para que estes termos façam sentido e possam realmente ser úteis, é essencial que seja esclarecida qual perspectiva constitui seu ponto de referência, ou seja, de acordo com os valores/objetivos de quem estão sendo definidos em determinado contexto. Na ausência deste tipo de esclarecimento, infelizmente, estes termos podem ser utilizados, ainda que de modo inconsciente, como formas veladas de impor o ponto de vista cultural de profissionais de saúde por meio de um linguajar técnico de difícil acesso a pacientes/familiares. De fato, muitos dos conflitos entre profissionais de saúde e pacientes ou seus familiares acerca de decisões sobre implementação ou não de medidas invasivas de suporte de vida se devem a diferenças genuínas de perspectivas culturais sobre o que representa qualidade de vida e uma morte digna.[20]

A prática do que tem sido chamado de "paternalismo paliativo", em que os profissionais de saúde agem com o intuito de convencer pacientes/familiares sobre um plano de cuidados supostamente "paliativo", não dialoga verdadeiramente com os valores de pacientes/familiares e sua percepção sobre sofrimento, mas apenas com o ponto de vista cultural dos profissionais de saúde, não é conciliável com os princípios dos CP e nem digno deste nome, sendo possível, inclusive, equipará-lo a um tipo de coerção velada. Tal atitude é tão inadequada do ponto de vista ético como a dos profissionais que impõem condutas invasivas desconsiderando os valores de seus pacientes/familiares. "Paternalismo paliativo" e "paternalismo curativo" são como imagens em espelho um do outro e possuem em comum a carência de humildade cultural para perceber a importância de buscar conhecer melhor as pessoas de quem se está cuidando, suas fontes de sofrimento e o que representa um tratamento digno sob seu olhar.

Modelo consumista/informativo

De acordo com este modelo, o papel dos profissionais de saúde se restringe a apresentar ao paciente as informações relevantes a respeito das opções de abordagens existentes para seu problema de saúde, incluindo seus riscos, benefícios, custos e incertezas, para que o paciente então escolha a opção que mais lhe agrada. O papel dos profissionais de saúde dentro do modelo consumista/informativo pode ser comparado ao de um garçom que oferece um certo cardápio de opções a seus clientes e se limita a esclarecer eventuais dúvidas e trazer o que foi pedido. Trata-se também de uma relação verticalizada, onde o poder reside predominantemente com pacientes/familiares.

É importante reconhecer que esta segunda forma de relacionamento profissional-paciente também se encontra bastante distante do princípio da escuta compassiva, pois prescinde do esforço de compreensão e conexão entre profissionais de saúde, pacientes e seus entes queridos. Por isso, tal abordagem também pode comumente resultar em intervenções que findam por aumentar, ao invés de diminuir, o sofrimento de pacientes/familiares. Tal fato ocorre, muitas vezes, porque os próprios pacientes podem não possuir total clareza sobre o que desejam,[21] ou sobre os diversos elementos que contribuem para seu sofrimento, podendo demandar, por exemplo, por puro desespero, intervenções que não atenderiam às suas próprias necessidades. Adicionalmente, muitos pacientes podem sentir-se abandonados e sobrecarregados sob o peso de decisões que precisam ser tomadas.[22]

Modelo mutualista

O reconhecimento das limitações intrínsecas aos modelos paternalista e consumista/informativo de relacionamento entre profissionais de saúde e pacientes/familiares levou à proposição do modelo mutualista,[18] o qual fundamenta a prática da tomada de decisão compartilhada.[23] O cerne desta proposta reside na construção de uma qualidade de relacionamento entre profissionais de saúde, pacientes e seus familiares, caracterizado por um processo de diálogo que conduza a graus suficientes de clareza sobre as decisões que precisam ser tomadas, as opções existentes e suas consequências prováveis, riscos, benefícios e incertezas, bem como sobre os valores e preferências dos pacientes relacionados a tais opções.[19] Com base nesse conjunto de informações, profissionais de saúde, pacientes e familiares engajam-se juntos, enquanto especialistas em diferentes aspectos do problema que se deseja abordar, em um processo deliberativo, buscam alcançar consenso sobre o melhor caminho a seguir considerando tanto as possibilidades técnicas como os valores dos pacientes.[24] Neste modelo, os profissionais de saúde são especialistas na doença enquanto os pacientes/familiares são *experts* sobre si mesmos, suas histórias de vida e seus objetivos. Nos processos de tomada de decisão compartilhada, nem os profissionais de saúde, nem os pacientes e seus familiares sabem, isoladamente, com total certeza e *a priori* qual a melhor decisão a ser tomada. Esta será construída por meio do diálogo, do esforço genuíno de compreensão mútua e da abertura para reconsideração de pontos de vista e de escolhas prévias.

O papel do profissional de saúde neste modelo pode ir além da mera interpretação dos valores e objetivos do paciente ou de como eles seriam melhor atendidos por determinadas abordagens terapêuticas ou diagnósticas, e incluir a reflexão conjunta sobre valores e objetivos.[21] Por isso, é essencial reconhecer a necessidade de um alto grau de autovigilância e humildade cultural para que, durante esse processo deliberativo, os profissionais de saúde não incorram em uma postura paternalista velada e terminem por impor, ainda que de forma inconsciente, seus próprios valores culturais camuflados pelo esforço relacionado à articulação dos valores e preferências dos pacientes.

Uma forma de exercer a autovigilância necessária para a tomada de decisão compartilhada envolve perguntar a si mesmo, antes de iniciar uma discussão com um paciente e/ou sua família, se já temos certeza sobre a melhor escolha a fazer. Se, fora do contexto de uma medida fútil em senso estrito, a resposta for "sim", ou seja, se acreditarmos que já sabemos o que é melhor para o paciente mesmo antes de ouvi-lo e não estivermos abertos à possibilidade de mudar de opinião ao conversar com ele, isto representará evidência de que cedemos ao paternalismo e não estamos no caminho de uma tomada de decisão verdadeiramente compartilhada.

RECOMENDAÇÕES PARA A PRÁTICA DA TOMADA DE DECISÃO COMPARTILHADA

Conforme abordado previamente, o processo de tomada de decisão compartilhada é particularmente importante quando as decisões a serem tomadas envolvem incertezas substanciais e requerem julgamentos sobre a adequação da relação entre riscos e benefícios, a qual, por sua vez, depende dos valores dos indivíduos.[19] Em geriatria, gerontologia e nos cuidados paliativos, o processo de tomada de decisão compartilhada frequentemente se manifesta por meio de discussões de objetivos de cuidados e de planejamento antecipado de cuidados, cujos passos serão discutidos no Capítulo "Planejamento antecipado de cuidados".

Em 2022, a Academia Nacional de Cuidados Paliativos (ANCP) e a Sociedade Brasileira de Geriatria e Gerontologia (SBGG) emitiram por meio de um posicionamento conjunto diversas recomendações sobre a prática da tomada de decisão compartilhada em CP, as quais encontram-se listadas no Quadro 4.

Na atualidade, a prática da tomada de decisão compartilhada constitui, ao mesmo tempo, um imperativo ético moderno[25] e um desafio. Neste capítulo, abordamos os princípios que fundamentam sua prática, os diferentes modelos de relacionamento profissionais de saúde com pacientes/familiares e algumas recomendações para sua prática. Nosso desejo é que este texto contribua para a disseminação e desenvolvimento das práticas de tomada de decisão compartilhada no âmbito da geriatria, gerontologia e cuidados paliativos em nosso país.

QUADRO 4 Posicionamento do Comitê de Bioética da ANCP e da Comissão Permanente de Cuidados Paliativos da SBGG sobre tomada de decisão compartilhada em cuidados paliativos

O processo de tomada de decisão relacionada à saúde no âmbito dos CP deve seguir o modelo mutualista de decisão compartilhada, no qual as decisões são construídas a partir do diálogo entre profissionais de saúde e pacientes/familiares. Tal abordagem pressupõe:

- Que pacientes/familiares tenham sido esclarecidos de forma clara e acessível acerca de diagnósticos, prognóstico, possibilidades terapêuticas e/ou de diagnóstico complementar, das prováveis consequências relacionadas a cada abordagem, incluindo seus riscos, benefícios potenciais e incertezas.
- Que pacientes/familiares sejam capazes de compreender as informações descritas no item anterior.
- Que os profissionais de saúde tenham sido capazes de escutar de forma empática pacientes/familiares de modo a melhor compreender suas fontes de sofrimento, seus valores e prioridades.
- Que os profissionais de saúde sejam capazes de, em parceria com pacientes/familiares, articular os valores e prioridades dos pacientes com as diferentes possibilidades de conduta, de forma a construírem um consenso sobre a decisão a ser tomada.

Os profissionais de saúde devem ser capazes de refletir criticamente sobre como sua própria perspectiva cultural influencia sua interação com pacientes/familiares, bem como devem praticar autovigilância para evitar incorrer em uma postura paternalista velada e impor sua perspectiva cultural durante o processo de decisão compartilhada. Tal esforço requer reconhecer que termos como sofrimento, dignidade, ortotanásia, distanásia e tratamentos desproporcionais sempre se remetem a determinado ponto de referência, sendo, portanto, essencial explicitar se a perspectiva que os qualifica se remete à ótica cultural de pacientes/familiares ou dos profissionais de saúde. Isto se torna especialmente relevante quando da presença de conflitos entre profissionais de saúde e pacientes/familiares, os quais são comumente motivados por divergências nas perspectivas culturais destes atores.

(continua)

QUADRO 4 Posicionamento do Comitê de Bioética da ANCP e da Comissão Permanente de Cuidados Paliativos da SBGG sobre tomada de decisão compartilhada em cuidados paliativos (*continuação*)

O processo de decisão compartilhada representa um esforço continuado e deve considerar a possibilidade de períodos de testes terapêuticos em que, por exemplo, uma intervenção é realizada por um tempo determinado, de modo que durante este período seja possível obter maior clareza sobre os efeitos da intervenção e à medida em que estes se alinham aos objetivos de cuidado acordados com pacientes/familiares. Por isso, as decisões tomadas devem, sempre que possível, ser passíveis de reavaliação e modificação em função da evolução do quadro clínico do paciente e mudanças de contexto.
É fundamental reconhecer que a autonomia, tanto de pacientes/familiares como dos profissionais de saúde, possui limites que variam de acordo com o contexto clínico e o grau de certeza relacionado ao prognóstico, efetividade e riscos associados a cada intervenção. O processo mutualista de decisão compartilhada representa a estratégia adequada para consensuar objetivos de cuidado que contemplem da melhor forma possível as necessidades de pacientes/familiares dentro dos limites de autonomia que permeiam as relações entre eles e os profissionais de saúde.
Os profissionais de saúde devem compreender a definição estrita de intervenções fúteis como aquelas em que não há possibilidade nenhuma de seus objetivos fisiológicos serem alcançados. Devem saber distingui-las de intervenções potencialmente inapropriadas, reconhecendo que estas últimas envolvem não apenas elementos técnicos, mas também dependem de valores individuais e representam julgamentos provisórios que devem ser revisitados, discutidos e reconsiderados antes de tomar de uma decisão específica.
Os profissionais de saúde não devem implementar intervenções fúteis no senso estrito descrito anteriormente, mesmo que com intuito compassivo frente à solicitação de pacientes/familiares. Nestes casos, os profissionais devem esclarecer pacientes/familiares de forma empática acerca do impedimento ético existente a este respeito, bem como de seu compromisso permanente em fornecer o melhor cuidado possível ao paciente.
Profissionais de saúde não devem adotar condutas relacionadas à suspensão ou não introdução de tratamentos prolongadores da vida de forma unilateral, sem o consentimento esclarecido de pacientes ou de seus representantes legais e sem total clareza de que tais condutas se alinham aos valores e objetivos de cuidado de pacientes/familiares estabelecidos previamente.
Os processos de tomada de decisão compartilhada não são compatíveis com quaisquer formas de coerção e não devem ser influenciados por conflitos de interesse alheios ao melhor interesse dos pacientes. Com o objetivo de evitar que conflitos de interesse indiretos influenciem o processo de decisão compartilhada, deve haver mecanismos institucionais que impeçam a punição ou recompensa de profissionais de saúde em função do tipo de intervenção indicada.

Fonte: extraído com permissão de Vidal et al., 2024.[15]

REFERÊNCIAS BIBLIOGRÁFICAS

1. Cassel EJ. The nature of suffering and the goals of medicine. N Engl J Med. 1982;306(11):639-45.
2. Chochinov HM. Dignity-conserving care: a new model for palliative care helping the patient feel valued. JAMA. 2002;287(17):2253-60.
3. Chochinov HM. Dignity and the eye of the beholder. J Clin Oncol. 2004;22(7):1336-40.
4. Taylor JS. Confronting "culture" in medicine's "culture of no culture." Acad Med. 2003;78(6):555-9.
5. Goold SD, Williams B, Arnold RM. Conflicts regarding decisions to limit treatment: a differential diagnosis. JAMA. 2000;283(7):909-14.
6. Kimble P, Bamford-Wade A. The journey of discovering compassionate listening. J Holist Nurs. 2013;31(4):285-90.
7. Bond T. The compassion book: lessons from The Compassion Course. One Human Publishing; 2017.
8. Emanuel L, Brenner KO, Spira N, Solomon B, Doolittle DB, Rosenberg L, et al. Therapeutic holding. J Palliat Med. 2020;23(3):314-8.
9. Bosslet GT, Pope TM, Rubenfeld GD, Lo B, Truog RD, Rushton CH, et al. An official ATS/AACN/ACCP/ESICM/SCCM policy statement: responding to requests for potentially inappropriate treatments in intensive care units. Am J Respir Crit Care Med. 2015;191(11):1318-30.
10. Kon AA, Shepard EK, Sederstrom NO, Swoboda SM, Marshall MF, Birriel B, et al. Defining futile and potentially inappropriate interventions: a policy statement from the Society of Critical Care Medicine Ethics Committee. Crit Care Med. 2016;44(9):1769.
11. Vidal EIDO, Ribeiro SCDC, Kovacs MJ, Máximo Da Silva L, Sacardo DP, Iglesias SBDO, et al. Posicionamento da Academia Nacional de Cuidados Paliativos sobre suspensão e não implementação de intervenções de suporte de vida no âmbito dos cuidados paliativos. Crit Care Sci. 2024;36:e20240021en.
12. Libby C, Skinner RB, Rawal AR. EMS termination of resuscitation and pronouncement of death. In: StatPearls [Internet]. Treasure Island: StatPearls Publishing; 2024.
13. Swol J, Darocha T, Paal P, Brugger H, Podsiadło P, Kosiński S, et al. Extracorporeal life support in accidental hypothermia with cardiac arrest: a narrative review. Asaio J. 2022; 68(2):153-62.
14. Vidal EIO, Dadalto L, Iglesias SBO. Nutrição e hidratação em pacientes portadores de demência em fase avançada: Comitê de Bioética da Academia Brasileira de Cuidados Paliativos. São Paulo: ANCP; 2020.
15. Vidal EIO, Kovacs MJ, Silva JJ, Silva LM, Sacardo DP, Bersani AL de F, et al. Posicionamento da ANCP e SBGG sobre tomada de decisão compartilhada em cuidados paliativos. Cad Saúde Pública. 2022;38(9):e00130022.
16. Tervalon M, Murray-García J. Cultural humility versus cultural competence: a critical distinction in defining physician training outcomes in multicultural education. J Health Care Poor Underserved. 1998;9(2):117-25.
17. Edwards A, Elwyn G (ed). Shared decision-making in health care: achieving evidence-based patient choice. 2nd ed. Oxford: Oxford University Press; 2009. p. 414.
18. Roter DL, Hall JA. Doctors talking with patients/patients talking with doctors: improving communication in medical visits. 2nd ed. Westport, Conn: Praeger; 2006. p. 238.
19. Bakitas M, Kryworuchko J, Matlock DD, Volandes AE. Palliative medicine and decision science: the critical need for a shared agenda to foster informed patient choice in serious illness. J Palliat Med. 2011;14(10):1109-16.
20. Goold SD, Williams B, Arnold RM. Conflicts regarding decisions to limit treatment: a differential diagnosis. JAMA. 2000;283(7):909-14.
21. Emanuel EJ, Emanuel LL. Four models of the physician-patient relationship. JAMA. 1992;267(16):2221-6.
22. Charles C, Gafni A, Whelan T. Shared decision-making in the medical encounter: What does it mean? (or it takes at least two to tango). Soc Sci Med. 1997;44(5):681-92.
23. United States. Making health care decisions: a report on the ethical and legal implications of informed consent in the patient-practitioner relationship [Internet]. Washington: The Commission; 1982.
24. Charles C, Gafni A, Whelan T. Decision-making in the physician-patient encounter: revisiting the shared treatment decision-making model. Soc Sci Med. 1999;49(5):651-61.
25. Elwyn G, Tilburt J, Montori V. The ethical imperative for shared decision-making. Eur J Pers Centered Healthc. 2013;1(1):129-31.

6

Planejamento antecipado de cuidados

Laiane Dias de Moraes
Edison Iglesias de Oliveira Vidal

Destaques do tema

- O paciente tem o direito de participar das decisões sobre seus próprios cuidados de saúde. Decisões sobre tratamentos envolvem não apenas doenças, mas também valores e experiências dos pacientes.
- Tratamentos indesejados no final da vida podem causar impactos negativos, como ansiedade e depressão em pacientes e familiares.
- Poucas pessoas formalizam suas preferências em diretivas antecipadas de vontade. No Brasil, a adesão é ainda menor por causa de barreiras culturais e falta de treinamento dos profissionais.
- As diretivas antecipadas de vontade incluem testamento vital e mandato duradouro para nomeação de um representante legal.
- Deve-se fomentar a adoção do planejamento antecipado de cuidados para garantir maior respeito à autonomia dos pacientes e melhores desfechos no final da vida.

INTRODUÇÃO

Conversas sobre preferências de cuidados de saúde entre pacientes e profissionais de saúde, especialmente de forma antecipada, ainda são pouco frequentes no Brasil, apesar de a maioria dos indivíduos desejar discutir com seus médicos sobre as opções de cuidados que melhor se adaptam aos seus valores pessoais. Assume grande importância nesse contexto o princípio bioético da Autonomia, o qual garante o direito do paciente de participar da tomada de decisões relacionadas aos seus cuidados.[1,2]

As decisões médicas são complexas e influenciadas por muitos fatores que vão além dos relacionados apenas às doenças. Para cada tratamento devem-se levar em conta seus riscos e seus benefícios, considerando-se também os valores e experiências do paciente. Evidências sugerem que tratamentos indesejados no final da vida estão associados a desfechos negativos, como diminuição da qualidade de vida, baixa satisfação com os cuidados, ansiedade e depressão em pacientes e seus familiares.[3-5]

No contexto da geriatria, considerando a vulnerabilidade e condições de saúde de pessoas idosas, esta conversa, que deveria ser primordial para o respeito à sua autonomia, torna-se ainda menos frequente. E, considerando o aumento da prevalência de demências nessa população, torna-se ainda mais necessário esse tipo de discussão sobre preferências de cuidados.[5,6]

O planejamento antecipado de cuidados (PAC) é uma abordagem fundamental para garantir que as preferências e os valores dos pacientes sejam respeitados durante o processo de tomada de decisão, especialmente em cuidados de fim de vida. Trata-se de um processo contínuo e estruturado, que envolve discussões entre o paciente, seus familiares e os profissionais de saúde, permitindo que desejos relacionados à assistência em saúde sejam registrados e honrados em momentos críticos, especialmente quando o paciente já não pode expressar suas vontades.[2,6]

Apesar de sua relevância, a adesão ao PAC permanece baixa. Embora os dados de prevalência sejam limitados, as taxas de discussões documentadas do PAC, assim como de conclusão das diretivas antecipadas de vontade (DAV), ainda são em torno de 10 a 15% em países como Alemanha, Holanda e Inglaterra. Wright et al.[7] mostraram, em um estudo longitudinal prospectivo, que apenas 37% dos pacientes com câncer avançado tiveram uma conversa sobre PAC antes da sua morte. Em resposta, alguns serviços de saúde pública implementaram programas para melhorar o acesso ao PAC. São exemplos os programas *Advance Care Planning* da Austrália e do *National Institute for Health and Care Excellence* (NICE) do Reino Unido, que desde 2011 visam integrar o PAC à rotina de hospitais de urgência e emergência, em instituições de longa permanência de idosos e na atenção primária. No Brasil, a adesão ao PAC pode ser ainda menor, refletindo barreiras culturais, sociais e educacionais que dificultam a implementação do PAC. A ausência de familiaridade da população com o conceito, o tabu em torno da morte e a desinformação sobre os benefícios do PAC contribuem para essa realidade. Além disso, a maior parte dos médicos não recebeu treinamento sobre esse tema e sente-se desconfortável em conversar sobre finitude e cuidados futuros com seus pacientes. Essas barreiras comprometem a efetividade do PAC e limitam o alcance de uma assistência verdadeiramente centrada no paciente.[8-10]

Discutir o PAC não é apenas uma questão técnica ou médica, mas um imperativo ético e humano. A criação de espaços de diálogo sobre o tema pode transformar a experiência do fim de vida, reduzindo sofrimento, promovendo autonomia e alinhando as decisões às preferências individuais.[11,12] Por isso, este capítulo busca explorar as dimensões do PAC, seus desafios e possibilidades, com o objetivo de fomentar a adoção dessa prática em nossa realidade.

CONCEITO E PERCURSO HISTÓRICO

Em 2017, por meio de um consenso de especialistas, o PAC foi definido como um processo que empondera indivíduos de qualquer idade e em qualquer estado de saúde a compreender e compartilhar seus valores, objetivos de vida e preferências em relação a cuidados de saúde, com o objetivo de assegurar que pessoas recebam cuidados de saúde consistentes com seus valores, objetivos e preferências, especialmente durante a trajetória de doenças graves e crônicas.[13]

É importante notar que essa definição é bastante ampla e vai além de uma simples elaboração de uma DAV. Ainda é muito frequente a associação do PAC à realização de uma DAV. As decisões que envolvem tratamentos, discutidas no PAC, podem ter seu registro em uma DAV, que faz parte do PAC, mas não é obrigatória, apesar de seu grande valor.[13,14]

O PAC é um instrumento que possibilita o respeito à autonomia do paciente mediante um processo contínuo e dinâmico em que preferências e metas de cuidados devem ser revisadas e discutidas ao longo da evolução da doença. Dessa forma, ele pode ser modificado em qualquer momento, especialmente após cada intercorrência ou internação - assim como o prognóstico, que deve ser (re) discutido sempre que houver mudanças na evolução da doença. Além do conteúdo que pode ser alterado, outros aspectos podem ser acrescentados.[3,6,7]

Fazem parte do espectro do PAC:[13,15-17]

- Discussão sobre diagnóstico, prognóstico, opções terapêuticas disponíveis.
- Discussão sobre valores e prioridades do paciente.
- Discussão sobre objetivos de cuidados (atuais ou futuros).
- Elaboração de DAV (testamento vital e mandato duradouro - nomeação de procurador de cuidados de saúde para representar o paciente quando estiver impossibilitado para tomar decisões.).
- Recusa de tratamento específico.

"PAC" e "Discussões sobre objetivos de cuidados" constituem processos por meio dos quais os profissionais de saúde buscam compreender as prioridades de seus pacientes, com o intuito de construir planos terapêuticos compartilhados. No entanto, esses dois tópicos são didaticamente considerados diferentes. Enquanto a discussão sobre objetivos de cuidados tem como objetivo principal a elaboração de um plano de cuidados para pessoas com doenças graves com foco no momento presente, o PAC tem seu enfoque principal sobre questões concernentes a cuidados futuros (mais distantes), e em especial para eventuais situações em que o paciente tenha perdido sua capacidade decisória.

É imprescindível uma boa habilidade de comunicação do profissional de saúde - premissa básica para a elaboração do PAC. É essencial para que o paciente seja devidamente informado, de forma clara, verdadeira e empática, com linguagem adequada, sobre seu diagnóstico, prognóstico e opções de cuidado disponíveis, com seus riscos e seus benefícios. Dessa forma, de fato, ele terá condições para exercer seu direito à autonomia.[13,15]

As informações biográficas e de valores do paciente, somadas às questões técnicas bem-esclarecidas do cuidado, constituem a base para um planejamento de cuidados centrado nele. Um dos principais objetivos do PAC, além de garantir que, à medida que a doença avance, o paciente receba tratamentos em consonância com as suas preferências, é reduzir o ônus decisório da família sobre a tomada de decisão envolvendo cuidados de saúde.[13,16,18]

Outros benefícios do PAC já são bem-estabelecidos em estudos prévios, como:

- Um menor sofrimento moral dos profissionais de saúde.
- Maiores taxas de registros de DAV.
- Maior probabilidade de médicos e familiares entenderem e cumprirem os desejos do paciente.
- Redução de hospitalização e tratamentos intensivos no final da vida.
- Mais acompanhamentos por equipes de cuidados paliativos (CP).
- Maior probabilidade de o paciente morrer no local preferido.

- Maior satisfação com a qualidade do atendimento.
- Risco menor de estresse, ansiedade e depressão em familiares durante o luto.

Finalmente, existem dados emergentes mostrando que o PAC reduz o custo dos cuidados de final de vida, sem aumentar a mortalidade.[18,19]

Essa discussão sobre preferências de cuidados ainda é realizada com mais frequência entre os portadores de doenças crônico-degenerativas, como o câncer, demências e insuficiências orgânicas (insuficiência cardíaca, doença pulmonar obstrutiva crônica - DPOC, entre outras), embora seja válida para qualquer outra doença.[12]

Historicamente, o PAC surgiu a partir da discussão sobre o reconhecimento legal do direito de pacientes ou de seus familiares a recusarem medidas de suporte extraordinárias de prolongamento de vida, com o surgimento de leis regulamentando as DAV, que ocorreu na década de 1990 nos Estados Unidos,[20] as quais serão abordadas a seguir.

DIRETIVAS ANTECIPADAS DE VONTADE

DAV são um componente fundamental do PAC, embora não obrigatória, mas de grande valor. São reconhecidas como um meio para que os desejos e valores individuais sejam respeitados, em caso de doença grave e incurável, por meio do registro de manifestação de vontade do paciente. É a oportunidade para o paciente manter o controle sobre suas decisões de cuidados de saúde e garantir que suas preferências sejam levadas em consideração quando mais precisarem.[20,21]

Fazem parte das DAV:

- O "mandato duradouro", em que o paciente designa um representante para decidir sobre seus cuidados futuros, caso o paciente não possa mais se expressar.
- O "testamento vital", que se refere ao registro das próprias preferências de cuidados manifestadas pelo indivíduo.[21]

No Brasil ainda não há legislação específica sobre as DAV, mas há a Resolução 1.995/2012[21] do Conselho Federal de Medicina (CFM), que determina que todo médico deve considerar as DAV do paciente nas decisões sobre cuidados e tratamentos daqueles que se encontram incapazes de se comunicar ou expressar de maneira livre e independente seus desejos. Ela estabelece, também, que o médico registrará em prontuário as DAV que lhe forem comunicadas pelo paciente. Essa resolução visa garantir que a autonomia do paciente seja respeitada, com base na ortotanásia – sem qualquer relação com a eutanásia –, reconhecendo o direito do paciente de recusar tratamento extraordinário, entendido como aquele que visa apenas prolongar a vida, sem garantir qualidade de vida ou benefício na perspectiva do paciente. Assim, o que tiver sido determinado nas DAV prevalece sobre qualquer outra decisão de terceiros, desde que em conformidade com os preceitos ético-legais.[20,21]

Todos os indivíduos maiores de 18 anos com capacidade cognitiva preservada podem realizar uma DAV. A Resolução 1.995/2012 estabelece que o médico pode registrar no prontuário médico a diretiva que foi comunicada diretamente pelo paciente, sem a necessidade de registro em cartório. Vale ressaltar que cabe ao médico, como técnico, orientar detalhadamente e apoiar o paciente na elaboração das DAV, informando-lhe com clareza todas as opções terapêuticas e procedimentos que sejam mais adequados e disponíveis, e que estejam de acordo com seus valores. Uma vez realizada, a DAV pode ser modificada a qualquer momento, o que pode acontecer, por exemplo, após uma nova internação ou mudança na evolução da doença, ou quando o paciente quiser modificar ou acrescentar informações.[21]

ELABORAÇÃO DO PLANEJAMENTO ANTECIPADO DE CUIDADOS

O PAC é um processo complexo, nem sempre realizado em uma única conversa, podendo ser iniciado em qualquer momento da vida do indivíduo. O conteúdo do planejamento pode variar conforme a condição de saúde em que o paciente se encontra (Quadro 1), desde um contexto de ausência de sintomas, em fase inicial da doença, até uma situação de terminalidade. O PAC deve ser revisado regularmente, sobretudo quando há mudança no quadro clínico do indivíduo ou após a admissão do paciente no hospital, para constatar se ele mantém ou não as suas preferências de cuidados ou se gostaria de acrescentar alguma nova informação.[13,18,19]

É importante lembrar que esses assuntos devem ser colocados de forma gradativa. Dificilmente serão definidos em uma única conversa. O PAC é uma construção: só se consegue abordar priorização de medidas de conforto em detrimento de medidas invasivas, por exemplo, com um paciente/família que já tenham compreendido bem o diagnóstico e prognóstico da doença, e que o foco principal nem sempre é o tratamento e a cura, mas a pessoa com todas as suas particularidades. Após ponderar os aspectos individuais/pessoais e técnicos da doença é que se constrói a base para o PAC, o qual deve ser compartilhado entre equipe de saúde e paciente/família.[1,9,19]

Alguns instrumentos podem ser usados para facilitar a discussão sobre PAC e para documentar os desejos em relação aos cuidados de fim de vida. Um exemplo é o paradigma *Physician Orders for Life-Sustaining Treatment* (POLST), que tem como premissa básica traduzir a conversa de PAC em uma prescrição médica que especifica as condutas que devem ser tomadas por outros profissionais de saúde que venham a cuidar do paciente em termos de reanimação cardiopulmonar, nutrição artificial e intervenções médicas de forma geral por

QUADRO 1 Etapas do planejamento antecipado de cuidados[2,3,6]

Etapas	Exemplos
Convidar para a conversa sobre PAC	"Para mim, é muito importante respeitar as prioridades e os valores dos pacientes em relação a seus tratamentos de saúde. Caso aconteça algo inesperado, como um AVC, por exemplo, que pode prejudicar sua consciência e capacidade de comunicar para dizer como gostaria ou não de ser cuidado. Por isso, seria bom conversar para entender as coisas que são importantes para você e, se preferir, quem você nomearia para tomar decisões sobre sua saúde em seu nome, caso algo assim acontecesse. Podemos conversar sobre isso?" "Você gostaria de falar sobre o que pode acontecer adiante caso haja uma intercorrência grave, e como podemos fazer para que suas preferências sejam respeitadas?"*

(continua)

QUADRO 1 **Etapas do planejamento antecipado de cuidados** [2,3,6] ***(continuação)***

Etapas	Exemplos
Identificar um representante, se houver necessidade	Se você se tornasse incapaz de dizer aos seus médicos que tipo de tratamento você gostaria de receber, quem você indicaria para tomar as decisões médicas por você?"* Nota: se o paciente nomear várias pessoas, tente estabelecer um procurador principal
Explorar os valores e preferências do paciente	"O que é mais importante para você neste momento?" "O que você tem pensado desde o seu diagnóstico? Quais são suas maiores preocupações?" "Quando você esteve hospitalizado no mês passado, quais foram suas maiores preocupações? Como seria para você se (o problema que levou à hospitalização) acontecesse de novo?" "Você já soube de alguém que você considerasse que estava em uma situação de saúde que você achava pior do que a própria morte? Por que você achou isso?" "Existe algum tratamento de saúde que você jamais gostaria de receber? Por quê?"*
Confirmar a compreensão	"Então, se entendi corretamente o que você me disse, neste momento, as coisas mais importantes para você são..." "Você consideraria um estado de saúde... como pior que a morte porque..." "Você jamais aceitaria... tratamentos porque..."*
Estabelecer o grau de liberdade	"É muito difícil prever tudo que pode acontecer no futuro. Mas considerando seu diagnóstico, podem ocorrer situações em que seu representante tenha dificuldade em seguir tudo que você disse que gostaria. Nesses casos, há pacientes que dariam total liberdade a seu representante para agir como achasse melhor. Já outros, não dariam essa liberdade a seus representantes, preferem deixar tudo bem-estabelecido previamente. Outros pacientes ainda dariam liberdade apenas em relação a determinadas decisões. Como seria isso para você?"*
Documentar o PAC (DAV)	"Estas são decisões importantes que podem influenciar seu tratamento no futuro. Devemos nos certificar de que as receba por escrito." No Quadro 2, segue o exemplo do registro de uma DAV, que deve ser escrita em prontuário médico, mas também pode ser escrita sob a forma de prescrição/recomendação de cuidados, e ser entregue para o paciente e sua família para ser usado em caso de intercorrências, especialmente indicado para aqueles que têm dificuldade de escrever sobre suas prioridades e vontades.
Disseminar as escolhas	"Seria importante que sua família soubesse de seus desejos e vontades para o futuro. Isso inclui que todos saibam quem você escolheu como o responsável por tomar as decisões quando você estiver incapaz"
Revisar o PAC	"Você gostaria de revisar seu plano de cuidados? Eu só quero ter certeza de que eles ainda são os mesmos"

*Adaptado de PAC em Geriatria e Gerontologia, 2023.

QUADRO 2 Exemplo de registro de uma diretiva antecipada de vontade (DAV)

Hoje conversei com o Sr. JMS e seu filho NMS sobre o plano de cuidados do Sr. JMS. O paciente relatou que, agora ciente de suas doenças (insuficiência cardíaca e DPOC) e sabendo das características das doenças e prognóstico, tem receio de ter falta de ar importante e morrer com essa angústia. Gosta muito da companhia de sua esposa, filhos e netos. No momento, ainda tem sua independência para fazer atividades do dia a dia sem sintomas limitantes e deseja manter sua rotina, assistindo futebol e as séries de TV com seus netos, e ajudando sua esposa em algumas coisas da cozinha (era ele quem cozinhava em casa). Isso é o que dá sentido a sua vida e teme o momento de não poder mais fazer isso se a doença avançar. Relata que não gostaria de estar em hospital, mas que aceitaria ser hospitalizado caso aconteça o agravamento de sintomas, principalmente da falta de ar, pois tem medo de sofrer em casa e não deseja sobrecarregar sua família. Mas não deseja receber tratamentos invasivos em unidade de terapia intensiva (UTI), como ventilação mecânica e sonda de alimentação, caso haja agravamento considerado irreversível pelas doenças de base, pois receia ficar acamado e dependente indefinidamente, como aconteceu com sua irmã. Prefere receber cuidados não invasivos em quarto, acompanhado de sua família, com foco no alívio de sintomas, com medicamentos incluindo sedação paliativa e oxigenoterapia se indicados, dentre outros.
O Sr. JMS relata ainda que gostaria que seu filho (NMS) fosse seu representante para decisões relacionadas à sua saúde e que lhe daria liberdade para decidir sobre outras questões que surgirem que ainda não foram discutidas previamente, mas gostaria que o filho respeitasse as vontades já manifestadas pelo paciente.

meio de um formulário próprio.[22,23] Outra particularidade do paradigma POLST é que ele foca em pacientes com expectativa de sobrevida reduzida, ou seja, aqueles em situação em que seus médicos não se surpreenderiam se eles morressem dentro de 1 ano. Por isso, as conversas do POLST têm como ponto de partida o estado de saúde atual do paciente e não um estado de saúde num futuro distante. Por exemplo, ao invés de conversar sobre como o paciente gostaria de ser cuidado em uma situação futura em que ele estivesse com um câncer avançado, que ele não possui hoje, e sofresse um AVC, o paciente seria perguntado sobre como ele gostaria de ser cuidado se ele sofresse um AVC hoje, em seu estado de saúde atual.

A Sociedade Brasileira de Geriatria e Gerontologia (SBGG), por meio da sua Comissão Permanente de Cuidados Paliativos, lançou dois instrumentos com o objetivo de facilitar a conversa sobre preferências de cuidados ao final de vida, e assim permitir a construção de uma DAV. O primeiro foi o jogo "Cartas na mesa" – que teve como base o jogo *Go Wish Cards*, traduzido para o contexto brasileiro. O instrumento conta com 36 cartas, onde cada uma representa um desejo relacionado a cuidados em saúde. Pode ser jogado de forma individual ou em dupla, com seu procurador de saúde, para facilitar a conversa sobre as suas preferências de cuidados de uma forma mais simples e lúdica.[24,25] O segundo, um aplicativo para *smartphone* chamado "Minhas vontades", que também objetiva facilitar a reflexão sobre preferências de cuidados futuros, para que o indivíduo possa então compartilhar com seu médico e pessoas de sua confiança os seus valores e preferências.[26]

Idealmente, a discussão sobre PAC é seguida por uma prescrição de tratamento médico específica e acionável (p. ex., ordens de não reanimar ou de não passar sonda para dieta enteral), refletindo as preferências de tratamento do indivíduo e a condição médica atual. É importante que essas prescrições de tratamento médico sejam escritas de forma apropriada para que sejam prontamente compreendidas por profissionais de saúde durante uma emergência ou em qualquer modalidade de assistência.[1,2,8]

CONCLUSÃO

Conciliar os valores dos pacientes às melhores alternativas disponíveis de cuidado exige boas habilidades de comunicação para entender suas necessidades e prioridades e estabelecer metas de cuidados com base no que foi compartilhado. Não existe plano único para um cenário clínico específico e essa flexibilidade requer alguma prática. Esse capítulo trouxe sugestões e recomendações de evidências atuais para facilitar o PAC na prática clínica, que deve ser pautado numa comunicação clara e empática, desde a informação do diagnóstico e prognóstico – essencial para que o paciente identifique suas prioridades – passando por uma escuta ativa para explorar o que é importante para o paciente, até a tomada de decisão propriamente dita e o posterior compartilhamento de informações e registro do plano de cuidados.

Há evidências suficientes que justificam o PAC como processo-chave para melhorar a assistência, especialmente em CP e, portanto, deve ser rotineiramente integrado à prática clínica. Quanto antes iniciar essa discussão, maiores as chances de o paciente receber tratamento consistente com seus desejos e valores, refletindo em melhor qualidade de vida, além de menor sobrecarga emocional para familiares e profissionais de saúde, e menor risco de intervenções desproporcionais no fim de vida.

REFERÊNCIAS BIBLIOGRÁFICAS

1. Rosca A, Karzig-Roduner I, Kasper J, et al. Shared decision making and advance care planning: a systematic literature review and novel decision-making model. BMC Med Ethics. 2023;24(64).
2. Dias LM, Bezerra MR, Barra WF, Rego F. Planejamento antecipado de cuidados: guia prático. Rev Bioét. 2022;30(3).
3. Fahner JC, Beunders AJM, van der Heide A, Rietjens JAC, Vanderschuren MM, van Delden JJM, et al. Interventions guiding advance care planning conversations: a systematic review. J Am Med Dir Assoc. 2019;20(3):227-48.
4. Souza GL, Bouba DA, Coroa RC, et al. The impact of advance care planning on healthcare professionals' well-being: a systematic review. J Pain Symptom Manage. 2024;67(2):173-87.
5. Dias LM, Bezerra MR, Barra WF, Rego F. Refusal of medical treatment by older adults with cancer: a systematic review. Ann Palliat Med. 2021.
6. Vidal EIO, Bersani ALF, Dias LM. Planejamento antecipado de cuidados em geriatria e gerontologia. Rio de Janeiro: DOC; 2023. 54 p.
7. Wright AA, Zhang B, Keating NL, Weeks JC, Prigerson HG. Association between palliative chemotherapy and adult cancer patients' end-of-life care and place of death: prospective cohort study. BMJ. 2014;348:g1219.
8. Silveira MJ. Advance care planning and advance directives. In: Arnold RM, Givens J, eds. UpToDate. Waltham: UpToDate; 2022.
9. Dias LM, Bezerra MR, Barra WF, Carvalho AEV, Castro L, Rego F. Advance care planning and goals of care discussion: the perspectives of Brazilian oncologists. BMC Palliat Care. 2022;21(1):165.
10. McDermott E, Selman LE. Cultural factors influencing advance care planning in progressive, incurable disease: a systematic review with narrative synthesis. J Pain Symptom Manage. 2018;56(6):613-36.
11. Rietjens J, Korfage I, Taubert M. Advance care planning: the future. BMJ Support Palliat Care. 2020;bmjspcare-2020-002304.
12. Detering KM, Hancock AD, Reade MC, Silvester W. The impact of advance care planning on end-of-life care in elderly patients: randomised controlled trial. BMJ. 2010;340:c1345.

13. Rietjens JAC, Sudore RL, Connolly M, van Delden JJ, Drickamer MA, Droger M, et al. Definition and recommendations for advance care planning: an international consensus supported by the European Association for Palliative Care. Lancet Oncol. 2017;18(9):E543-51.
14. Fulmer T, Escobedo M, Berman A, Koren MJ, Hernández S, Hult A. Physicians' views on advance care planning and end-of-life care conversations. J Am Geriatr Soc. 2018;66(6):1201-5.
15. Jain N, Bernacki RE. Goals of care conversations in serious illness: a practical guide. Med Clin North Am. 2020;104(3):375-89.
16. Cook MR. Goals of care: understanding the outcomes that matter most. Surg Clin North Am. 2019;99(5):833-47.
17. North Bristol NHS Trust. Advance care planning. Disponível em: https://www.nbt.nhs.uk/our-services/a-z-services/palliative-end-life-care/advance-care-planning
18. Agarwal R, Epstein AS. Advance care planning and end-of-life decision making for patients with cancer. Semin Oncol Nurs. 2018;34(3):316-26.
19. Johnson S, Butow P, Kerridge I, Tattersall M. Advance care planning for cancer patients: a systematic review of perceptions and experiences of patients, families, and healthcare providers. Psychooncology. 2016;25:362-86.
20. Nunes R. Diretivas antecipadas de vontade. Brasília: Conselho Federal de Medicina; 2016.
21. Conselho Federal de Medicina. Resolução n. 1.995, de 9 de agosto de 2012. Dispõe sobre as diretivas antecipadas de vontade dos pacientes.
22. Physician Orders for Life-Sustaining Treatment Paradigm. Disponível em: www.polst.org
23. Mayoral VFS, Fukushima FB, Rodrigues AM, Carvalho RP, Carvalho LP, Pinheiro LAFV, et al. Cross-cultural adaptation of the physician orders for life-sustaining treatment form to Brazil. J Palliat Med. 2018;21(6):815-9.
24. Sociedade Brasileira de Geriatria e Gerontologia. Projeto Cartas na Mesa. Rio de Janeiro: SBGG; 2022.
25. Go Wish: a tool for end-of-life care conversations. J Palliat Med. 2007;10(2).
26. Sociedade Brasileira de Geriatria e Gerontologia. Minhas Vontades: aplicativo das diretivas antecipadas de vontade. SBGG. Disponível em: https://bit.ly/3wtpaw

7

Avaliação da capacidade decisória em pacientes idosos

Mariana Santos Lyra Corte Real
Camila Oliveira Alcantara
Priscila Lima Tavares
Ana Carolina Brochado Teixeira

Destaques do tema

- Capacidade decisória em pacientes idosos.
- Construção da tomada de decisão com base em três pilares: o paciente, o profissional de saúde e a informação.
- Decisão compartilhada com base nos valores, desejos, crenças e preferências do paciente; no conhecimento técnico do profissional de saúde e no diagnóstico do paciente e suas repercussões.
- Documentação da decisão compartilhada e de sua construção em prontuário.
- Avaliação da capacidade decisória do paciente por meio da avaliação cognitiva e do planejamento antecipado de cuidados.
- Decisões na prática com base em dois casos clínicos fictícios.

INTRODUÇÃO

Os cuidados de saúde em pacientes idosos, diferente dos adultos de maneira geral, tendem a envolver o idoso e seus familiares. Quando presente doença ameaçadora à vida, esse envolvimento é ainda maior. Uma série de informações complexas é anunciada e tomadas de decisões devem ser realizadas para o planejamento do melhor cuidado desse indivíduo. Sentimentos se misturam à razão para o entendimento do que é o melhor para aquele pai/mãe/irmão/paciente. E como realizar a avaliação da capacidade decisória em pacientes idosos e avaliar se esse idoso pode ser protagonista de sua vida naquele momento?

Segundo o Comitê de Bioética da Academia Nacional de Cuidados Paliativos e da Comissão Permanente de Cuidados Paliativos da Sociedade Brasileira de Geriatria e Gerontologia (SBGG), para construção da tomada de decisão, é preciso levar em consideração três pilares: o paciente, o profissional de saúde e a informação (Figura 1).[1]

Profissional de saúde

- Disponibilizar tempo para o diálogo e tempo para escuta. Escuta compassiva

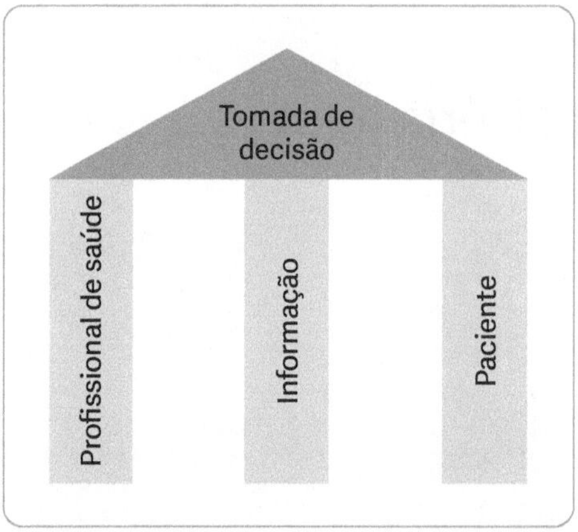

FIGURA 1 Os três pilares para a construção da tomada de decisão: paciente, profissional de saúde e informação.

e empática, como refere Cicely Saunders,[2,3] sem julgamentos e com grande interesse em compreender o que se passa com os pacientes e seus entes queridos.

- Despir de seus valores e considerar os valores do outro, a perspectiva do outro em relação ao que é qualidade de vida e uma morte digna.
- Providenciar ambiente adequado, confortável para todos e sem ruídos.[1]

Informação

- Oferecer ao paciente a opção de receber ou não as informações e necessidade de delegar a terceiro a escuta do que vai ser dito.
- Deve ser dada de forma clara, evitando-se termos técnicos de difícil entendimento. Importante adaptar a linguagem ao receptor da informação.
- Confirmar ao término da conversa se houve clareza no entendimento sobre as possibilidades de tratamento e suas consequências, benefícios e incertezas, e correlacionar com os valores e interesses do paciente.[1]

Paciente

- Individualizar o paciente. Entender sua biografia, sua história de vida, seus valores.
- Importante que o paciente esteja com cognição preservada, para que possa compreender as informações dadas e possa conseguir emitir opinião para auxílio da tomada de decisão compartilhada.
- Discussões antecipadas sobre manejo de cuidados de saúde antes de perda de capacidade decisória devem ser estimuladas a todos os pacientes. Um paciente que esteja em *delirium* ou com incapacidade cognitiva por síndrome demencial deve ter um responsável elegível por ele para que o represente.[1]

Com base nesse conjunto de informações, profissionais de saúde, pacientes e familiares se engajam em um processo deliberativo, no qual buscam um consenso sobre o melhor caminho a seguir, tendo em vista as possibilidades técnicas e as preferências dos pacientes.[4]

DECISÃO COMPARTILHADA

Individualizar o paciente e sua história: como o profissional de saúde poderia auxiliar o paciente/familiar/cuidador na melhor tomada de decisão/conduta?

O primeiro passo é o diálogo, a escuta ativa para ouvir, entender e acolher o paciente portador de uma doença grave, irreversível e incurável junto aos seus familiares/cuidadores. Dessa forma, unir a ética, a coerência e a sensatez do profissional de saúde junto às evidências científicas atualizadas, e de forma individualizada com os valores, preferências e crenças do paciente, para chegar a uma decisão compartilhada. Ou seja, usar essas informações à luz do conhecimento sobre o prognóstico e as possibilidades de intervenção com seus riscos e benefícios, obtidas previamente, considerando as certezas e incertezas existentes, e propor um plano terapêutico.[5]

Dentre os princípios da bioética, que são norteadores da boa prática médica, figuram a autonomia como núcleo central do relacionamento médico-paciente (consentimento informado), a beneficência e a não maleficência, além de respeito, empatia e comunicação verbal ou não verbal. Durante a construção longitudinal desse vínculo médico-paciente, a anamnese (história clínica) soma-se à biografia de valores do paciente, conhecendo seus objetivos de vida e compreendendo o que realmente importa para ele naquele momento. Dessa maneira, ocorre um alinhamento e entendimento sobre o quadro atual e quais são as prioridades do paciente.[6]

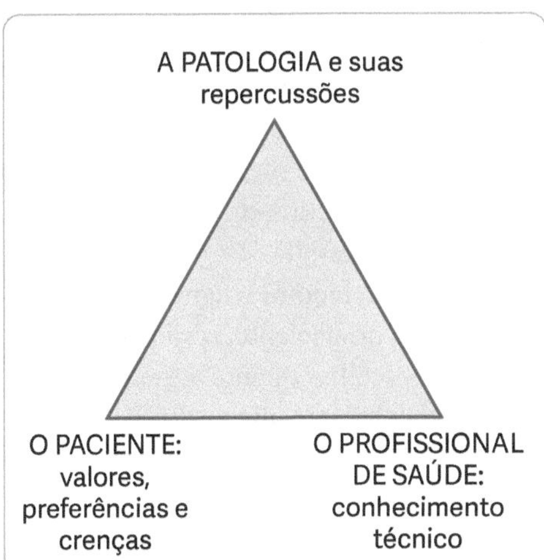
A PATOLOGIA e suas repercussões
O PACIENTE: valores, preferências e crenças
O PROFISSIONAL DE SAÚDE: conhecimento técnico

FIGURA 2 Os três aspectos e suas atribuições para a construção da decisão compartilhada: o paciente, o profissional de saúde e a patologia.

Nesse momento, o médico pode também participar de forma ativa, redigindo laudos e relatórios fidedignos de acordo com a vontade exclusiva do seu paciente e/ou do familiar que o representa legalmente.

Resguardar o profissional de saúde: como posso documentar essa decisão?

Apesar de vários profissionais médicos possuírem uma capacitação técnica com diversas titulações que o abrilhantam profissionalmente, há uma lacuna importante na prática no que diz respeito à ausência de habilidade para redigir uma redação da decisão compartilhada ou uma documentação imprecisa sobre essa decisão. Esse hiato pode gerar documentos vagos ou mesmo ausência desses documentos. Pode ser por despreparo, desleixo, falta de tempo ou por ausência de formação acadêmica prévia de como lidar e proceder com questões jurídicas em determinadas situações desafiadoras. E rotineiramente, os profissionais de saúde emitem laudos, relatórios e encaminhamentos. Diante disso, é de se refletir se há o preparo para redigir o (talvez) último e mais importante dos laudos desse paciente e de sua história.

Ao longo do tempo, tem se verificado cada vez mais a importância do protagonismo do paciente como autor da sua própria história biográfica, forma relevante de observar seus direitos que, de algum modo, podem ser entendidos como "espelhos" de princípios bioéticos já informados anteriormente. Se, por um lado, cresce a importância da participação do paciente e, assim, a oportunidade de manifestar seus desejos, preferências e ser autônomo, aumenta, simultaneamente, sua responsabilidade sobre suas decisões, desde que devidamente informado sobre as opções e suas consequências.

Diante disso, como proceder? O tema é delicado, na medida em que retrata a tomada de decisões que podem ser urgentes e irreversíveis. Por isso, além da acolhida, da escuta e da transmissão de informações, também é relevante documentar esse processo informativo e o seu resultado. É possível que haja discordâncias entre os familiares e, para maior alinhamento, a comunicação é fundamental, inclusive para que os familiares tomem conhecimento do todo pois, se o paciente tem condições de tomar decisões, esse lugar é exclusivamente dele ou de quem ele assim nomear.

Para que esse processo seja o mais completo e seguro possível, recomenda-se que as conversas sejam documentadas no prontuário e que toda comunicação importante seja consentida expressamente – e pode ser contemplada com a assinatura do paciente ou de seu representante para a tomada de decisões. Assim, em termos práticos, aconselha-se que o paciente assine um documento físico, que será anexado ao prontuário, com suas decisões, após o recebimento e a compreensão das informações transmitidas pelo médico, que deve ser o mais detalhado possível, ou tenha consigo uma prescrição de cuidados, conforme sugerido pela SBGG em seu *ebook* específico sobre planejamento (caso haja testamento vital ou diretivas antecipadas de saúde, também deverá ser anexado ao prontuário).

Apurar a capacidade decisória do paciente: a avaliação cognitiva e o planejamento antecipado de cuidados

O planejamento antecipado de cuidados é um processo contínuo e dinâmico, em que as preferências e metas de cuidados devem ser revisadas e discutidas ao longo da evolução da doença, como nas intercorrências ou a cada nova internação, tal como o prognóstico, que deve ser discutido sempre que houver mudança no curso clínico da doença. Discussões de objetivos de cuidado, bem como de planejamento antecipado, podem se iniciar a partir do momento do diagnóstico de uma doença potencialmente grave.[5]

No contexto das demências, a discussão mais precoce é ainda mais importante. Na demência inicial, as pessoas precisam de apoio para planejar o futuro e podem ainda expressar o que é importante para elas, o que se torna cada vez mais difícil à medida que a doença avança.[7]

Juridicamente, esse planejamento pode assumir a forma do documento de: (I) autocuratela, que é a possibilidade de a pessoa escolher quem será seu curador (caso seja necessário curatelá-la), a forma de administração de cuidados e das finanças; e (II) testamento vital, em que o paciente registra os tratamentos que ele aceita e que não aceita no caso de perda da capacidade volitiva. Nesse caso, é fundamental que a pessoa esteja em condições de manifestar sua vontade.[8]

O portador de demência, independentemente de sua causa, necessitará, em algum momento do curso evolutivo da doença, do auxílio e suporte social de um familiar/cuidador para o cuidado integral e pleno de sua saúde. Ressalta-se a importância da manutenção do binômio dignidade humana e autonomia do paciente, respeitando suas vontades e escolhas quanto a sua participação na vida civil, até que as funções cognitivas cerebrais não o permitam.[9]

A avaliação cognitiva é realizada de forma rotineira em uma avaliação geriátrica ampla (AGA) para verificar as funções cognitivas do paciente (memória e atenção, função visuoespacial, função executiva, gnosia, praxia e linguagem). Por meio da coleta da história clínica procura-se obter informações sobre tais funções e sua repercussão funcional na execução das atividades e vida diária. A avaliação subjetiva ocorre durante a entrevista com paciente, familiar e/ou cuidador com questionamentos sobre os dados da atualidade, de acordo com os interesses do paciente e o nível de escolaridade, os dados biográficos (como constituição familiar) e perguntas que possibilitem avaliar memória episódica (última refeição, descrever como foi o último Natal, dentre outros).

Já a parte objetiva seria pelos testes cognitivos formais por meio dos quais se avalia a *performance* do paciente e seu resultado com o escore adequado para sua escolaridade. Não há uma padronização dos testes executados, normalmente se escolhe os testes em que o profissional tenha mais habilidade em aplicar e interpretar o resultado. Alguns exemplos seriam Miniexame do Estado Mental (MEEM),[10] teste de figuras,[11] teste do relógio Shulman,[12] teste de lista de palavras do *The Consortium to Establish a Registry for Alzheimer's Disease* (CERAD).[13,14] Outro teste interessante seria o *Kitchen Picture Test* (KPT),[15] um teste visual para avaliação do julgamento do paciente, que descreve uma cena em que uma mulher está falando ao telefone, sem conhecimento de três acontecimentos perigosos que se passam em torno dela: (1) um jovem garoto em direção ao fogão com uma panela em chamas, (2) uma faca afiada e prato quebrado no chão, e (3) leite derramando de uma geladeira aberta. A pontuação para a identificação das três situações-problema baseia-se na identificação correta. A pontuação para intervenções de resolução de problemas baseia-se no cumprimento das normas básicas de estratégias de resolução de problemas apropriadas.[16]

Capucho[16] descreve que o *Test of Practical Judgment* (TOP-J) fornece informações valiosas sobre o julgamento (incluindo aspectos sociais, médicos, financeiros, sociais e de segurança) cotidiano em situações reais utilizadas para fins de diagnóstico, para direcionar questões relacionadas à competência funcional e cognição, e para tratamento.[16] A partir do TOP-J/15-Br foi desenvolvida uma versão brasileira de 9 itens (TOP-J/9-Br), conforme foi realizado pelos autores no TOP-J original.[17]

Para investigação inicial e isolada da capacidade de julgamento, recomenda-se preferencialmente o uso do TOP-J/9, por ser breve e ter apresentado boa sensibilidade e especificidade, já na identificação do comprometimento cognitivo leve (CCL).[16] Os resultados indicaram que baixo desempenho no TOP-J foi correlacionado com redução da densidade da substância cinzenta no giro frontal inferior esquerdo e em menor extensão com o giro frontal superior, proporcionando evidência para a sensibilidade do teste para a integridade de regiões pré-frontais do cérebro em indivíduos com risco para a demência.[16]

A avaliação neuropsicológica também pode ser solicitada durante o processo de investigação cognitiva. Ela seria uma avaliação cognitiva global e formal do desempenho do paciente na execução dos testes, e até mesmo contribuindo para uma comprovação do seu estado cognitivo naquele momento.

Para verificar de forma concreta como se opera a tomada de decisões, passa-se a analisar dois casos clínicos fictícios, de modo a compreender melhor as condições reais para o exercício da autonomia.

DECISÕES NA PRÁTICA – CASO CLÍNICO 1

Paciente de 90 anos, frágil, portadora de hipertensão arterial essencial de longa data com lesão de órgão bem-estabelecida, com doença renal crônica (DRC) estágio V (*clearance* de creatinina inferior a 10 mL/min). Paciente apresenta independência para atividades de vida diárias (AVD) básicas e instrumentais com cognição preservada, com uma avaliação subjetiva e objetiva por testes cognitivos sem alterações. Paciente refere que os irmãos também foram portadores de DRC e na época fizeram opção por terapia de substituição renal (diálise). Durante a consulta, a paciente, quando questionada sobre a patologia em pauta e as possíveis opções terapêuticas, descreve que não gostaria de sofrer e vivenciar a mesma história dos irmãos e prefere não ser submetida a medidas invasivas. Por outro lado, os filhos com vínculo afetivo importante com essa mãe pedem pelo procedimento e questionam a decisão tomada por ela.

O potencial conflito está entre a manifestação decisória da paciente e o desejo externado dos familiares. Por mais que esses expressem preocupação com a mãe, em fazer com que ela se trate de todas as maneiras para prolongar a vida o quanto for possível, a paciente parece desejar uma vida de mais qualidade, ainda que mais curta. A experiência com o tratamento renal dos irmãos trouxe memórias de dor e sofrimento com o tratamento, que ela quer evitar. Por mais que esteja doente e seja bastante idosa, a aferição de que tem cognição preservada e condições de manifestação de vontade trazem a possibilidade de atribuir eficácia aos seus desejos.

A fim de dar a eles contornos mais objetivos, é recomendável que eles sejam comunicados aos filhos, que a mãe tenha chance de falar com eles e dar os seus motivos, amparada pelo médico, e que seus desejos sejam expressos por meio de instrumentos de manifestação de vontade/planejamento, ou ainda, no próprio prontuário médico.

DECISÕES NA PRÁTICA – CASO CLÍNICO 2

Paciente de 68 anos portadora de incapacidade cognitiva, síndrome demencial em fase avançada, etiologia doença de Alzheimer pré-senil, apresentou os primeiros sintomas aos 57 anos. Funcionalmente dependente completa para AVD instrumentais, não exerce atividades intra e extradomiciliares, e dependente incompleta para AVD básicas, somente alimenta-se sozinha. Relato de aparecimento de nódulo na mama endurecido, indolor, bordas irregulares e pouco móvel à palpação. História familiar de mãe e duas irmãs com neoplasia de mama. Irmãs já falecidas em decorrência da patologia em pauta. Viúva; comparece acompanhada da filha única, 31 anos, que deseja fazer perfil genético da mãe frente à importância do caráter hereditário e seu receio de também apresentar tal patologia, além de ser favorável à biópsia para descrição histopatológica. Nesse caso, a filha ainda não possui a curatela da paciente, porém tem em mãos uma procuração assinada quando a paciente apresentava cognição preservada.

É necessário analisar quais os poderes contidos na procuração: se for um instrumento apenas para atuação patrimonial, nenhum impacto terá no caso. Mas se for um mandado duradouro, que outorga à procuradora poderes decisórios de saúde, a filha tem maior margem de decisão. Entretanto, o foco sempre será os interesses da mãe, pautados pela definição do que é melhor para ela.

Atualmente, mesmo que a filha tivesse a curatela da mãe, o Estatuto da Pessoa com Deficiência impõe limitações às decisões do curador, a fim de preservar suas questões existenciais, como saúde, direitos sexuais etc. – que só podem ser desatendidas em caráter excepcional. Sabe-se, todavia, que na prática nem sempre isso é possível, demandando do curador certas atitudes necessárias à definição dos rumos do tratamento da paciente, quando esta não deixou seus desejos registrados – daí a importância dos documentos de planejamento para a longevidade já mencionados.

Nesse caso observamos uma idosa, que apesar de jovem, está extremamente frágil e já em fase final de vida. O curso da vida em pacientes com doença neurodegenerativa, diferente de pacientes com doença oncológica, mostra padrão arrastado e imprevisível no decorrer do tempo. Há uma longa linha no tempo em que o paciente se mantém com baixo *performance status*, mas com estabilidade. Insultos agudos podem deteriorar o já baixo estrato funcional, tendo o paciente baixa reserva para recuperação, podendo levar ao óbito ou ao rebaixamento da *performance*. Nesse caso descrito, a morte aconteceria pela neoplasia? Interceder na neoplasia poderia ter contribuição em tempo de vida e/ou qualidade de vida para a paciente? Submeter a paciente à biópsia para possibilidade de identificação de marcadores genéticos poderia ser uma atitude adequada, mesmo que dolorosa para a paciente, para sanar a angústia da filha? Esses e vários questionamentos são colocados e devem ser discutidos. É importante abraçar as angústias da filha e proteger a idosa frágil de possíveis atitudes inapropriadas. O geriatra em conjunto com o oncologista deve clarear as questões técnicas colocadas e apresentar para a filha as melhores opções para ambas, a fim de se chegar a um consenso, a uma decisão compartilhada, fundamentada em dados técnicos e nos valores da paciente.

CONCLUSÃO

A ciência médica fornece o conhecimento técnico, possibilitando aferir o nível de comprometimento das funções cognitivas e da funcionalidade. Junto à questão objetiva referida, a identificação de valores de vida do paciente deve ser considerada em conjunto e impreterivelmente. A formação técnica do profissional de saúde deve ser aprimorada pela sensibilidade de entender a perspectiva do outro. Juridicamente, o paciente ganha cada vez mais protagonismo no seu processo de tratamento, na medida em que esta é uma forma de exercer os seus direitos da personalidade, desde que tenha compreendido todas as informações necessárias para a tomada de decisão, que tenha condições psíquicas de entendê-las e de expressar sua vontade. Por isso, o cuidado ganha uma nova dimensão, em que conjuga não apenas os interesses heterônomos do paciente, mas também seus desejos e sua biografia. Assim, o processo mutualista de decisão compartilhada representa a estratégia adequada para compatibilizar objetivos de cuidado que contemplem, da melhor forma possível, as necessidades de pacientes/familiares dentro dos limites da autonomia que permeiam as relações entre eles e os profissionais de saúde.

REFERÊNCIAS BIBLIOGRÁFICAS

1. Vidal EI, Kovacs MJ, Silva JJ, Silva LM, Sacardo DP, Bersani AL, et al. Position statement of ANCP and SBGG on shared decision-making in palliative care. Cad Saúde Publica. 2022;38(9):e00130022.
2. Dame Cicely Saunders Describes the Principles of Palliative Care: A Conversation with Dame Cicely Saunders, the Founder of the modern hospice movement [Internet]. Plenary 3 in the original Education in Palliative and End-of-life Care (EPEC) Curriculum 1999; 2017. Disponível em: https://vimeo.com/226496674
3. Saunders C. Cicely Saunders: Selected Writings 1958-2004. Oxford: Oxford Scholarship Online; 2011.
4. Charles C, Gafni A, Whelan T. Decision-making in the physician-patient encounter: revisiting the shared treatment decision-making model. Soc Sci Med. 1999;49(5):651-61.
5. Vidal EI, Bersani AL, Dias LM. Planejamento antecipado de cuidados em geriatria e gerontologia. Rio de Janeiro; 2023.
6. Menezes JB, Brochado AX. Gênero, vulnerabilidade e autonomia: repercussões jurídicas. 2nd ed. São Paulo: Foco; 2021.
7. van der Steen JT, Radbruch L, Hertogh CM, de Boer ME, Hughes JC, Larkin P, et al. White paper defining optimal palliative care in older people with dementia: a Delphi study and recommendations from the European Association for Palliative Care. Palliat Med. 2014;28(3):197-209.
8. Dadalto L. Testamento Vital. 6th ed. Indaiatuba, São Paulo: Editora Foco; 2022.
9. Menezes JB, Teixeira AC. Gênero, vulnerabilidade e autonomia: repercussões jurídicas. 2nd ed. São Paulo: Foco; 2021. p. 158.
10. Brucki SM, Nitrini R, Caramelli P, Bertolucci PH, Okamoto IH. Sugestões para o uso do mini-exame do estado mental no Brasil. Arq Neuropsiquiatr. 2003;61(3B):777-81.
11. Nitrini R, Lefèvre BH, Mathias SC, Caramelli P, Carrilho PE, Sauaia N, et al. Testes neuropsicológicos de aplicação simples para o diagnóstico de demência. Arq Neuropsiquiatr. 1994;52(4):457-65.
12. Shulman KI, Shedletsky R, Silver IL. The challenge of time: clickdrawing and cognitive function in the elderly. Int J Geriatr Psychiatry. 1986;1:135-40.
13. Morris JC, Heyman A, Mohs RC, Hughes JP, van Belle G, Fillenbaum G, et al. The Consortium to Establish a Registry for Alzheimer's Disease (CERAD). Part I. Clinical and neuropsychological assessment of Alzheimer's disease. Neurology. 1989;39(9):1159-65.
14. Bertolucci PH, Okamoto IH, Toniolo Neto J, Ramos LR, Brucki SM. Desempenho da população brasileira na bateria neuropsicológica do Consortium to Establish a Registry for Alzheimer's Disease (CERAD). Arch Clin Psychiatry (Impr). 1998;25(2):80-3.
15. Mansbach WE, MacDougall EE, Clark KM, Mace RA. Preliminary investigation of the Kitchen Picture Test (KPT): a new screening test of practical judgment for older adults. Aging Neuropsychol Cogn. 2014;21(6):674-92.
16. Capucho PH. Test of Practical Judgment (TOP-J): adaptação brasileira em amostra de indivíduos cognitivamente saudáveis, com comprometimento cognitivo leve e demência [dissertação]. São Paulo: Universidade de São Paulo; 2015.
17. Rabin LA, Borgos MJ, Saykin AJ, Wishart HA, Crane PK, Nutter-Upham KE, et al. Judgment in older adults: development and psychometric evaluation of the Test of Practical Judgment (TOP-J). J Clin Exp Neuropsychol. 2007;29(7):752-67.

8

Comunicação em geriatria e cuidados paliativos

Mariana de Carvalho da Silva

Destaques do tema

- A comunicação eficaz é essencial na geriatria e nos cuidados paliativos, especialmente diante do aumento da população idosa com múltiplas doenças crônicas.
- Uma boa comunicação melhora a adesão ao tratamento, o controle de sintomas e a satisfação do paciente, além de facilitar a tomada de decisão compartilhada e o apoio a familiares.
- Diversos desafios podem dificultar esse processo, como deficiências sensoriais (perda auditiva e visual), declínio cognitivo, fatores emocionais e diferenças culturais, tornando necessário que os profissionais de saúde adotem abordagens adaptadas a cada paciente.
- A comunicação empática desempenha um papel fundamental na relação médico-paciente, combinando escuta ativa, validação emocional e resposta adequada às necessidades do idoso.
- Na comunicação de más notícias, é essencial adaptar-se ao paciente, oferecer apoio emocional e usar linguagem clara e compreensível.

INTRODUÇÃO

A comunicação é uma ferramenta essencial na prática clínica, especialmente em geriatria e cuidados paliativos (CP). Nesse contexto, ela transcende a transmissão de informações técnicas e envolve empatia, conexão, sensibilidade e respeito às vulnerabilidades dos pacientes e suas famílias.[1] Este capítulo explora os princípios, desafios e estratégias para uma comunicação eficaz nesse cenário.

IMPORTÂNCIA DA COMUNICAÇÃO EM GERIATRIA E CUIDADOS PALIATIVOS

O aumento da expectativa de vida e avanço tecnológico fizeram com que o número de pessoas idosas convivendo com várias doenças crônicas aumentasse gradativamente, tornando-se um dos grandes desafios para os cuidados de saúde.[2]

Estima-se que, nas últimas duas décadas de vida, a maioria dessas pessoas necessitarão de uma abordagem geriátrica com foco em CP devido a doenças crônicas, dependência funcional, fragilidade e, muitas vezes, declínio cognitivo.[3]

Uma comunicação eficaz facilitará:[4]

- Controle de sintomas em todas as esferas do sofrimento.
- Melhor adesão ao tratamento.
- Maior taxa de recuperação.
- Maior satisfação com o cuidado.
- Compreensão sobre os valores e preferências do paciente.
- Discussões sobre o prognóstico.
- Tomada de decisão compartilhada.
- Discussões sobre cuidados de fim de vida.
- Apoio ao familiar e cuidador.

A comunicação tem grande importância para o desenvolvimento de um cuidado adequado com impacto positivo no bem-estar e desfechos clínicos na pessoa idosa.

DESAFIOS NA COMUNICAÇÃO COM PESSOAS IDOSAS

Várias barreiras podem impedir uma comunicação eficaz, dentre elas:

- Deficiências sensoriais: a perda auditiva é uma das alterações sensoriais mais comuns, notando-se principalmente dificuldade para ouvir sons agudos (alta frequência),[5] compreender a fala em ambientes ruidosos[6] e presença de zumbido.[7] A visão também sofre alterações durante o processo de envelhecimento com dificuldade para focar objetos devido à perda de elasticidade do cristalino e à diminuição na capacidade de distinguir contrastes e adaptar-se a mudanças de luminosidade.[8] Não raro, existe a presença concomitante de doenças que potencializam as alterações, como catarata (visão embaçada), degeneração macular (perda da visão central),[9] glaucoma (perda da visão periférica),[10] dentre outras.
- Declínio cognitivo: demência e outras condições cognitivas podem afetar a capacidade do paciente em entender e processar informações.[11]
- Fatores emocionais: medo, ansiedade e depressão podem interferir na comunicação.
- Diferenças culturais: crenças culturais ou religiosas específicas também podem influenciar nas decisões sobre saúde e morte.[12]

COMUNICAÇÃO EMPÁTICA

A comunicação empática envolve a capacidade do profissional de saúde em compreender e compartilhar os sentimentos do paciente, demonstrando genuíno interesse e preocupação com seu bem-estar.[13]

A empatia não é apenas "ser simpático", mas sim uma habilidade que combina escuta ativa, validação emocional e resposta adequada às necessidades do paciente.[14]

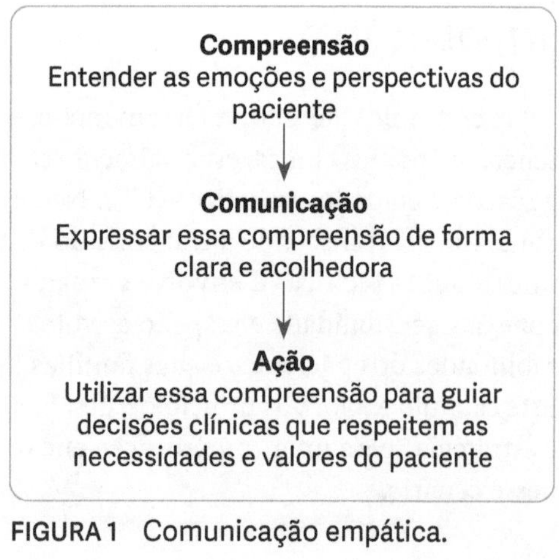

FIGURA 1 Comunicação empática.

Estudos demonstram que a comunicação empática tem impactos positivos tanto para os pacientes quanto para os profissionais de saúde:

- Para os pacientes:
  - Melhora a satisfação com o cuidado recebido.[15]
  - Aumenta a adesão ao tratamento.[16]
  - Reduz a ansiedade e o estresse relacionados à doença.[17]
  - Facilita a tomada de decisões compartilhadas.[18]
- Para os profissionais de saúde:
  - Reduz o esgotamento profissional (*burnout*) e aumenta a satisfação no trabalho.[19]
  - Fortalece a relação médico-paciente, promovendo um ambiente de confiança e colaboração.[20]

O QUE PACIENTES E FAMILIARES ESPERAM EM UMA COMUNICAÇÃO EFETIVA

A maioria dos pacientes e seus familiares preferem que os profissionais de saúde não apenas foquem a sua atenção nas questões relacionadas à doença, mas também nas questões pessoais que envolvem todo o processo.[21]

Sendo assim, esperam que os profissionais:[21]

- Forneçam informações abertas e honestas.
- Estejam alinhados e coesos com as informações.
- Tenham empatia.
- Ofereçam linguagem clara e compreensível.
- Auxiliem nas estratégias de enfrentamento.
- Sejam comprometidos assumindo suas responsabilidades.
- Reconheçam os familiares no seu papel de cuidador.

Nota-se que muitas vezes o problema não é o que vai ser comunicado e sim como será comunicado.

COMUNICAÇÃO DE MÁS NOTÍCIAS

Más notícias são aquelas que alteram negativamente a vida do paciente, impactando suas expectativas futuras.[22] Essa definição parte do princípio que a resposta do paciente dependerá, entre outras coisas, de sua perspectiva de futuro, sendo então única, individual e influenciada pelo seu contexto biopsicossocial.

Na literatura encontramos também outra definição, sendo má notícia qualquer informação que resulte em um déficit cognitivo, comportamental ou emocional na pessoa que recebe a notícia e persiste por algum tempo após o recebimento da notícia.[23]

Apesar da má notícia ser estuda no contexto dos CP e terminalidade da vida, vale ressaltar que ela se encontra presente em várias situações clínicas no processo do envelhecimento, como no diagnóstico de uma doença crônica, como, por exemplo, *diabetes mellitus*, no diagnóstico de uma doença neurodegenerativa como Alzheimer, na possibilidade ou não de realizar um tratamento até mesmo em situações agudas, nas quais uma informação é dada numa situação inoportuna, como, por exemplo, a necessidade de uma cirurgia na véspera do nascimento de um neto.

Fatores que influenciam o comportamento médico na hora da comunicação de más notícias

A comunicação de más notícias é um aspecto importante na prática médica, principalmente em geriatria, e diversos fatores podem influenciar o comportamento médico neste processo:[24]

- Falta de tempo e ambiente adequado.
- Sentimento de fracasso ou falha.
- Medo das emoções do paciente.
- Suas próprias emoções e sentimentos.
- Falta de conhecimento para responder às perguntas.

Médicos com mais experiência e treinamento em comunicação de más notícias tendem a se sentir mais confortáveis e eficazes nessa tarefa.[22]

COMUNICAÇÃO NÃO VERBAL

A comunicação não verbal desempenha um papel crucial na interação médico-paciente, complementando e, muitas vezes, superando a comunicação verbal.[25,26]

Expressões faciais

As expressões faciais são universais e transmitem emoções como alegria, tristeza, medo e surpresa. Um sorriso genuíno pode acalmar o paciente, enquanto uma expressão de preocupação pode aumentar a ansiedade.

Exemplo: manter uma expressão calma e atenta ao comunicar um diagnóstico difícil transmite segurança e empatia.

Gestos

Gestos com as mãos e movimentos corporais podem reforçar a mensagem verbal ou, se mal utilizados, causar confusão.

Exemplo: acenar com a cabeça enquanto o paciente fala demonstra atenção e encoraja a continuidade do diálogo.

Postura

A postura do médico influencia a percepção do paciente sobre sua acessibilidade e interesse. Uma postura aberta (braços não cruzados, corpo inclinado para frente) transmite receptividade.

Exemplo: sentar-se ao lado ou na frente do paciente, em vez de ficar de pé, cria um ambiente mais igualitário e menos intimidante.

Proximidade física

A distância entre médico e paciente deve ser ajustada de acordo com o contexto cultural e a situação clínica. Uma proximidade adequada transmite cuidado, enquanto distância excessiva pode parecer frieza.

Exemplo: aproximar-se do paciente ao ouvir suas preocupações pode transmitir empatia e apoio.

Tom de voz

O tom, volume e ritmo da fala são fundamentais para transmitir emoções e intenções. Um tom suave e calmo pode acalmar um paciente ansioso.

Exemplo: ao dar más notícias, um tom de voz compassivo e pausado ajuda o paciente a processar a informação.

Contato visual

Manter contato visual demonstra atenção e respeito. No entanto, é importante equilibrar para não parecer intimidante.

Exemplo: olhar nos olhos do paciente ao explicar um tratamento reforça a confiança.

Para o médico e toda a equipe, dominar a comunicação não verbal é essencial para construir confiança, transmitir empatia e garantir que o paciente e sua família se sintam compreendidos e acolhidos.

ESTRATÉGIAS PARA COMUNICAÇÃO DE MÁS NOTÍCIAS

O processo comunicacional só é eficaz quando o emissor e o receptor estão atentos e envolvidos. Faz-se necessária a criação de uma conexão humana, diálogo claro e assertivo, possibilitando transmitir atenção, compaixão e apoio emocional.

Cada processo de comunicação exige uma técnica adequada ao seu conteúdo. Não existe um protocolo que sirva para todas as situações. A forma como uma má notícia será dada dependerá da pessoa e do contexto inseridos, exigindo flexibilidade para cada circunstância.[26]

Os protocolos funcionam como guias e a sequência dependerá muito do comportamento e interação durante a comunicação. Além disso, cada pessoa precisa criar o seu próprio estilo de comunicação para que consiga fazer da forma mais genuína possível.

A seguir estão algumas estratégias para facilitar o processo de comunicação, principalmente o de notícias difíceis.

- Adapte-se ao paciente: cada paciente tem necessidades e preferências únicas[27]
  - Escolha um local calmo e sem muitos ruídos.
  - Deficiências sensoriais: certifique se o paciente está com as próteses auditivas e óculos antes de iniciar a conversa.
  - Fale pausadamente e de preferência de frente para a pessoa idosa.
  - Respeite as diferenças culturais: esteja atento a crenças e valores culturais que possam influenciar a reação do paciente.
  - Inclua a família: se o paciente desejar, envolva familiares ou cuidadores na conversa.
  - Use linguagem simples e repita as informações sempre que necessário.
- Seja empático: a empatia é fundamental para estabelecer confiança e reduzir a angústia do paciente. Estratégias incluem:[13]
  - Escuta ativa: ouça sem interromper e demonstre interesse genuíno.
  - Validação emocional: reconheça os sentimentos do paciente (p. ex., "Eu imagino como tudo isto é assustador.").
  - Contato visual e linguagem corporal: mantenha uma postura aberta e contato visual adequado.
- Use linguagem clara e evite jargões:[23]
  - Simplifique a linguagem: use termos que o paciente possa entender.
  - Evite eufemismos: frases como "nódulo suspeito", "uma manchinha" podem ser confusas. Prefira ser claro e direto.
  - Verifique a compreensão: pergunte: "O que você entendeu sobre o que acabamos de conversar?"
- Prepare-se para reações emocionais:[28]
  - Acolha reações: esteja preparado para acolher respostas esperadas como negação, raiva ou choro.

- Ofereça suporte: pergunte: "Como posso ajudá-lo a lidar com isso?"
- Conecte-se a recursos: indique grupos de apoio, psicólogos ou outros profissionais, se necessário.

- Pratique o autocuidado: comunicar más notícias pode ser emocionalmente desgastante para o médico e equipe. Estratégias incluem:[29]
  - Reflita sobre a experiência: discuta casos difíceis com colegas ou mentores.
  - Busque apoio: participe de grupos de discussão ou supervisão clínica.
  - Cuide da sua saúde mental: reconheça os sinais de estresse e busque ajuda, se necessário.
- Utilize protocolos de comunicação como guias:
  - Protocolo SPIKES (*setting, perception, invitation, knowledge, emotions, strategy and summary*): é o modelo mais amplamente utilizado na medicina para comunicação de más notícias. Consiste em seis etapas (Quadro 1).[22,30]

CONSIDERAÇÕES FINAIS

A comunicação em geriatria e CP vai além da transmissão de informações. Ela humaniza o cuidado, promovendo dignidade ao longo do envelhecimento, enfrentamento de doenças e principalmente nos cuidados de fim de vida.

QUADRO 1 Protocolo SPIKES

S	*Setting* (preparação do ambiente)	Escolha um local privado e tranquilo. Garanta que haja tempo suficiente para a conversa. Inclua familiares ou cuidadores, se apropriado. Revise as informações médicas (evoluções, exames, tratamentos anteriores, literatura médica e informações gerais sobre o paciente). Avalie os profissionais que estarão presentes (para que todos possam se programar com antecedência). Apresente-se e tente criar um ambiente confortável e acolhedor.
P	*Perception* (percepção do paciente)	Explique o motivo da conversa e o tempo disponível. Avalie o que o paciente já sabe ou entende sobre sua condição. Pergunte: "O que você sabe sobre seu estado de saúde neste momento?" Esta etapa serve para você checar o entendimento, identificar lacunas, equívocos de interpretação.
I	*Invitation* (convite)	Pergunte ao paciente como ele prefere receber a informação. Exemplo: "Você é uma pessoa que gosta de saber todos os detalhes sobre seu diagnóstico?" Na prática, os detalhes devem surgir conforme o interesse do paciente.
K	*Knowledge* (transmissão do conhecimento)	Forneça a informação de forma clara, direta e compassiva. Use linguagem simples e evite jargões médicos. Vá transmitindo as informações por partes de uma forma que o paciente consiga acompanhar a sua linha de raciocínio. Explique utilizando expressões ditas pelo paciente (mostra conexão com o que ele disse).

(continua)

QUADRO 1 Protocolo SPIKES (*continuação*)

		Exemplo: "Como você mesmo disse..." Utilize expressões que demonstram maturidade e empatia, como: ▪ "Infelizmente, ..." ▪ "Eu gostaria de trazer notícias melhores e fico triste por isso estar acontecendo, mas..." Faça pausas para processamento de informações após frases de grande impacto. Cuidado com termos: evoluir e progredir (na medicina, na maioria das vezes significam piora ao contrário do significado em outras situações da vida).
E	*Emotions* (lidar com as emoções)	Reconheça e valide as emoções do paciente. Exemplo: "Imagino que isto seja muito difícil de ouvir" Permita que o paciente expresse seus sentimentos. Acolha as emoções do paciente de forma empática. O paciente precisa perceber que você fez uma conexão com ele durante a conversa neste momento. Mesmo com boa habilidade de comunicação, a notícia não deixou de ser ruim. Então choro e raiva são esperados. Você pode utilizar aqui um toque afetivo (ombros, costas). Muitas vezes é melhor um silêncio terapêutico e empático do que tentar dizer alguma coisa sem sentido como, por exemplo, "calma", "seja forte", "não chore", "eu sei o que você está sentindo".
S	*Strategy and Summary* (estratégia e resumo)	Discuta o plano de ação e os próximos passos. Resuma a conversa e verifique se o paciente entendeu. Exemplo: "O que você entendeu da nossa conversa?" Evite perguntas fechadas: Entendeu né? Lembre-se: notícias ruins alteram as expectativas do futuro. Planejar os próximos passos torna o futuro menos assustador e mais previsível. Verifique se existem outras dúvidas não abordadas durante a conversa.

Fonte: adaptado de Baile et al., 2000.[22]

REFERÊNCIAS BIBLIOGRÁFICAS

1. Campos VF, Silva JM, Silva JJ. Comunicação em cuidados paliativos: equipe, paciente e família. Rev Bioética. 2019;27(4):711-8.
2. Voumard R, Rubli Truchard E, Benaroyo L, Borasio GD, Büla C, Jox RJ. Geriatric palliative care: a view of its concept, challenges and strategies. BMC Geriatr. 2018;18(1):220.
3. Guthrie B, Payne K, Alderson P, McMurdo MET, Mercer SW. Adapting clinical guidelines to take account of multimorbidity. BMJ. 2012;345(oct04 1):e6341-e6341.
4. Saretta M, Doñate-Martínez A, Alhambra-Borrás T. Barriers and facilitators for an effective palliative care communication with older people: a systematic review. Patient Educ Couns. 2022;105(8):2671-82.
5. Gates GA, Mills JH. Presbycusis. Lancet. 2005;366(9491):1111-20.
6. Humes LE, Dubno JR, Gordon-Salant S, Lister JJ, Cacace AT, Cruickshanks KJ, et al. Central presbycusis: a review and evaluation of the evidence. J Am Acad Audiol. 2012;23(8):635-66.
7. McCormack A, Edmondson-Jones M, Somerset S, Hall D. A systematic review of the reporting of tinnitus prevalence and severity. Hear Res. 2016;337:70-9.
8. Fozard JL. Vision and hearing in aging. In: Handbook of the psychology of aging. Elsevier; 1990. p. 150-70.
9. Wong WL, Su X, Li X, Cheung CMG, Klein R, Cheng CY, et al. Global prevalence of age-related macular degeneration and disease burden projection for 2020

and 2040: a systematic review and meta-analysis. Lancet Glob Health. 2014 Feb;2(2):e106-16.

10. Weinreb RN, Aung T, Medeiros FA. The pathophysiology and treatment of glaucoma. JAMA. 2014;311(18):1901.
11. Epstein RM, Street RL. The values and value of patient-centered care. Ann Fam Med. 2011;9(2):100-3.
12. Costa JBF, De Assunção TA de O. Cuidados paliativos, o cuidar de uma forma humanizada. Enferm Bras. 2017;16(1):62-5.
13. Mercer SW, Reynolds WJ. Empathy and quality of care. Br J Gen Pract. 2002;52 Suppl(Suppl):S9-12.
14. Neumann M, Edelhäuser F, Tauschel D, Fischer MR, Wirtz M, Woopen C, et al. Empathy decline and its reasons: a systematic review of studies with medical students and residents. Acad Med. 2011;86(8):996-1009.
15. Kim SS, Kaplowitz S, Johnston MV. The effects of physician empathy on patient satisfaction and compliance. Eval Health Prof. 2004;27(3):237-51.
16. Hojat M, Gonnella JS, Nasca TJ, Mangione S, Veloksi JJ, Magee M. The Jefferson Scale of Physician Empathy. Acad Med. 2002;77(Suppl):S58-60.
17. Derksen F, Bensing J, Lagro-Janssen A. Effectiveness of empathy in general practice: a systematic review. Br J Gen Pract. 2013;63(606):e76-84.
18. Epstein RM. Patient-centered communication and diagnostic testing. Ann Fam Med. 2005;3(5):415-21.
19. Shanafelt TD, Bradley KA, Wipf JE, Back AL. Burnout and self-reported patient care in an internal medicine residency program. Ann Intern Med. 2002;136(5):358.
20. Kelley JM, Kraft-Todd G, Schapira L, Kossowsky J, Riess H. The influence of the patient-clinician relationship on healthcare outcomes: a systematic review and meta-analysis of randomized controlled trials. PLoS One. 2014;9(4):e94207.
21. Engel M, Kars MC, Teunissen SCCM, van der Heide A. Effective communication in palliative care from the perspectives of patients and relatives: a systematic review. Palliat Support Care. 2023;21(5):890-913.
22. Baile WF, Buckman R, Lenzi R, Glober G, Beale EA, Kudelka AP. SPIKES: a six-step protocol for delivering bad news: application to the patient with cancer. Oncologist. 2000;5(4):302-11.
23. Ptacek JT, Eberhardt TL. Breaking bad news. A review of the literature. JAMA. 1996;276(6):496-502.
24. Friedrichsen M, Milberg A. Concerns about losing control when breaking bad news to terminally ill patients with cancer: physicians' perspective. J Palliat Med. 2006;9(3):673-82.
25. Mehrabian A. Nonverbal communication. Albert M. (ed.). Routledge; 2017.
26. Silva MJP. Comunicação de más notícias. Mundo Saude. 2012;36(1):49-53.
27. Larkin C, Searight HR. A systematic review of cultural preferences for receiving medical "bad news" in the United States. Health N Hav. 2014;6(16):2162-73.
28. Fallowfield L, Jenkins V. Communicating sad, bad, and difficult news in medicine. Lancet. 2004;363(9405):312-9.
29. Ramirez AJ, Graham J, Richards MA, Gregory WM, Cull A. Mental health of hospital consultants: the effects of stress and satisfaction at work. Lancet. 1996;347(9003):724-8.
30. Crispim DH, Bernades DCR. Comunicação em cuidados paliativos. In: Carvalho R, et al. (ed.). Manual da residência de cuidados paliativos. 2ª ed. Santana de Parnaíba: Manole; 2022. p. 30-8.

9

Comunicação: a reunião familiar em geriatria e cuidados paliativos

Naira Dutra Lemos
Letícia Andrade

Destaques do tema

- Além das necessidades clínicas, é essencial considerar aspectos emocionais, sociais e espirituais dos idosos, sendo a comunicação um pilar essencial para um atendimento humanizado.
- No contexto dos cuidados paliativos geriátricos, a comunicação enfrenta desafios como declínio cognitivo do paciente, barreiras emocionais, conflitos familiares e diferenças culturais.
- A reunião familiar é um espaço seguro para alinhar expectativas, esclarecer dúvidas e fortalecer o suporte emocional e social, reduzindo a sobrecarga dos cuidadores e garantindo um atendimento mais integrado.
- A comunicação centrada na pessoa deve considerar não apenas as informações clínicas, mas também os valores e preferências do paciente.
- O planejamento adequado, a escuta ativa e a clareza na transmissão de informações são elementos-chave para um encontro produtivo.

INTRODUÇÃO

No contexto em que vivemos, onde o aumento da expectativa de vida traz consigo cada vez mais importantes e específicos desafios no cuidado às pessoas idosas, os cuidados paliativos (CP) são indispensáveis e tornaram-se um modelo de abordagem fundamental, especialmente nos casos que apresentam condições de saúde avançadas e complexas.

A compreensão de que as necessidades emocionais, sociais e espirituais no momento em que as pessoas idosas estão absolutamente vulneráveis são tão significativas quanto às clínicas, leva-nos a crer que a comunicação surge como a base para o tratamento e condução de qualquer atendimento.

Uma comunicação efetiva entre os integrantes da equipe, paciente e família certamente proporcionará como resultado a minimização de conflitos e até mesmo a possibilidade de solução daqueles já existentes. Nesse sentido, uma boa comunicação servirá como base para a construção de vínculos, estabelecimento de relações de confiança e, principalmente, para alinhar objetivos e metas de cuidado entre equipe, família e paciente. Desenvolver e trabalhar cuidadosamente essas habilidades de comunicação se torna um determinante na promoção de um ambiente salutar e de confiança entre as partes envolvidas, capaz de promover bem-estar e facilitar o atendimento e o cuidado.

A comunicação nos CP, especialmente quando falamos de pessoas idosas, pode enfrentar diversos desafios, tais como:

- Declínio cognitivo do paciente: em casos de demência ou outras condições neurodegenerativas, a capacidade do idoso de compreender informações e tomar decisões pode estar comprometida, o que certamente dificultará sua comunicação.
- Barreiras emocionais: negação, medo, dúvidas e ansiedade quanto ao prognóstico, tanto por parte dos pacientes quanto dos familiares, precisam ser trabalhados de maneira a evitar a exacerbação desses sentimentos.
- Conflitos familiares: divergências entre os membros da família são comuns quando se está diante de situações complexas, como as doenças e os doentes em CP.
- Diferenças culturais: valores e crenças culturais distintas podem influenciar nas decisões relacionadas aos procedimentos e ao modo como se conduz o cuidado a qualquer paciente, em especial àqueles em CP. A atenção a essas questões perpassa certamente todo o processo de comunicação. Reconhecer e superar esses desafios é essencial para garantir uma comunicação eficaz e humanizada.

Entre algumas das ferramentas que podem ser utilizadas nesse processo, a reunião familiar se constitui num espaço seguro para discussões e decisões acerca da condução do tratamento e outros temas de importância. Apresentada também por alguns autores como conferência familiar, estamos falando de "um instrumento terapêutico utilizado pela equipe de CP como um momento de diálogo planejado entre paciente, família e equipe".[1]

Para que se possa lidar com conhecimento acerca das dúvidas, angústias, necessidades e até mesmo medos vivenciados por familiares, a equipe de CP, a família e o paciente devem manter entre si uma parceria efetiva.

Cuidar de uma pessoa doente e em CP se transforma numa sobrecarga familiar de dimensões consideráveis, levando-se em conta além de todas as dificuldades de ordem socioemocional, o desgaste físico. Desta forma, as famílias cuidadoras necessitam de apoio e suporte por parte das equipes, podendo o *start* para esse apoio advir das reuniões familiares.

Este capítulo abordará a inter-relação entre comunicação, reunião familiar e CP na geriatria. Integrando esses aspectos, buscamos contribuir para um cuidado humanizado centrado no bem-estar e na dignidade do nosso paciente.

PRINCÍPIOS DA COMUNICAÇÃO EM GERIATRIA

Uma abordagem empática e respeitosa, considerando as particularidades da pessoa idosa, é certamente a única maneira que se pode adotar, respeitando alguns princípios fundamentais, como empatia, clareza na expressão de percepções, sentimentos e nas falas, e a adoção de uma escuta ativa diante das questões mais difíceis. O respeito à individualidade também deve ser fortemente considerado.

Algumas equipes optam por utilizar ferramentas específicas para facilitar e guiar conversas difíceis, como por exemplo o protocolo SPIKES.[2]

Ferramentas como o protocolo SPIKES[2] são amplamente utilizadas para guiar conversas difíceis, como a comunicação de más notícias. Utilizando-se um acróstico, o protocolo apresenta as seguintes etapas:

- **S** – Configurar o ambiente (*Setting*): escolher um local privado e confortável, garantindo a presença das pessoas-chaves.
- **P** – Perceber o conhecimento inicial (*Perception*): avaliar o que o paciente ou a família já sabe sobre a situação.
- **I** – Informar-se sobre quanto querem saber (*Invitation*): perguntar quanto o paciente ou a família deseja saber sobre o diagnóstico ou prognóstico.
- **K** – Fornecer informações (*Knowledge*): comunicar as informações de maneira clara, pausada e sem sobrecarregar o interlocutor.
- **E** – Explorar as emoções (*Emotions*): reconhecer e validar as reações emocionais do paciente ou da família.
- **S** – Resumir e planejar os próximos passos (*Summary*): recapitular os pontos principais e traçar um plano conjunto.

Talvez o mais importante seja mesmo a preocupação em se desenvolver uma comunicação centrada na pessoa, focando aquele paciente como um todo, abordando suas necessidades físicas, emocionais, sociais e espirituais. É importante explorar os valores pessoais e as preferências relacionadas ao cuidado, garantindo que o plano terapêutico seja elaborado de maneira a refletir esses aspectos.

Uma comunicação eficaz nos CP não apenas melhora a experiência do paciente e da família, mas também contribui para a concretização da humanização do cuidado. Sensibilidade, preparo e uma abordagem estruturada, priorizando o emocional do paciente idoso, definitivamente proporcionarão o bem-estar àquele paciente.

REUNIÃO FAMILIAR NOS CUIDADOS PALIATIVOS

> "A conferência familiar corresponde a uma forma estruturada de intervenção na família, que deve sempre respeitar os objetivos já anteriormente apresentados. É uma reunião com plano previamente acordado entre os profissionais presentes e em que, para além da partilha da informação e de sentimentos, pretende-se ajudar a mudar alguns padrões de interação na família." (Galriça Neto)[3]

Se abordaremos aqui especificamente uma intervenção junto às famílias é importante que possamos apresentar algumas concepções sobre o tema "família".

A família, nas suas mais diversas configurações, constitui-se como um espaço altamente complexo, onde são elaborados e reelaborados constantemente sentimentos, momentos, ritos e mitos. "É construída e reconstruída histórica e cotidianamente, através das relações e negociações que estabelecem entre seus membros, entre seus membros e outras esferas da sociedade e entre ela e outras esferas da sociedade" (Mioto).[4]

Além de ser o *locus* responsável pela produção dessas subjetividades, ela é e deve ser absolutamente considerada uma unidade de cuidado. Ao longo das últimas décadas, os "modelos" familiares[5,6] vêm sendo reconstruídos, e dentre as mudanças que merecem destaque estão, sem dúvida, aquelas ocorridas a partir das novas configurações demográficas pelas quais o mundo e, especialmente, o Brasil vêm passando. Estamos falando de famílias menores e famílias com mais idosos. É nesse espaço que são construídos e por vezes destruídos os vínculos familiares – esses que muitas vezes devem ser acessados nos momentos de vulnerabilidade, como no caso de pacientes em CP. Daí, a importância desses vínculos serem considerados e jamais julgados, no caso da atenção a esses pacientes.

A reunião familiar é uma ferramenta essencial nos CP, especialmente na Geriatria, proporcionando possibilidades de orientação, compreensão e, como resultado, muitas vezes o apoio decisivo na tomada de decisões. Instrumento bastante utilizado pelo Serviço Social, uma reunião familiar, se for conduzida adequadamente, pode estabelecer um espaço seguro e estruturado para alinhar expectativas, esclarecer dúvidas e tomar decisões compartilhadas. O foco principal é quase sempre promover o alinhamento e a comunicação eficaz entre a equipe de saúde, o paciente e seus familiares, mas muitas vezes uma reunião familiar possibilita a expressão de outras questões importantes que precisavam ser expostas e até então não tinham sido.

A seguir, podemos pensar em como se organiza uma reunião familiar.

Planejamento

O princípio básico de uma reunião familiar é o planejamento. Algumas questões devem ser apontadas para a preparação de uma reunião.

- Para quê?
- Por quê?
- Com quem?
- Quando?
- Como?

Definir todos esses aspectos e seguir alguns passos, considerando sempre o objetivo primordial a ser atingido, é o caminho para uma reunião adequada.

> "Os objetivos delineados para uma reunião familiar são abrangentes e holísticos, refletindo uma compreensão profunda das necessidades das famílias e das pessoas em CP, que podem incluir informar a família sobre o estado de saúde e o plano de tratamento das pessoas, os objetivos dos CP e compreender os desejos e objetivos das pessoas." (Gouveia e Reis-Pina)[7]

Previamente à reunião, a equipe deve estar atenta a algumas questões, que embora pareçam simplistas e corriqueiras fazem toda a diferença na condução do processo:

- Reunir-se para revisar todas as informações sobre o paciente e definir os objetivos da reunião.
- Identificar os membros da equipe e família que estarão presentes e considerar sua participação no atendimento e, no caso dos familiares, seus papéis no cuidado. A definição de quais profissionais deverão participar deve levar em consideração o envolvimento e conhecimento do caso, porém enfermeiros, psicólogos ou assistentes sociais também devem ser incluídos.
- Priorizar o local e o momento adequado, garantindo privacidade e tempo suficiente para a conversa.

Devemos ainda considerar o envolvimento do paciente na reunião, devendo ser avaliado caso a caso, respeitando sua condição clínica e seus desejos. Quando possível, é essencial:

- Respeitar a autonomia: permitir que o paciente participe das decisões que impactam sua vida.
- Adaptar a comunicação: garantir que o paciente compreenda as informações apresentadas, considerando limitações cognitivas ou sensoriais.
- Promover um ambiente de apoio: assegurar que o paciente se sinta acolhido e respeitado durante toda a conversa.

É importante, porém, ressaltar que a forma como se conduz uma reunião pode resultar em riscos ou benefícios para o seguimento do tratamento.

Podemos apontar como riscos o acirramento de conflitos, o aumento da tensão intrafamiliar e novas cobranças. Os benefícios, porém, devem ser considerados como mais prováveis e possíveis. Dentre eles, os mais significativos são a consolidação de decisões e a uniformização de informações.

A possibilidade de abrir um espaço para os familiares interagirem e externalizarem suas emoções faz da reunião familiar um momento de suma importância para todos os envolvidos.

Momento da reunião

A introdução da reunião, com a apresentação de todos os participantes, esclarecimentos quanto aos objetivos e o tempo disponível, é fundamental.

Alguns "elementos" não podem ser desconsiderados:

- Escuta ativa: possibilitar à família a expressão de suas preocupações, expectativas e dúvidas antes de compartilhar as informações.
- Compartilhar com clareza todas as informações necessárias, respondendo sempre que possível aos questionamentos.
- Definição de prioridades: identificar o que é mais significativo para o paciente e família,considerando todos os aspectos daquele caso e tratamento.
- Discussão para elaboração do plano de cuidados.

Encerramento

Tão importante quanto todas as etapas, o encerramento deve resumir cuidadosamente os pontos discutidos, destacando as decisões tomadas e os próximos passos, garantindo que todos os participantes tenham compreendido as orientações.

É importante que a equipe possa se disponibilizar para dúvidas ou suporte adicional após a reunião. Quando necessário, disponibilizar material de apoio sobre cuidados ou outro assunto pertinente pode funcionar muito bem, dando aos familiares um reforço à sua situação de segurança.

A seguir apresentamos um caso clínico como forma de materializar o exposto:

UMA REUNIÃO BEM-SUCEDIDA

Dados de identificação

Paciente MFS, 76 anos, viúva, aposentada, 2 filhos, sendo um solteiro que reside com ela e outro casado, com 2 filhos de 8 e 10 anos.

Internada em enfermaria de geriatria para investigação diante da perda de peso importante e dificuldade de alimentação.

Diagnóstico

Portadora de carcinoma espinocelular (CEC) de orofaringe, com diagnóstico durante investigação de odinofagia e disfagia. No momento do diagnóstico, já se encontrava em estágio avançado, sem possibilidade de ressecção cirúrgica devido à invasão de estruturas nobres (vasos cervicais). Realizada, à época, radio e quimioterapias paliativas para controle de doença. Entretanto, devido à progressão da lesão, a paciente evoluiu com disfagia progressiva, inicialmente para sólidos e, posteriormente para consistências pastosas e líquidas, com necessidade de uso de sonda nasoenteral para alimentação.

Diante do seu quadro clínico e de seu prognóstico reservado, a Sra. MFS relatou à assistente social seu desejo de "terminar seus dias na casa de seu filho mais velho, esposa e netos" (*sic*). Porém, informou que há aproximadamente 6 anos não mantinha contato com a nora e os netos. Na entrevista com a assistente social, solicitou ainda que a equipe informasse aos filhos sobre seu diagnóstico, pois "não teria coragem de contar." A equipe optou por realizar uma reunião familiar, agendada com os filhos.

Objetivos da reunião

- Informar o diagnóstico da paciente aos filhos.
- Orientá-los quanto à condução nos cuidados.
- Informar sobre o desejo da paciente.
- Propor uma mediação entre a paciente e sua nora.

Planejamento

- Decidida a equipe a participar: assistente social, médica responsável, psicóloga e a residente que estava acompanhando o caso.
- Agendada a reunião para uma manhã na enfermaria do hospital.

Reunião

- O filho solteiro compareceu ao local, alcoolizado, sem condições de participar e foi atendido no pronto-socorro.
- Todas as informações foram repassadas, os assuntos previstos, abordados.

CONCLUSÃO

A reunião familiar é uma prática essencial tanto na gerontogeriatria como nos cuidados paliativos, pois promove uma abordagem integrada, humana e colaborativa. Ela fortalece a relação entre a equipe, o paciente e sua família, resultando em um cuidado mais alinhado às necessidades e aos valores individuais.

É uma ferramenta indispensável para garantir que os cuidados sejam verdadeiramente centrados no paciente. Quando conduzida com empatia, clareza e respeito pode fortalecer os laços entre paciente, família e equipe, promovendo decisões mais alinhadas e uma experiência de cuidado mais humanizada.

Por meio de uma comunicação eficaz, é possível minimizar conflitos, aliviar o sofrimento emocional e construir um plano de cuidados que respeite a dignidade, os valores e os desejos do paciente, proporcionando uma jornada mais serena e significativa para todos os envolvidos.

Esse modelo de intervenção transcende a simples troca de informações, transformando-se em um espaço onde humanidade e ciência se encontram. Pode ser um momento de pausa em meio às incertezas, um convite para que vozes diversas sejam ouvidas, acolhidas e respeitadas. Nesse encontro, construímos pontes entre as necessidades do corpo e os anseios da alma, lembrando que o cuidado vai além do físico e alcança a essência do ser humano.

Na geriatria, em que a fragilidade do tempo traz sua marca, a reunião familiar reafirma a importância da escuta e da compaixão, oferecendo não apenas respostas, mas também conforto, esperança e entendimento mútuo. Ela nos ensina que cuidar não deve ser necessariamente um ato solitário, e que as decisões mais difíceis podem ser suavizadas quando guiadas por empatia e pelo respeito à dignidade do paciente.

Nos CP, o encontro com a família não é apenas uma prática, é uma expressão de humanidade. É um momento que nos lembra de que, mesmo diante do fim da vida, ainda há espaço para escolhas, para conexões e para o amor. E, talvez seja nesse ambiente de compreensão e diálogo que possamos encontrar o verdadeiro significado do cuidar.

REFERÊNCIAS BIBLIOGRÁFICAS

1. Fineberg IC. Preparing professionals for family conferences in palliative care: evaluation results of an interdisciplinary approach. J Palliat Med. 2005;8(4):857-66.
2. Baile WK, Buckman R, Lenzi R, Glober G, Beale EA, Kudelka AP. SPIKES: a six-step protocol for delivering bad news: application to the patient with cancer. Oncologist. 2000;5(4):302-11.
3. Galriça Neto I. As conferências familiares como estratégia de intervenção e apoio à família em cuidados paliativos. Dor. 2008;16:27-33.
4. Mioto RCT. Política Social e trabalho familiar: questões emergentes no debate cotidiano. Serv Soc Rev. 2010;12(2):163-76.
5. Lemos ND. Idosos cuidando de idosos: situações e contradições do cuidar [thesis]. São Paulo: Universidade Federal de São Paulo; 2012.
6. Lemos ND. Idosos cuidadores: uma realidade não desvelada. Rev Mais 60 Estud Envelhec. 2018;29(72):08-25.
7. Gouveia MF, Reis-Pina P. A atuação do médico de família e os cuidados paliativos: o método ACERTAR. Rev Port Med Geral Fam. 2023;39:84-90.

10

Prognóstico em geriatria e cuidados paliativos: considerações práticas

Lucíulo Melo

Destaques do tema

- A determinação do prognóstico permite análise adequada de benefícios do planejamento terapêutico, impacta diretamente em decisões clínicas, como descontinuação de tratamentos, e possibilita um planejamento familiar, espiritual ou financeiro relevante para o paciente.
- A adoção de ferramentas prognósticas pode contribuir para a indicação de cuidados paliativos em momentos apropriados, evitando tratamentos excessivamente agressivos e promovendo melhor qualidade de vida.
- Nos cuidados paliativos, instrumentos como a *Palliative Performance Scale* (PPS) auxiliam na estimativa da sobrevida e no planejamento de cuidados.
- O avanço da inteligência artificial e do *big data* mostra potencial na identificação de pacientes com maior risco de mortalidade, embora envolva dilemas éticos.
- A comunicação do prognóstico deve ser adaptada às necessidades individuais, respeitando o direito de saber e reconhecendo a incerteza das estimativas, integrando fatores emocionais e crenças dos pacientes e familiares.

INTRODUÇÃO

Prognosticar pode ser definido como estimar a probabilidade de um resultado (p. ex., morte ou incapacidade) devido a uma condição médica. Geralmente, é entendido como algo abstrato, de difícil compreensão e, muitas vezes, considerado desnecessário.

Na geriatria e em cuidados paliativos (CP), prognosticar é essencial. A determinação do prognóstico:

- Permite análise adequada de benefícios do planejamento terapêutico, por exemplo de procedimentos diagnósticos ou de cirurgias.
- Impacta diretamente em decisões clínicas, como descontinuação de tratamentos ou de rastreios, principalmente no contexto de multimorbidade e fragilidade, em que é necessário estabelecer prioridades. Neste ponto, o tempo para benefício (TTB, do inglês *time*

to benefit), que pode ser definido como o tempo estimado entre uma intervenção e os desfechos positivos esperados, em conjunto com o prognóstico, torna uma decisão mais assertiva. Por exemplo, com base em uma metanálise publicada em 2021,[1] é estimado que o TTB para o uso de bisfosfonatos para osteoporose é de 12,4 meses. Dessa forma, pacientes com osteoporose e com sobrevida acima deste tempo têm benefício de uso de bifosfonatos para prevenção de fraturas. De maneira semelhante, o TTB para o *screening* com colonoscopia para prevenção de câncer colorretal é de 10 anos,[2] por isso é orientado a suspensão do rastreio em pacientes com sobrevida estimada menor que esse período.

- Permite um planejamento familiar, espiritual ou financeiro que pode ser importante para o paciente. Em estudos observacionais com americanos idosos, em torno de 55 a 75% referiram que prefeririam saber quando a sobrevida estimada fosse menor que 1 a 2 anos[3,4] (interessante notar que, à medida que a sobrevida estimada aumenta, mais idosos acreditam que não seria necessário discutir sobre prognóstico).
- Permite uma tomada de decisão compartilhada e discussão de um "planejamento antecipado de cuidados" ou de metas de cuidado, com base nos valores e preferências individuais. Uma coorte americana,[5] publicada em 2012, seguiu 1.193 pacientes com câncer colorretal ou de pulmão avançado. Eles foram avaliados no diagnóstico e após 4 meses de início de quimioterapia. Destes, 69% dos pacientes com câncer de pulmão e 81% dos pacientes com câncer colorretal não sabiam que a quimioterapia não tinha intuito curativo. Estes números alarmantes trazem a reflexão: para quantos destes pacientes fazia sentido, conforme valores e metas, um tratamento com efeitos colaterais sabidos em troca de um aumento de sobrevida? Uma outra coorte americana,[6] também com pacientes com câncer avançado (N = 332) seguidos até a morte, ajuda a responder: as discussões sobre prognóstico/terminalidade foram associadas a cuidados médicos menos agressivos perto da morte e encaminhamentos mais precoces para CP (*hospice care*). O cuidado agressivo foi associado à pior qualidade de vida do paciente e pior adaptação ao luto de seus cuidadores.

Os índices prognósticos possibilitam ir além dos limites arbitrários com base na idade na tomada de decisão clínica para pessoas idosas, evitando decisões levadas por etarismo.

PROGNOSTICAÇÃO NA PRÁTICA

Nos últimos anos, a evidência científica sobre prognosticação vem aumentando de forma progressiva. No Brasil, ainda há poucos estudos.

O uso de estimativas clínicas de prognóstico de forma isolada, apesar de ainda ser feito, pode levar a erros – profissionais geralmente tendem a superestimar expectativa de vida. Em uma coorte prospectiva,[7] com 468 pacientes americanos em CP, apenas 20% das estimativas de prognóstico de sobrevida realizadas por médicos no primeiro contato foram acertadas. Foram otimistas 63% das previsões. Neste mesmo trabalho, a experiência clínica foi um fator associado à melhor predição ao passo que o maior tempo de relação médico-paciente foi fator associado à pior predição. Estes números são semelhantes a estudos da década de 1970[8] (!). Uma revisão sistemática publicada em 2016 com 42 estudos também concluiu que a predição clínica geralmente é inacurada.[9]

A utilização adequada de ferramentas prognósticas disponíveis deve considerar acurácia prevista do instrumento, características do estudo de criação e de validação da ferramenta, além das semelhanças e diferenças da população estudada na criação da ferramenta e o paciente em que a ferramenta será aplicada. A estimativa de prognóstico também deve ser individualizada – a combinação dessa estimativa, obtida a partir de uma ferramenta, com o julgamento clínico, potencialmente aprimora a precisão do prognóstico.

A acurácia prevista de uma ferramenta prognóstica pode ser avaliada pela estatística C (*C-statistics*), também conhecida como área sob a curva ROC (AUC-ROC, do inglês *area under curve receiver operating characteristic*). Essa medida indica a eficácia de uma ferramenta em distinguir entre os indivíduos que sobreviveram e os que faleceram, por exemplo. Uma ferramenta que classifique corretamente esses pacientes 50% das vezes teria uma estatística C de 0,50, enquanto uma ferramenta perfeita, que fizesse a classificação com precisão 100% das vezes, teria uma estatística C de 1,00. A maioria das ferramentas prognósticas apresenta estatísticas C entre 0,60 e 0,80, sendo que poucas superam 0,80.[10]

Dessa forma, não há uma padronização ou índice prognóstico padrão-ouro a ser recomendado. Na geriatria, uma das ferramentas mais utilizadas para predição de sobrevida em pacientes idosos residentes na comunidade é o Índice de Lee.[11-13] A população brasileira foi incluída na construção e validação do índice de Suemoto.[14] Nos CP, a *Palliative Performance Scale* (PPS) é o índice mais utilizado, com revalidação recente, publicada em 2024.[15] Essas, dentre outras ferramentas, estão incluídas para uso no *site Eprognosis*.

Além de ferramentas genéricas, em caso de algumas condições ameaçadoras à vida mais comuns, como insuficiência cardíaca (IC) ou câncer, ferramentas de prognóstico específico podem ser utilizadas. De forma prática, o fluxograma na Figura 1 traduz esses passos.

O primeiro passo, conforme o fluxograma da Figura 1, é determinar o tipo de informação necessária. Por exemplo, para determinação da continuidade do *screening* do câncer colorretal, como comentado anteriormente, é necessária a estimativa da sobrevida do paciente em 10 anos. Já no contexto de avaliação geriátrica em pacientes com câncer, a informação a ser contextualizada, por exemplo, é a sobrevida livre de doença oncológica, em um período mais curto que 10 anos. Portanto, índices distintos seriam selecionados para esses exemplos citados.

O segundo passo seria a consideração se há no paciente estudado alguma comorbidade que seja mais significativa na limitação da sua sobrevida. Mesmo no cenário clínico de múltiplas condições, o uso de ferramentas específicas para certa comorbidade pode ter mais valor que um índice não específico.[16] Na Tabela 1, algumas ferramentas doença-específicas são relatadas.

As escalas de avaliação de prognóstico mais genéricas são semelhantes, conforme a Figura 2, e geralmente se baseiam em características funcionais.

O último passo, ainda conforme o fluxograma da Figura 2, é a individualização. Na AGA são contemplados vários domínios geriátricos que possuem relação estabelecida com prognóstico. A funcionalidade, como

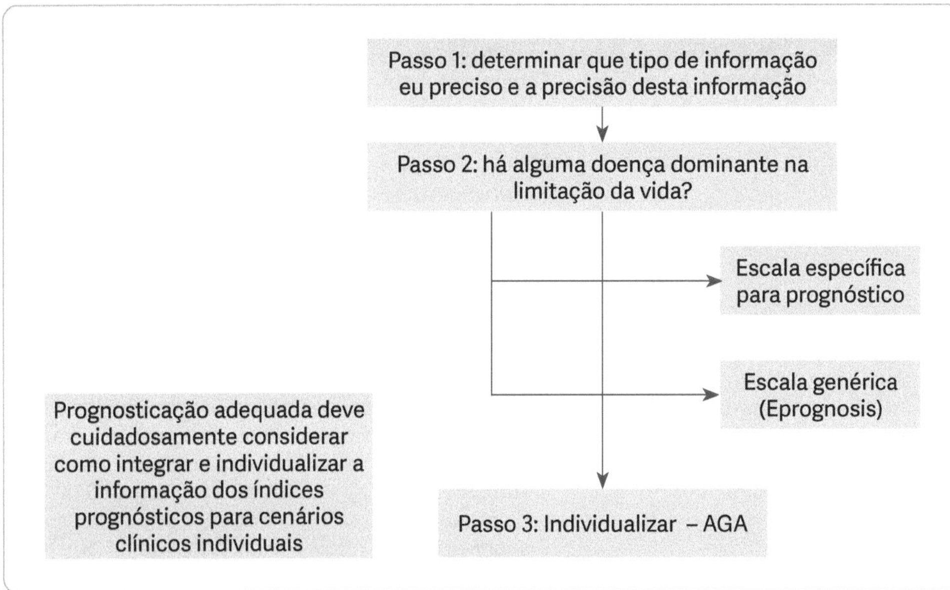

FIGURA 1 Passos sugeridos no processo de prognosticação em pessoas idosas.
AGA: avaliação geriátrica ampla.
Fonte: Adaptada de Kotwal et al., 2024.[16]

TABELA 1 Ferramentas doença-específicas

Comorbidade	Ferramentas	Comentários
Demência	*Advanced dementia prognostic tool* (ADEPT)/*Mitchell Index*[17]	Ferramenta de 12 itens desenvolvida para avaliação de sobrevida em 6 meses para pacientes institucionalizados com demência avançada. *C-statistic*/AUC-ROC = 0,68. Disponível no *Eprognosis*.
Câncer	Nomogramas do Memorial Sloan Kettering Cancer Center (MSKCC)	Ferramentas específicas para vários tipos de câncer desenvolvidas no MSKCC para auxílio de tomada de decisão – além de sobrevida, podem incluir risco de recidiva etc. Disponível no *site* institucional.
	Palliative Prognostic Score (PaP Score)[18]	Índice utilizado para identificação de prognóstico em 30 dias para pacientes com câncer avançado, que utiliza dentre fatores analisados a impressão clínica. Amplamente utilizado na prática clínica.
	HAprog[19]	Modelo brasileiro desenvolvido para pacientes com câncer avançado ambulatoriais para predição de sobrevida. Disponível em aplicativo próprio.

(continua)

TABELA 1 **Ferramentas doença-específicas**

Comorbidade	Ferramentas	Comentários
Insuficiência cardíaca	*Seattle heart failure model* (SHFM)[20]	Ferramenta extensa que utiliza diversos parâmetros (clínicos, laboratoriais, tratamento e uso de dispositivos) para estimar sobrevida de pacientes com IC em 1, 2 e 3 anos. *C-statistic*/AUC-ROC = 0,68 (validação com 9.942 pacientes) Disponível no *site*: https://depts.washington.edu/shfm/
	EFFECT *heart failure model*[21]	Ferramenta desenhada para pacientes hospitalizados com IC. Estima sobrevida em 30 dias e 1 ano. *C-statistic*/AUC-ROC = 0,80
	Meta-analysis global group in chronic (MAGGIC) heart failure risk[22–24]	Ferramenta extensa que utiliza menos parâmetros que o SHF (clínicos, laboratoriais, tratamento) para estimar sobrevida de pacientes com IC em 1 e 3 anos. *C-statistic*/AUC-ROC = 0,68 (validação com 51.043 pacientes)[24] Disponível no *site*: http://www.heartfailurerisk.org/
Doença pulmonar obstrutiva crônica (DPOC)	*BODE (Body-mass index, Obstruction, Dyspnea and Exercise) Index*[25]	Ferramenta multidimensional que estima sobrevida em pacientes com DPOC – inclui peso/índice de massa corporal, obstrução de via aérea (inferida pelo VFE1), dispneia (pela escala do Medical Research Council) e capacidade de exercício (teste de caminhada de 6 minutos). Apresenta *performance* melhor que a análise do VFE1 isolada. *C-statistic*/AUC-ROC = 0,74. População incluída dos Estados Unidos, Espanha e Venezuela. Disponível em vários *sites*. https://www.mdcalc.com/calc/3916/bode-index-copd-survival
	Health, Activity, Dyspnea, Obstruction (HADO) Score[26]	Ferramenta também multidimensional que estima sobrevida em 3 anos para pacientes com DPOC – inclui autopercepção de saúde, níveis de atividade física, dispneia (por escala de 1 a 4) e obstrução (também inferida pelo VFE1). Aparentemente melhor aplicabilidade, mas menos difundida que o *BODE index*. *Performance* semelhante em estudo de comparação.[27] Em 2024, publicado o HADO.2 *score* – em que os níveis de atividade física foram extraídos de acelerômetro, com melhor acurácia (*C-statistic*/AUC-ROC = 0,79), porém ainda semelhante ao *BODE index*.[28] *C-statistic*/AUC-ROC = 0,68 (estudo original)
Doença hepática crônica	Child-Pugh[29]	Instrumento bastante utilizado na prática clínica, inicialmente desenvolvido que conta com 5 parâmetros (ascite, encefalopatia, bilirrubinemia, albuminemia e tempo de protrombina) e indica sobrevida em 1 e 2 anos. *C-statistic*/AUC-ROC = não especificada.

(continua)

TABELA 1 Ferramentas doença-específicas

Comorbidade	Ferramentas	Comentários
Doença hepática crônica	MELD (*Model for End-stage Liver Disease*) 3.0 Score[30]	MELD 3.0 é uma atualização do escore MELD, que inicialmente incluía bilirrubinemia, creatinina sérica e INR, com sexo, albuminemia e sódio. Utilizada no sistema de alocação de transplantes. Avalia sobrevida em 3 e 6 meses. *C-statistic*/AUC-ROC = 0,869 Disponível em vários *sites*. https://medcalculators.stanford.edu/meld
Doença renal crônica (DRC)	*Cohen's prognostic model*[31]	Ferramenta para avaliação de sobrevida em 6 meses de pacientes em hemodiálise (em qualquer ponto do tratamento). Inclui 5 variáveis (pergunta surpresa, idade, albuminemia, presença de demência e de doença arterial obstrutiva periférica). *C-statistic*/AUC-ROC = 0,87 (Validação com apenas 514 pacientes)
	ARO (*Annual Rate of Occurrence*) *risk score calculator*[32]	Ferramenta extensa para avaliação de sobrevida em 1 e 2 anos de pacientes em hemodiálise (no início ou durante a terapia) baseada em análise de características clínicas e laboratoriais. Em revisão sistemática e validação externa[33] apresentou uma das melhores *performances*. *C-statistic*/AUC-ROC = 0,71 (Validação com 10.615 pacientes de diferentes regiões geográficas) Disponível em: https://aro-score.askimed.com/
	Thamer et al.[34]	Escore de risco preditivo para avaliação de sobrevida em idosos em 3 e 6 meses após início de hemodiálise. Inclui 7 variáveis (idade, albuminemia, funcionalidade, institucionalização, hospitalizações e antecedentes de câncer ou IC). *C-statistic*/AUC-ROC = 0,72 Validação com 16.645 pacientes
	Santos et al.[35]	Escore de risco preditivo desenvolvido em Portugal para avaliação de sobrevida em idosos em 3 e 6 meses após início de hemodiálise. Inclui 5 variáveis (idade, doença arterial coronariana, doença cerebrovascular com hemiplegia, tempo de seguimento com nefrologia e albuminemia). *C-statistic*/AUC-ROC = 0,79 Validação com apenas 420 pacientes

INR: índice internacional normalizado; VEF1: volume expiratório forçado no primeiro segundo.

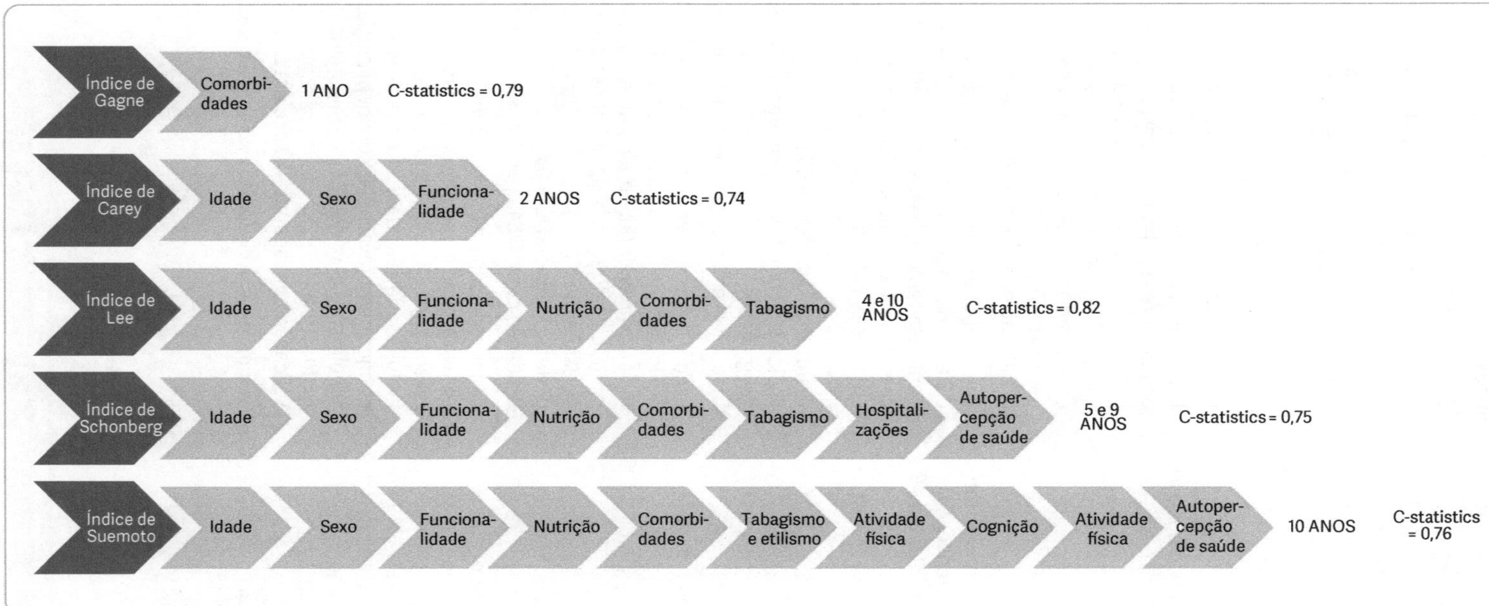

FIGURA 2 Escalas genéricas de estimativa de prognóstico com suas variáveis analisadas, estimativas de sobrevida em anos e acurácia.

Fonte: adaptada de Soto-Perez-de-Celis et al., 2024.[48]

utilizada em vários índices, é um marcador importante para prognóstico,[36-39] além de promover um cuidado centrado e alinhado individualmente. Outros marcadores são amplamente reconhecidos com prognóstico, como o diagnóstico de fragilidade pelas definições operacionais mais utilizadas e a velocidade de marcha, por exemplo. Dessa forma, a AGA ajuda a entender se o paciente está acima, abaixo ou dentro da previsão estimada por algum índice prognóstico.

A incerteza do prognóstico pode ser amenizada, além destes passos, pela combinação de mais de uma ferramenta. A discussão interdisciplinar também auxilia por enxergar o prognóstico através de perspectivas diversas.[16]

PROGNOSTICAÇÃO EM FASE FINAL DE VIDA

Em CP, o uso de ferramentas prognósticas é bem-estabelecido e ajuda também na construção de um plano de cuidados pertinente (como na abordagem da depressão, em que os antidepressivos mais comuns têm um tempo para resposta que pode ser maior que a sobrevida do paciente). As ferramentas utilizadas para este fim devem, portanto, estimar uma sobrevida curta.

A PPS, como referida anteriormente, é o instrumento mais utilizado neste contexto. Foi desenvolvida no Canadá e publicada em 1996 com pacientes internados ou com cuidado baseado em casa.[40] A sobrevida estimada pela PPS, até o ano de 2024, foi baseada principalmente em estudos realizados com pacientes com câncer e internados ou em *hospice care*.[41-43] Em 2024, um estudo publicado revisou o prognóstico estimado pela PPS, incluindo pacientes internados e em contexto ambulatorial: as estimativas de sobrevida encontradas foram substancialmente maiores que as estimativas utilizadas previamente. O mesmo índice também estima tempo de sobrevida diferente, dependendo do cenário de atenção: pacientes ambulatoriais têm sobrevida maior com a mesma PPS de pacientes internados. A PPS também tem melhor *performance* em pacientes com sobrevida curta.[15]

Na prática clínica, o uso regular da PPS ajuda também, além do valor prognóstico, a entender em que ponto da trajetória do adoecimento está o paciente. Como as curvas de funcionalidade *versus* tempo de adoecimento são amplamente conhecidas (ver Capítulo 1), ao utilizar em avaliações sucessivas, a PPS trará informações de como o paciente está evoluindo.

FUTURO: INTELIGÊNCIA ARTIFICIAL E *BIG DATA*

A utilização e o tratamento de dados derivados de registros médicos digitalizados (geralmente compilados em *big data*) por inteligência artificial ou *machine learning* são promissores e, ao mesmo tempo, exigem cuidado. O uso por empresas privadas de assistência à saúde, como seguradoras ou hospitais, pode ajudar a identificar pacientes com risco aumentado de mortalidade ou hospitalização, por exemplo. Porém, o uso também pode estar vinculado a interesses econômicos mais escusos, dentre outros dilemas éticos.

Estudo publicado em 2018 já mostrava o potencial: os dados coletados de prontuário de 221.284 pacientes foram utilizados por *machine learning* para uma construção de modelo prognóstico que identificasse pacientes com risco de mortalidade aumentado em 3 a12 meses como gatilho para avaliação de equipe de CP. O modelo encontrado teve ótima acurácia: *C-statistic* (AUC-ROC) =

0,93 - a maior citada neste capítulo.[44] Em revisão sistemática publicada em 2023, 15 estudos utilizando métodos semelhantes para predição de mortalidade já foram encontrados.[45]

COMUNICAÇÃO DE PROGNÓSTICO

A comunicação do prognóstico é importante no processo de tomada de decisões compartilhadas em geriatria e em cuidados paliativos. Como citado anteriormente, em geral, a maior parte de pacientes idosos desejam saber de informações prognósticas. Técnicas de comunicação difícil são essenciais neste momento (abordadas em outros capítulos). É relevante destacar que é primordial entender a(s) necessidade(s) de informação do paciente (e seus familiares) de forma individual, adaptar como a informação é passada de acordo com esta(s) necessidades, e, reconhecer que esta(s) necessidade(s) variam individualmente, e, mesmo em um único paciente, variam ao longo do adoecimento.[46] Cabe lembrar a máxima amplamente citada nos serviços de CP: há o direito e não o dever de saber de informações de saúde. Dessa forma, deve sempre haver a permissão para discussão de prognóstico, além de quando essa discussão deve ser feita e quem deve estar presente.

Ressaltar a incerteza de estimativas prognósticas também é essencial. O uso de intervalo de tempos ("anos", "meses a ano", "dias") ajuda neste sentido, assim como o melhor *versus* o pior cenário esperado.

Pacientes e familiares também incluem outros fatores no entendimento do prognóstico, como fé, intuição, aparência física, desejo de viver. O otimismo apresentado mesmo após um prognóstico reservado pode ser explicado por estes fatores. Em estudo com pacientes críticos, apenas 3 (< 2%) de 179 representantes entrevistados relataram que as suas crenças sobre o prognóstico dos pacientes dependiam exclusivamente de informações prognósticas fornecidas pelos médicos.[47]

CONSIDERAÇÕES FINAIS

Prognosticar é essencial no contexto da geriatria, dos cuidados paliativos e mesmo da Medicina moderna. Utilizar o prognóstico para um cuidado centrado no paciente é essencial e passa desde a seleção de ferramenta adequada, com julgamento clínico criterioso e interdisciplinar associado, até uma comunicação compassiva e assertiva.

REFERÊNCIAS BIBLIOGRÁFICAS

1. Deardorff WJ, Cenzer I, Nguyen B, Lee SJ. Time to benefit of bisphosphonate therapy for the prevention of fractures among postmenopausal women with osteoporosis: a meta-analysis of randomized clinical trials. JAMA Intern Med. 2022;182(1).
2. Lee SJ, Boscardin WJ, Stijacic-Cenzer I, Conell-Price J, O'Brien S, Walter LC. Time lag to benefit after screening for breast and colorectal cancer: meta-analysis of survival data from the United States, Sweden, United Kingdom, and Denmark. BMJ. 2013;345:e8441.
3. Ahalt C, Walter LC, Yourman L, Eng C, Perez-Stable EJ, Smith AK. "Knowing is better": preferences of diverse older adults for discussing prognosis. J Gen Intern Med. 2012;27(5):568-75.
4. Schoenborn NL, Janssen EM, Boyd C, Bridges JF, Wolff AC, Pollack CE. Older adults' preferences for discussing long-term life expectancy: results from a national survey. Ann Fam Med. 2018;16(6):530-7.
5. Weeks JC, Catalano PJ, Cronin A, Finkelman MD, Mack JW, Keating NL, et al. Patients' expectations about effects of chemotherapy for advanced cancer. N Engl J Med. 2012;367(17):1616-25.
6. Wright AA, Zhang B, Ray A, Mack JW, Trice E, Balboni T, et al. Associations between end-of-life discussions, patient mental health, medical care near

death, and caregiver bereavement adjustment. JAMA. 2008;300(14):1665-73.

7. Christakis NA, Lamont EB. Extent and determinants of error in doctors' prognoses in terminally ill patients: prospective cohort study. BMJ. 2000;320(7233):469-72.
8. Parkes CM. Accuracy of predictions of survival in later stages of cancer. BMJ. 1972;2(5804):29-31.
9. White N, Reid F, Harris A, Harries P, Stone P. A systematic review of predictions of survival in palliative care: how accurate are clinicians and who are the experts? PLoS One. 2016;11(8):e0161407.
10. Yourman LC, Lee SJ, Schonberg MA, Widera E, Smith AK. Prognostic indices for older adults: a systematic review. JAMA. 2012;307(2):182-92.
11. Cruz M, Covinsky K, Widera EW, Stijacic-Cenzer I, Lee SJ. Predicting 10-year mortality for older adults. JAMA. 2013;309(9):874-83.
12. Lee SJ, Lindquist K, Segal MR, Covinsky KE. Development and validation of a prognostic index for 4-year mortality in older adults. JAMA. 2006;295(7):801-8.
13. Lee SJ, Boscardin WJ, Kirby KA, Covinsky KE. Individualizing life expectancy estimates for older adults using the Gompertz law of human mortality. PLoS One. 2014;9(9):e108540.
14. Suemoto CK, Ueda P, Beltrán-Sánchez H, Lebrão ML, Duarte YA, Mambrini JVM, et al. Development and validation of a 10-year mortality prediction model: meta-analysis of individual participant data from five cohorts of older adults in developed and developing countries. J Gerontol A Biol Sci Med Sci. 2017;72(3):410-6.
15. Bischoff KE, Patel K, Boscardin WJ, O'Riordan DL, Morrison LJ, Widera E, et al. Prognoses associated with Palliative Performance Scale scores in modern palliative care practice. JAMA Netw Open. 2024;7(1):e2420472.
16. Kotwal AA, Lee S, Smith AK. How is prognosis estimated and communicated for people facing serious illness? In: Goldstein NE, Woodrell CD, Morrison RS (ed.). Evidence-based practice of palliative medicine. Elsevier; 2024. p. 262-7.
17. Mitchell SL, Miller SC, Teno JM, Kiely DK, Davis RB, Shaffer ML. The advanced dementia prognostic tool: a risk score to estimate survival in nursing home residents with advanced dementia. J Pain Symptom Manage. 2010;40(5):639-51.
18. Pirovano M, Maltoni M, Nanni O, Marinari M, Indelli M, Obbia P, et al. A new palliative prognostic score: a first step for the staging of terminally ill cancer patients. J Pain Symptom Manage. 1999;17(4):231-9.
19. Paiva CE, Paiva BSR, de Paula Pântano N, et al. Development and validation of a prognostic nomogram for ambulatory patients with advanced cancer. Cancer Med. 2018;7(3):654-60.
20. Levy WC, Mozaffarian D, Linker DT, Sutradhar SC, Anker SD, Cropp AB, et al. The Seattle Heart Failure Model: prediction of survival in heart failure. Circulation. 2006;113(11):1424-33.
21. Lee DS, Austin PC, Rouleau JL, Liu PP, Naimark D, Tu JV. Predicting mortality among patients hospitalized for heart failure: derivation and validation of a clinical model. JAMA. 2003;290(19):2581-7.
22. Pocock SJ, Ariti CA, McMurray JJV, Maggioni A, Køber L, Squire I, et al. Predicting survival in heart failure: a risk score based on 39,372 patients from 30 studies. Eur Heart J. 2013;34(19):1404-13.
23. Doughty RN, Cubbon R, Ezekowitz J, Kjekshus J, McMurray J, Pocock S, et al. The survival of patients with heart failure with preserved or reduced left ventricular ejection fraction: an individual patient data meta-analysis. Eur Heart J. 2013;33(14):1738-47.
24. Sartipy U, Dahlström U, Edner M, Lund LH. Predicting survival in heart failure: validation of the MAGGIC heart failure risk score in 51,043 patients from the Swedish Heart Failure Registry. Eur J Heart Fail. 2014;16(2):173-9.
25. Celli BR, Cote CG, Marin JM, Casanova C, Montes de Oca M, Mendez RA, et al. The body-mass index, airflow obstruction, dyspnea, and exercise capacity index in chronic obstructive pulmonary disease. N Engl J Med. 2004;350(10):1005-12.
26. Esteban C, Quintana JM, Aburto M, Moraza J, Egurrola M, Pérez-Izquierdo J, et al. A simple score for assessing stable chronic obstructive pulmonary disease. QJM. 2006; 99(11):751-9.
27. Esteban C, Quintana JM, Moraza J, et al. BODE-Index vs HADO-Score in chronic obstructive pulmonary disease: which one to use in general practice? BMC Med. 2010;8:28.
28. Esteban C, Aguirre N, Aramburu A, Moraza J, Egurrola M, Pérez-Izquierdo J, et al. Influence of physical activity on the prognosis of COPD patients: the HADO.2 score – health, activity, dyspnoea and obstruction. ERJ Open Res. 2024;10(1):00488-2023.
29. Infante-Rivard C, Esnaola S, Villeneuve J-P. Clinical and statistical validity of conventional prognostic factors in predicting short-term survival among cirrhotics. Hepatology. 1987;7(4):660-4.
30. Kim WR, Mannalithara A, Heimbach JK, Kamath PS, Shah VH, Wiesner RH, et al. MELD 3.0: the

Model for End-Stage Liver Disease updated for the modern era. Gastroenterology. 2021;161(6):1887-95.
31. Cohen LM, Ruthazer R, Moss AH, Germain MJ. Predicting six-month mortality for patients who are on maintenance hemodialysis. Clin J Am Soc Nephrol. 2010;5(1):72-9.
32. Floege J, Gillespie IA, Kronenberg F, Anker SD, Gioni I, Richards S, et al. Development and validation of a predictive mortality risk score from a European hemodialysis cohort. Kidney Int. 2015;87(5):996-1008.
33. Ramspek CL, Voskamp PWM, van Ittersum FJ, Krediet RT, Dekker FW, van Diepen M. Prediction models for the mortality risk in chronic dialysis patients: a systematic review and independent external validation study. Clin Epidemiol. 2017;9:451-64.
34. Thamer M, Kaufman JS, Zhang Y, Zhang Q, Cotter DJ, Bang H. Predicting early death among elderly dialysis patients: development and validation of a risk score to assist shared decision making for dialysis initiation. Am J Kidney Dis. 2015;66(6):1024-32.
35. Santos J, Oliveira P, Malheiro J, Almeida E, Lobato L. Predicting 6-month mortality in incident elderly dialysis patients: a simple prognostic score. Kidney Blood Press Res. 2020;45(1):38-50.
36. Corsonello A, Soraci L, Di Rosa M, Greco C, Marengoni A, Onder G, et al. Prognostic interplay of functional status and multimorbidity among older patients discharged from hospital. J Am Med Dir Assoc. 2022;23(2):274.e1-274.e7.
37. Gill TM, Han L, Gahbauer EA, Leo-Summers L, Allore HG. Prognostic effect of changes in physical function over prior year on subsequent mortality and long-term nursing home admission. J Am Geriatr Soc. 2018;66(8):1587-93.
38. Zucchelli A, Vetrano DL, Grande G, Calderón-Larrañaga A, Fratiglioni L, Marengoni A, et al. Comparing the prognostic value of geriatric health indicators: a population-based study. BMC Med. 2019;17(1):185.
39. Junek ML, Jones A, Heckman G, Costa AP. The predictive utility of functional status at discharge: a population-level cohort analysis. BMC Geriatr. 2022;22(1):32.
40. Anderson F, Downing GM, Hill J, Casorso L, Lerch N. Palliative Performance Scale (PPS): a new tool. J Palliat Care. 1996;12(1):5-11.
41. Tarumi Y, Watanabe SM, Lau F, Yang J, Seow H, Fainsinger R. Evaluation of the Palliative Prognostic Score (PaP) and routinely collected clinical data in prognostication of survival for patients referred to a palliative care consultation service in an acute care hospital. J Pain Symptom Manage. 2011;42(4):515-22.
42. Harris PS, Stalam T, Ache KA, Parks SM, Carson SS, Curtis JR. Can hospices predict which patients will die within six months? J Palliat Med. 2014;17(8):894-8.
43. Jang RW, Caraiscos VB, Swami N, Banerjee S, Mak E, Kaya E, et al. Simple prognostic model for patients with advanced cancer based on performance status. J Oncol Pract. 2014;10(5):e335-41.
44. Avati A, Jung K, Harman S, Downing NL, Ng A, Shah NH. Improving palliative care with deep learning. BMC Med Inform Decis Mak. 2018;18(1):122.
45. Vu E, Steinmann N, Schröder C, Rossaint R, Wernly B, Jung C, et al. Applications of machine learning in palliative care: a systematic review. Cancers (Basel). 2023;15(5):1596.
46. Parker SM, Clayton JM, Hancock K, Walder S, Butow PN, Carrick S, et al. A systematic review of prognostic/end-of-life communication with adults in the advanced stages of a life-limiting illness: patient/caregiver preferences for the content, style, and timing of information. J Pain Symptom Manage. 2007;34(1):81-93.
47. Boyd EA, Lo B, Evans LR, Malvar G, Apatira L, Luce JM, et al. 'It's not just what the doctor tells me:' factors that influence surrogate decision-makers' perceptions of prognosis. Crit Care Med. 2010;38(5):1270-5.
48. Soto-Perez-de-Celis E, Dale W, Katheria V, Kim H, Fakih M, Chung VM, et al. Outcome prioritization and preferences among older adults with cancer starting chemotherapy in a randomized clinical trial. Cancer. 2024;130(17):3000-3010.

Seção II

Cuidados básicos para pessoas idosas em cuidados paliativos

1

Pele e cuidados paliativos

Carolina Morais Tsuchida
Isabella Maria Manara Marconi
Flávia Corazza Lopes

Destaques do tema

- Sistema tegumentar e as alterações no envelhecimento.
- Cuidados paliativos nas feridas.
- Alterações da pele na fase final de vida.

INTRODUÇÃO

A pele é o maior órgão do corpo humano, constituindo cerca de 15% do peso corporal total. Dentre as suas principais funções estão: proteção dos componentes orgânicos internos do meio externo; auxílio no sistema imunológico e na síntese de vitamina D; termorregulação, pelo controle homeostático da temperatura; percepção, pelas terminações nervosas na pele, e controle de perdas de nutrientes e fluidos e secreção pelas glândulas secretoras.[1-3]

A composição da pele possui duas camadas principais: epiderme e derme. A epiderme é a camada mais externa da pele, formada por quatro camadas celulares: basal, espinhosa, granulosa e córnea. A derme é responsável pelo suporte de resistência mecânica da pele e pelo material fibrilar: fibras colágenas, elásticas e reticulares. Nesta camada ainda se encontram os anexos da pele, como glândulas sebáceas, sudoríparas e folículo piloso. A hipoderme ou tecido subcutâneo fica abaixo da derme e se conecta com esta através das fibras elásticas e colágenas, unindo a derme com os órgãos adjacentes.[1,4,5]

A pele sofre diversas alterações ao longo de toda a vida e de maneira mais substancial e evidente na população idosa. Além disso, alterações clínicas relacionadas às doenças orgânicas, invariavelmente acarretarão alguma alteração de pele, sobretudo com a evolução natural da doença. É importante salientar que quanto mais próximo da fase final de vida, maiores serão os riscos de lesões de pele, mesmo que o paciente esteja recebendo adequadamente os cuidados de prevenção. A falência da pele ocorrerá por diversos contextos relacionados às disfunções orgânicas, dentre eles: alteração de perfusão e oxigenação, alteração da umidade e temperatura da pele, diminuição na ingestão de dieta e líquidos, alterações das camadas da pele, alterações na funcionalidade e imobilismo, entre outros.[6]

ALTERAÇÕES DA PELE NO ENVELHECIMENTO

Com o processo de envelhecimento, alterações fisiológicas ocorrem na composição corporal da pele e anexos. A pele acaba por se tornar mais seca devido à diminuição das glândulas sebáceas. A quantidade de melanócitos diminui de 8 a 20% a cada década, a partir dos 30 anos. Somado isto com a lentificação da reposição das células que compõem a epiderme, ao tempo prolongado de exposição aos raios ultravioletas e a diminuição das células que mediam o sistema imunológico na pele – as células de Langerhans, a predisposição aos cânceres de pele aumenta. Também ocorre um afinamento da pele, perda de elasticidade, atenuação de fibras elásticas e colágenas, diminuição da vascularização e menor junção dermoepidérmica (aderência da epiderme à derme), diminuindo a firmeza da pele e deixando-a mais vulnerável a lesões como, por exemplo, as lesões por fricção ou *skin tears* e as lesões por pressão (LP).[7,8]

LESÃO POR FRICÇÃO

Também conhecidas como *skin tears,* as lesões por fricção são rupturas de pele ocasionadas pela separação de camadas que podem ser causadas por fricção ou cisalhamento, incluindo trauma contuso e lesão por curativos aderentes, por exemplo. A extensão das lesões pode ocorrer de espessura parcial, quando há a separação da epiderme da derme, e espessura total, quando há a separação da epiderme e da derme das camadas mais profundas.[8,9]

LESÃO POR PRESSÃO

Segundo a *National Pressure Ulcer Advisory Panel* (NPUAP), uma organização sem fins lucrativos destinada ao tratamento e prevenção de LP dos Estados Unidos, o termo LP refere-se a um "dano localizado na pele e/ou tecidos moles subjacentes, geralmente sobre uma proeminência óssea ou relacionada ao uso de dispositivo médico ou a outro artefato. A lesão pode se apresentar em pele íntegra ou como úlcera aberta, podendo ser dolorosa. A lesão ocorre como resultado da pressão intensa e/ou prolongada em combinação com o cisalhamento. A tolerância do tecido mole à pressão e ao cisalhamento pode também ser afetada pelo microclima, nutrição, perfusão, comorbidades e pela sua condição".[10,11]

A terminologia anteriormente utilizada era "úlcera por pressão", porém em 2016 a NPUAP atualizou a nomenclatura para "lesão por pressão" com o objetivo de representar de maneira mais específica as lesões ulceradas e não ulceradas (pele intacta). Além disso, outros conceitos de lesões foram agregados, como LP relacionada a dispositivo médico e LP em membrana mucosa (Quadro 1).[10,11]

O tratamento das lesões de pele deve ser individualizado. As melhores práticas para cuidar de um paciente com LP que esteja com doença avançada incluem: buscar prevenir o surgimento e/ou a progressão da ferida, controlar os sintomas decorrentes da ferida, usar a autopercepção do paciente, tratar as causas modificáveis, oferecer apoio psicossocial e propiciar a independência. O controle de sintomas é essencial e pode substituir o foco na cicatrização da ferida para os pacientes que estão em processo de morte ativa ou pacientes que possuem condições exclusivas de foco no conforto (Quadro 2).[8]

QUADRO 1 Sistema de classificação de lesão por pressão

Lesão por pressão estágio 1	Pele íntegra com área localizada de eritema que não embranquece, podendo parecer diferente em pele de cor escura. Presença de eritema que embranquece ou mudanças na sensibilidade, temperatura ou consistência (endurecimento) podem preceder as mudanças visuais. Mudanças na cor não incluem descoloração púrpura ou castanha; essas podem indicar dano tissular profundo.
Lesão por pressão estágio 2	Perda da pele em sua espessura parcial com exposição da derme. O leito da ferida é viável, de coloração rosa ou vermelha, úmido e pode também apresentar-se como uma bolha intacta (preenchida com exsudato seroso) ou rompida. O tecido adiposo e tecidos profundos não são visíveis. Tecido de granulação, esfacelo e escara não estão presentes. Essas lesões geralmente resultam de microclima inadequado e cisalhamento da pele na região da pelve e no calcâneo. Esse estágio não deve ser usado para descrever as lesões de pele associadas à umidade, incluindo a dermatite associada à incontinência (DAI), a dermatite intertriginosa, a lesão de pele associada a adesivos médicos ou as feridas traumáticas (lesões por fricção, queimaduras, abrasões).
Lesão por pressão estágio 3	Perda da pele em sua espessura total, na qual a gordura é visível e, frequentemente, tecido de granulação e epíbole (lesão com bordas enroladas) estão presentes. Esfacelo e/ou escara pode estar visível. A profundidade do dano tissular varia conforme a localização anatômica; áreas com adiposidade significativa podem desenvolver lesões profundas. Podem ocorrer descolamento e túneis. Não há exposição de fáscia, músculo, tendão, ligamento, cartilagem e/ou osso. Quando o esfacelo ou escara prejudica a identificação da extensão da perda tissular, deve-se classificá-la como LP não classificável (LPNC).
Lesão por pressão estágio 4	Perda da pele em sua espessura total e perda tissular com exposição ou palpação direta da fáscia, músculo, tendão, ligamento, cartilagem ou osso. Esfacelo e/ou escara pode estar visível. Epíbole (lesão com bordas enroladas), descolamento e/ou túneis ocorrem frequentemente. A profundidade varia conforme a localização anatômica. Quando o esfacelo ou escara prejudica a identificação da extensão da perda tissular, deve-se classificá-la como LPNC.
Lesão por pressão não classificável	Perda da pele em sua espessura total e perda tissular na qual a extensão do dano não pode ser confirmada porque está encoberta pelo esfacelo ou escara. Ao ser removido (esfacelo ou escara), a LP em estágio 3 ou estágio 4 ficará aparente. Escara estável (isto é, seca, aderente, sem eritema ou flutuação) em membro isquêmico ou no calcâneo não deve ser removida.
Lesão por pressão tissular profunda (LPTP)	Pele intacta ou não, com área localizada e persistente de descoloração vermelha-escura, marrom ou púrpura que não embranquece ou separação epidérmica que mostra lesão com leito escurecido ou bolha com exsudato sanguinolento. Dor e mudança na temperatura frequentemente precedem as alterações de coloração da pele. A descoloração pode apresentar-se diferente em pessoas com pele de tonalidade mais escura. Essa lesão resulta de pressão intensa e/ou prolongada e de cisalhamento na interface osso-músculo. A ferida pode evoluir rapidamente e revelar a extensão atual da lesão tissular ou resolver sem perda tissular. Quando tecido necrótico, tecido subcutâneo, tecido de granulação, fáscia, músculo ou outras estruturas subjacentes estão visíveis, isso indica LP com perda total de tecido (LPNCou estágio 3 ou estágio 4). Não se deve utilizar a categoria LPTP para descrever condições vasculares, traumáticas, neuropáticas ou dermatológicas.

(continua)

QUADRO 1 Sistema de classificação de lesão por pressão (*continuação*)

LP relacionada a dispositivo médico	Essa terminologia descreve a etiologia da lesão. A LP relacionada a dispositivo médico resulta do uso de dispositivos criados e aplicados para fins diagnósticos e terapêuticos. A LP resultante geralmente apresenta o padrão ou forma do dispositivo. Essa lesão deve ser categorizada usando o sistema de classificação de LP.
LP em membranas mucosas	A LP em membranas mucosas é encontrada quando há histórico de uso de dispositivos médicos no local do dano. Devido à anatomia do tecido, essas lesões não podem ser categorizadas.

Fonte: adaptado de Associação Brasileira de Estomaterapia (SOBEST); Associação Brasileira de Enfermagem em Dermatologia (SOBENDE);[10] Caliri, 2020.[11]

QUADRO 2 Algumas recomendações e declarações de boa prática na prevenção e tratamento de lesão por pressão[12]

Considerar indivíduos com mobilidade reduzida, atividade limitada e potencial elevado de fricção (pressão e torção) em risco de desenvolver lesão por pressão (LP).
Inspecionar a pele dos indivíduos para monitorar a presença de eritemas.
Monitorar sinais de eritema (branqueável e não branqueável), por meio de pressão manual ou método de disco transparente, e avaliar sua extensão.
Implementar cuidados à pele que incluam: ▪ Manter a pele limpa e devidamente hidratada. ▪ Limpar a pele imediatamente após episódios de incontinência. ▪ Evitar uso de sabonetes ou produtos alcalinos. ▪ Proteger a pele da umidade com produto barreira.
Determinar a frequência do reposicionamento tendo em consideração: ▪ Tolerância da pele e dos tecidos. ▪ Condição clínica global. ▪ Objetivos dos cuidados. ▪ Conforto e dor.
Efetuar uma avaliação detalhada do nível de dor a pacientes com LP.
Em ambientes de fim de vida/*hospice* e cuidados paliativos (CP), esforçar-se para manter uma nutrição e hidratação adequadas, compatíveis com a condição e os desejos do indivíduo. O suporte nutricional adequado muitas vezes não é alcançável quando o indivíduo não consegue ou se recusa a comer, com base em determinados estados de doença.
Para indivíduos em fim de vida ou CP, considere usar uma ferramenta específica da população que tenha sido testada quanto à validade e confiabilidade (p. ex., Sistema de Avaliação de Sintomas para Feridas de Toronto) para determinar as preocupações do indivíduo que devem ser abordadas, incluindo dor, exsudato, odor, coceira e aparência.
Não subtrate a dor em indivíduos que recebem CP.
Manter o leito da ferida coberto e úmido.
Selecionar um curativo que não seja aderente, requeira trocas menos frequentes e controle o nível de exsudato na ferida.
Aquecer os produtos tópicos à temperatura ambiente antes de aplicá-los no leito da ferida.
Use técnicas e equipamentos de reposicionamento, levando em consideração a prevenção e o manejo da dor causada por LP.
Administrar analgesia frequente para controlar a dor por LP.

Fonte: adaptado de *European Pressure Ulcer Advisory Panel, National Pressure Injury Advisory Panel* and *Pan Pacific Pressure Injury Alliance*.[12]

CUIDADOS PALIATIVOS DE FERIDAS – *PALLIATIVE WOUND CARE*

Na década de 1980 iniciou-se na literatura o termo *palliative wound care*, referindo-se ao modo de administração do tratamento de feridas em pacientes em CP e em fase final de vida. Trata-se de uma abordagem holística em conjunto com o tratamento que prioriza o controle dos sintomas e o cuidado psicossocial, sendo a atuação multidisciplinar e de acordo com as finalidades e objetivos do paciente/família.[13]

Uma nova definição foi proposta pela Associação Europeia de Cuidados Paliativos por meio de uma revisão de escopo publicada em 2023. Trata-se de um

> "cuidado holístico e interdisciplinar centrado na pessoa e na família para feridas que podem cicatrizar, ou não, ou que podem ser muito onerosas para tratar; incluindo, mas não se limitando ao controle e gerenciamento de sintomas para indivíduos que geralmente são vulneráveis e têm qualidade de vida prejudicada".

Esta nova definição sugere que CP de feridas nem sempre terão como objetivo sua cicatrização, mas principalmente a promoção da dignidade e conforto do paciente.[14]

ALTERAÇÕES DA PELE NA FASE FINAL DE VIDA

Em 2008, um painel de especialistas foi convencionado para elaborar a criação do consenso *Skin Change at Life's End* (SCALE), em Chicago/Illinois.[15] Na ocasião, foi discutido sobre as alterações de pele na fase final de vida e, ao final, apresentou-se dez posicionamentos propostos a seguir (Quadro 3).

ÚLCERA TERMINAL DE KENNEDY

Em 1989, a enfermeira Karen Lou Kennedy descreveu na literatura médica moderna sobre um tipo de lesão que algumas pessoas desenvolvem no processo de finitude extrema, apresentando-se geralmente nos formatos de borboleta, pera e ferradura, localizadas principalmente na região do cóccix e sacral (Figura 1). A coloração pode variar entre preto, vermelho e amarelo, ou ainda azulada e violácea, e são de formato irregular. Ocorrem de forma súbita e geralmente apontam para a morte próxima, sendo na maioria dos casos em até 2 semanas.[15-17] Há autores que relatam experiências de que o desfecho do óbito pode ocorrer potencialmente em até 6 a 8 semanas.[18] Acredita-se que a úlcera terminal de Kennedy (UTK) seria o reflexo de uma insuficiência interna que representa a morte cutânea e que, em decorrência de sua localização, o atrito e a pressão podem influenciar, mas não são consideradas causas diretas.[19]

LESÃO TECIDUAL TERMINAL DE TROMBLEY-BRENNAN

Em 2012, Mary R. Brennan e Kathy Trombley descreveram na literatura um tipo de lesão observada nos pacientes em fase final de vida, também de rápida progressão, geralmente de coloração púrpura, sem ruptura de pele e mais comumente com aparecimento em locais de pouca ou nenhuma pressão, como extremidades e tronco, podendo ter uma imagem em espelho na extremidade oposta. A sobrevida identificada após o aparecimento foi de 1,5 a 3 dias, não chegando a semanas.[17,20]

SINAL DE WELAM (*WELAM'S SIGN*)

Em 2009, outra alteração cutânea foi observada em uma amostra de 4 pacien-

QUADRO 3 **Consenso *Skin Change at Life's End* (SCALE) – mudanças da pele no fim da vida**

Declaração 1	Mudanças fisiológicas que ocorrem como resultado do processo de morte podem afetar a pele e os tecidos moles, podendo-se manifestar como mudanças visíveis na cor da pele, turgor ou integridade, ou como sintomas subjetivos, como dor local. Essas mudanças podem ser inevitáveis, podendo ocorrer com a aplicação de intervenções apropriadas que atendam ou ultrapassem o padrão de cuidado.
Declaração 2	O plano de cuidado e a resposta do paciente devem ser nitidamente documentados e ponderados em todo o prontuário. O registro por exceção é um método adequado de documentação.
Declaração 3	Um plano de cuidado centrado nas apreensões do paciente, como dor, deve ser instituído
Declaração 4	Alterações na pele no final da vida são um reflexo de pele prejudicada (perfusão reduzida dos tecidos moles, tolerância reduzida a agressões externas e remoção prejudicada de resíduos metabólicos).
Declaração 5	Expectativas em torno dos objetivos e anseios do paciente no final da vida devem ser compartilhadas entre os membros da equipe interprofissional e o círculo de cuidados do paciente. A discussão deve incluir o potencial para SCALE, incluindo outras alterações de pele, lesões por fricção e LP.
Declaração 6	Os fatores de risco, sintomas e sinais associados à SCALE não foram totalmente esclarecidos, mas podem incluir: ▪ Fraqueza e redução progressiva da mobilidade. ▪ Nutrição prejudicada, incluindo perda de apetite, perda de peso, caquexia e atrofia, baixo nível sérico de albumina/pré-albumina e baixa hemoglobina, bem como desidratação. ▪ Diminuição da perfusão tecidual, comprometimento da oxigenação da pele, diminuição da temperatura local da pele, descoloração e necrose da pele. ▪ Perda da integridade da pele devido a vários fatores, incluindo equipamentos ou dispositivos, incontinência, irritantes químicos, exposição crônica a fluidos corporais, lacerações na pele, pressão, cisalhamento, fricção e infecções. ▪ Função imunológica prejudicada do paciente.
Declaração 7	Uma avaliação total da pele deve ser feita com regularidade e documentada todas as áreas de preocupação consistentes com os interesses e condições do paciente. Preste atenção especial às proeminências ósseas e áreas da pele com cartilagem subjacente. As áreas de maior vigilância incluem o sacro, cóccix, tuberosidades isquiáticas, trocânteres, escápulas, occipital, calcanhares, dedos, nariz e orelhas. Descreva a anormalidade da pele ou da ferida exatamente como avaliada.
Declaração 8	A consulta com um profissional de saúde qualificado é recomendada para quaisquer alterações de pele associadas ao aumento da dor, sinais de infecção, ruptura da pele (quando o objetivo pode ser a cura) e sempre que o círculo de cuidados do paciente expressar uma preocupação significativa.
Declaração 9	A provável etiologia da alteração da pele e os objetivos do tratamento devem ser determinados. Considere os 5 P's para determinar estratégias de intervenção apropriadas: ▪ Prevenção. ▪ Prescrição (pode curar com tratamento adequado). ▪ Preservação (manutenção sem deterioração). ▪ Paliação (fornecer conforto e cuidado). ▪ Preferência (desejos do paciente).
Declaração 10	Pacientes e indivíduos interessados devem ser educados sobre a SCALE e o plano de cuidados.

Fonte: adaptado de Sibbald et al., 2010.[15]

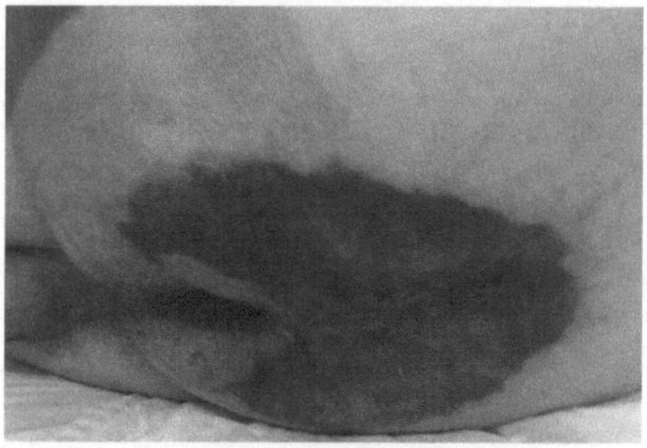

FIGURA 1 Úlcera terminal de Kennedy no formato borboleta em região sacra.
Fonte: arquivo pessoal.

tes em fim de vida com malignidade. Foi descrita como uma erupção eritematosa de coloração azul-escura ou púrpura que não embranquece à pressão e geralmente aparece próximo ou ao redor da cicatriz umbilical, podendo-se estender às margens do abdome e expandir até às coxas.[21]

FERIDAS NEOPLÁSICAS

No âmbito das feridas neoplásicas malignas, o seu desenvolvimento pode ser decorrente de um tumor maligno primário como: melanoma, carcinoma espinocelular (CEC) e carcinoma basocelular ou como tumor metastático que ocorre pela infiltração de células malignas quebrando a integridade do tegumento.[1] Estas feridas estão frequentemente relacionadas a doenças progressivas e evolutivas com necessidade de abordagem paliativa. Um estudo realizado em um *Cancer Center* evidenciou uma média de sobrevida global de 10 meses para pacientes portadores de ferida neoplásica maligna.[22]

Cerca de 5 a 10% dos pacientes oncológicos são acometidos por essas feridas, seja por tumores primários ou metástases. Essas feridas são friáveis, dolorosas, secretivas e com odor fétido.[22,23] A formação das feridas neoplásicas é designada por três eventos: o crescimento do tumor, a neovascularização (que favorece o crescimento tumoral, fornecendo substratos para a evolução da ferida) e a invasão da membrana basal das células saudáveis, que favorece a proliferação celular descontrolada, induzida pelo processo de oncogênese, ocasionando em uma ferida evolutivamente exofílica.[24]

O aspecto da ferida neoplásica dependerá do tipo de célula cancerígena presente e a sua localização. As feridas tumorais podem aparecer em qualquer parte do corpo; porém, são comumente percebidas nas mamas, na região da cabeça e pescoço, na região púbica e na região anal. A localização da metástase tumoral é quase sempre um indício do sítio da lesão primária.[1] Os impactos para os pacientes e suas famílias/cuidadores são devastadores, pautados em extremo sofrimento físico e psicológico em decorrência da sintomatologia deste tipo de ferida atrelado à ausência de perspectiva de cura.[23]

Na paliação das feridas, a cicatrização não é a meta, uma vez que os sinais clínicos indicam a progressão da doença e consequente a fase final de vida. Nessa situação, o processo de cicatrização torna-se irrealizável devido à debilidade orgânica ocasionada pela patologia de base. Portanto, deve-se ter pensamento crítico e foco nas reais necessidades do paciente e de sua família.[1,23]

O estadiamento para estas feridas (Quadro 4) foram apresentados pelas enfermeiras Haisfield-Wolfe e Baxendale-Cox em 1999, tomando como base o estadiamento universal para classificação da úlcera por pressão. O sistema apresenta quatro estádios do poder de destruição da pele.[25,26]

Inicialmente, as feridas neoplásicas podem manifestar-se como nódulos ou feridas que não cicatrizam. Além disso, possuem peculiaridades relevantes, como sangramen-

QUADRO 4 Descrição do estadiamento das feridas tumorais

Estádio 1	Pele íntegra. Tecido de coloração avermelhada e/ou violácea. Nódulo visível e delimitado. Encontra-se em estado assintomático.
Estádio 1N	Ferida fechada ou com abertura superficial por orifícios de drenagem de secreção límpida, amarelada ou de aspecto purulento. Tecido avermelhado ou violáceo, lesão seca ou úmida. Pode haver dor e prurido. Não apresenta odor e configura-se sem tunelizações e/ou formação de crateras.
Estádio 2	Ferida aberta, envolvendo derme e epiderme. Ulcerações superficiais podendo apresentar-se friáveis, sensíveis à manipulação, com secreção ausente (lesões secas) ou em pouca quantidade (lesões úmidas). Intenso processo inflamatório ao redor, onde o tecido exibe coloração vermelha e/ou violácea e o leito da ferida configura-se com áreas secas e úmidas. Pode haver dor e odor. Não formam tunelizações, pois não ultrapassam o tecido subcutâneo.
Estádio 3	Feridas que envolvem derme, epiderme e subcutâneo. Têm profundidade regular, mas com saliências e formação irregular. São friáveis, com áreas de ulcerações e tecido necrótico liquefeito ou sólido e aderido. Fétidas, secretivas, já com aspecto vegetativo, mas que não ultrapassam o subcutâneo. Podem apresentar lesões satélites, em risco de ruptura iminente. Tecido de coloração avermelhada, violácea. O leito da lesão é predominantemente de coloração amarelada.
Estádio 4	Feridas invadindo profundas estruturas anatômicas. Têm profundidade expressiva, por vezes não se visualizam seus limites. Têm secreção abundante, odor fétido e dor. Tecido ao redor exibe coloração avermelhada, violácea. O leito da lesão é predominantemente de coloração amarelada.

Fonte: adaptado de Haisfield-Wolf e Baxendale-Cox, 1999.[26]

to, odor característico, exsudação, prurido e dor, sinais estes que se intensificam com a evolução da ferida, tornando-a cada vez mais friável e com acometimento ou invasão de órgãos e sistemas.[27]

O sangramento é resultante dos eventos de vasculogênese e angiogênese, os quais alimentarão o tumor. Quando ocorre a ruptura destes capilares, o sangramento é intenso porque as plaquetas têm função reduzida na ferida. Além disso, a proliferação das células cancerígenas também pode ocasionar erosão dos vasos e levar o paciente à morte por hemorragia.[24] O odor caraterístico é descrito diversas vezes como "nauseante". A classificação quanto ao grau de odor está descrita no Quadro 5. O mau odor é decorrente da contaminação por microrganismos aeróbios, como *Pseudomonas aeruginosa* e *Staphylococcus aureus*,

QUADRO 5 Classificação quanto ao grau de odor

Odor grau I	Odor grau II	Odor grau III
Sentido ao abrir o curativo	Sentido ao se aproximar do paciente, sem abrir o curativo	Sentido no ambiente, sem abrir o curativo. É forte e/ou nauseante.

Fonte: adaptado de INCA, 2011.[25]

e anaeróbios, como as *Bacteroides*. Como produto de degradação destes microrganismos, são liberados ácidos, como os ácidos graxos voláteis, caproico e acético, além dos gases putrescina e cadaverina, que ocorrem pela interação da colonização aeróbica e anaeróbica, fazendo com que o odor seja de difícil controle.[24,25,28]

A exsudação destas feridas é decorrente de processos inflamatórios e infecciosos, como a grande quantidade de microrganismos anaeróbios pertencentes à flora da lesão, resultando em liberação de exsudação pela liquefação do tecido necrótico. Durante o seu progresso, o tumor pode causar dor pela compressão de estruturas adjacentes e terminações nervosas. A realização de curativos também pode causar sensação dolorosa. As queixas de prurido intenso ao redor da ferida são frequentes, isso porque, pelo processo inflamatório que acompanha o crescimento agressivo, ocorre a liberação de histaminas, que são responsáveis por este evento desagradável.[24,28]

CONSIDERAÇÕES FINAIS

A pele desempenha um papel crucial na proteção e na homeostase do corpo humano, sofrendo alterações em pacientes idosos e em pacientes com doenças progressivas. Compreender as alterações fisiológicas da pele com o processo do envelhecimento e na fase final da vida permite que os profissionais de saúde adaptem suas abordagens de cuidado, priorizando o conforto, a dignidade e o bem-estar dos pacientes por meio do cuidado das dimensões física, emocional, social e espiritual, estendendo-se esse cuidado ao binômio paciente-família.

QUADRO 6 Manejo das feridas tumorais

Avaliação das feridas neoplásicas	Tamanho, profundidade, área de envolvimento e extensão.
	Coloração, odor e exsudato.
	Sangramento, dor e prurido.
	Presença de fístulas, abscessos e limitações físicas.
	Impacto psicossocial e adequação das roupas e curativos.
	A ferramenta de avaliação de úlceras malignas (*The Malignant Wound Assessment Tool*) aborda aspectos clínicos, psicológicos e sociais dos pacientes acometidos por feridas neoplásicas.
Cuidados gerais	Nunca utilizar princípios ativos com intenção de cicatrização, pois isso pode estimular o crescimento tumoral.
	Realizar irrigação abundante para retirar a cobertura primária.
	Irrigação abundante no leito da lesão com uma seringa de 20 mL e uma agulha 40 × 12 mm, utilizando soluções apropriadas (soro fisiológico, água destilada, peróxido de hidrogênio 1,5-3% ou povidona iodada ou iodopovidona) para remoção superficial de bactérias e detritos.
	Manutenção de um ambiente úmido no leito da ferida.
	Não utilizar coberturas aderentes diretamente no leito da ferida.
	Uso de analgesia prévia à manipulação, quando necessário.
	Proteger o curativo durante o banho e realizá-lo de forma cuidadosa e que evite a dispersão de exsudato e microrganismos no ambiente).

(continua)

QUADRO 6 Manejo das feridas tumorais (*continuação*)

Dor	Avaliação sistemática com escalas apropriadas (EVN, PAINAD, Faces etc.).
	Analgesia prévia à manipulação (oral, endovenosa ou tópica, como lidocaína). Para analgésicos administrados por via oral é necessário aguardar o período de 30 min para manipulação do curativo; quando a via é endovenosa ou subcutânea, a analgesia pode ser realizada com intervalo de 5 min à manipulação do curativo.
	Após a manipulação do curativo, a dor deve ser reavaliada com a mesma escala utilizada anteriormente, demonstrando necessidade de complemento de analgesia.
	Ajuste da terapia medicamentosa em parceria com a equipe médica, como escalonamento analgésico, analgesia para dor neuropática, uso de anti-inflamatórios e procedimentos como radioterapia antálgica e cirurgia.
	A pele ao redor deve ser protegida, uma vez que o contato do exsudato com a pele pode causar sensação de dor e ardência.
	Odor e exsudato
Sangramento	Uso de desodorantes e neutralizadores de ambiente (carvão ativado, bicarbonato de sódio, pó de café etc.).
	Ventilação do ambiente, principalmente durante as trocas de curativos.
	Irrigação abundante como descrito previamente.
	O controle do exsudato deve ser feito com uso de coberturas não aderentes e absorventes, como o alginato, a espuma de poliuretano, e o curativo constituído por hidrofibra que são coberturas indicadas para o leito das lesões por apresentarem ação bactericida em decorrência da composição de prata.
	Curativos com carvão ativado ou impregnados com prata podem ser utilizados para controle de infecção e consecutivamente odor e exsudato.
	Em casos de fístulas, o uso de bolsas coletoras pode ser apropriado. Curativos com carvão ativado ou impregnados com prata.
	Metronidazol tópico (gel, creme ou pó) para controle de odor.
	Antimicrobianos tópicos, como sulfadiazina de prata, poli-hexametileno biguanida (PHMB), neomicina ou iodo, podem ser utilizados na prevenção de infecções e utilizados quando presentes.
	Trocas regulares dos curativos para evitar acúmulo de material orgânico.
	Na presença de tecido necrótico endurecido, avaliar a necessidade de escarotomia prévia com aplicação de antimicrobianos tópicos.
	Desbridamento (autolítico, químico ou cirúrgico), evitando o mecânico em casos de tecido necrosado aderido que pode aumentar o risco de sangramento.
	Discutir com a equipe médica a necessidade de antibioticoterapia sistêmica.
	Atentar para a proteção da pele ao redor (empregar óxido de zinco na pele macerada e nas bordas da ferida antes da utilização de antissépticos).
	Avaliar os benefícios de coleta de material para cultura (aspirado ou em *swab*).

(*continua*)

QUADRO 6 Manejo das feridas tumorais (*continuação*)

Prurido	Investigar a causa do prurido.
	Uso de adesivos: considerar a utilização de adesivos hipoalergênicos. Utilizar dexametasona creme 0,1% nas áreas com prurido.
	Exsudato: considerar a redução do intervalo de realização dos curativos. Utilizar dexametasona creme 0,1% nas áreas com prurido.
	Relacionado à própria ferida tumoral: utilizar dexametasona creme 0,1% nas áreas com prurido e em caso de persistência do sintoma, considerar com a equipe médica a introdução de terapia sistêmica.
	Candidíase cutânea: utilizar sulfadiazina de prata 1%.
Aspectos psicossociais	Oferecer apoio emocional e suporte espiritual quando necessário.
	Oferecer terapias alternativas (massagens e terapia de toque, musicoterapia, aromaterapia).
	Aplicar questionário de qualidade de vida e de ansiedade para avaliar risco de depressão.
	Direcionar para atendimento psicológico e psiquiátrico, quando necessário.
	Encaminhar para serviço social quando aplicável.
	Educar pacientes e cuidadores sobre cuidados com a ferida, prevenção de complicações e uso correto de materiais.

EVN: Escala Visual Numérica; PAINAD: Avaliação da Dor na Demência Avançada (*Pain Assessment in Advanced Dementia*). Fonte: adaptado de INCA, 2011;[25] Freitas et al., 2019;[29] Villela-Castro et al., 2018;[30] Firmino, 2019;[31] Silva e Silva e Conceição, 2020.[32]

REFERÊNCIAS BIBLIOGRÁFICAS

1. Silva LC, Figueiredo AMN, Meireles BI. Feridas: fundamentos e atualizações em enfermagem. 2ª ed. São Paulo: Yendis; 2007.
2. D'Alessandro MPS, et al. (ed). Manual de cuidados paliativos, 2ª ed. São Paulo: Hospital Sírio-Libanês; Ministério da Saúde; 2023.
3. McLafferty E, Hendry C, Alistair F. The integumentary system: anatomy, physiology and function of skin. Nurs Stand. 2012;27(3):35-42.
4. Nascimento-Júnior BJ. Anatomia humana sistemática básica. UNIVASF; 2020.
5. Junqueira LCU, Carneiro J. Histologia básica. 11ª ed. Rio de Janeiro: Guanabara Koogan; 2008.
6. Carvalho RT, et al. (ed.). Manual da residência de cuidados paliativos: abordagem multidisciplinar. 2ª ed. Santana de Parnaíba: Manole; 2022.
7. Freitas EV, Py L. (ed.). Tratado de geriatria e gerontologia, 4ª ed. Rio de Janeiro: Guanabara Koogan; 2016.
8. Cherny NI, et al. (ed.). Oxford textbook of palliative medicine, 6ª ed. Oxford: Oxford University Press; 2021.
9. Rabelo AL, Bordonal J, Almeida TL, Oliveira PP, Moraes JT. Medical adhesive-related skin injury in adult intensive care unit: scoping review. Rev Bras Enferm. 2022;75(6):e20210926.
10. Associação Brasileira de Estomaterapia (SOBEST), Associação Brasileira de Enfermagem em Dermatologia (SOBENDE). Consenso NPUAP 2016 - Classificação das lesões por pressão: adaptada culturalmente para o Brasil. São Paulo: SOBEST; 2016.
11. Caliri MHL. Galeria de fotografias. In: Grupo de estudos e pesquisa em segurança do paciente. Feridas crônicas. Ribeirão Preto; 2020.
12. European Pressure Ulcer Advisory Panel, National Pressure Injury Advisory Panel, Pan Pacific Pressure Injury Alliance. Prevention and treatment of pressure ulcers/injuries: clinical practice guideline. The International Guideline. Haesler E, editor. EPUAP/NPIAP/PPPIA; 2019.
13. Emmons KR, Lachman VD. Palliative wound care: a concept analysis. J Wound Ostomy Continence Nurs. 2010;37(6):639-44.
14. Sezgin D, Geraghty J, Graham T, Blomberg K, Charnley K, Dobbs S, et al. Defining palliative wound care: A scoping review by European Association

for Palliative Care wound care taskforce. J Tissue Viability. 2023;32(4):627-34.

15. Sibbald RG, Krasner DL, Lutz J. SCALE: skin changes at life's End: Final Consensus Statement: October 1, 2009. Adv Skin Wound Care. 2010;23(5):225-36.
16. Kennedy KL. A prevalência de úlcera de pressão em uma unidade de cuidados intermediários. Decubitus. 1989;2(2):44-5.
17. Roca-Biosca A, Rubio-Rico L, De Molina-Fernández MI, Martinez-Castillo JF, Pancorbo-Hidalgo PL, García-Fernández FP. Kennedy terminal ulcer and other skin wounds at the end of life: an integrative review. J Tissue Viability. 2021;30(2):178-82.
18. Yastrub DJ. Pressão ou patologia: distinguindo úlcera de pressão da úlcera terminal de Kennedy. J Wound Ostomy Continence Nurs. 2010;37(3):249-50.
19. Alvarez OM, Brindle CT, Langemo D, Kennedy-Evans KL, Krasner DL, Brennan MR, et al. A cúpula sobre úlcera de pressão da VCU. J Wound Ostomy Continence Nurs. 2016;43(5):455-63.
20. Trombley K, Brennan MR, Thomas L, Kline M. Prelúdio para a morte ou fracasso na prática? Lesões de tecido terminal de Trombley-Brennan. Am J Hosp Palliat Med. 2012;29(7):541-5.
21. McKeown A, Davidson J, Adam J, Welsh J. Pre-morbid skin changes in patients with cancer: Using 'Welam's sign' as a new prognostic marker? Int J Palliat Nurs. 2009;15(6):272-3.
22. Costa SSP, Matsubara MGS. Sobrevida de pacientes com ferida neoplásica maligna atendidos em um Centro de Câncer. Res Soc Develop. 2023;12(9):e11712943280.
23. Schmidt FMQ, Firmino F, Lenza NFB, Santos VLCG. Nursing team knowledge on care for patients with fungating wounds. Rev Bras Enferm. 2020;73(1):e20170738.
24. Firmino F. Pacientes portadores de feridas neoplásicas em Serviços de Cuidados Paliativos: contribuições para a elaboração de protocolos de intervenções de enfermagem. Rev Bras Cancerol. 2005;51(4):347-59.
25. Instituto Nacional de Câncer (Brasil). Coordenação Geral de Gestão Assistencial. Hospital do Câncer IV. Tratamento e controle de feridas tumorais e úlceras por pressão no câncer avançado. 1. reimpr. Rio de Janeiro: INCA; 2011.
26. Haisfield-Wolfe ME, Baxendale-Cox LM. Staging of malignant cutaneous wounds: a pilot study. Oncol Nurs Forum. 1999;26(6):1055-64.
27. Poletti NAA, Caliri MHL, Simão CDSR, Juliani KB, Tácito VE. Feridas malignas: uma revisão de literatura. Rev Bras Cancerol. 2002;48(3):411-7.
28. Gomes PI, Camargo CT. Feridas tumorais e cuidado de enfermagem: buscando evidências para o controle de sintomas. R Enferm UERJ. 2004;12:211-6.
29. Freitas MSHS, Pacheco PQC, Souza SR. A qualidade de vida do paciente portador de feridas neoplásicas: uma revisão integrativa. Rev Enferm Atual In Derme. 2019;88(26).
30. Villela-Castro DL, Santos VLCG, Woo K. Polyhexanide versus metronidazole for odor management in malignant (fungating) wounds. J Wound Ostomy Continence Nurs. 2018;1.
31. Firmino F. Eficácia da celulose oxidada regenerada no controle de sangramento de feridas neoplásicas malignas decorrentes de câncer de mama: Ensaio clínico randomizado [tese de doutorado]. São Paulo: Escola de Enfermagem da Universidade de São Paulo; 2019.
32. Silva e Silva EV, Conceição HN. Cuidados paliativos de enfermagem a pacientes com feridas neoplásicas. Espaço para a Saúde - Revista de Saúde Pública do Paraná. 2020;21(1):82-94.

2

Alimentação e hidratação

Tamyris dos Santos Gonçalves
Alessandra Rischiteli Bragança Silva

Destaques do tema

- A abordagem dos cuidados paliativos deve ser integrada à gerontologia, permitindo a complementaridade entre reabilitação curativa, gerontológica e paliativa. O objetivo principal é garantir um plano de cuidado evolutivo, que priorize a qualidade de vida e o conforto do idoso em fases avançadas de doenças incuráveis.
- A nutrição e a hidratação no idoso em cuidados paliativos exigem uma abordagem transdisciplinar e personalizada. O planejamento alimentar deve considerar as mudanças na funcionalidade, a segurança na deglutição e o conforto do paciente, sem foco exclusivo na nutrição.
- A adaptação das consistências e a priorização da autonomia do idoso são fundamentais, assim como a avaliação contínua da necessidade de hidratação, que deve ser ajustada para evitar sintomas desconfortáveis.
- A comunicação empática e assertiva é uma competência essencial para profissionais que lidam com cuidados paliativos, especialmente no manejo da alimentação e nutrição.
- O uso de uma abordagem compassiva e a escuta ativa são ferramentas fundamentais para garantir conforto e fortalecer a relação de confiança entre equipe, paciente e família.

INTRODUÇÃO

A alimentação do idoso impõe desafios decorrentes tanto do processo natural de envelhecimento – senescência – quanto dos fatores resultantes do envelhecimento na presença de doenças – senilidade.[1] Algumas condições clínicas altamente prevalentes em pessoas idosas possuem relação direta com a alimentação, como a fragilidade (estado de vulnerabilidade aumentada a desfechos adversos de saúde) e a sarcopenia (perda progressiva e generalizada da força e da massa muscular), são barreiras para a manutenção da capacidade funcional e da saúde e aumentam o risco de perda da independência e da autonomia.[2] Esses e outros fatores trazem a necessidade ainda maior da participação de uma equipe interprofissional visando garantir a integralidade do cuidado com abrangência de todas as dimensões do sofrimento humano resultantes do processo de adoecimento para o idoso elegível à abordagem dos cuidados paliativos.[3,4]

É comum durante o curso do adoecimento a diminuição da aceitação alimentar devido fatores relacionados à doença (dor, saciedade precoce, constipação, diarreia etc.) e/ou ao tratamento (mucosite, náuseas, vômitos, gastroparesia, disgeusia). No entanto, a importância da alimentação não diminui com a progressão da doença;[5] pelo contrário, é um lugar essencial para manutenção e restauração da saúde, quando possível, e de integração e comunicação entre pacientes e familiares por resgatar valores pessoais.[6]

O ato de alimentar-se está relacionado à vida e vai além de fornecer nutrientes, possui diferentes significados individuais e depende dos hábitos alimentares construídos.[5,7] Comer é mais do que apenas um ato de sobrevivência, é também um comportamento simbólico[8] ligado a fatores culturais, emocionais, sociais e religiosos[9] e é um meio de prover carinho, conforto e cuidado.[10] As alterações na perda de sensibilidade do paladar e dificuldade de deglutir, digerir e absorver alimentos podem acarretar diversas consequências como: comprometimento da confiança e autoestima aumentando o risco de isolamento social e depressão.[11] Não poder ou não conseguir se alimentar significa a piora da saúde e a proximidade da morte e, na esperança de reverter tal situação, por muitas vezes, os cuidadores tendem a insistir para que os idosos se alimentem.

A alimentação é uma peça-chave no plano de cuidados do idoso e é sedimentada na atuação transprofissional/interprofissional/transdisciplinar/interdisciplinar – também pilares na prática clínica dos cuidados paliativos e da gerontologia.

> A importância da alimentação não diminui com a progressão da doença, pelo contrário, é um lugar essencial para manutenção e restauração da saúde, quando possível, e de integração e comunicação entre pacientes e familiares por resgatar valores pessoais.

O CUIDADO GERONTOLÓGICO INTEGRADO AOS PALIATIVOS

Em todas as nuances que envolvem a alimentação e o ato de se alimentar, faz-se necessário integrar os saberes da Gerontologia com as especificidades dos cuidados paliativos e compreender que: a reabilitação tradicional-curativa, gerontológica e paliativa são abordagens complementares e podem ocorrer de forma integrada; em que há uma evolução no plano de cuidado e na proposta terapêutica.

Em linhas gerais, a reabilitação curativa objetiva modificar a doença. A reabilitação gerontológica é um conjunto de medidas que visam manter ou recuperar a independência e autonomia de um idoso. No caso de doença incurável e progressiva grave e/ou uma condição de saúde debilitante (como no idoso frágil), a reabilitação tradicional-curativa e gerontológica diminuem à medida que há uma progressão dessa condição extenuante. Ao considerar todas as peculiaridades e individualidades do processo de saúde-doença e construir um plano de cuidado efetivo e proporcional com foco na reabilitação com priorização do conforto no final da vida, a abordagem paliativa deve ser ampliada à medida que a pessoa se aproxima da morte.

O idoso é elegível à abordagem dos cuidados paliativos desde o diagnóstico de uma doença incurável ou uma condição de saúde que ameaça a continuidade da vida até a terminalidade. O início precoce favorece a assistência integral em todas as fases da trajetória do adoecimento, ao presumir que todo desenvolvimento de uma doença envolve um cuidado ao sofrimento físico, emocional, espiritual e/ou social, assim como reconhecimento e acolhimento ao processo de finitude.[12,13]

No plano de cuidados de um idoso em cuidados paliativos o foco é reconhecer as especificidades das diferentes fases do curso natural da doença, os limites e possibilidades da capacidade funcional, promover o protagonismo e a autonomia, compreender a morte como um processo natural e otimizar a qualidade de vida até seu último dia. Dessa forma, os princípios e os pilares do cuidado paliativo são os norteadores.[4]

A integração dos profissionais atuantes com o idoso e a equipe paliativista, com o foco centrado na pessoa, possibilita uma atenção preventiva e plena tanto no controle de sintomas e reabilitação paliativa quanto no cuidado dos diversos tipos de sofrimentos.

> No caso de doença incurável e progressiva e/ou uma condição de saúde debilitante (como no idoso frágil), a reabilitação tradicional-curativa e gerontológica diminuem à medida que há uma progressão dessa condição extenuante. A abordagem paliativa deve ser ampliada!

ALIMENTAÇÃO, HIDRATAÇÃO E ATUAÇÃO TRANSPROFISSIONAL NO IDOSO EM CUIDADOS PALIATIVOS

O conceito de alimentação abrange os domínios humano, tecnológico, sociocultural e ambiental, e fornece uma estrutura mais ampla para os grandes desafios do que, como e com quem comemos. É o que interliga as várias dimensões da alimentação e a transdisciplinaridade, integrando e interagindo com vários domínios de conhecimento.[14]

A interprofissionalidade caracteriza a atuação dos cuidados paliativos, o que requer uma assistência que transcende apenas a gestão de sintomas físicos: compreende também aspectos emocionais, psicológicos, sociais e espirituais dos cuidados, promove uma maior qualidade de vida, conforto e dignidade para os pacientes, reconhece suas individualidades e respeita seus desejos e valores. Para garantir que seja executada de forma efetiva, os profissionais precisam manter uma comunicação assertiva e colaborativa.[15]

No processo de saúde-doença, a forma de se alimentar e o estado nutricional muitas vezes mudam e os pacientes enfrentam perdas. Com o objetivo de atingir a qualidade vida plena do idoso, cabe aos profissionais envolvidos com a reabilitação paliativa propor intervenções relacionadas à alimentação com vistas na promoção da manutenção ou restauração das condições clínicas (estado nutricional, grau da disfagia) pelo maior tempo possível impactando positivamente na funcionalidade; além de auxiliar no controle de sintomas e garantir o conforto.[16]

Faz parte do escopo de uma atuação transprofissional de excelência ter compreensão dos limites e possibilidades e, para isso, se faz necessária uma avaliação dos fatores que impactam na alimentação e na hidratação. A avaliação clínica (anamnese alimentar, exames laboratoriais; exame clínico nutricional, medidas antropométricas, capacidade e segurança de deglutição), o prognóstico, os aspectos bioéticos e socioculturais são norteadores na identificação dos idosos com possibilidade de reabilitação paliativa; diferindo-se daqueles com quadro refratário à evolução da doença podendo as intervenções serem desproporcionais e iatrogênicas.

Assim, para uma tomada de decisão compartilhada e assertiva com relação à alimentação para o idoso em cuidados paliativos, deve-se:

- Compreender o diagnóstico, evolução e o prognóstico da doença de base e/ou condição de saúde geral.
- Identificar quais os sintomas vigentes e reconhecer os mais prevalentes.
- Verificar o grau de reversibilidade das perdas funcionais.
- Detectar as dificuldades alimentares com impacto na ingestão alimentar (disfagia, inapetência).
- Garantir a autonomia do idoso (vontades verbalizadas por ele mesmo, por um testamento vital ou um procurador nomeado por ele).
- Discutir as melhores opções de tratamento disponíveis, realizáveis e proporcionais às necessidades e aos valores do paciente.

Faz parte do escopo de uma atuação transprofissional de excelência ter compreensão dos limites e possibilidades...

Para elaboração do plano de cuidados individualizado, há necessidade de manter-se atento e com o olhar cuidadoso às complexidades dos fatores que interferem na alimentação e hidratação do idoso (ver Quadro 1).[17-19]

O processo de reabilitação paliativa tem papel importante no encaminhamento precoce aos profissionais especializados envolvidos com o cuidado alimentar. Didaticamente, o cuidado nutricional no paciente em cuidados paliativos divide-se em três fases com objetivos e recomendações distintos:

QUADRO 1 Fatores que interferem na alimentação e hidratação do idoso

Fatores relacionados ao processo de envelhecimento	Mudanças no paladar e olfato
	Mudanças digestivas: menor motilidade do tubo digestório e menor secreção gástrica
	Polimedicação
	Modificações na composição corporal com redução da massa magra e aumento do tecido adiposo lentificando o metabolismo energético de repouso
	Diminuição da ingestão proteica
	Diminuição da sensação de sede
Fatores socioculturais	Falta de suporte social
	Isolamento social
	Baixo poder aquisitivo
	Monotonia alimentar
Fatores relacionados à doença ameaçadora à vida e ao tratamento	Saciedade precoce
	Dor
	Sentimentos: tristeza, medo, angústia
	Depressão
	Dificuldades de mastigação (ausência de peças dentárias, próteses mal ajustadas)
	Constipação
	Candidíase oral
	Sintomas gastrointestinais: dispepsia, xerostomia, disgeusia, dispepsia, mucosite, náuseas e/ou vômitos, constipação, diarreia, obstrução intestinal
	Efeitos adversos ao uso de medicamentos
	Má absorção
	Distúrbios hidroeletrolíticos
	Síndrome caquexia anorexia
	Disfagia
	Fadiga

Fonte: elaborado pelas autoras.

fase inicial, intermediária e avançada (final de vida);[20] enfatiza-se que essas fases são abrangentes para todas as linhas de cuidado (fonoaudiologia, terapia ocupacional, fisioterapia etc.) envolvidas na alimentação da pessoa em cuidados paliativos.

Sucintamente, a fase inicial prima pela prevenção dos distúrbios decorrentes das alterações alimentares e/ou promove a reabilitação paliativa com foco na diminuição da sintomatologia relacionada ao tratamento e das perdas funcionais. A fase intermediária propõe a reabilitação paliativa que maximiza ações terapêuticas e estratégias compensatórias e adaptativas para a manutenção das atividades da vida diária. E a fase avançada (final de vida) viabiliza o controle de sintomas, proporciona conforto e a melhora na qualidade de vida, e resgata os significados da alimentação, autonomia e respeito aos valores.

Vale ressaltar que a necessidade e a capacidade de ingestão hídrica (hidratação) modificam a depender da fase do cuidado. Devido às mudanças fisiológicas, o idoso apresenta diminuição da sensação de sede e diante do adoecimento a hidratação adequada torna-se ainda mais desafiadora[21]; principalmente se o idoso tiver disfagia, medo de engolir ou se engasgar.

Para manter um equilíbrio hídrico precisa-se compensar as perdas e garantir as necessidades individuais. Sugere-se:

- Distribuir a quantidade de água ao longo do dia na temperatura que terá maior aceitação.
- Ofertar sucos de frutas, leite, caldos, água aromatizada, gelatina, chás, suchás.
- Quando o idoso apresentar dificuldade de deglutição, deve-se adaptar a consistência para o grau da disfagia visando garantir a segurança.

Segundo o *Guideline* da *European Society for Clinical Nutrition and Metabolism* (ESPEN)[22] a necessidade hídrica em idosos é de 25 mL/kg de peso corporal, já no fim de vida essa quantidade diminui para volumes entre 500 mL e 1 litro. O Instituto Nacional do Câncer (INCA)[23,24] refere que a avaliação deve ser realizada individualmente e pontua que, na maioria dos casos, a manutenção de baixo volume entre 250 e 500 mL/dia parece oferecer melhores resultados.

Nessa última fase todos os esforços são voltados para o conforto. Uma oferta de líquidos além da necessária aumenta a secreção traqueobrônquica e gastrointestinal, piorando sintomas como: edema, dispneia e tosse, aumentando o risco de broncoaspiração e infecção. Enquanto a baixa hidratação melhora a tosse e a congestão, reduzindo o débito urinário e a secreção gastrointestinal (vômitos e diarreia) além do edema periférico. As taxas de hidratação para manutenção do conforto são variáveis entre 10 e 88%.[24,25]

Não oferecer hidratação pode ser considerado negligenciar um cuidado básico. No entanto, ao ter os princípios bioéticos da beneficência e não maleficência como norteadores quando há dúvidas, pode-se propor por tempo limitado (como prova terapêutica e explicando os resultados esperados e os cenários) que a hidratação será mantida ou suspensa;[25] uma vez que a interrupção completa pode causar desconforto e sensação de desassistência para familiares.[24]

Quando os pacientes não conseguem mais expressar suas vontades e necessidades, a preocupação da unidade de cuidado é com a possibilidade da sensação de sede.[26] Como estratégias para melhora do sintoma, pode-se ofertar cubos de gelo e realizar hidratação fracionada, além de cuidados orais com hidratação da boca.[27]

No fim da vida, as taxas de hidratação para manutenção do conforto são variáveis entre 10 e 88%.

ASPECTOS RELACIONADOS À ALIMENTAÇÃO NA DOR TOTAL EM CUIDADOS PALIATIVOS

Diante da incapacidade de mastigar, engolir, digerir, absorver adequadamente os nutrientes, da perda involuntária de peso, da recusa alimentar e até da perda da capacidade do paciente de comer com autonomia, manusear talheres, de utilizar a via oral devido a progressão da doença, há a necessidade de se realizar adaptações alimentares visando garantir a segurança, minimizar os sintomas e/ou garantir adequada oferta de nutrientes. Essas e outras perdas relacionadas ao processo de se alimentar que o idoso em cuidados paliativos enfrenta, contribuem negativamente não apenas para a dor física, mas também para todas as outras dimensões contempladas no conceito de dor total (física, psicológica, social e espiritual: ver Quadro 2).[28]

Está consolidado que a dor total é um conceito essencial nos cuidados paliativos e, assim, é na alimentação e na nutrição. Nesse sentido, entende-se que há temas sensíveis, questões bioéticas, conversas difíceis, e alguns deles são: quando nutrir não faz mais sentido, quando não é mais possível alimentar, parada voluntária de alimentação, cessação de dieta artificial etc. Um tema que aqui será pormenorizado: alimentação de conforto.

O idoso elegível aos cuidados paliativos enfrenta perdas relacionadas ao processo de se alimentar, o que contribui negativamente para todas as dimensões contempladas no conceito de dor total.

ALIMENTAÇÃO DE CONFORTO COMO POSSIBILIDADE NO FIM DA VIDA

A alimentação no fim da vida exige uma perspectiva multidimensional que abrange desde o entendimento sobre falência orgânica/nutricional, conforto afetivo e metabólico até quando salvaguardar os significados subjetivos da alimentação da pessoa que está sendo cuidada.[29]

Com a progressão da doença e a piora clínica do idoso há uma intensificação das dificuldades alimentares ocasionada pelas

QUADRO 2 Aspectos relacionados à alimentação e hidratação na dor total em cuidados paliativos

Dor	Aspectos relacionados à alimentação	Estratégias da equipe
Dor física	Os sintomas físicos e mudanças funcionais alteram a capacidade de comer ou ser alimentado Os pacientes só poderão comer, beber e obter conforto por meio da comida se as dores físicas forem controladas	Avaliação e controle rigoroso das dores físicas Treinamento e envolvimento da equipe quanto a aplicabilidade das escalas de dor Adaptação funcional a fim de garantir a manutenção das atividades de vida diária pelo maior tempo possível Acompanhamento precoce visando a manutenção funcional

(continua)

QUADRO 2 Aspectos relacionados à alimentação e hidratação na dor total em cuidados paliativos (*continuação*)

Dor	Aspectos relacionados à alimentação	Estratégias da equipe
Dor psicológica	A alimentação – como uma motivação durante o tratamento – associada a sentimentos de bem-estar, saciedade, prazer, alegria ou esperança, acontece quando o paciente consegue comer, cheirar ou saborear um prato que traz boas lembranças e conforto Se a pessoa não conseguir comer, os sentimentos de tristeza, desânimo e falta de esperança podem aumentar a dor total Dor relacionada ao início da nutrição e hidratação artificiais devido aos pacientes e familiares atribuírem um significado simbólico e de manutenção da vida relacionado a essa forma de administração de alimentação	Aconselhar pacientes e familiares/cuidadores sobre vantagens e desvantagens da nutrição artificial ajudando a estabelecer metas realistas Construção de um relacionamento terapêutico construído através de métodos apropriados de relacionamento e interação considerando a idade, desejos e habilidades intelectuais, o contexto familiar de apoio e verificar e compreender as decisões emocionais Enfatizar as boas emoções relacionadas à comida e desmistificar as ruins explorando seus motivos Utilizar as habilidades de comunicação adequadas e um relacionamento terapêutico empático com base em uma escuta ativa e validação de sentimentos e emoções Incentivar a implementação do toque terapêutico e não apenas usar as refeições como uma tentativa de alimentar e ser alimentado Utilizar alternativas alimentares relacionadas a consistência, textura e viscosidade que forneçam aos pacientes um cuidado nutricional verdadeiramente compassivo e seguro (do ponto de vista da biomecânica da deglutição) Apoio para flexibilizar a distribuição de rotina de refeições Definir objetivos e metas alcançáveis com os pacientes antecipando os cuidados, sempre que possível Incluir a participação dos profissionais envolvidos com o processo de alimentação imediatamente após o diagnóstico

(*continua*)

QUADRO 2 **Aspectos relacionados à alimentação e hidratação na dor total em cuidados paliativos** *(continuação)*

Dor	Aspectos relacionados à alimentação	Estratégias da equipe
Dor social	O papel social da alimentação influencia a dor total dos pacientes O significado simbólico da comida estabelece a relação entre aqueles que alimentam e aqueles que são alimentados A alimentação é um ato de afeição e senso de pertencimento a uma comunidade. Os aspectos relacionados à comensalidade (tipo de alimento, forma de consumo, ordem, regras e comportamento pessoal) são a expressão da cultura pressupondo obrigações e vínculos com aqueles com quem a refeição é compartilhada A refeição, por meio do ato de dar e receber, é uma forma de afeto que permite o fortalecimento dos laços sociais e familiares através dos momentos de convívio proporcionados As datas importantes, festividades e serviços religiosos que envolvem comida marcam a sua importância As modificações das circunstâncias das participações nas refeições no adoecimento podem tornar as interações sociais desafiadoras Não aproveitar o sabor das refeições da mesma forma que outras pessoas presentes, devido às necessidades de adaptações alimentares, pode levar os pacientes ao isolamento social O papel social do paciente e dos familiares pode mudar devido à necessidade de o cuidado alimentar ser transferido para outros membros da família, muitas vezes despreparados para isso, fazendo com que os pacientes se sintam como um fardo. Esses sentimentos podem contribuir para a decisão de cessar voluntariamente comer e beber	Ofertar aconselhamento profissional especializado relacionado ao espaço físico e ao ambiente onde as refeições podem ocorrer, garantindo que as refeições sejam realizadas em um local agradável e calmo, com flexibilidade e ajustes de sua duração Encorajar os pacientes a interagir socialmente com familiares, cuidadores, amigos ou profissionais de saúde Incentivar mudanças no local físico (luminosidade, som, cheiro, cores e temperatura) que facilitem a alimentação Orientar talheres mais apropriados, apresentação de pratos atrativos Utilizar a educação nutricional para incentivar mudanças de comportamento, incluindo as modificações no conhecimento, atitudes e hábitos relacionados à alimentação e nutrição Treinar pacientes e familiares/ cuidadores para capacitá-los sobre estratégias que podem ser úteis para aumentar a autonomia nas refeições do ponto de vista da consistência e da quantidade/volume seguros para a deglutição, densidade nutricional, texturas, dicas de culinária, controle sintomático e, quando necessário, prescrição de suplementos nutricionais orais Considerar as preferências que os pacientes podem ter fazendo-os sentir mais seguros, confortáveis e com mais qualidade de vida

(continua)

QUADRO 2 Aspectos relacionados à alimentação e hidratação na dor total em cuidados paliativos (*continuação*)

Dor	Aspectos relacionados à alimentação	Estratégias da equipe
Dor espiritual	O consumo de alimentos ao longo dos tempos se desenvolveu em uma das formas mais básicas e literais para as pessoas encontrarem Deus (e/ou o seu sagrado existencial) Os seres humanos raramente comem sozinhos, eles se envolvem em compartilhar alimentos e essa conexão é então estabelecida não apenas com o divino, mas também uns com os outros em uma forma de comensalidade As tradições familiares e a fé são frequentemente ecoadas na literatura como parte integrante dos aspectos espirituais do consumo de alimentos A comensalidade pode, portanto, desempenhar um papel substancial no bem-estar espiritual e psicológico das pessoas, especialmente em momentos de angústia. Mesmo no fim da vida, os pacientes conseguem encontrar conforto social e cultural na comida e nas refeições, o que, em certo sentido, é um dos períodos mais tristes possivelmente concebidos por um indivíduo As religiões frequentemente orientam seus fiéis sobre os alimentos que devem ou não comer, quando e como devem fazê-lo, criando proibições para o consumo de alguns alimentos considerados culturalmente impuros ou nocivos	Integrar os aspectos espirituais, existenciais e religiosos dos pacientes e das famílias respeitando suas escolhas Oferecer oportunidades para os pacientes e famílias expressarem as dimensões espirituais e/ou existenciais de suas vidas de uma maneira solidária e respeitosa. Estar cientes dos limites que podem precisar ser considerados em termos de tabus culturais, valores e escolhas no contexto de cada cultura, fé e religião Ajudar os pacientes a entender o significado que eles atribuem à vida do ponto de vista da alimentação e nutrição Considerar que os pacientes podem querer comer melhor para poderem chegar a um momento importante (casamento, batizado, aniversário, ver nascer um filho ou neto ou esperarem a visita de alguém importante)

Fonte: adaptado de Pinho-Reis et al., 2022.[28]

falências orgânicas que levam a uma irreversibilidade do estado nutricional (caquexia refratária). É desafiador alimentar um idoso em franco declínio funcional com fragilidades físicas e emocionais, por isso, o plano terapêutico deve ser periodicamente revisado para se adequar a proporcionalidade das indicações dessa fase de cuidado.[20,29]

A indicação técnica para a realização da alimentação de conforto necessariamente está relacionada à identificação da fase final de vida (refratariedade/irreversibilidade). Comumente, fala-se de alimentação de conforto somente por via oral. No entanto, o conforto é um dos princípios do cuidado paliativo e deve ser garantido para todas as pessoas em fase final de vida, independente da via de oferta da alimentação.

Dessa forma existem diferentes cenários: alimentação via oral com disfagia ou sem disfagia, suporte nutricional por sonda (oro/nasogastro/entérica), ostomia (gastrostomia/jejunostomia) ou parenteral. Seguindo esse raciocínio científico e clínico, toda a equipe de saúde precisa estar preparada para entender profundamente todas as nuances envolvidas e proporcionar essa possibilidade de cuidado.

A alimentação de conforto por via oral se propõe em fornecer alimentos respeitando a vontade, aceitação e tolerância da pessoa com o objetivo de maximizar o conforto sem foco no aporte nutricional.[30] Para o conforto afetivo, deve-se priorizar uma interação contínua com o idoso encorajando as boas memórias associadas à comida e socialização, utilizando a individualização da conduta como guia na prescrição.[31]

Parar gradualmente de comer é um dos marcadores de final de vida, ou seja, a inapetência é um sinal de falências orgânicas e nutricionais por autorregulação do sistema energético metabólico celular.[32,33] As mudanças metabólicas levam à diminuição da sensação de fome. O idoso está morrendo pela progressão da doença e não porque não está ingerindo calorias e nutrientes suficientes. Deve-se orientar sempre oferecer alimentos, nunca forçar. O que está acontecendo faz parte da maneira natural como as pessoas morrem.[34]

Quando o idoso é disfágico, a alimentação de conforto por via oral demanda cuidados e técnicas específicas para manter a segurança; sendo um diferencial a expertise do profissional em diagnosticar o grau da disfagia e propor estratégias para viabilizar uma via oral com os riscos minimizados.[29,35]

Nos cenários que envolvem uma via alternativa de alimentação, por não ser possível que o paciente faça a autorregulação (não aceitando espontaneamente o volume e o alimento ofertados), o controle da prescrição é do profissional. É dele a responsabilidade técnica em proporcionar conforto metabólico.[20,29] A indicação não personalizada para conforto quando mantém o foco na reabilitação nutricional, traz malefícios resultantes da não tolerância do volume ofertado. As taxas da alimentação artificial no fim de vida para manutenção do conforto são variáveis entre 3 e 50%.[25]

Diante da complexidade e das peculiaridades que envolvem a alimentação de conforto no final de vida é válida a recomendação para que o profissional que atua com idosos elegíveis aos cuidados paliativos busque formação.[36] A Academia Nacional de Cuidados Paliativos (ANCP), assim como órgãos de referência internacionais, propõe a atuação em níveis crescentes de complexidade da assistência: nível 1, 2 e 3. A recomendação é que os profissionais de saúde tenham formação de acordo com o nível de assistência requerido pelo paciente.[37]

Resumidamente, a recomendação ao manejar a alimentação de conforto no fim da vida (independentemente da via de oferta) é que a ação e intervenção paliativa seja realizada com o suporte de um profissional de referência em cuidados paliativos.

> Comumente, fala-se de alimentação de conforto somente por via oral. No entanto, o conforto é um dos princípios do cuidado paliativo e deve ser garantido para todas as pessoas em fase final de vida; independente da via alimentar.

COMUNICAÇÃO EM CUIDADOS PALIATIVOS: UMA COMPETÊNCIA BÁSICA NO CUIDADO ALIMENTAR

A capacidade de comunicação é uma habilidade tão importante quanto os saberes técnicos. Em cuidados paliativos, apropriar-se de ferramentas e métodos que orientam a comunicação de notícias difíceis e temas sensíveis, como as relacionadas com a alimentação e nutrição no curso do adoecimento, deve ser competência básica.[38,39] Ser capaz de se comunicar de forma empática não é um processo fácil e não se trata de características intrínsecas, constitui uma habilidade que se desenvolve com treino e disciplina.

> "É preciso ser educado para saber quando e o que falar, como possibilitar posturas de compreensão, aceitação e afeto, como calar e escutar, como estar próximo e mais acessível às necessidades destas pessoas. Requer do profissional uma mudança de foco e atitude: do fazer para o escutar, perceber, compreender, identificar necessidades para, só então, planejar ações."
> Araújo e Silva[40]

O modo como as mensagens são transmitidas, comunicação verbal e não verbal, revelam atenção e cuidado. O diálogo empático, além de promover a beneficência, proporciona conforto, reduz sintomas e, principalmente, não gera mais danos ao paciente, influenciando a qualidade da relação e o vínculo de confiança estabelecido entre equipe, paciente e família. Nessa perspectiva, a comunicação passa a ter posição de destaque na assistência favorecendo decisões compartilhadas.[41]

Para isso é necessário aprender a permanecer em silêncio, demonstrar aceitação e estimular a expressão de sentimentos. Saber ouvir direciona a comunicação à real necessidade do paciente e permite avaliar a melhor forma de transmitir informações em cada caso; a partir do que se conhece do paciente e/ou da família.[40,41]

A companhia, a presença, o estar junto, também são formas de comunicação à medida que possibilita a aproximação interpessoal. A presença compassiva, mesmo que silenciosa, consola e conforta sendo importante para expressar ao paciente que ele é importante sendo instrumento que fornece suporte e sustento para a pessoa frente a terminalidade.[40,41]

CONSIDERAÇÕES FINAIS

À luz da complexidade dos cuidados alimentares do idoso com diagnóstico de doença ameaçadora à vida e/ou em uma condição de saúde grave, é essencial a aquisição de conhecimento científico e o desenvolvimento da prática profissional tanto das especificidades da geriatria/gerontologia quanto dos cuidados paliativos. A fim de garantir a construção de planos terapêuticos singulares com medidas proporcionais à fase de cuidado, os pilares do cuidado paliativo são a base da intervenção: comunicação, controle de sintomas, conforto e transprofissionalidade; norteados pela bioética.

REFERÊNCIAS BIBLIOGRÁFICAS

1. Goncalves T, Gonçalves SE, Pereira A. Diretriz BRASPEN de terapia nutricional no envelhecimento (BRASPEN guideline on nutrition therapy in aging). 2019;34:58-2019.
2. Crooms RC, Gelfman LP. Palliative care and end-of-life considerations for the frail patient. Anesth Analg. 2020;130(6):1504-15.
3. Barcellos ALR (coord.). Cuidados paliativos e fragilidade: cartilha para o profissional da saúde - ANCP. 1. ed. Vol. 1. Brasil: ANCP; 2024.

4. Faria MR, Merçon JCA, Malveira LL, Correa KFR, Júnior GC de O. Cuidados paliativos em geriatria: um estudo dos princípios e práticas dos cuidados paliativos para idosos, com foco na melhoria da qualidade de vida e no alívio do sofrimento. Brazilian Journal of Implantology and Health Sciences. 2023;5(5):460-72.
5. Marinho LR, Carvalho VLS. Significados da alimentação em fim de vida: diferença para o paciente e o cuidador. Brazilian Journal of Development. 2023;9(3):11142-69.
6. Santos CG, Mendes EC, Schramm FR, Costa MF. Valores e crenças relacionados à alimentação oral em cuidados paliativos oncológicos. Rev Bras Cancerologia. 2024;70(1).
7. Costa MSJ. Alimentar e nutrir: sentidos e significados em cuidados paliativos oncológicos. Rev Bras Cancerol. 2016;62(3):215-24.
8. De Souza Lima R, Ferreira Neto JA, Pereira Farias R de C. Alimentação, comida e cultura: o exercício da comensalidade. Demetra: alimentação, nutrição & saúde. 2015;10(3):507-22.
9. Hopkins K. Food for life, love and hope: an exemplar of the philosophy of palliative care in action. Proceedings of the Nutrition Society. 2004;63(3):427-9.
10. O'Sullivan Maillet J, Baird Schwartz D, Posthauer ME. Position of the Academy of Nutrition and Dietetics: ethical and legal issues in feeding and hydration. J Acad Nutr Diet. 2013;113(6):828-33.
11. Ciccarelli PA, Mattos EBT. Nutrição enteral em idosos com demência em cuidados paliativos. Revista Bioética. 2021;29(2):427-36.
12. Radbruch L, De Lima L, Knaul F, Wenk R, Ali Z, Bhatnaghar S, et al. Redefining Palliative Care – A New Consensus-Based Definition. J Pain Symptom Manage. 2020;60(4):754-64.
13. Castilho RK (editor). Manual de cuidados paliativos - ANCP. 3. ed. São Paulo: Atheneu; 2021.
14. Aguilera JM. The concept of alimentation and transdisciplinary research. J Sci Food Agric. 2021;101(5):1727-31.
15. Garcia Rodrigues Neto E, Môneci Gondim Caldas C, Pereira Santos S, Benemérita Alves Vilela A, Meira Gomes R. Abordagem interprofissional à pacientes em cuidados paliativos: uma revisão integrativa da literatura. Saúde.com. 2024;20(4):3583-93.
16. González FGTL. Características de la alimentación del paciente oncológico en cuidados paliativos. Diaeta (B Aires). 2019;37(166):32-40.
17. Freitas EV de; PL. Tratado de geriatria e gerontologia. 5.ed. Rio de Janeiro: Guanabara Koogan; 2022.
18. Aquino MNRC. Nutrição no envelhecimento. São Paulo: Editora dos Editores; 2022.
19. D'Alessandro MPS (editor). Manual de cuidados paliativos. 2. ed. São Paulo: Hospital Sírio-Libanês - Ministério da Saúde; 2023.
20. Gonçalves TS, Oliveira LC, Costa MF, Silva ARB, Silva RS, Santos LG. Alimentação e nutrição em cuidados paliativos. São Paulo: ANCP; 2024.
21. Pinho-Reis C. Suporte nutricional em cuidados paliativos. Revistas Nutricias. 2012;15:24-7.
22. Druml C, Ballmer PE, Druml W, Oehmichen F, Shenkin A, Singer P, et al. ESPEN guideline on ethical aspects of artificial nutrition and hydration. Clinical Nutrition. 2016;35(3):545-56.
23. INCA - Instituto Nacional de Câncer José Alencar Gomes da Silva. Cuidados paliativos: vivências e aplicações práticas do Hospital do Câncer IV. Rio de Janeiro: INCA; 2021.
24. INCA - Instituto Nacional de Câncer. Últimos dias de vida: cuidados paliativos na prática clínica. Vol. 2. Rio de Janeiro: INCA; 2023.
25. Ferreira CBLFH. Terapia Nutricional em Cuidados Paliativos. In: Terapia nutricional em UTI. 2. ed. Rio de Janeiro: Rubio; 2019. p. 303-8.
26. Friedrichsen M, Lythell C, Waldréus N, Jaarsma T, Ångström H, Milovanovic M, et al. Ethical challenges around thirst in end-of-life care – experiences of palliative care physicians. BMC Med Ethics. 2023;24(1):61.
27. Garcia AKA, Fonseca LF, Aroni P, Galvão CM. Estratégias para o alívio da sede: revisão integrativa da literatura. Rev Bras Enferm. 2016;69(6):1215-22.
28. Pinho-Reis CPF; RAM. Food and nutrition as part of the total pain concept in palliative care. Acta Portuguesa de Nutrição. 2022;28:52-8.
29. Silva ARBMCR. Alimentação de Conforto. In: Manual Cuidados Paliativos na Atenção Primária e Atenção Domiciliar. Rio de Janeiro: Atheneu; 2025. p. 689-704.
30. Pessoa A, Almeida P, Marinho R, Duque S, F. Amaral T, Pinho J, et al. Alimentação na Demência Avançada: Documento de Consenso da Sociedade Portuguesa de Medicina Interna e da Associação Portuguesa de Nutrição Entérica e Parentérica. Med Interna (Bucur). 2021;27(1):80-8.
31. Camargo NRP, Santos RS, Costa MF. Dieta de Conforto em Cuidados Paliativos Oncológicos: Reflexões sobre os Sentidos de Conforto da Comida. Revista Brasileira de Cancerologia. 2023;69(2).
32. Instituto Nacional de Câncer. A avaliação do paciente em cuidados paliativos. Vol. 1. Rio de Janeiro: INCA; 2022.

33. Schmitz GCALM; GTS. Inapetência. In: Manual de cuidados paliativos na atenção primária e atenção domiciliar. Rio de Janeiro: Atheneu; 2025. p. 251-62.
34. Kames B. Always offer, never force. Vancouver: Bkbook; 2024.
35. Royal College of Speech and Language Therapists. Eating and drinking with acknowledged risks: Multidisciplinary team guidance for the shared decision-making process (adults). London: RCSLT; 2021.
36. Ferrell BR, Temel JS, Temin S, Alesi ER, Balboni TA, Basch EM, et al. Integration of Palliative Care Into Standard Oncology Care: American Society of Clinical Oncology Clinical Practice Guideline Update. J Clin Oncol. 2017;35(1):96-112.
37. Academia Nacional de Cuidados Paliativos. Análise situacional e recomendações para estruturação de programas de cuidados paliativos no Brasil. São Paulo: ANCP; 2018. p.14-20.
38. Morais SR, Bezerra AN, Carvalho NS, Viana ACC. Nutrition, quality of life and palliative care: integrative review. Revista Dor. 2016;17(2).
39. da Silva Barros E, Barros Nascimento AL, Paula Pontes D, Fonseca Dias C, Faria de Almeida Silva M, Dos Santos Andrade AD, et al. Validação do Mnemônico NUTRIFICO como Abordagem Nutricional e Comunicação de Notícias Difíceis em Cuidados Paliativos. Revista Brasileira de Cancerologia. 2023;70(1).
40. Araújo MMT, Silva MJP. A comunicação com o paciente em cuidados paliativos: valorizando a alegria e o otimismo. Revista da Escola de Enfermagem da USP. 2007;41(4):668-74.
41. Campos VF, Silva JM, Silva JJ. Comunicação em cuidados paliativos: equipe, paciente e família. Revista Bioética. 2019;27(4):711-8.

Seção III

Manejo e especificidades da dor

1

Dor: especificidades em cuidados paliativos, avaliação prática e abordagem não farmacológica

Jane Erika Frazão Okazaki
Julyane Souto Lopes da Silva
Marcia Valéria de Andrade Santana
Fânia Cristina dos Santos

Destaques do tema

- A dor é uma experiência sensorial e emocional complexa, influenciada por fatores psicológicos, culturais e sociais, indo além da simples mensuração da intensidade.
- A dor pode estar associada a uma lesão tecidual real ou potencial, mas também pode ocorrer sem uma lesão evidente, tornando essencial um olhar individualizado para cada paciente.
- A adequada avaliação da dor é um indicador de qualidade assistencial, impactando na redução do tempo de internação e nos custos hospitalares.
- A avaliação personalizada é fundamental para um gerenciamento eficiente da dor, pois pacientes com o mesmo nível de dor podem exigir abordagens distintas. O processo inclui triagem detalhada, identificação de moduladores, estabelecimento de metas individuais e monitoramento contínuo.

DEFINIÇÃO, IMPORTÂNCIA, EPIDEMIOLOGIA

O controle da dor é um pilar fundamental dos cuidados paliativos (CP) e para efetividade do tratamento é imprescindível uma adequada avaliação. O entendimento da dor é complexo, pois envolve, muito além de medidas de intensidade, questões psicológicas, culturais, religiosas e até sociais, as quais influenciam sobremaneira a percepção e a tolerância à dor. É por isso que a definição traz o conceito de experiência sensorial ou emocional desagradável. A definição atual de dor da Associação Internacional para Estudos da Dor (IASP – *International Association for the Syudy of Pain*) é referida então como "uma experiência sensitiva e emocional desagradável associada a uma lesão tecidual real ou potencial, ou descrita nos termos de tal lesão".[1]

É importante lembrar que embora frequentemente a dor esteja relacionada a uma lesão tecidual real presente ou passada, ela pode ocorrer mesmo quando uma lesão não é perceptível ou identificada. Dessa forma, a avaliação precisa diferenciar a experiência do estímulo nocivo em si, com foco maior no indivíduo e na forma como este sente, interpreta e reage à dor. Para tal é necessário treinamento da equipe de saúde para uma abordagem abrangente e qualificada.[1,2]

Além de atender à expectativa e à necessidade do paciente, a adequada avaliação e abordagem da dor é um indicador assistencial importante, fazendo parte de auditorias de qualidade assistencial e de processos de acreditações nacionais e internacionais, assim como está incluída na mensuração sistemática de parâmetros de pacientes internados. A mensuração da dor como quinto sinal vital é capaz de reduzir tempo de internação, custos hospitalares e tempo para readmissão hospitalar.[2,3]

Barreiras a um adequado controle da dor incluem, entre outras: crença de que a dor é incontrolável, medo de dependência e sobrecarga da equipe, além de falta de treinamento e sistematização adequada da avaliação.[1,2]

AVALIAÇÃO E MENSURAÇÃO DA DOR: IMPORTÂNCIA DA PERSONALIZAÇÃO

A avaliação, mensuração e gerenciamento personalizados da dor envolvem triagem sistemática, detalhamento das características da dor, identificação de moduladores potenciais, documentação de uma meta individual, formulação de um plano de tratamento multidimensional e monitoramento periódico longitudinal. Atenção especial deve ser dada aos objetivos individuais do paciente: pode ser mais importante voltar a conseguir sair de casa, por exemplo, do que atingir um nível específico de dor. Alguns passos, abordados a seguir, são necessários para sistematização da avaliação da dor.[1,2]

Seguem dois exemplos de pacientes com dores de intensidade semelhantes, mas com características distintas que levariam a abordagens diferentes.

- Paciente 1: mulher de 40 anos com câncer de colo de útero avançado sem outras comorbidades, com dor abdominal graduada como 9 em escala de 0 a 10 sem uso de dipirona, sem *delirium* e sem sinais de depressão, com aumento de massa tumoral em últimos exames.
- Paciente 2: mulher de 40 anos com câncer de colo de útero avançado sem outras comorbidades, com dor abdominal graduada como 9 em escala de 0 a 10 em uso de morfina, doses crescentes com piora progressiva da dor, com *delirium* associado, últimos exames sem progressão adicional de doença e com sintomas depressivos.

As duas pacientes possuem o mesmo nível de dor, porém a abordagem terapêutica deverá ser distinta. Na primeira paciente, o início de opioide ou o aumento de dose caso já estivesse em uso seria uma medida adequada, já que a dor deve ser de origem nociceptiva por aumento da massa e compressão tumoral. Em contrapartida, a paciente 2 pode estar apresentando um quadro de hiperalgesia induzida por opioide e rotação de opioide em associação com início de adjuvantes, como antidepressivos tricíclicos (já que paciente jovem) ou duais (inibidores da recaptação de serotonina e noradrenalina), devendo fornecer uma resposta mais adequada que aumento da dose de morfina.[2]

AVALIAÇÃO

A avaliação adequada é o primeiro passo para um manejo adequado. É importante que essa avaliação seja personalizada, visto que apenas a intensidade não é capaz de definir a melhor abordagem, conforme o exemplo anterior. A avaliação envolve detalhamento das características da dor e exame físico (semiologia da dor). A Figura 1 apresenta uma sequência de passos para esse detalhamento.[1,2]

Passo 1: Rotina e intensidade
Perguntar conforme cenário:
- Internado: dor nas últimas 24 horas
- Ambulatorial: dor média diária
- Emergência: dor agora (0-10)

↓

Passo 2: Caracterização
- Localização
- Qualidade (nociceptiva/neurogênica)
- Irradiação
- Frequência
- Gatilhos, fatores de melhora/piora
- Sintomas associados
- Medicações atuais e prévias

↓

Passo 3: Moduladores
- Sofrimento psicológico/espiritual/ social
- Capacidade cognitiva
- Adesão ao tratamento

↓

Passo 4: Meta
Definir objetivos:
- Nível de dor confortável (0-10)
- Nível de funcionalidade desejado

↓

Passo 5: Plano
Elaborar plano individualizado:
- Intensidade e características
- Preferências e riscos
- Estratégias de enfrentamento

↓

Passo 6: Monitoramento
- Avaliar regularmente
- Monitorar metas e efeitos colaterais

FIGURA 1 Passos para a avaliação.

MENSURAÇÃO DA DOR

A mensuração da dor deve ser realizada de forma uni e multidimensional, utilizando ferramentas validadas e conhecidas pela equipe de saúde de forma a facilitar o acompanhamento da resposta ao tratamento ao longo do tempo e por diferentes profissionais. Além disso, é importante identificar o perfil do paciente a ser avaliado, pois não existe um instrumento que seja indicado para todas as populações.[4,5]

Instrumentos de mensuração álgica unidimensionais para pacientes com compreensão e comunicativos

- Escala de descritores verbais: as escalas com descritores verbais usam, normalmente, de quatro a seis descritores ou adjetivos indicando diferentes magnitudes da intensidade de dor percebida, sendo zero referente a nenhuma dor e a maior pontuação à pior dor.[6] Alguns exemplos estão na Figura 2.
- Escala visual analógica (EVA): a EVA é um instrumento unidimensional para a avaliação da intensidade da dor. Trata-se de uma linha (0-100 mm) com as extremidades marcadas: "nenhuma dor" e na outra "pior dor imaginável" (Figura 3). A marcação dos milímetros fica ao lado do avaliador. Pede-se, então, para que o paciente avalie e marque na linha a dor presente naquele momento (depois medem-se os mm).[4-6]
- Escala visual numérica (EVN): a EVN consiste em uma régua dividida em onze partes iguais, numeradas sucessivamente de 0 a 10. O voluntário deverá fazer a equivalência entre a intensidade da sua dor e uma classificação numérica, sendo que 0 corresponde à classificação "Sem

0 – nenhuma dor	1 – dor leve	2 – dor moderada	3 – dor intensa

Escala de 4 pontos.

0 – nenhuma	1 – leve	2 – desconfortante	3 – estressante	4 – horrível	5 – excruciante

Escala de intensidade de dor presente (PPI).

0 – nenhuma dor	1 – muito leve	2 – leve	3 – moderada	4 – intensa	5 – muito intensa	6 – mais intensa dor imaginável

Escala de 6 pontos.

FIGURA 2 Escalas de descritores verbais.

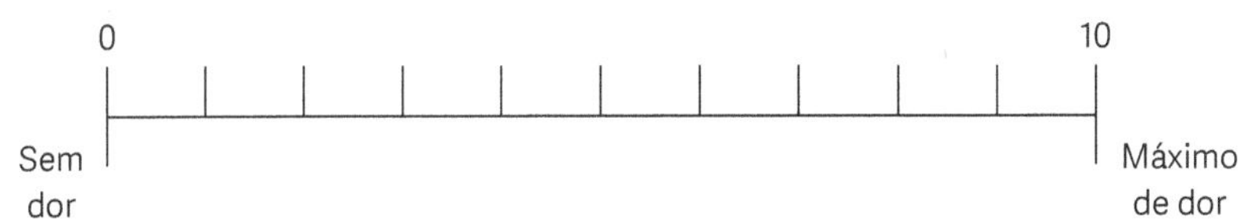

FIGURA 3 Escala visual analógica.

dor" e 10 à classificação "Dor máxima" (Figura 4).[4-6]

- Escala numérica verbal: a escala verbal numérica consiste em perguntar, sem uso de instrumentos físicos, uma nota de 0 a 10 para a dor, sendo 0 como uma referência à nenhuma dor e 10 pior dor possível.[4-6]
- Escala de faces: na escala de dor de Faces, a classificação da intensidade é feita de acordo com a mímica representada em cada face desenhada, sendo que a expressão de felicidade corresponde à classificação "Sem dor" e a expressão de máxima tristeza corresponde à classificação "Dor máxima". É útil para crianças e pacientes com baixa escolaridade (Figura 5).[7]

0	1	2	3	4	5	6	7	8	9	10

Sem dor — Dor máxima

FIGURA 4 Escala visual numérica.

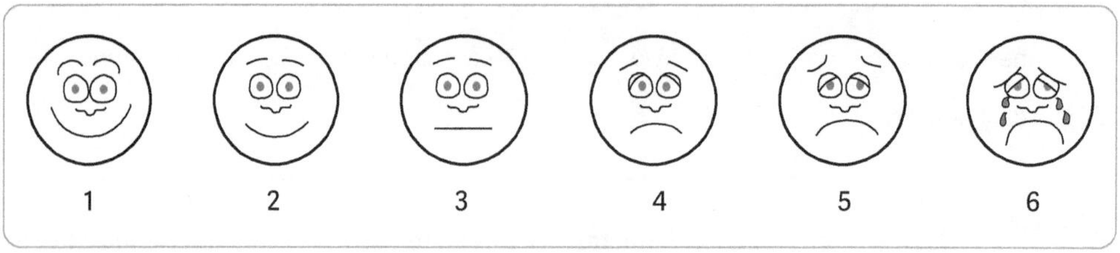

FIGURA 5 Escala de faces.

Instrumentos de mensuração álgica multidimensionais para pacientes com compreensão e comunicativos

A escolha do instrumento para auxílio na mensuração da dor depende da população-alvo. Para crianças maiores que conseguem se comunicar, escalas de autorrelato, como a escala de Faces de Wong-Baker e a EVA, são amplamente utilizadas, demonstrando validade e confiabilidade, porém não são multidimensionais. Escalas multidimensionais, como a *Adolescent Pediatric Pain Tool* (APPT) e a *Pediatric Pain Questionnaire* (PPQ), avaliam localização, intensidade e qualidade da dor, sendo úteis em adolescentes e crianças mais velhas.[8-10]

Já para pacientes idosos são várias as escalas existentes, porém poucas validadas no nosso meio. Uma das mais utilizadas em geriatria é a escala *Geriatric Pain Measure* (GPM).

A GPM é uma ferramenta multidomínios referindo-se com grande importância à funcionalidade, sendo muito prática e de fácil compreensão pelos idosos. Sua versão curta já foi validada no nosso meio (GPM-8P) (Quadro 1).[11,12]

QUADRO 1 *Geriatric Pain Measure* – português brasileiro (GPM-8P)

Por favor, responda as perguntas abaixo:	Resposta
1. Você tem ou acha que teria dor com atividades intensas, como correr, levantar objetos pesados ou participar de atividades que exigem esforço físico?	( ) Não ( ) Sim
2. Você tem ou teria dor quando anda mais de um quarteirão?	( ) Não ( ) Sim
3. Você tem ou teria dor quando anda um quarteirão ou menos?	( ) Não ( ) Sim
4. Você já deixou de fazer algo que você gosta por causa da dor?	( ) Não ( ) Sim
5. Você tem diminuído o tipo de trabalho ou outras atividades que faz devido à dor?	( ) Não ( ) Sim
6. Você tem problema para dormir devido à dor?	( ) Não ( ) Sim
7. Você tem dor que nunca some por completo?	( ) Não ( ) Sim
8. Você tem dor todo dia?	( ) Não ( ) Sim
Pontuação: Dê um ponto para cada "Sim" e some as respostas.	
Pontuação total (0-8): ____ Pontuação ajustada: (pontuação total x 12,5) (0-100): _____	

Fonte: adaptado de Motta et al., 2015.[12]

Instrumentos de mensuração álgica para pacientes não comunicativos

Indivíduos não comunicativos, como crianças pequenas, portadores de comprometimento cognitivo ou pacientes sedados, apresentam desafios para uma adequada avaliação da dor.

A avaliação da dor em pacientes pediátricos pode ser ainda mais desafiadora, pois varia de acordo com a idade, o desenvolvimento cognitivo e a capacidade de comunicação da criança. Existem várias escalas que podem ser usadas dependendo dessas características.[8-10]

Escalas comportamentais como a *Neonatal Infant Pain Scale* (NIPS), *Face, Legs, Activity, Cry, Consolability* (FLACC) e *Children's Hospital of Eastern Ontario Pain Scale* (CHEOPS) são indicadas para recém-nascidos e crianças pequenas, avaliando comportamentos como expressão facial, choro e movimentos corporais.[8-10]

A avaliação precisa da dor em pacientes internados em unidades de terapia intensiva (UTI) é fundamental para um manejo eficaz e humanizado. Diversas escalas têm sido desenvolvidas e validadas cientificamente para esse propósito, em especial para pacientes incapazes de se comunicar verbalmente.[11]

A *Behavioral Pain Scale* (BPS) é amplamente utilizada para avaliar a dor em pacientes sedados e intubados. A *Critical-Care Pain Observation Tool* (CPOT) é outra escala validada para pacientes críticos, avaliando quatro comportamentos: expressão facial, movimentos corporais, tensão muscular e conformidade com o ventilador ou vocalização (para pacientes não intubados).[11]

Instrumentos para avaliação de dor em idosos que não são capazes de compreender ou se expressar verbalmente foram traduzidos e validados para uso no Brasil, como o *Pain Assessment Checklist for Seniors with Limited Ability to Communicate* (PACSLAC), o *Pain Assessment in Advanced Dementia* (PAINAD) e o *Pain Assessment Tool in Confused Older Adults* (PATCOA ou IADIC – Instrumento de Avaliação da Dor em Idosos Confusos). São ferramentas que avaliam vocalizações, expressões visuais e linguagem corporal. No entanto, não há ainda definição clara de intensidade de dor que tais comportamentos sugerem.[14-18]

O metainstrumento *Pain Intensity Measure for Persons with Dementia* (PIMD) foi desenvolvido para reunir um conjunto limitado dos melhores itens para avaliar a intensidade da dor em indivíduos com demência e algum grau de comprometimento da expressão. O PIMD consiste em 7 indicadores que melhor se correlacionam com a presença e intensidade da dor, compreendendo 3 para expressões faciais (indicador mais sensível e confiável para predizer dor); 1 para posicionamento, 1 para rigidez muscular, 1 para suspiros e 1 para queixas verbais (Quadro 2). O PIMD é um "metainstrumento", ou seja, uma ferramenta para "avaliar as avaliações" de comportamentos preexistentes que indicam dor na demência e foi validada recentemente no Brasil.[19]

CONCEITO DE DOR TOTAL EM CUIDADOS PALIATIVOS

O termo dor total foi cunhado pela enfermeira, assistente social e médica britânica Cicely Saunders, figura pioneira e amplamente reconhecida como a fundadora do movimento de CP modernos e do *St. Christopher's Hospice*, em Londres, sendo até hoje uma instituição-modelo de CP em todo o mundo.[20,21]

O conceito de dor total, proposto pela Dame Saunders, introduz a compreensão de que o sofrimento e a experiência da dor

QUADRO 2 *Pain Intensity Measure for Persons with Dementia*

Comportamento com descrição	Intensidade do comportamento				
	Ausente	Leve	Moderada	Intensa	Não aplicável
1. Posicionamento: aplicar o peso de forma desigual para aliviar a pressão de uma parte do corpo, levando mais peso para outra parte.	0	1	2	3	N/A
2. Corpo ou parte dele rígida ou tensa (incluindo rigidez ou tensão relacionadas a contraturas).	0	1	2	3	
3. Suspirando: expiração exagerada e audível, geralmente acompanhada pela elevação e abaixamento dos ombros.	0	1	2	3	
4. Reclamando: expressar verbalmente a insatisfação. Resmungar.	0	1	2	3	
5. Fazendo careta: semblante aflito ou distorcido que implica: 1. sobrancelhas franzidas e/ou olhos entreabertos ou fechados **e** 2. um ou mais dos seguintes: a) lábios apertados; b) cantos da boca puxados para trás; c) nariz franzido; d) bochechas levantadas.	0	1	2	3	
6. Franzindo a testa: enrugamento da testa e/ou sobrancelhas caídas/juntas; podem também estar presentes: cantos da boca para baixo, outras posições da boca não consistentes com franzimento (sorriso, careta).	0	1	2	3	
7. Olhar expressivo: olhos bem-abertos ou arregalados; sobrancelhas levantadas; olhos entreabertos ou bem fechados.	0	1	2	3	
Pontuação:					
O total de pontos varia de 0-21. Pontuações de 0-7 sugerem nenhuma/dor leve e pontuações maiores que 7 sugerem dor moderada/intensa.					

Fonte: adaptado de Foraciepe et al., 2023.[19]

vão além dos aspectos físicos, englobando e reconhecendo a influência das dimensões emocionais, psíquicas, sociais e espirituais.[20]

Cicely Saunders desenvolveu o conceito de dor total ao observar que pacientes que enfrentavam doenças ameaçadoras à vida frequentemente relatavam sofrimento que não podia ser aliviado apenas com intervenções farmacológicas. A dor física era exacerbada e modulada por fatores emocionais, sociais e espirituais, ou seja, a dor total é descrita como uma experiência multidimensional.[21,22]

A introdução do conceito de dor total em CP reconhece a complexidade do sofrimento humano e amplia o foco do alívio da dor física para o cuidado holístico do paciente com uma abordagem que valoriza a dignidade e a individualidade do paciente e seus familiares (Quadro 3). Desse modo, seu manejo requer uma equipe interdisciplinar que inclua médicos, enfermeiros, psicólogos, fisioterapeutas, assistentes sociais, apoio de figuras religiosas ou conselheiros espirituais, entre outros profissionais.[20-22]

QUADRO 3 Dimensões da dor total

Física	Inclui dor, dispneia, náuseas, fadiga e também dependências e limitações funcionais e outros sintomas causados pela doença ou pelo tratamento. É fundamental controlar sintomas físicos exacerbados para conseguir aprofundar em outras dimensões da dor.
Emocional e psíquica	Abrange sentimentos como medo, ansiedade, tristeza, luto antecipatório, isolamento psíquico, sintomas depressivos, muitas vezes relacionados à perda de autonomia e à proximidade da morte.
Social	Refere-se ao impacto das relações interpessoais, isolamento social. Questões financeiras, perda de papéis sociais e conflitos familiares também devem ser lembrados. A dinâmica médico-paciente amplia-se para médico--paciente-família, com demanda de cuidado multiprofissional para todos as partes envolvidas e não apenas o paciente.
Espiritual	Inclui questões existenciais, perda de propósito, dificuldade em encontrar significado na vida, dúvidas e conflitos sobre crenças religiosas ou filosóficas, em meio a uma doença grave. A forma como o paciente lida com questões espirituais pode amenizar ou acentuar a dor e o sofrimento.

Fonte: adaptado de Saunders, 2001.[20]

Abordagem não farmacológica da dor

O tratamento não farmacológico da dor em CP é uma abordagem essencial para proporcionar alívio e melhorar a qualidade de vida de pacientes que enfrentam doenças graves e limitadoras da vida.[20,21]

A dor é um dos sintomas mais prevalentes e debilitantes nos CP e seu controle é um dos principais pilares, sendo seu manejo frequentemente um desafio clínico. Estratégias não farmacológicas têm um papel fundamental, uma vez que complementam o manejo farmacológico, abordando dimensões biopsicossociais e espirituais da experiência dolorosa, refletindo os princípios de uma assistência integral.[21-23]

O uso integrado de terapias não farmacológicas reduz a intensidade e a percepção da dor, melhora a funcionalidade, o bem-estar emocional e a qualidade de vida, minimiza os efeitos adversos de medicamentos, facilita o enfrentamento da doença e promove o autocuidado. Essas intervenções devem ser planejadas de forma individualizada, considerando as preferências, valores e condições do paciente.[21-23]

O tratamento não farmacológico da dor requer a colaboração de uma equipe multidisciplinar, idealmente de forma transdisciplinar. Médicos realizam avaliações abrangentes e identificam possíveis etiologias e condutas específicas. Enfermeiros aplicam técnicas práticas, como massagens e cuidados posicionais, e oferecem suporte emocional. Fisioterapeutas desenvolvem programas de reabilitação e aplicam terapias manuais. Psicólogos implementam intervenções como terapia cognitivo-comportamental (TCC) e técnicas de relaxamento. Terapeutas ocupacionais auxiliam na adaptação funcional e promovem atividades significativas. Nutricionistas ajustam a dieta para reduzir inflamações e melhorar o estado geral do paciente. Assistentes sociais oferecem suporte psicossocial e ajudam no acesso a recursos comunitários. Capelães ou líderes espirituais atendem às necessidades espirituais e existenciais do paciente.[20-23]

A integração de terapias físicas, psicológicas e complementares no manejo da dor é recomendada por diretrizes internacionais, como as recomendadas pela IASP. As principais intervenções não farmacológicas no controle da dor são descritas a seguir.[21,23]

Terapias físicas

As terapias físicas incluem intervenções como fisioterapia, exercícios físicos, terapia manual e modalidades como calor, frio, ultrassom e eletroestimulação. Estudos demonstram que essas intervenções podem reduzir a dor e melhorar a funcionalidade em condições como dor lombar crônica, osteoartrite e fibromialgia. Revisões sistemáticas sugerem que programas de exercícios aeróbicos, alongamentos e fortalecimento muscular reduzem significativamente a dor e melhoram a qualidade de vida.[21,24,25]

A fisioterapia, incluindo exercícios leves e técnicas de mobilização, é amplamente recomendada para pacientes em CP. Estudos indicam que exercícios individualizados ajudam a reduzir a dor musculoesquelética, melhorar a mobilidade e prevenir complicações decorrentes do sedentarismo, como contraturas e úlceras de pressão. Um estudo de revisão sistemática mostrou que exercícios leves supervisionados podem reduzir a dor e melhorar a qualidade de vida em pacientes oncológicos em CP. Metanálises mostram que a neuroestimulação elétrica transcutânea (TENS, do inglês *transcutaneous electrical nerve stimulation*) é eficaz para o alívio da dor crônica, especialmente em neuropatias periféricas.[26,27]

A massagem terapêutica é eficaz no alívio da dor e na promoção do relaxamento. Pesquisas demonstram que a massagem reduz a tensão muscular e estimula a liberação de endorfinas, o que contribui para o manejo da dor. Metanálises indicam que a massagem terapêutica reduz a intensidade da dor em pacientes com câncer avançado.[26,27]

Aplicações de calor ou frio, como a termoterapia e crioterapia, são intervenções simples e eficazes para alívio de dores localizadas, como dores musculares e articulares.[21,22,27]

Terapias psicológicas

A TCC é uma abordagem bem estabelecida para o manejo da dor crônica e emocional em CP. Auxilia os pacientes a desenvolverem estratégias para lidar com pensamentos negativos e modificar comportamentos associados à dor. Evidências robustas indicam que a TCC melhora a percepção da dor, promove maior adesão ao tratamento, reduz sintomas de ansiedade, depressão e angústia emocional em pacientes com doenças terminais.[23]

Práticas de atenção plena, como *mindfulness* e meditação, ajudam os pacientes a desenvolverem aceitação em relação à dor e ao sofrimento, reduzindo a intensidade percebida da dor e melhorando a qualidade de vida. Revisões sistemáticas indicam que intervenções baseadas em *mindfulness* reduzem significativamente a dor, a ansiedade e os sintomas depressivos em pacientes em CP.[28]

Terapias complementares e integrativas

Terapias como acupuntura, yoga e quiropraxia têm se mostrado promissoras em diversos estudos. Revisões de alta qualidade indicam que a acupuntura é eficaz para o manejo de dor crônica, como cefaleia tensional e osteoartrite. Programas regulares de yoga têm sido associados à redução da dor crônica lombar e melhora da mobilidade funcional.[29]

A acupuntura é eficaz para o manejo da dor em diversas condições, incluindo câncer, neuropatias e dor musculoesquelética. Ensaios clínicos controlados demonstraram que a acupuntura reduz a dor e melhora o bem-estar em pacientes oncológicos em CP.[25]

Estudos também mostram que a aromaterapia pode reduzir a dor, especialmente quando combinada com massagem. O uso de óleos essenciais, como lavanda e hortelã-pimenta, tem efeitos relaxantes e analgésicos. Uma revisão apontou que a aromaterapia promove alívio significativo em dores moderadas a severas em pacientes paliativos.[30,31]

A música é uma ferramenta poderosa para aliviar o sofrimento e distrair os pacientes da dor. Um estudo randomizado mostrou que a musicoterapia reduz a intensidade da dor e promove bem-estar emocional em pacientes com doenças terminais.[30,32,33]

Musicoterapia, aromaterapia e massoterapia são amplamente utilizadas em CP em pacientes próximos ao fim da vida, com o objetivo de reduzir a carga de sintomas e melhorar a qualidade de vida.[30,34]

Suporte espiritual e social

A abordagem espiritual* é essencial nos CP, pois a dor frequentemente transcende o físico. Práticas como oração, meditação guiada e apoio espiritual ajudam a aliviar o sofrimento existencial. Estudos mostram que intervenções espirituais melhoram a percepção da dor e reduzem o sofrimento global em pacientes com doenças avançadas.[30,34]

Grupos de apoio e intervenções que envolvem familiares e cuidadores são eficazes para aliviar a dor emocional e reduzir o impacto social da doença. Revisões sistemáticas indicam que o suporte social está associado à redução da dor percebida e melhora da qualidade de vida em pacientes paliativos.[30-34]

Educação em dor

Informar pacientes e cuidadores sobre os mecanismos da dor e estratégias de autocuidado empodera o paciente e reduz a sensação de desamparo.

Educar os pacientes sobre os mecanismos da dor é uma ferramenta poderosa para reduzir o medo e a catastrofização associados à dor crônica. A "neuroeducação em dor", por exemplo, ensina conceitos básicos sobre a neurociência da dor, promovendo melhor autocontrole e adesão às terapias. Técnicas de relaxamento, como respiração profunda, relaxamento muscular progressivo e visualização guiada, são eficazes para reduzir a dor e a ansiedade.[31-34]

Estratégias comportamentais

Técnicas como *biofeedback* e manejo do estresse também são amplamente utilizadas. O *biofeedback*, em particular, ajuda os pacientes a ganharem controle sobre processos fisiológicos, promovendo relaxamento muscular e redução da dor.[31-34]

Intervenções ocupacionais e modificações ambientais

Adaptações ergonômicas, ajustes no local de trabalho e terapia ocupacional podem

* A abordagem da espiritualidade é tema do Capítulo "Sofrimento existencial" deste livro.

TABELA 1 **Principais estratégias não farmacológicas na abordagem da dor**

Categoria	Terapias/intervenções	Benefícios
Terapias físicas	Fisioterapia	Reduz dor musculoesquelética, melhora a mobilidade e previne complicações do sedentarismo.
	Exercícios (aeróbicos, alongamentos, fortalecimento)	Reduzem dor, melhoram funcionalidade e qualidade de vida.
	TENS	Alívio de dores neuropáticas e crônicas.
	Massoterapia	Reduz tensão muscular, melhora o relaxamento e alivia a dor musculoesquelética.
	Termoterapia e crioterapia	Alívio de dores musculares e articulares localizadas.
Terapias psicológicas	TCC	Modifica pensamentos e comportamentos associados à dor, reduz ansiedade e depressão.
	Mindfulness e meditação	Reduzem percepção da dor, ansiedade e melhoram qualidade de vida.
Terapias complementares	Acupuntura	Reduz dor crônica, como cefaleias e osteoartrite; melhora o bem-estar em pacientes oncológicos.
	Ioga	Reduz dor lombar e melhora a mobilidade funcional.
	Aromaterapia	Alivia dores moderadas a severas; promove relaxamento e bem-estar emocional.
	Musicoterapia	Reduz a intensidade da dor e melhora o bem-estar emocional.
Suporte espiritual e social	Apoio espiritual (oração, meditação guiada)	Alivia sofrimento existencial e melhora percepção da dor.
	Grupos de apoio e envolvimento familiar	Reduzem impacto emocional e social da doença; melhoram qualidade de vida.
Educação em dor	Neuroeducação em dor	Promove autocontrole e adesão às terapias ao explicar mecanismos da dor.
	Técnicas de relaxamento (respiração profunda, visualização guiada)	Reduzem dor e ansiedade.
Estratégias comportamentais	*Biofeedback*	Promove controle sobre processos fisiológicos, aliviando dor e tensão muscular.
Intervenções ocupacionais	Adaptações ergonômicas e ajustes no ambiente	Previnem agravamentos de dor em condições crônicas, como dor lombar e cervical.

TCC: terapia cognitivo-comportamental; TENS: neuroestimulação elétrica transcutânea.

ajudar a reduzir a sobrecarga física e prevenir agravamentos da dor, especialmente em condições como dor lombar e cervical.[24,25,32]

CONSIDERAÇÕES FINAIS

A abordagem da dor é pilar fundamental dos CP. A avaliação sistematizada e o entendimento da dor como experiência individual e consoante com o conceito de dor total são os primeiros passos para o controle desse sintoma.

O tratamento não farmacológico deve sempre ser considerado: é uma estratégia eficaz, especialmente quando integrado a planos terapêuticos multidisciplinares. Estas terapias oferecem uma abordagem holística que complementam o tratamento farmacológico à medida que atendem às dimensões psicológica, social e espiritual do sofrimento, essenciais nos CP.

Um plano terapêutico individualizado, multidisciplinar e centrado no paciente é essencial para alcançar resultados clínicos positivos e melhorar a qualidade de vida. Evidências científicas apoiam fortemente o uso de estratégias como terapias físicas, psicológicas, integrativas e suporte espiritual para melhorar a qualidade de vida e aliviar a dor em pacientes com doenças que ameacem a vida.

REFERÊNCIAS BIBLIOGRÁFICAS

1. Raja SN, Carr DB, Cohen M, Finnerup NB, Flor H, Gibson S, et al. The revised International Association for the Study of Pain definition of pain: conceptions, challenges and compromises. Pain. 2020;23.
2. Hui D, Bruera E. A personalized approach to assessing and managing pain in patients with cancer. J Clin Oncol. 2014;32(16):1640-6.
3. Hernandez-Boussard T, Graham LA, Desai K, Wahl TS, Aucoin E, Richman JS, et al. The fifth vital sign: postoperative pain predicts 30-day readmissions and subsequent emergency department visits. Ann Surg. 2017;266(3):516-24.
4. Gordon DB. Acute pain assessment tools: let us move beyond simple pain ratings. Curr Opin Anaesthesiol. 2015;28(5):565-9.
5. McCaffery M, Pasero C. Using the 0-to-10 pain rating scale: nine common problems solved. Am J Nurs. 2001;101(8):81-2.
6. Santos FC, Souza PM. Dor no idoso. Rev Bras Med. 2010;67(12):21-30.
7. Herr KA, Coyne PJ, Ely E, et al. Evaluation of the Faces Pain Scale for use with elderly. Clin J Pain. 1998;14(1):29-38.
8. Lima DED, Coelho A. Escalas de dor em crianças em idade pré-verbal e em crianças com comprometimento cognitivo e incapacidade de comunicação: uma revisão narrativa. Rev Bras Enferm. 2014.
9. Camillo NBV, Molin RSD. A utilização das escalas de avaliação da dor em pediatria. Ciências da Saúde. 2024;28(139).
10. Jacob E, Mack AK, Savedra M, Van Cleve L, Wilkie DJ. Adolescent pediatric pain tool for multidimensional measurement of pain in children and adolescents. Pain Manag Nurs. 2014;15(3):694-706.
11. Pinheiro ARPQ, Marques RMD. Behavioral Pain Scale and Critical Care Pain Observation Tool for pain evaluation in orotracheally tubed critical patients: A systematic review of the literature. Rev Bras Ter Intensiva. 2019;31(4):571-81.
12. Motta TS, Gambaro RC, Santos FC. Mensuração da dor em idosos: avaliação das propriedades psicométricas da versão em português do Geriatric Pain Measure. Rev Dor. 2015;16(2):136-41.
13. Pupo JP, Santos FC, Sartori AC. Development of a Short-form of the "Geriatric Pain Measure-P", for Multidimensional Evaluation of Pain in the Elderly. IOSR J Dent Med Sci. 2023;5:1-7.
14. Warden V, Hurley AC, Volicer L. Development and psychometric evaluation of the Pain Assessment in Advanced Dementia (PAINAD) scale. J Am Med Dir Assoc. 2003;4(1):9-15.
15. Valera GG. Tradução e adaptação cultural para o Brasil da escala Pain Assessment in Advanced Dementia PAINAD [dissertação]. São Carlos: Universidade Federal de São Carlos; 2014.
16. Fuchs-Lacelle S, Hadjistavropoulos T. Development and preliminary validation of the pain assessment checklist for seniors with limited ability to communicate (PACSLAC). Pain Manag Nurs. 2004;5(1):37-49.
17. Lorenzet IC, Santos FC, Souza PM, Gambaro RC, Coelho S, Cendoroglo MS. Avaliação da dor em

idosos com demência: tradução e adaptação transcultural do instrumento PACSLAC para a língua portuguesa. Rev Bras Med. 2011;68(4):129-33.
18. Thé KB, Gazoni FM, Cherpak GL, Lorenzet IC, Santos LA, Nardes EM, et al. Avaliação de dor em idosos dementados: validação da versão brasileira da escala PACSLAC. Einstein (Sao Paulo). 2016;14(2):152-7.
19. Foraciepe M, Silva AEVF, Fares TG, Santos FC. Pain in older adults with dementia: Brazilian validation of Pain Intensity Measure for Persons with Dementia (PIMD). Arq Neuropsiquiatr. 2023;81(8):720-4.
20. Saunders C. The evolution of palliative care. J R Soc Med. 2001;94(9):430-2.
21. Academia Nacional de Cuidados Paliativos. Manual de cuidados paliativos, 3ª ed. Rio de Janeiro: Atheneu; 2021.
22. Ferrell BR, Coyle N. (ed.). Oxford textbook of palliative nursing, 4th ed. Oxford: Oxford University Press; 2015.
23. Williams AC, Eccleston C, Morley S. Psychological therapies for the management of chronic pain (excluding headache) in adults. Cochrane Database Syst Rev. 2020;8(8).
24. Geneen LJ, Moore RA, Clarke C, Martin D, Colvin LA, Smith BH. Physical activity and exercise for chronic pain in adults: an overview of Cochrane Reviews. Cochrane Database Syst Rev. 2017;4(4).
25. Delgado-Guay M, Guillen-Rodriguez J, Zhang T. Exercise in palliative care: benefits for patients and caregivers. Curr Opin Support Palliat Care. 2016;10(1):103-8.
26. O'Connell NE, Wand BM, Marston L, Spencer S, Desouza LH, Moloney N. Transcutaneous electrical nerve stimulation (TENS) for chronic pain. Cochrane Database Syst Rev. 2014;(11).
27. Kwekkeboom KL, Cherwin CH, Lee JW, Wanta B. Massage therapy in palliative care. Pain Manag Nurs. 2020;21(2):116-23.
28. Zeidan F, Martucci KT, Kraft RA, Gordon NS, McHaffie JG, Coghill RC. Mindfulness meditation-based pain relief: a mechanistic approach. JAMA. 2016;316(8):837-47.
29. Vickers AJ, Vertosick EA, Lewith G, MacPherson H, Foster NE, Sherman KJ, et al. Acupuncture for chronic pain: update of an individual patient data meta-analysis. J Pain. 2018;19(5):455-74.
30. Freeman J, Sinclair T, Harris C, et al. Effectiveness of music therapy, aromatherapy, and massage therapy on patients in palliative care with end-of-life needs: a systematic review. J Pain Symptom Manage. 2025;69(1).
31. Bradt J, Dileo C, Magill L, Teague A. Music interventions for improving psychological and physical outcomes in cancer patients. Cochrane Database Syst Rev. 2016;(8).
32. Louw A, Zimney K, O'Hotto C, Hilton S. The efficacy of pain neuroscience education on musculoskeletal pain: a systematic review of the literature. Physiother Theory Pract. 2016;32(5):332-55.
33. Giggins OM, Persson UM, Caulfield B. Biofeedback in rehabilitation. J Neuroeng Rehabil. 2013;10:60.
34. Balboni TA, Fitchett G, Handzo G, Johnson KS, Koenig HG, Pargament KI, et al. Spirituality and the care of patients with advanced cancer: an integrative review. J Clin Oncol. 2017;35(23):2530-41.

2

Terapia farmacológica: aspectos gerais

Bianca Figueiredo Barros
Diogo Kallas Barcellos

Destaques do tema

- A dor é um dos sintomas mais comuns e angustiantes descritos em pacientes em cuidados paliativos (CP) e câncer, sendo quase inevitável em pacientes nesta situação.[1]
- A dor pode ser controlada em 85-95% dos pacientes por terapia farmacológica e não medicamentosa, porém o alívio insuficiente da dor é uma realidade bem documentada para muitos pacientes.[2,3]
- Em cuidados paliativos, deve-se considerar o conceito de "dor total" explorando o sofrimento psicológico, que pode influenciar a percepção de dor e sofrimento[4].
- O conceito de dor total, introduzido por Cicely Saunders, abrange os componentes físico, emocional, social e espiritual, destacando a necessidade da avaliação multidimensional para controle analgésico da dor.[5]
- O processo gerado pela dor persistente não controlada prejudica os processos de reabilitação e de recuperação de danos.[6]

CONSEQUÊNCIAS DO TRATAMENTO INADEQUADO DA DOR CRÔNICA[7,8]

São inúmeras as consequências do tratamento inadequado da dor crônica. Dentre eles:

- Incapacidade de mobilidade.
- Quedas e fraturas.
- Depressão e ansiedade.
- Dependência funcional.
- Distúrbio de sono.
- Isolamento social.
- Sedentarismo.
- Aumento de doenças cardiovasculares.
- Fragilidade.
- Polifarmácia.
- Desnutrição.
- Hospitalização e internação prolongada.
- Aumento da demanda por serviços de saúde e dos custos.
- Declínio cognitivo.
- Maior risco de institucionalização.
- Aumento de morbidade e mortalidade.

PREVALÊNCIA[9-13]

A dor é uma condição muito prevalente em idosos, principalmente no contexto dos CP. A prevalência estimada nas situações específicas está descrita a seguir:

- Demência e dor: mais de 50% dos pacientes da comunidade e 60-80% daqueles em instituições de longa permanência.
- Doença de Parkinson e dor: 40-60%. Fragilidade e dor: 50,6%.
- Câncer e dor: 90% fase avançada.
- AIDS e dor: 63-80%.
- Doença pulmonar obstrutiva crônica e dor: 34-77%.
- Doença renal crônica grave e dor: 47-50%.
- Doença cardíaca avançada e dor: 41-77%.

AVALIAÇÃO E MENSURAÇÃO DA DOR[14-16]

A avaliação adequada da dor é fundamental para o seu adequado manejo. No idoso, algumas considerações são importantes, sendo recomendado utilizar a ferramenta CAT, descrita na Figura 1.

Em relação às escalas de mensuração da dor na pessoa idosa, as mais utilizadas são: a escala de descritores verbais, a escala de faces e a escala visual numérica, descritas na Figura 2.

As escalas multidimensionais são importantes para avaliar o impacto funcional na qualidade de vida e em outros domínios, como humor e sono, sendo a *Geriatric Pain Measure* (GPM) (Figura 3), uma das mais utilizadas.

C - CARACTERIZAR O IDOSO

- Aspectos clínico funcionais
- Robusto/frágil
  1. Perda de peso não intencional, fraqueza muscular
  2. Fadiga
  3. Redução da velocidade da marcha
  4. Redução do nível de atividade física
- Medicamentos
- Experiências prévias
- Fatores socioeconômicos

A - AVALIAR MENSURANDO A DOR

- Caráter da dor
- Intensidade
- Duração
- Periodicidade
- Local
- Irradiação
- Fatores desencadeantes
- Fatores atenuantes
- Fatores associativos

T - TRATAR A DOR

- Não medicamentoso
- Medicamentoso
- Intervencionismo
- Analgesia multimodal
- Polifarmácia racional

Mensurar a dor
Escalas uni e multidimensionais

FIGURA 1 Descrição da ferramenta CAT.

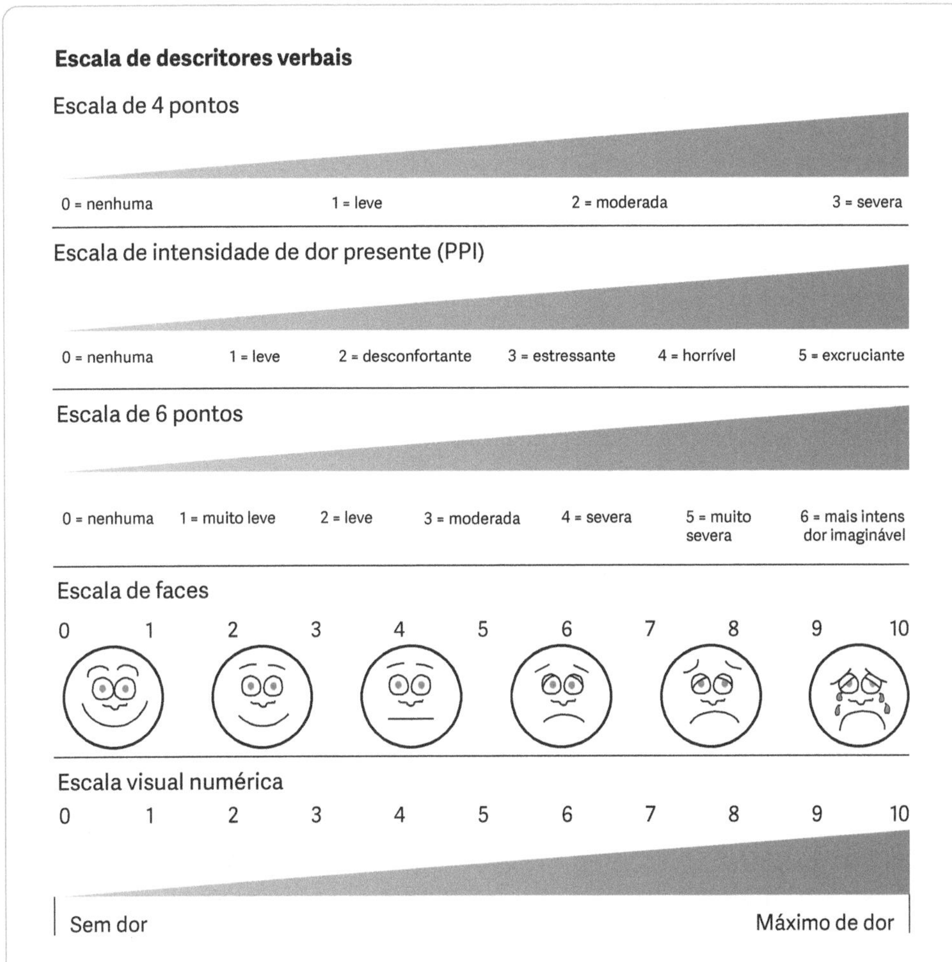

FIGURA 2 Escalas unidimensionais de mensuração da dor.
Fonte: Barcellos et al., 2018.[15]

A avaliação de dor em pacientes portadores de demências em fases avançadas é extremamente desafiadora pela dificuldade frequente em verbalizar os sintomas. Sendo assim, observar sinais de dor, é fundamental. Escalas frequentemente utilizadas nesse contexto são: *Pain Intensity Measure for Persons with Dementia* (PIMD) (Figura 4) e PACSLAC-P (Figura 5).

DESAFIOS DA PRESCRIÇÃO MEDICAMENTOSA

É importante considerar alguns fatores antes da prescrição medicamentosa, dentre eles:

- Perfis farmacodinâmicos e farmacocinéticos de medicamentos na população

Geriatric Pain Measure versão curta em português - GPM8-P	
Por favor, responda as perguntas a seguir:	**Resposta**
1. Você tem ou acha que teria dor com atividades intensas, como correr, levantar objetos pesados ou participar de atividades que exigem esforço físico?	( ) Não ( ) Sim
2. Você tem ou teria dor quando anda mais de um quarteirão?	( ) Não ( ) Sim
3. Você tem ou teria dor quando anda um quarteirão ou menos?	( ) Não ( ) Sim
4. Você já deixou de fazer algo que você gosta por causa da dor?	( ) Não ( ) Sim
5. Você tem diminuído o tipo de trabalho ou outras atividades que faz devido à dor?	( ) Não ( ) Sim
6. Você tem problema para dormir devido à dor?	( ) Não ( ) Sim
7. Você tem dor que nunca some por completo?	( ) Não ( ) Sim
8. Você tem dor todos os dias?	( ) Não ( ) Sim
Pontuação: Dê um ponto para cada "Sim" e some as respostas.	
Pontuação total (0-8): ____ Pontuação ajustada: (pontuação total x 12,5) (0-100): _____	
< 30: dor leve; 30-69: dor moderada; ≥ 70: dor intensa	

FIGURA 3 **Escala multidimensional de mensuração da dor.**
Fonte: Pupo et al., 2023.[31]

idosa frágil conhecida por apresentar diferenças fisiológicas e variabilidade em resposta a medicamentos.[17]

- Polifarmácia, notavelmente psicotrópicos e presença de multimorbidades.[18]
- Mecanismo de ação dos medicamentos, efeitos adversos e impacto das interações medicamentosas.[19]

ORIENTAÇÕES

- O objetivo final deve ser sempre tratar a dor e as condições associadas, como a depressão, a ansiedade e distúrbios do sono. Não há lugar para placebos na avaliação ou no tratamento da dor.
- A analgesia multimodal, traduzida na estratégia de escolha de tratamentos com ação analgésica que atuam concomitantemente em vários sítios responsáveis pela tradução, transmissão, processamento e modulação da dor, aumenta a eficácia analgésica e melhora a qualidade de vida do paciente.[18]
- Paciente idosos geralmente sentem-se mais confortáveis com a abordagem multimodal, ou seja, associação de medicamentos de classes diferentes e em doses reduzidas.[14]
- A abordagem da dor é multidimensional e deve englobar: terapia não medicamentosa, farmacológica, abordagem psicossocial, procedimentos minimamente invasivos e tratamento cirúrgico.[20]

PRINCÍPIOS BÁSICOS NO TRATAMENTO ANALGÉSICO

- Via oral/transdérmica: sempre que possível, os analgésicos devem ser admi-

Comportamento com descrição	Intensidade do comportamento				
	Ausente	Leve	Moderada	Intensa	Não aplicável
1. Posicionamento: aplicar o peso de forma desigual para aliviar a pressão de uma parte do corpo, levando mais peso para outra parte.	0	1	2	3	N/A
2. Corpo ou parte dele rígida ou tensa (incluindo rigidez ou tensão relacionadas a contraturas).	0	1	2	3	
3. Suspirando: expiração exagerada e audível, geralmente acompanhada por elevação e abaixamento dos ombros.	0	1	2	3	
4. Reclamando: expressar verbalmente a insatisfação. Resmungar.	0	1	2	3	
5. Fazendo careta: semblante aflito ou distorcido que implica: 1. Sobrancelhas franzidas e/ou olhos entreabertos ou fechados; e 2. Um ou mais dos seguintes: a) lábios apertados; b) cantos da boca puxados para trás; c) nariz franzido; d) bochechas levantadas.	0	1	2	3	
6. Franzindo a testa: enrugamento da testa e/ou sobrancelhas caídas/juntas; podem também estar presentes: cantos da boca para baixo, outras posições da boca não consistentes com franzimento (sorriso, careta).	0	1	2	3	
7. Olhar expressivo: olhos bem abertos ou arregalados; sobrancelhas levantadas; olhos entreabertos ou bem fechados.	0	1	2	3	

FIGURA 4 *Pain Intensity Measure for Persons with Dementia* (PIMD).
Fonte: Foraciepe et al., 2023.[32]

nistrados por via oral ou transdérmica proporcionando ao paciente maior grau de independência e conforto. Deve-se evitar a via intramuscular por ser dolorosa e estar relacionada a complicações.

- Intervalos fixos: os analgésicos devem ser administrados a intervalos regulares de tempo. A dose subsequente precisa ser administrada antes que o efeito da dose anterior tenha terminado, respeitando a meia-vida da droga.
- Intensidade: guiando-se pela escada analgésica da Organização Mundial da Saúde (OMS) (Figura 6).
- Individualização: não existem doses padronizadas para os opioides. A dose correta é aquela que gera alívio da dor e resgate da funcionalidade com o mínimo de efeitos adversos.

Data: Período avaliado:

Nome do paciente/residente:

Objetivo: Este *checklist* é usado para avaliar dor em pacientes/residentes que sofrem de demência e não conseguem se comunicar verbalmente.

Instruções: Indicar, com um sinal de conferido, quais dos itens do PACSLAC-P ocorreu durante o período de interesse.

A pontuação das subescalas é obtida contando os sinais de conferido de cada coluna.

Para gerar a Pontuação Total de Dor, somar todos os totais das quatro subscalas.

Comentários:

Pontuação da subescala:

Expressões faciais:
Atividade/movimento corporal:
Social/personalidade/humor:
Outros:
Pontuação total do *checklist*:

*A subescala "outros" inclui mudanças psicológicas, mudanças em comer e dormir e comportamento vocal. Esta versão da escala não inclui itens "sentar e balançar", "quieto/introvertido", e "olhando vago", pois estes não são úteis para discriminar estados de dor e de não dor.

Notas na pontuação: Não há ponto de corte recomendado neste momento. A pontuação depende da pessoa e do contexto (por exemplo, se eles estão sendo avaliados em um turno ou durante uma transferência). Os autores recomendam uma abordagem individualizada por meio da qual uma série de pontuações basais é coletada.

Expressões faciais
Caretas
Olhar triste
Cara amarrada
Olhar de reprovação
Mudança nos olhos (olhos meio fechados; olhar sem vida; brilhantes; movimentos dos olhos aumentados)
Carrancudo
Expressão de dor
Cara de bravo
Dentes cerrados
Estremecimento
Boca aberta
Enrugando a testa
Torcendo o nariz
Atividade/movimento corporal
Irrequieto
Afastando-se
Hesitante
Impaciente
Andando de lá para cá
Perambulando
Tentando ir embora
Recusando-se a se mover
Movendo-se violentamente

Atividade movimento corporal
Atividade diminuída
Recusando medicações
Movendo-se lentamente
Comportamento impulsivo (ex., movimentos repetitivos)
Não cooperativo/resistente a cuidados
Protegendo a área dolorida
Tocando/segurando a área dolorosa
Mancando
Punhos cerrados
Ficar na posição fetal
Duro/rígido
Social/personalidade/humor
Agressão física (ex., empurrando pessoas e/ou objetos, arranhando outros, batendo, atacando, chutando)
Agressão verbal
Não querendo ser tocado
Não permitindo pessoas perto
Zangado/furioso
Atirando coisas
Aumento da confusão mental
Ansioso
Preocupado/tenso
Agitado
Mal-humorado/irritado

Social/personalidade/humor
Frustrado
Outros
Pálido
Ruborizado
Olhos lacrimejantes
Suando
Sacudindo/tremendo
Frio e pegajoso
Mudanças no sono (favor circular) Sono diminuído Sono aumentado durante o dia
Mudanças no apetite (favor circular) Apetite diminuído Apetite aumentado
Gritando/berrando
Chamando (ex.: por ajuda)
Chorando
Um som ou vocalização específico
Para dor "ai/ui"
Gemendo e suspirando
Murmurando
Resmungando

FIGURA 5 Escala PACSLAC-P.

Fonte: Santos e Thé, 2018.[33]

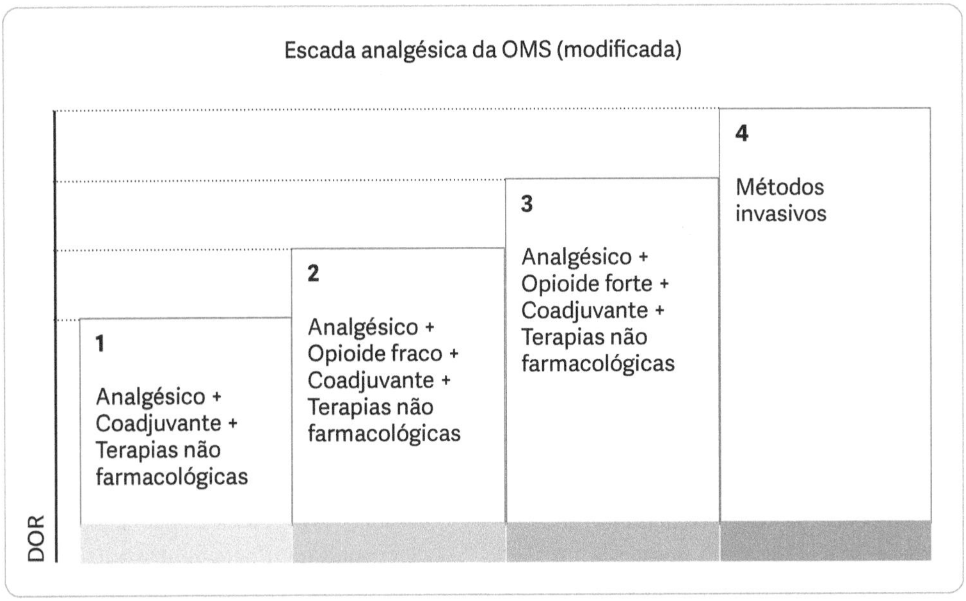

FIGURA 6 **Escada analgésica da Organização Mundial da Saúde (OMS) (modificada).**
Fonte: Barcellos et al., 2018[15].

- Atenção: atentando-se aos detalhes, reavaliando frequentemente a presença e características da dor, para adequar o tratamento.[18]

A Organização Mundial da Saúde (OMS) sugeriu a ordenação e padronização do tratamento analgésico baseado em uma escada de quatro degraus, de acordo com a intensidade da dor que o paciente apresenta.

- Primeiro degrau: dor leve (EVN = 1 a 3), consiste em analgésicos simples e anti-inflamatórios não hormonais (AINEs).
- Segundo degrau: dor de intensidade moderada (EVN = 4 a 6), consiste em opioides fracos associados ou não medicamentos primeiros degrau (opioides fortes em doses baixas podem ser usados em dor moderada, especialmente em dor oncológica: buprenorfina, tapentadol e oxicodona).
- Terceiro degrau: dor de forte intensidade (EVN = 7 a 10), indicados opioides fortes.
- Quarto degrau: procedimentos intervencionistas indicado para dor refratária ou efeitos adversos à farmacoterapia.[18]

ALERTAS IMPORTANTES NO TRATAMENTO DA DOR

- Os medicamentos adjuvantes devem ser associados em todos os degraus da escada, de acordo com indicações específicas (antidepressivos, anticonvulsivantes, neurolépticos, relaxantes musculares etc.); os fármacos adjuvantes, tratamento não farmacológico e procedimentos minimamente invasivos têm efeitos poupadores de medicamentos.
- Após o início do tratamento, a dor deve ser avaliada e caso persista ou piore, deve-se aumentar a dose do fármaco utili-

zado ou subir um degrau na escada analgésica, associando-se ou trocando por outro fármaco.[18]

- Prescrever usando autorrelato e escalas de dor.
- Iniciar e ajustar uma medicação por vez.
- Revisar todos os medicamentos antes de prescrever novos.
- Identificar medicamentos que podem ser descontinuados ou ter sua dosagem modificada.
- Identificar pacientes com alto risco de reações adversas a medicamentos ou que já estejam apresentando essas reações.
- Começar com dose baixa de um medicamento e aumentar lentamente até obter resposta.
- Manter a mesma dose durante tempo adequado para avaliar resposta.
- Usar a via de administração menos invasiva.
- Reavaliar após cada mudança no esquema terapêutico e monitorar efeitos adversos.
- Ajustar as doses em pacientes com insuficiência renal e hepática.
- Atentar para a meia-vida dos medicamentos.

TERAPIA FARMACOLÓGICA

Analgésicos simples

- São prescritos de forma isolada para tratamento de dor leve ou associados aos opioides, apresentam efeito teto, atuam na redução de mediadores inflamatórios sobre os nociceptores.
- Não se recomenda associar analgésicos simples e manter intervalo maior entre os mais frágeis.[18]

Analgésicos anti-inflamatórios (AINEs)

- As diretrizes mais recentes da Sociedade de Geriátrica Americana para o controle da dor, atualmente recomendam que os AINEs sejam considerados "muito raramente e com extrema cautela" e por curto período, não sendo recomendados na abordagem de dor crônica em pessoas idosas.[21]
- Devem ser usados com muito critério devido à maior incidência de efeitos adversos (toxicidade cardíaca, lesão gastrointestinal, lesão renal e hepática, *delirium*, discrasia sanguínea, dentre outros).[22]

Anti-inflamatórios hormonais

- São indicados principalmente no controle de dor inflamatória e em dor oncológica, especialmente quando presentes compressão de estruturas nervosas, compressão de medula espinhal e metástase óssea.[5]
- Deve-se ter muita cautela devido a efeitos colaterais. Os glicocorticoides são geralmente mais seguros quando administrados de forma local, seja topicamente ou por via intra-articular, minimizando, assim, os efeitos sistêmicos.[23,24]

Analgésicos opioides

São abordados em capítulo específico.

Agentes tópicos

- Os medicamentos tópicos constituem uma alternativa à medicação oral, pois apresentam menos probabilidade de efeitos adversos.

- Podem ser mais adequados para pacientes em regimes de medicação complexos em que há necessidade de redução de polifarmácia ou aqueles com dificuldade de deglutição.
- Dentre os tópicos destacam-se: anti-inflamatórios, emplastros de lidocaína e capsaicina.[25,26]

Antidepressivos

- São fármacos de primeira linha no tratamento de dor crônica. Devem ser prescritos quando: dor que não cede com o uso de analgésicos e suspeita clínica de componente neuropático, dor em múltiplos sítios, dor associada a insônia e depressão.[22]

Anticonvulsivantes

- São fármacos de primeira linha no tratamento de dor crônica. Devem ser prescritos quando: dor neuropática periférica e central, dor em múltiplos sítios com diferentes características (nociceptiva, neuropática ou mista).
- Representam uma classe de fármacos que atuam principalmente na transmissão e modulação das vias dolorosas e vias de bloqueio de canais iônicos, principalmente sódio e cálcio.[22]
- Destacam-se na prática clínica do tratamento de dor crônica os gabapentinoides (gabapentina e pregabalina).

Relaxantes musculares

- São utilizados em quadros que causam espasmos musculares agudos e crônicos, síndrome dolorosa miofascial e lombalgia aguda. São mais conhecidos no Brasil: ciclobenzaprina, carisoprodol, orfenadrina, tiocolchicosídeo, tizanidina e baclofeno.[18]

Neurolépticos

- Além do tratamento dos sintomas neuropsiquiátricos agem também como moduladores, alterando a percepção da dor, através do seu aspecto afetivo e dos bloqueios dos receptores de dopamina.
- Aumentam a biodisponibilidade do antidepressivo.
- Deve ser associado aos medicamentos analgésicos e não como droga isolada, dentre os mais usados com adjuvantes estão: clorpromazina, olanzapina, levopromazina.
- Efeitos adversos: hipotensão ortostática, efeitos anticolinérgicos, sonolência e alteração de humor.[22]

Canabinoides

- Há um interesse considerável no uso de canabinoides para controle da dor em cuidados paliativos, principalmente em câncer, mas há pouca evidência de alta qualidade para orientar a prática clínica.[27]
- Poucos estudos científicos abordam o uso dessas substâncias na população idosa, a maioria contempla participantes mais jovens, e potenciais efeitos adversos em pessoas mais velhas como alterações cognitivas, cardiovasculares e de marcha são pouco avaliados.
- Os efeitos adversos mais comuns aos canabinoides são: tonturas, boca seca, náuseas, zumbido, euforia, confusão, desorientação e sonolência.
- Em relação às propriedades analgésicas dos canabinoides, as evidências são con-

flitantes em relação a dores nociceptivas, nociplásticas e neuropáticas.
- Revisão Cochrane recomendou, com base em evidências pequenas a moderadas de benefícios, que os canabinoides devem ser considerados como 3ª e 4ª linhas de tratamento em dores neuropáticas crônicas após falha terapêuticas com antidepressivos duais, tricíclicos e gabapentinoides.[28,29]

Antirreabsortivos

- Inibem a reabsorção óssea mediada pelos osteoclastos.
- Indicados para dor secundária a metástases ósseas, prevenção de morbidade esquelética (fraturas e dor) e hipercalcemia.[22]
- Bifosfonatos e denosumabe parecem ser benéficos na prevenção da dor ao retardar o início da dor óssea em vez de produzir um efeito analgésico por si só.[30]

A Tabela 1 resume os principais fármacos utilizados nesse contexto.

CONSIDERAÇÕES FINAIS

- A dor é um dos sintomas mais comuns em cuidados paliativos, porém seu controle continua aquém do esperado apesar do avanço em relação ao tratamento analgésico nos últimos anos.
- Os profissionais de saúde precisam conhecer todas as possibilidades terapêuticas para abordagem analgésica mais assertiva.
- O tratamento deve ser multimodal envolvendo intervenções farmacológicas, terapia não medicamentosa, abordagem psicossocial e tratamentos intervencionistas.
- É importante a compreensão de multimorbidades, prescrição racional e equipe multidisciplinar.

TABELA 1 Características dos principais fármacos utilizados no tratamento da dor em pessoas idosas em cuidados paliativos

Fármaco	Apresentações	Dose preconizada	Efeitos adversos	Pontos de atenção
Dipirona	Ampola 2 mL (500 mg/mL) Frasco 10 mL (500 mg/mL) Comp. 500 e 1.000 mg	500-1 g 6- 8 h	Dipirona injetável pode causar hipotensão. Reações alérgicas, aplasia de medula (raro)	Evitar altas doses em pacientes com insuficiência renal e/ou hepática graves
Paracetamol	Comp. 500 e 750 mg Frasco 200 mg/mL – 15 mL (1 mL = 200 mg de paracetamol) Halexminophen 10 mg/mL/ bolsa com 50 mL ou 100 mL	500-1000 mg 6-8 h	Hepatotoxicidade (doses altas, interações drogas hepatotóxicas, etilistas)	Evitar altas doses em pacientes com insuficiência renal e/ou hepática graves
Viminol	Comp. 70 mg	70-140 mg 8-8 h	Sedação, sonolência, náuseas, vômitos, dependência química (leve)	Evitar em pacientes com risco de dependência química (pacientes psiquiátricos, usuários de drogas ilícitas, etilistas). Necessita receituário A2 (ANVISA)
Diclofenaco	Comp. 50 e 100 mg Frasco 75 mg/3 mL Creme 10 mg/g	50 mg 8-8 h	*Rash* cutâneo, epigastralgia, sangramento gastrointestinal (GI), hipertensão arterial, edema, lesão renal aguda	Evitar em pessoas idosas com doenças cardiovasculares, renais crônicos e risco de sangramento GI elevado
Ibuprofeno	Comp. 400 e 600 mg	400-600 mg 8-8 h	*Rash* cutâneo, epigastralgia, sangramento GI, hipertensão arterial, edema, lesão renal aguda	Evitar uso por períodos prolongados em pessoas idosas com doenças cardiovasculares, renais crônicos e risco de sangramento GI elevado

(continua)

TABELA 1 Características dos principais fármacos utilizados no tratamento da dor em pessoas idosas em cuidados paliativos (*continuação*)

Fármaco	Apresentações	Dose preconizada	Efeitos adversos	Pontos de atenção
Celecoxibe	Caps. 100 e 200 mg	100-200 mg 12-12 h	*Rash* cutâneo, epigastralgia, sangramento GI, hipertensão arterial, edema, lesão renal aguda, eventos cerebrovasculares	Evitar uso por períodos prolongados em pessoas idosas com doenças cardiovasculares, renais crônicos e risco de sangramento GI elevado. Evitar em pacientes alérgicos a sulfas
Dexametasona	Comp. 2 a 4 mg VO, SC, IV; 6-6 h	16 mg/dia	Hiperglicemia, confusão mental, insônia, hipertensão arterial, supressão da resposta imunológica, síndrome de Cushing, risco de fraturas e osteoporose, aumento da pressão intraocular e arterial e fraqueza muscular	
Baclofeno	Comp. 10 mg	5-20 mg 8-8 h	Tonturas, sonolência, sudorese, insônia, boca seca, vômitos, diarreia	Risco aumentado de quedas. Indicado para dor associada à espasticidade muscular
Ciclobenzaprina	Comp. 5,10,15 mg	Meia-vida longa de aprox. 12 a 24 h	Disfunção cognitiva, sedação, hipotensão ortostática, boca seca, visão turva, constipação, retenção urinária e efeitos cardiovasculares	Miorrelaxante de ação central, estrutura molecular igual ao tricíclico, por isso seu uso deve ser muito criterioso em idosos. Efeitos colaterais semelhantes aos tricíclicos. Deve-se evitar o uso com drogas de efeito serotoninérgico pelo risco de síndrome serotoninérgica. Considerar opção mais segura em pessoas idosas

(*continua*)

TABELA 1 Características dos principais fármacos utilizados no tratamento da dor em pessoas idosas em cuidados paliativos (*continuação*)

Fármaco	Apresentações	Dose preconizada	Efeitos adversos	Pontos de atenção
Duloxetina	Comp. e caps. 30 e 60 mg	30-60 mg/dia	Xerostomia, náuseas, cefaleia, taquicardia, diarreia, vômito, sintomas dispépticos, hiporexia, perda de peso, fadiga, risco aumentado de quedas, rigidez muscular, tontura, sonolência, tremor	Doses acima de 60 mg/dia aumentam risco de eventos adversos
Venlafaxina	Comp. e caps 37,5, 75 e 150 mg	37,5-225 mg/dia	Insônia, cefaleia, tonturas, sedação, xerostomia, náuseas, diarreia, constipação, hiperidrose	Atenção em pacientes hipertensos descompensados
Gabapentina	Comp. 300-600 mg Caps. 400-600 mg	100- 600 mg 8-8 h	Cefaleia, sonolência, ataxia, fadiga, dor abdominal e lombar, dispepsia, diarreia	Ajuste de dose em função renal alterada
Pregabalina	Comp. e caps. 35, 75 e 150 mg Sol. oral 25 mg/mL	25-300 mg/dia 1 x dia ou cada 12/12 h	Cefaleia, sonolência, ataxia, fadiga, dispepsia, diarreia, ganho de peso (doses altas)	Ajuste de dose em função renal alterada
Oxcarbazepina	Comp. e caps. 300 e 600 mg Sol. oral 60 mg/mL	300-1800 mg/dia	Tonturas, sonolência, ataxia, diplopia, visão borrada, distúrbios visuais, hiponatremia e depressão do nível de consciência	Atenção na associação com drogas que potencializam hiponatremia (ex.: IRSS, diuréticos)
Lamotrigina	Comp. e caps. 25,50 e 100 mg	25-200 mg/dia	Exantema cutâneo, sonolência, ataxia, vertigem, diplopia, anemia, Stevens-Johnson	

(*continua*)

TABELA 1 Características dos principais fármacos utilizados no tratamento da dor em pessoas idosas em cuidados paliativos (*continuação*)

Fármaco	Apresentações	Dose preconizada	Efeitos adversos	Pontos de atenção
Amitriptilina	Comp. 10, 25,75 mg	50-75 mg/dia	Disfunção cognitiva, sedação, hipotensão ortostática, boca seca, visão turva, constipação, retenção urinária e efeitos cardiovasculares	Evitar uso em pessoas idosas
Nortriptilina	Comp. 10, 25, 50 mg	50 mg/dia	Disfunção cognitiva, sedação, hipotensão ortostática, boca seca, visão turva, constipação, retenção urinária e efeitos cardiovasculares	Evitar uso em pessoas idosas
Lidocaína patch	Emplastros de 5%	1 a 3 adesivos simultâneos por 12 h/dia	Eritema cutâneo, prurido local	Indicado para dores neuropáticas localizadas
Pamidronato	60-90 mg em 100 mL SF0,9% ou SG5% em 4 h	A cada 3-4 semanas	Osteonecrose de mandíbula, hipocalcemia	
Ácido zoledrônico	4 ou 5 mg em 100 mL SF 0,9% ou SG 5% em 15 min	A cada 3-4 semanas	Osteonecrose de mandíbula, hipocalcemia	

REFERÊNCIAS BIBLIOGRÁFICAS

1. Mehta A, Chan LS. Understanding of the concept of "total pain": a prerequisite for pain control. J Hosp Palliat Nurs. 2008;10(1).
2. Abrahm JL. Management of pain and spinal cord compression in patients with advanced cancer. ACP-ASIM End-of-life Care Consensus Panel. American College of Physicians-American Society of Internal Medicine. Ann Intern Med. 1999;131(1):37-46.
3. Lin CC. Enhancing management of cancer pain: contribution of the internal working model. Cancer Nurs. 1998;21(2):90-6.
4. Sampson EL, Pautex S. Palliative care for the older person in pain. Disponível em: https://www.iasp-pain.org/resources/fact-sheets/palliative-care-for-the-older-person-in-pain/. Acesso em: fev. de 2025.
5. Souza PMR, Subi KRM. Manejo da dor oncológica. In: Bersani ALF, Barros BF, Moraes NS, Santos FC. Terapêutica da dor no idoso guia prático. São Paulo: Atheneu; 2018. p. 119-127.
6. Bersani ALF, Moraes NS. Dor e cuidados paliativos. In: Santos FC, Barcellos DK. Dor no idoso. Rio de Janeiro: Doc; 2023. p.123-8.
7. Kanematsu JS, Atanazio B, Cunha BF, Caetano LP, Arada DMY. Impacto da dor na qualidade de vida do paciente com dor crônica. Rev Med. 2022;101(3):e-192586.
8. Souza PMR, Barcellos DK. Particularidades da terapêutica da dor no envelhecimento. In: Bersani ALF, Barros BF, Moraes NS, et al., editores. Terapêutica da dor no idoso: guia prático. São Paulo: Atheneu; 2018. p. 1-5.
9. Rajkumar AP, Ballard C, Fossey J, Orrell M, Moniz-Cook E, Woods RT, et al. Epidemiology of pain in people with dementia living in care homes: longitudinal course, prevalence, and treatment implications. J Am Med Dir Assoc. 2017;18(5):453.e1-453.e6.
10. Mosele M, Inelmen EM, Toffanello ED, Girardi A, Coin A, Sergi G, Manzato E. psychometric properties of the pain assessment in advanced dementia scale compared to self-assessment of pain in elderly patients. Dement Geriatr Cogn Disord. 2012;34(1):38-43.
11. Simuni T, Sethi K. Nonmotor manifestations of Parkinson's disease. Ann Neurol. 2008;64 Suppl 2:S65-80.
12. Douradinho C. Associação de dor persistente e síndrome da fragilidade: estudo transversal. (Dissertação) São Paulo: Universidade de São Paulo, Faculdade de Medicina; 2021.
13. Solano JP, Gomes B, Higginson IJ. A Comparison of symptom prevalence in far advanced cancer, AIDS, heart disease, chronic obstructive pulmonary disease and renal disease. J Pain Symptom Manage. 2006;31(1):58-69.
14. Santos FC, Bettin VP. Avaliação e mensuração da dor no envelhecimento. In: Santos, FC; Barcellos, DK. Dor no idoso. Rio de Janeiro: Doc; 2023. p33-38.
15. Barcellos DK, Thé KB; Comissão de Dor da SBGG. Dor: o quinto sinal vital. Abordagem prática no idoso. Rio de Janeiro: SBGG; 2018.
16. Santos FC, Foraciepe M, Silva AEVF. Translation and cross-cultural adaptation of the meta instrument with 7 items to assess the pain intensity in dementia: "Pain intensity measure for persons with dementia – PIMD". J Nurs Health Sci. 2023;12 :26-30.
17. McLachlan AJ, Hilmer SN, Le Couteur DG. Variability in response to medicines in older people: phenotypic and genotypic factors. Clin Pharmacol Ther. 2009;85(4):431-33..
18. Barcellos DK, Faria LO. Estratégias no tratamento farmacológico da dor no envelhecimento. In: Santos FC, Barcellos DK, editores. Dor no idoso. Rio de Janeiro: Doc; 2023. p. 149-61.
19. Letinier L, Pujade I, Duthoit P, Evrard G, Salvo F, Gil-Jardine C, Pariente A. Emergency department admissions induced by drug-drug interactions in the elderly: a cross-sectional study. Clin Transl Sci. 2022;15(6):1472-81.
20. Schwan J, Sclafani J, Tawfik VL. Chronic pain management in the elderly. Anesthesiol Clin. 2019;37(3):547-560.
21. Malec M, Shega JW. Pain management in the elderly. Med Clin North Am. 2015;99(2):337-50.
22. Moraes NS, Bersani ALF. Tratamento farmacológico da dor crônica em idosos. In: Bersani ALF, Barros BF, Moraes NS, et al., editores. Terapêutica da dor no idoso: guia prático. São Paulo: Atheneu; 2018. p. 25-48.
23. Jaward LR, O'Neil TA, Marks A, Smith MA. Differences in adverse effect profiles of corticosteroids in palliative care patients. Am J Hosp Palliat Care. 2019;36(2):158-68.
24. Szwedowski D, Mobasheri A, Moniuszko A, Zabrzyński J, Jeka S. Intra-articular injection of platelet-rich plasma is more effective than hyaluronic acid or steroid injection in the treatment of mild to moderate knee osteoarthritis: a prospective, randomized, triple-parallel clinical trial. Biomedicines. 2022;10(5):991.

25. Peppin JF, Albrecht PJ, Argoff C, Gustorff B, Pappagallo M, Rice FL, et al. Skin matters: a review of topical treatments for chronic pain. Part one: skin physiology and delivery systems. Pain Ther. 2015;4(1):17-32.
26. Jorge LL, Feres CC, Teles VE. Topical preparations for pain relief: efficacy and patient adherence. J Pain Res. 2010;4:11-24.
27. Meng H, Dai T, Hanlon JG, Downar J, Alibhai SMH, Clarke H. Cannabis and cannabinoids in cancer pain management. Curr Opin Support Palliat Care. 2020;14(2):87-93.
28. MacNair L, Kalaba M, Peters EN, Feldner MT, Eglit GML, Rapin L, et al. Medical cannabis authorization patterns, safety, and associated effects in older adults. J Cannabis Res. 2022;4(1):50.
29. Porter B, Marie BS, Milavetz G, Herr K. Cannabidiol (CBD) use by older adults for acute and chronic pain. J Gerontol Nurs. 2021;47(7):6-15.
30. Porta-Sales J, Garzón-Rodríguez C, Llorens-Torromé S, Brunelli C, Pigni A, Caraceni A. Evidence on the analgesic role of bisphosphonates and denosumab in the treatment of pain due to bone metastases: a systematic review within the European Association for Palliative Care guidelines project. Palliat Med. 2017; 31(1):5-25.
31. Pupo JP, Santos F, Ana Carolina S. Development of a short-form of the "Geriatric Pain Measure-P", for multidimensional evaluation of pain in the elderly. Int J Dental Med Sci Res. 2023;5(3):1-7.
32. Foraciepe M, Silva AEVF, Fares TG, Santos FC. Pain in older adults with dementia: Brazilian validation of Pain Intensity Measure for Persons with Dementia (PIMD). Arq Neuropsiquiatr. 2023;81(8):720-4.
33. Santos FC, Thé KB. Primeiros passos em direção à terapêutica analgésica em idosos: avalição e mensuração. In: Bersani ALF, Barros BF, Moraes NS, et al. (eds.). Terapêutica da dor no idoso guia prático. São Paulo: Atheneu; 2018. p1-5.

3

Terapia farmacológica: opioides

Bianca Figueiredo Barros
Diogo Kallas Barcellos

Destaques do tema

- Opioides são medicamentos essenciais em cuidados paliativos (CP), pois reduzem efetivamente a dor.[1]
- As diretrizes para o uso de opioides em CP enfatizam o tratamento proativo para prevenir a dor, e há muito tempo se acredita que o vício é extremamente raro e irrelevante para aqueles com uma expectativa de vida curta.[2-4]
- Existe grande despreparo sobre a utilização desses fármacos na pessoa idosa por parte dos profissionais de saúde.
- São aliados no controle da dor aguda ou crônica, em dores nociceptivas (somática e visceral), neuropática e mista, e também com menos frequência na dor nociplástica.[5]

QUANDO CONSIDERAR OPIOIDES NO TRATAMENTO DA DOR CRÔNICA NÃO ONCOLÓGICA[6-9]

- Terapias alternativas de baixo risco não forneceram alívio suficiente da dor ou não puderam ser usadas (p. ex., contraindicações a analgésicos não opioides).
- Os benefícios potenciais da terapia com opioides superam os danos potenciais.
- Discussão com o paciente/família se existe terapia alternativa com índice terapêutico equivalente ou melhor à terapia com opioides.
- Início mais rápido e imediato para alívio da dor durante a titulação de outros fármacos.
- Nas exacerbações.

OPIOIDES NO TRATAMENTO DA DOR CRÔNICA ONCOLÓGICA

- São essenciais na abordagem da dor oncológica de moderada a forte intensidade.[10]
- Estudos recentes sugerem ignorar a etapa dois da escada analgésica da Organização Mundial da Saúde (OMS) e prosseguir diretamente da etapa um para a etapa três.[11,12]
- Não há evidências de superioridade entre os opioides para dor moderada a grave: a morfina continua sendo o opioide de primeira linha de escolha nas orientações internacionais devido à sua familiaridade, disponibilidade e custo.[12]

- Uma revisão de 2017 com 9 revisões sistemáticas (incorporando 152 estudos individuais), examinando qualquer opioide para dor relacionada ao câncer, descobriu que em média 19 de 20 pacientes com câncer com dor moderada ou grave, que recebem opioides e podem tolerá-los, terão sua dor reduzida para leve ou nenhuma dor em 14 dias.[13]

PRESCRIÇÃO RACIONAL

- Visando reduzir efeitos adversos, recomenda-se que a titulação da dose seja realizada de forma lenta e cuidadosa em pessoas idosas, respeitando tempo de ação e evitando sobredose.
- Deve-se iniciar a menor dose possível e aumentá-la até se atingir a melhor resposta sobre a dor, com menos efeitos adversos.
- São poupadores de opioides: terapia não farmacológica, analgésicos simples, medicamentos adjuvantes e procedimentos minimamente invasivos.[5]
- São fatores de risco para uso inadequado: história de uso indevido de álcool ou drogas; história familiar de uso indevido de álcool ou drogas; transtorno psiquiátrico grave; câncer associado ao uso excessivo de álcool ou tabagismo; tabagismo intenso atual; sistema de apoio deficiente.[14]

EFEITOS ADVERSOS

Ver Tabela 1.[15,16]

CLASSIFICAÇÃO DOS OPIOIDES

Os opioides são classificados segundo suas origens, função e principalmente pela potência analgésica.

Opioides fracos

Codeína

- Mecanismo de ação: natural, derivado natural do ópio, é um agonista total mu. Considerada uma pró-droga, é metabolizada *in vivo* em morfina. Tem potente ação antitussígena. Dez (10) mg de codeína correspondem a 1 mg de morfina oral.

TABELA 1 Resumo dos principais efeitos adversos da terapia com opioide de acordo com a frequência de ocorrência

Mais comuns	Comuns	Menos comuns
Constipação intestinal	Náuseas	Alterações cognitivas
Sedação	Vômitos	*Delirium*
Sobredose	Retenção urinária	Hiperalgesia
	Boca seca	Mioclonia
	Tontura	Prurido
	Tolerância	Quedas
		Alterações cardíacas
		Alterações imunológicas
		Alterações hormonais
		Distúrbio do sono
		Euforia

- Apresentação: comprimido ou solução oral (3 mg/mL), associação com anti-inflamatório não esteroide (AINE) (evitar essa associação em idosos) ou paracetamol.
- Dosagem: dose habitual é de 30-60 mg de 4/4 a 6/6 horas, porém devido ao tempo de ação, em idosos, sugere-se prescrição de 6-8 horas. Iniciar com 7,5-15 mg para evitar sobredose e efeitos colaterais.
- Metabolização: CYP2D6.
- Eliminação: droga cujos metabólitos são de excreção renal, sua dose deve ser reduzida, assim como os intervalos de administração devem ser aumentados em pacientes com insuficiência renal, devendo ser evitada naqueles com disfunção renal grave.[10,16-18]

Tramadol

- Mecanismo de ação: análogo sintético da codeína, opioide atípico com mecanismo de ação dual, ativando os receptores mu e inibindo a recaptação de serotonina e noradrenalina. É uma excelente opção para dor de caráter neuropática e dor crônica. Cerca de 5 mg de tramadol correspondente a 1 mg de morfina oral.
- Dosagem: apresenta opção em solução 100 mg/mL (40 gotas = 100 mg), ideal para iniciar com doses reduzidas; injetável, ampola de 2 mL (50 mg/mL) que pode ser administrado via endovenosa e subcutânea. Prescrito na dose de 50-100 mg de 8/8 a 6/6 horas; e, se liberação prolongada, de 50-100 mg de 12/12 horas.
- Metabolização: CYP3A4, CYP2D6 sendo necessário reduzir sua dose ou prolongar seu intervalo de administração em pacientes com insuficiência hepática.
- Eliminação: droga cujos metabólitos são de excreção renal, sua dose deve ser reduzida, assim como os intervalos de administração devem ser aumentados em pacientes com insuficiência renal, podendo ser prescrito em insuficiência renal dialítica, após ajuste de dose. Pode ocasionar redução do limiar convulsivo, não se deve exceder a dose de 400 mg em 24 horas e recomenda-se evitar seu uso em indivíduos com tumores cerebrais ou quadros neurológicos com predisposição a atividades epilépticas.[10,16-18]

Opioides fortes

Morfina

- Mecanismo de ação: natural, agonista total de receptores mu. É uma droga de baixo custo, eficiente e segura quando respeitadas as recomendações para o uso. Não apresenta teto posológico, sendo a dose ideal aquela que oferece o máximo de analgesia com o mínimo de efeitos adversos, devendo ser titulada conforme a necessidade do paciente.
- Dosagem: solução oral (10 mg/mL), comprimidos de liberação imediata (10 e 30 mg), de liberação lenta (30, 60 e 100 mg), além de ampolas para uso endovenoso (2 ou 10 mg/mL), subcutâneo (SC), intramuscular (IM) e supositório (formulação). A morfina de liberação rápida tem início de ação em 30 minutos e duração de ação de aproximadamente 4 horas, por isso deve ser prescrita em intervalos fixos de 4/4 horas; a de liberação lenta tem início de ação em aproximadamente 1 hora e duração de ação de 12 horas, prescrição a cada 12 horas.
- Em pacientes virgens de opioides, principalmente idosos, deve-se iniciar com dose menor e/ou intervalo maior para redução de efeitos adversos (2,5-5 mg a cada 8 ou 6 horas, até intervalo a cada 4 horas).

- Para conversão da via de administração da morfina: oral para subcutânea metade da dose, via oral para endovenosa um terço da dose, e a mesma dose da via oral para retal.
- Metabolização: metabolizada principalmente por glicuronidação.
- Eliminação: como seus metabólitos são excretados no rim, a dose e frequência de administração devem ser reduzidas em pacientes com insuficiência renal.[10,16-18]

Metadona

- Mecanismo de ação: opioide sintético e atípico por ser agonista total de receptores mu e um antagonista de receptores N-metil-D-aspartato (NMDA), o que pode justificar sua maior eficácia no controle da dor neuropática e seu menor desenvolvimento de tolerância em comparação com a morfina. Com relação à potência analgésica, oral a taxa de conversão é 4:1 de 30-90 mg de morfina oral; de 8:1 de 91-300 mg; e de 10:1 de 301- 600 mg.
- Dosagem: apresentações orais são 5 e 10 mg, devem ser administradas em intervalos de 8 a 12 horas (iniciar 2,5-5 mg a cada 24 ou a cada 12 horas) e injetável (10 mg/mL).[10,17,18]
- Metabolismo: CYP3A4, CYP2B6, CYP2C19, CYP2C9, CYP2D6, apresenta risco elevado de interação medicamentosa e reações adversas principalmente entre os mais idosos e frágeis. Diferente dos outros opioides, acumula-se no tecido adiposo e apresenta maior excreção intestinal. Pode ser prescrita em pacientes com insuficiência hepática, após ajuste das doses.
- Eliminação: mostra eficácia e perfil de efeitos colaterais similares à morfina, porém tem meia-vida longa (10-75 horas) e imprevisível, o que dificulta sua avaliação. Sua concentração plasmática pode levar 7 dias para se estabilizar, com risco de acúmulo e toxicidade graduais. Por isso seu uso deve ser cuidadosamente monitorado. Assim, apresenta riscos para pessoas idosas.[19-21]

Oxicodona

- Mecanismo de ação: é um opioide semissintético, que apresenta absorção bifásica no organismo, sendo o primeiro pico plasmático com menos de 1 hora do uso e o segundo após cerca de 6 horas. Apesar de ser 1,5 a 2 vezes mais potente que a morfina, parece ter menor incidência de tolerância e efeitos colaterais.
- Dosagem: comprimidos de 10, 20 e 40 mg, tempo de ação de até 25 horas, podendo ser prescrita a cada 12 a 24 horas. Para idosos, os comprimidos não podem ser triturados. Como não apresenta comprimidos de ação imediata e formulação injetável, é necessário utilizar morfina de liberação imediata nas doses de resgate. Na dose de até 20 mg/dia é considerada um opioide fraco. Em associação com naloxona 5/2,5 mg; 10/5 mg; 20/10 mg e 40/20 mg promove redução da constipação.
- Metabolismo: CYP3A4, CYP2D6, necessário ajuste em pacientes com insuficiência hepática moderada.
- Eliminação: ajuste da dose se taxa de filtração glomerular (TFG) entre 50-10 mL/minuto.[10,16-18]

Fentanil

- Mecanismo de ação: opioide sintético de ação semelhante à morfina, 100 vezes mais potente, é administrado por via transdérmica. Seu efeito analgésico tem início em aproximadamente 24 a 48 horas após aplicação e dura 72 horas.

- Dosagem: os adesivos contêm 2,5 mg, 5 mg, 7,5 mg e 10 mg de fentanil e proporcionam a liberação, respectivamente, de 25 mcg, 50 mcg, 75 mcg ou 100 mcg do medicamento a cada hora. Deve ser prescrito em dose equipotente ao total de morfina oral usado em 72 horas. A absorção, em pacientes oncológicos, pode variar bastante dependendo do *status* clínico[16]. Após a remoção do adesivo pode haver manutenção da concentração plasmática do fentanil por até 8 a 12 horas, com efeitos adversos tardios.
- Metabolismo: CYP3A4 sem necessidade de ajuste em insuficiência hepática leve a moderada.
- Eliminação: ajuste se TFG for menor que 10 mL/min. O adesivo contém metal que pode ocasionar lesões por queimaduras cutâneas durante a realização de ressonância magnética (RM). Deve-se sempre remover o *patch* de fentanil antes da realização de RM e substituí-lo após o exame.[10,17,18]

Buprenorfina

- Mecanismo de ação: semissintético, atípico por ser um agonista parcial de receptor mu e antagonista delta e kappa, maior utilização por via transdérmica (sistema de liberação transdérmica – TDS, *transdermal delivery system*), cerca de 30 a 60 vezes mais potente que a morfina, porém com menos efeitos adversos. Promove analgesia completa e estável durante o tratamento. Ideal para pacientes polimedicados, com dificuldade de deglutição ou quadros dispépticos.[20-22]
- Dosagem: 5 mg, 10 mg, 20 mg, 30 mg e 40 mg. Os adesivos devem ser trocados a cada 3 ou 7 dias. Dose máxima de 40 mg, sendo permitida combinação de adesivos. Demoram cerca de 72 horas para alcançar efeito máximo, devendo manter analgesia via oral nos primeiros 3 dias até o início de ação do transdérmico. Doses maiores de 40 mg/dia são ideais para dor crônica oncológica.
- Metabolismo: metabolizada principalmente por glicuronidação, a excreção é biliar, apresenta baixo risco de interação medicamentosa.
- Eliminação: não há necessidade de ajuste de dose para pacientes com alteração de função renal, visto que seu metabolismo é hepático e sua excreção é biliar; apresenta baixo risco de interação medicamentosa.[10,17]

Comparada a outros opioides apresenta um bom perfil de segurança, com uma baixa incidência de efeitos colaterais.[22-24]

Tapentadol

- Mecanismo de ação: opioide sintético, atípico, efeito analgésico por meio de receptores mu e ação monoaminérgica, ou seja, agonismo moderado de receptores mu e inibição de recaptação de noradrenalina.[25] Esse efeito duplo contribui para tratamento de dor nociceptiva, dor neuropática ou dores crônicas com componente neuropático.

  Além disso, o seu efeito duplo somado à menor afinidade de ligação aos receptores mu permite a obtenção de um efeito poupador de opioides e redução da incidência de efeitos adversos em comparação com os agonistas puros do receptor mu opioide.
- Dosagem: 50 mg,100 mg, 150 mg, 200 mg e 250 mg, sendo liberação retard (a cada12 horas).

- Metabolismo: é particularmente importante para o idoso também pela baixa porcentagem de ligação às proteínas plasmáticas (20%)[25] e o metabolismo de glicuronidação não dependente de CYP450,[26] que reduzem o potencial de interações medicamentosas e facilitam o manejo da dor em pacientes polimedicados, com menor risco de efeitos adversos.[27]
- Eliminação: sem necessidade de ajuste se TFG entre 50 e 10 mL/minuto. Não é necessário ajuste para função hepática.
- O tapentadol pode revelar-se um analgésico útil para o tratamento da dor crônica em idosos frágeis devido à sua possível melhor tolerabilidade gastrintestinal.[25]

CONSIDERAÇÕES IMPORTANTES QUANTO AO USO DOS OPIOIDES

- Considerar o rodízio de opioides sempre que não houver controle adequado da dor apesar da titulação da dose, efeitos adversos refratários ao tratamento sintomático, hiperexcitabilidade produzida pelo opioide ou quando há necessidade de trocar a via de administração.
- Com a maior parte dos efeitos adversos, há uma tolerância após os primeiros dias, por isso a importância de iniciar com doses menores ou intervalos maiores (iniciar 25% da dose do adulto ou 50% da dose se acima de 80 anos).
- Redução ou suspensão de medicamentos que potencializem efeitos adversos dos opioides (drogas anticolinérgicas).
- Medicação preventiva, como laxante, e reavaliação constante do paciente.
- Deve-se avaliar a equipolência analgésica entre os opioides sempre que houver necessidade de rotação.
- Para realização do rodízio, de forma segura, deve-se calcular a dose total do opioide em uso nas 24 horas, incluindo as doses de resgate, e utilizar tabelas de equivalência analgésica para cálculo do novo opioide, reduzindo em cerca de 20 a 30% a dose correspondente total para evitar tolerância cruzada. Iniciar novo opioide com dose reduzida e/ou intervalo maior.
- Nunca suspender um opioide abruptamente pelo risco de causar síndrome de abstinência. Realizar redução lenta de 10% da dose diária total a cada semana ou 25 a 50% a cada 2-3 dias.
- Não se deve associar 2 opioides, exceto na rotação de oral para transdérmico nas primeiras 72 horas ou em esquemas de resgate com morfina quando em uso de oxicodona.[5,10,16,18]
- Sempre prescrever, associada às doses fixas, doses de resgate para controle de escapes de dor, que podem ser realizadas de 1/1 hora, até que se obtenha adequado alívio da dor e que correspondem de 1/10 a 1/6 da dose diária total do opioide em uso ou dose equivalente de morfina de ação rápida, quando do uso de ação prolongada.[10]

DOR DISRUPTIVA

É uma exacerbação transitória da dor, com início rápido, que ocorre enquanto a dor basal é controlada e o paciente recebe um regime analgésico estável.[26]

Uma diretriz de 2022 relatou 23 ensaios de opioides para dor oncológica disruptiva, dos quais 9 (n = 861)[27-36] envolveram comparações diretas. O fentanil, administrado pela via bucal,[32,34] transmucosa oral[28] ou intranasal,[30,31] foi identificado como mais eficaz do que a morfina oral.

CONSIDERAÇÕES FINAIS

Os opioides são importantes ferramentas no tratamento da dor em CP. Entretanto, faz-se necessário treinamento adequado dos profissionais de saúde implicados no manejo destas drogas, monitoramento contínuo dos pacientes a fim de se evitar, detectar e mitigar potenciais eventos adversos, além de programas de educação dos mesmos com intuito de desmistificar seus malefícios e orientar seu uso adequado.

A Tabela 2 resume as principais características dos opioides utilizados para controle da dor em CP.

TABELA 2 **Principais características dos opioides utilizados para controle da dor em cuidados paliativos**

Fármacos	Apresentações	Dose preconizada	Efeitos adversos	Pontos de atenção
Codeína	Solução: 3 mg/mL Comprimido: 30 e 60 mg	30-60 mg 6-8 horas	Sedação, confusão mental, visão turva, boca seca, prurido cutâneo, constipação, retenção urinária, dependência química	10% da população não responde à codeína (polimorfismo citocromo p450). Atenção em pacientes com DRC.
Tramadol	Comprimido. e cápsula:. 50-100 mg Solução: 100 mg/mL Frascos: 50 mg/mL/2mL LP 50 mg; 100 mg	50-100 mg 6-8 horas LP 1 comprimido 12/12 horas	Sedação, confusão mental, visão turva, boca seca, prurido cutâneo, constipação, retenção urinária, dependência química, síndrome serotoninérgica	Evitar uso concomitante com ISRS FDA determinou que haja destaque sobre risco de hiponatremia e hipoglicemia principalmente no início do tratamento
Morfina	Comprimido: 10 e 30 mg Cápsula: LP 30, 60 e 100 mg Solução oral: 10 mg/mL Ampola: 2 e 10 mg/mL	5-200 mg 4-4 horas Cápsula LP 12/12 horas 30-100 mg 8/8 a 12/12 horas (LP)	Sedação, confusão mental, visão turva, boca seca, prurido cutâneo, constipação, retenção urinária, dependência química	Atenção em pacientes com DRC

(continua)

TABELA 2 **Principais características dos opioides utilizados para controle da dor em cuidados paliativos (*continuação*)**

Fármacos	Apresentações	Dose preconizada	Efeitos adversos	Pontos de atenção
Tapentadol	Cápsula LP: 50, 100, 150, 200 e 250 mg	50-250 mg 12/12 horas	Sedação, confusão mental, visão turva, boca seca, prurido cutâneo, constipação, retenção urinária, dependência química	Evitar em pacientes com doença renal e hepática avançadas
Buprenorfina	Adesivos transdérmicos de 5, 10, 20, 30 e 40 mg	5-20 mg 7/7 dias (Restiva®) 20-40 mg 3/3 dias (Transtec®)	Sedação, confusão mental, visão turva, boca seca, prurido cutâneo, constipação, retenção urinária, dependência química	
Fentanil	Adesivos transdérmicos de 12,5, 25, 50 e 100 mcg/hora	12,5-100 mcg/hora 3/3 dias	Sedação, confusão mental, visão turva, boca seca, prurido cutâneo, constipação, retenção urinária, dependência química	O adesivo contém metal que pode ocasionar lesões por queimaduras durante realização de RM; portanto, deve-se remover antes do exame e substituí-lo após
Oxicodona Oxicodona+ naloxona	Comprimido: LP 10, 20 e 40 mg 5/2,5 mg; 10/5 mg; 20/10 mg; 40/20 mg	1 comprimido 12/12 horas (meia-vida de até 25 horas)	Sedação, confusão mental, visão turva, boca seca, prurido cutâneo, constipação, retenção urinária, dependência química	

DRC: doença renal crônica; FDA: *Food and Drug Administration;* ISRS: inibidores seletivos de recaptação de serotonina; RM: ressonância magnética.

REFERÊNCIAS BIBLIOGRÁFICAS

1. De Lima L. World Health Organization essential medicines in palliative care: executive summary, WHO: essential medicines in palliative care. Disponível em: http://www.who.int/selection_medicines/committees/expert/19/applications/PalliativeCare_8_A_R.pdf
2. World Health Organization. Cancer pain relief. 1986. Disponível em: https://apps.who.int/iris/handle/10665/43944
3. Azevedo Sao Leao Ferreira K, Kimura M, Jacobsen Teixeira M. The WHO analgesic ladder for cancer pain control, twenty years of use. How much pain relief does one get from using it? Support Care Cancer. 2006;14:1086-93.
4. Knaul FM, Farmer PE, Krakauer EL, et al. The Lancet commissions alleviating the access abyss in palliative care and pain relief—an imperative of universal health coverage: the Lancet Commission report. Lancet. 2018;391(10128):1391-454.
5. Barros FB, Foraciepe M. Manejo de opioides no envelhecimento. In: Santos FC, Barcellos DK (ed.). Dor no Idoso. Rio de Janeiro: Doc; 2023.
6. American Geriatrics Society Panel on the Pharmacological Management of Persistent Pain in Older Persons. Pharmacological management of persistent pain in older persons. J Am Soc Geriatr. 2009;57:1331-46.
7. Dowell D, et al. CDC Guideline for prescribing opioids for chronic pain. MMWR Recomm Rep. 2016;65(1):1.
8. Chou R, et al. Clinical guidelines for the use of chronic opioid therapy in chronic noncancer pain. J Pain. 2009;10(2):113.
9. Frieden TR, Houry D. Reducing the risks of relief: the CDC opioid-prescribing guideline. N Engl J Med. 2016;374(16):1501.
10. Souza PMR, Subi KRR. Manejo da dor oncológica no Idoso. In: Bersani ALF, Barros BF, Moraes NS, Santos FC (ed.). Terapêutica da dor no idoso: guia prático. São Paulo: Atheneu; 2018. p. 119-27.
11. Bandieri E, Romero M, Ripamonti CI, et al. Randomized trial of low-dose morphine versus weak opioids in moderate cancer pain. J Clin Oncol. 2016;34:436-42.
12. Fallon M, Giusti R, Aielli F, et al. Management of cancer pain in adult patients: ESMO clinical practice guidelines. Ann Oncol. 2018;29(Suppl 4):iv166-91.
13. Wiffen PJ, Wee B, Derry S, et al. Opioids for cancer pain: an overview of Cochrane reviews. Cochrane Database Syst Rev. 2017;7:CD012592.
14. Portenoy RK. Treatment of cancer pain. Lancet. 2011;377(9784):2236-47.
15. Vestergaard P, Rejnmark L, Mosekilde L. Fracture risk associated with the use of morphine and opiates. J Intern Med. 2006;260(1):76-87.
16. Kraychete DC, Siqueira JT, Garcia JB. Recomendações para uso de opioides no Brasil. Parte II. Uso em crianças e idosos. Rev Dor. 2013;14(4):295-330.
17. Silva FRD, Moraes NS, Bersani ALF. Abordagem da dor oncológica. In: Santos FC, Souza PMR (ed.). Força tarefa na dor em idosos. São Paulo: Moreira Jr.; 2011. p. 31-44.
18. Moraes NS, Bersani ALF. Tratamento farmacológico da dor crônica em idosos. In: Bersani ALF, Barros BF, Moraes NS, Santos FC (ed.). Terapêutica da dor no idoso: guia prático. São Paulo: Atheneu; 2018. p. 25-48.
19. Minson FP. Algoritmo para tratamento de dor oncológica. Einstein Educ Contin Saúde. 2008;6(3 Pt 2):140-1.
20. Serrano SC. Dor oncológica. Opioides: o que você deve saber. Leitura Médica. São Paulo; 2015.
21. Garcia JBS, Neto JOB. Princípios farmacocinéticos dos opioides. In: Opioides: o que você deve saber. São Paulo: Leitura Médica; 2015.
22. Harcus AW, Ward AE, Smith DW. Buprenorphine: experience in an elderly population of 975 patients during a year's monitored release. Br J Clin Pract. 1980;34:144-6.
23. Sacerdote P. Opioid-induced immunosuppression. Curr Opin Support Palliat Care. 2008;2:14-8.
24. Budd K, Raffa RB (eds.). Buprenorphine: The unique opioid analgesic. Pharmacology and clinical application. Stuttgart, Germany: Thieme Publishing Group; 2005.
25. Tzschentke TM, Christoph T, Kögel B, Schiene K, Hennies HH, Englberger W, et al. (-)(1R,2R)-3-(-3-dimethylamino-1-ethyl-2-methyl-propyl)-phenol hydrochloride (tapentadol HCl): a novel mu-opioid receptor agonist/norepinephrine reuptake inhibitor with broad-spectrum analgesic properties. J Pharmacol Exp Ther. 2007;323(1):265-76.
26. Tzschentke TM, de Vry J, Terlinden R, et al. Tapentadol hydrochloride. Drugs Future. 2006;31(12):1053-74.
27. Kneip C, Terlinden R, Beier H, Chen G. Investigations into the drug-drug interaction potential of tapentadol in human liver microsomes and fresh human hepatocytes. Drug Metab Lett. 2008;2(1):67-75.
28. Mercadante S, Portenoy RK. Breakthrough cancer pain: twenty-five years of study. Pain. 2016;157:2657-63.

29. Portenoy RK, Payne R, Coluzzi P, et al. Oral transmucosal fentanyl citrate (OTFC) for the treatment of breakthrough pain in cancer patients: a controlled dose titration study. Pain. 1999;79(2-3):303-12.
30. Coluzzi PH, Schwartzberg L, Conroy JD, et al. Breakthrough cancer pain: a randomized trial comparing oral transmucosal fentanyl citrate (OTFC) and morphine sulfate immediate release (MSIR). Pain. 2001;91(1-2):123-30.
31. Mercadante S, Villari P, Ferrera P, Casuccio A, Mangione S, Intravaia G. Transmucosal fentanyl vs intravenous morphine in doses proportional to basal opioid regimen for episodic-breakthrough pain. Br J Cancer. 2007.
32. Mercadante S, Radbruch L, Davies A, et al. A comparison of intranasal fentanyl spray with oral transmucosal fentanyl citrate for the treatment of breakthrough cancer pain: an open-label, randomised, crossover trial. Curr Med Res Opin. 2009;25(11):2805-15.
33. Fallon M, Reale C, Davies A, et al. Efficacy and safety of fentanyl pectin nasal spray compared with immediate-release morphine sulfate tablets in the treatment of breakthrough cancer pain: a multicenter, randomized, controlled, double-blind, double-dummy multiple-crossover study. J Support Oncol. 2011.
34. Mercadante S, Adile C, Cuomo A, et al. Fentanyl buccal tablet vs. oral morphine in doses proportional to the basal opioid regimen for the management of breakthrough cancer pain: a randomized, crossover, comparison study. J Pain Symptom Manage. 2015;50(5):579-86.
35. Mercadante S, Aielli F, Adile C, Costanzi A, Casuccio A. Fentanyl pectin nasal spray versus oral morphine in doses proportional to the basal opioid regimen for the management of breakthrough cancer pain: a comparative study. J Pain Symptom Manage. 2016;52(1):27-34.
36. Mercadante S, Gatti A, Porzio G, et al. Dosing fentanyl buccal tablet for breakthrough cancer pain: dose titration versus proportional doses. Curr Med Res Opin. 2012;28(6):963-8.
37. Zecca E, Brunelli C, Centurioni F, Manzoni A, Pigni A, Caraceni A. Fentanyl sublingual tablets versus subcutaneous morphine for the management of severe cancer pain episodes in patients receiving opioid treatment: a double-blind, randomized, noninferiority trial. J Clin Oncol. 2017;35(7):759-65.

Seção IV

Manejo de outros sintomas

1

Dispneia em cuidados paliativos

Isadora Crossara

Destaques do tema

- Dispneia é uma experiência subjetiva de desconforto respiratório muito prevalente.
- Associada a angústia e sofrimento, impacta significativamente a qualidade de vida.
- A etiologia é multifatorial, e a abordagem é multidimensional – com equipe multiprofissional.
- Intervenções não farmacológicas associadas às intervenções farmacológicas são fundamentais para um cuidado de excelência.

INTRODUÇÃO

A dispneia é uma experiência subjetiva de desconforto respiratório,[1] comum em doenças crônicas avançadas, malignas e não malignas, associada a medo, ansiedade, limitação funcional e sofrimento profundo.[2] Sintoma de difícil controle, é frequentemente negligenciado e permanece subdiagnosticado e subtratado, apesar de ser fator de risco para hospitalização e morte.[3]

Aproximadamente nove em cada dez pacientes com doença crônica experimentam a dispneia ao longo da evolução da sua enfermidade[4] e muitos têm piora significativa nos últimos três meses de vida.[5] Intervenções individualizadas multidimensionais com equipe multiprofissional em cuidados paliativos são recomendadas para minimizar e/ou controlar a dispneia e o sofrimento dos pacientes. Abordagem não medicamentosa, como o fluxo de ar facial, técnicas de respiração e relaxamento, oxigenoterapia, e medicamentosa, como o uso de opioides, podem ser indicadas após avaliação criteriosa do paciente.[6] Ressalta-se a importância da avaliação objetiva e individualizada para quantificar o sintoma, estabelecer uma comunicação com paciente e família e avaliar as evidências disponíveis sobre as terapias.

A estratégia CONFORTO é uma ferramenta que auxilia na avaliação desses pacientes e está disponível para os profissionais de saúde. Trata-se de um algoritmo que padroniza a abordagem da dispneia com orientações que auxiliam na tomada de decisões, na comunicação e no manejo.[7]

A complexidade etiológica biopsicossocial, a imprevisibilidade do sintoma e a falta de compreensão do papel dos cuidados paliativos também são fatores que contribuem para o tratamento inadequado e para o não controle do sintoma.[2] A dispneia quando mal controlada afeta negativamente não somente o paciente como também os familiares, cuidadores, profissionais e o sistema de saúde.[8]

DEFINIÇÃO E RELEVÂNCIA

Palavra de origem grega em que *"dys"* significa dificuldade e *"pnoia"* respiração deu origem ao termo latino: *dyspnoea*. Dispneia é definida como uma experiência subjetiva de desconforto respiratório que consiste em sensações qualitativamente distintas que variam na intensidade[1] e é frequentemente acompanhada de ansiedade, limitação física, sofrimento e medo.[2] Sua avaliação é essencialmente subjetiva, e o relato do paciente é a principal ferramenta para a sua quantificação. A intensidade e a percepção variam e podem ser influenciadas por questões físicas, espirituais, emocionais ou sociais, descrita como dispneia total por Albernethy et al., podendo ter efeitos sinérgicos. A dispneia pode ser exacerbada por sentimentos de angústia e desesperança, o que torna a abordagem terapêutica um desafio contínuo.[9]

Comumente descrita na literatura médica pelo componente fisiológico, sabe-se que a dispneia é um sintoma subjetivo centrado no indivíduo e nem sempre apresenta correlação com hipóxia, hipercapnia ou taquipneia.[4] Pode ser intermitente, aguda ou crônica e acometer indivíduos com ou sem doenças cardiopulmonares. Sintoma frequente nas unidades de emergência, é responsável por 50% das admissões hospitalares.[10]

A dispneia só pode ser percebida pela pessoa que a experimenta,[11] apesar de já existirem escalas para tentar identificá-la em pacientes com a comunicação prejudicada.

ETIOLOGIA E FISIOPATOLOGIA

A fisiopatologia da dispneia envolve um complexo processo que inclui alterações mecânicas, metabólicas e neurológicas e pode ser multifatorial. A função vital respiração não é modulada somente pelos centros automáticos localizados no tronco cerebral, mas também por sinais voluntários iniciados no córtex, assim, perturbações no controle respiratório, na bomba ventilatória ou nas trocas gasosas podem ser a base das sensações de desconforto respiratório, geralmente definidos como dispneia pelos profissionais da saúde.[1]

Na dispneia, as informações sensoriais do sistema respiratório ativam regiões do córtex cerebral para produzir a sua percepção, que compreende diversas sensações respiratórias desconfortáveis diferentes e distintas. Várias teorias tentam explicar a sua origem, a mais utilizada é a teoria da "dissociação eferente-reaferente" que a descreve como uma incompatibilidade entre o impulso ventilatório do sistema nervoso central (SNC) e a resposta do sistema respiratório. Os impulsos aferentes dos receptores das vias aéreas, pulmões e estruturas da parede torácica são processadas no sistema límbico e no córtex sensório-motor e as mensagens eferentes são enviadas do SNC para os músculos respiratórios responsáveis pelo ajuste da respiração. Frente a uma resposta ventilatória prejudicada, informações aferentes dos receptores vagais nos pulmões chegam novamente ao córtex resultando na sensação de falta de ar e desconforto.[12]

Parshall et al., em 2012, elaboraram uma revisão para a American Thoracic Society sobre o mecanismo da dispneia, em que descrevem na fisiopatologia os fenômenos que refletem estímulos aferentes específicos:

- Esforço respiratório: aumento do trabalho muscular respiratório. Envolve aferências de mecanorreceptores musculares e descarga corolária do córtex motor.
- Aperto torácico: broncoconstrição resultante da ativação de receptores pulmonares.
- Fome de ar: sensação de inspiração insuficiente, é típica em desequilíbrios entre o drive respiratório e o *feedback* aferente dos receptores pulmonares e da parede torácica.

Esses estímulos convergem aos centros respiratórios do tronco cerebral, onde ocorre a modulação inicial, e são posteriormente integrados no córtex insular, responsável pela percepção consciente.

QUADRO CLÍNICO

A dispneia manifesta-se por uma sensação subjetiva de falta de ar, acompanhada frequentemente de ansiedade e inquietação. Os pacientes podem relatar dificuldades para respirar, sensação de sufocamento ou a percepção de que o ar não chega aos pulmões.[4] Clinicamente, a dispneia pode se associar ao repouso ou ao esforço, ser contínua ou intermitente, aguda ou crônica e acometer indivíduos com ou sem doenças cardiopulmonares.[10] Os sinais físicos que podem estar associados à dispneia são: taquipneia, uso de músculos acessórios, cianose, respiração ruidosa e sibilos.

AVALIAÇÃO

A abordagem da dispneia exige uma compreensão da sua natureza multidimensional, fisiopatologia e indicação dos tratamentos disponíveis.[13] Trata-se de uma experiência subjetiva cuja intensidade é variada. Diante dessa subjetividade, recomenda-se que a sua avaliação ocorra por meio de autorrelato do paciente. Nessa avaliação, podem ser usadas escalas validadas que tenham fácil aplicação e estejam disponíveis.[6]

Para pacientes com dificuldade na comunicação, pode ser utilizada a Escala de Observação de Desconforto Respiratório (RDOS), uma escala ordinal de oito itens projetada para medir a presença e intensidade do desconforto respiratório em pacientes não verbais. Uma potencial ferramenta observacional na avaliação da dispneia para pacientes em cuidados paliativos, com boas propriedades discriminantes na detecção daqueles com dispneia moderada e grave.[14]

A abordagem eficaz da dispneia em cuidados paliativos deve se basear em um diagnóstico correto, com a identificação das causas subjacentes, uso de escalas para quantificar a sua intensidade, como a Escala de Sintomas de Edmonton (ESAS) ou a escala de classificação numérica, e implementação de um plano de cuidado centrado no conforto e na qualidade de vida. Uma ferramenta eficaz para auxiliar a avaliação e melhorar o cuidado do paciente em cuidados paliativos que experimenta a dispneia é a estratégia CONFORTO, um algoritmo que padroniza a abordagem e o tratamento da dispneia em pacientes em final de vida para ser utilizado por profissionais de saúde,[7] como apresentado na Figura 1.

DIAGNÓSTICO

O diagnóstico da dispneia em cuidados paliativos deve ser baseado em uma avaliação clínica detalhada, incluindo histórico médico, exame físico e exames complementares, se necessários. A avaliação subjetiva é fundamental, já que a percepção de falta de ar é o principal critério diagnóstico. O

C – Critério de inclusão – Escala de performance paliativa (PPS) < 50

O – Objetivar a dispneia – Escala numérica

N – Notificar paciente e familiares – comunicação do plano de cuidado

F – Fluxo facial de ar

O – Oxigenioterapia em pacientes com hipoxemia

R – Técnicas de respiração e relaxamento

T – Tratar causas reversíveis da dispneia

O – Opioide

FIGURA 1 Estratégia CONFORTO.

conceito de "dispneia total"[9] precisa ser lembrado, pois os aspectos físicos, espirituais, sociais e psicológicos podem afetar a percepção da dispneia.

Uma história clínica detalhada auxilia na identificação das prováveis causas. Deve-se considerar o início e progressão, as características e sintomas descritos, além das condições preexistentes associadas.

Frente a um paciente com queixa de dispneia é fundamental considerar todos os diagnósticos diferenciais, assim como identificar a causa que exacerbou e/ou perpetuou esse sintoma e avaliar a necessidade e benefício de intervenções diagnósticas e terapêuticas invasivas.[15]

Para um diagnóstico preciso faz-se necessário um exame físico minucioso que procure identificar sinais de esforço respiratório, taquidispneia e avaliar a perfusão periférica, assim como realizar uma ausculta cardiopulmonar primorosa. A frequência respiratória, cardíaca e saturação periférica de oxigênio apresentam baixa associação com a percepção de dispneia do paciente.[6]

EXAMES COMPLEMENTARES

Embora a avaliação clínica seja a principal ferramenta, exames complementares podem ser utilizados. O *status performance* do paciente deverá auxiliar na tomada de decisões com relação aos exames a serem realizados.[15] Exames laboratoriais, como hemograma, proteína C-reativa, gasometria, procalcitonina, BNP/NT ou pro-BNP e D-dímero, e exames de imagem, como radiografia de tórax, tomografia computadorizada de tórax e ecocardiograma, podem ser indicados dependendo das suspeitas clínicas e ajudam a identificar condições subjacentes que podem estar exacerbando ou perpetuando o quadro de dispneia.

MANEJO DA DISPNEIA

Manejo não farmacológico

Frente ao sintoma dispneia as estratégias de enfrentamento são diversas. As abordagens não medicamentosas são capazes de modificar os fatores físicos, psicológicos e emocionais que perpetuam o sintoma, impactando positivamente no controle da dispneia. O tratamento não medicamentoso deve ser a intervenção de escolha, uma vez que apresenta baixo risco de efeito colateral, ocorre de maneira integrativa e evita a polifarmácia.[16]

Técnicas de posicionamento no leito

O posicionamento correto, sentado com inclinação para frente, é simples e pode trazer alívio imediato.[17] Pacientes com derrame pleural podem se beneficiar ao se deitarem no lado acometido.[18]

Eletroestimulação neuromuscular de membros inferiores

Eletroestimulação neuromuscular de membros inferiores mostrou-se uma abordagem eficaz para tratamento de dispneia em pacientes com DPOC, porém tem efeito benéfico após uso regular por seis semanas.[18,19]

Acupuntura

Uma revisão da Cochrane mostrou certa evidência do uso da acupuntura e auriculoterapia para alívio da dispneia em pacientes com doença avançada.[18]

Estratégias de conservação de energia

Ajudar os pacientes a priorizar atividades essenciais e usar auxiliares da marcha, como andadores e outros dispositivos, reduz a demanda ventilatória, permitindo ao paciente controlar o ritmo e adaptar suas atividades, assim como o autogerenciamento eficaz da dispneia, contribuindo assim para a melhora da qualidade de vida.[17]

Reabilitação pulmonar

A reabilitação pulmonar mostrou-se eficaz para controle de dispneia, melhora da fadiga e qualidade de vida em pacientes portadores de DPOC. Diante de pacientes com expectativa de vida reduzida esse benefício é incerto.[18] A fisioterapia pulmonar auxilia na mobilização de secreção e eficácia da tosse, auxiliando em quadros de dispneia associados a hipersecreção.[20]

Técnicas de respiração

Técnicas como expiração com lábios semicerrados, respiração ritmada, respiração controlada e exercícios diafragmáticos ajudam a melhorar a eficácia ventilatória e reduzir o desconforto e podem ser ensinadas aos pacientes e cuidadores. Resultados satisfatórios das técnicas de respiração para o manejo da dispneia foram observados em uma revisão sistemática envolvendo estudos com pacientes com doença pulmonar obstrutiva crônica e doença cardiopulmonar. Na revisão, houve evidência moderada sobre a eficácia das técnicas de respiração; assim, essa prática é indicada como abordagem não medicamentosa eficaz para tratamento da dispneia em pacientes com doença avançada.[21]

Técnicas de relaxamento

Fatores psicológicos aumentam a tensão muscular e contribuem para a intensificação do esforço respiratório e aumento do desconforto do paciente.[22] Pacientes com dispneia se beneficiam de técnicas de respiração e relaxamento que atuam no controle desse sintoma e, concomitantemente, na redução do medo/ansiedade.[23,24]

A terapia comportamental, que engloba técnicas de relaxamento, yoga e meditação, é outra opção de abordagem não medicamentosa para controle da dispneia. Quando usada, é capaz de aumentar a autoestima do doente e aliviar sintomas causados pela ansiedade e dispneia. Uma revisão crítica mostrou que o uso de técnicas de relaxamento de curta duração foi benéfico no controle da dispneia em pacientes com DPOC e devem ser encorajadas.[25]

Fluxo de ar facial por meio do uso de ventiladores portáteis

O fluxo de ar facial produzido por um equipamento de ventilação manual simples ou por uma corrente de ar promove alívio do sintoma independente da causa da dispneia. Acredita-se que o mecanismo de ação é semelhante ao encontrado no reflexo de mergulho. Assim, há a estimulação de receptores faciais e de nasofaringe que desencadeia manifestações cerebrais, com ação direta nos mecanismos da respiração, diminuindo a percepção do paciente e, enfim, gerando alívio do sintoma.[26] O fluxo de ar deve ser direcionado à face do paciente, diretamente na área do nervo trigêmeo que engloba boca e nariz, com uma distância de 15 a 20 cm, podendo ser utilizado o recurso de fluxo de ar gelado.[26] A literatura demonstrou a eficácia do uso do fluxo de ar facial em pacientes portadores de doença maligna e não maligna para alívio da dispneia,[27,28,29] com evidências que sugerem o uso do fluxo de ar facial como uma abordagem não farmacológica segura e eficaz para o controle da dispneia.[29] A utilização dessa técnica deve ser estimulada para o controle da dispneia por se tratar de um recurso barato, facilmente disponível, de rápida ação e que permite ao paciente experimentar a sensação de estar no controle da situação, uma vez que poderá ser utilizado antes, durante e após a crise de dispneia.

Oxigenoterapia

O uso de oxigênio para controle de sintomas é uma prática comum na abordagem de pacientes nas últimas horas de vida, sendo realizado até mesmo quando o paciente apresenta parâmetro normal de saturação de oxigênio, embora não haja evidências científicas que suportem essa prática.[30] Ao contrário disso, as evidências comprovam que apenas pacientes com dispneia e hipoxemia se beneficiam da suplementação de oxigênio.[15,24,6] O uso indiscriminado do oxigênio pode trazer prejuízo ao paciente, como a hipercapnia, restrição da mobilidade, irritação nasal, além de gerar custos desnecessários, apresentar dificuldades de acesso e risco associado ao fato de ser um gás inflamável.[31]

As evidências científicas indicam o uso de oxigênio por cateter nasal ou máscara contínua ou, se necessário, para pacientes com hipoxemia definido por oximetria capilar periférica < 88-90%.[32] Um estudo de coorte retrospectivo avaliou o impacto da oxigenoterapia na sobrevida de pacientes oncológicos com hipoxemia (saturação < 90%) e descreveu aumento da sobrevida apenas nos pacientes com queixas de dispneia.[33]

Sabe-se que a suplementação de oxigênio melhora a sobrevida do paciente hipoxêmico com DPOC e promove alívio da dispneia em pacientes portadores de DPOC com hipoxemia leve sem dispneia durante o exercício.[34] A suplementação de oxigênio envolve pacientes com hipoxemia, definida por oximetria capilar menor ou igual a 90%, com alvo terapêutico entre 88 e 92% para pacientes com risco de hipercapnia e menor que 96% para a população geral.[32,35]

Ventilação não invasiva

A ventilação não invasiva (VNI) tem como objetivo reduzir o trabalho respiratório e melhorar as trocas gasosas. Apesar de grande parte dos pacientes portadores de doença avançada com prognóstico reservado receberem dispositivos de ventilação não invasiva para tratamento de dispneia, a literatura descreve benefícios na sobrevida e diminuição das admissões hospitalares apenas nos pacientes portadores de doenças neurodegenerativas progressivas. Para pacientes com DPOC avançada, o uso de VNI mostrou-se eficaz no controle de sintomas e hipercapnia. Portadores de doenças oncológicas podem se beneficiar do seu uso com melhor controle da dispneia e diminuição das doses de opioides.[36] Sendo assim, o uso dessa terapia deve ser individualizado, levando-se em consideração os objetivos do cuidado e as preferências do paciente, pois a sua utilização é controversa e há risco de efeitos colaterais, desconforto com o uso da máscara e limitação à comunicação.[36,37]

Terapia por cateter nasal de alto fluxo (CNAF)

A terapia por CNAF é uma estratégia respiratória em cuidados paliativos segura e bem tolerada com melhora da oxigenação e do controle da dispneia. Pode ser utilizada para o alívio da dispneia independente da causa que gerou o desconforto. A terapia por CNAF parece ser uma terapia promissora nos cuidados paliativos, pois trata-se de uma ótima alternativa ao uso da oxigenoterapia convencional por ser mais eficaz no controle da dispneia e ao uso da VNI, uma vez que apresenta a mesma sobrevida com melhor tolerabilidade.[36] O Quadro 1 resume as intervenções indicadas para o controle da dispneia.

QUADRO 1 Síntese das intervenções para o controle da dispneia

Intervenção	Benefícios
Posicionamento	Alívio imediato da sensação de sufocamento
Conservação de energia	Redução da demanda ventilatória
Fisioterapia respiratória	Melhora a mobilização de secreções e reduz a sensação de sufocamento
Técnicas de respiração	Melhora da eficácia ventilatória e redução do desconforto
Técnicas de relaxamento	Reduzem ansiedade e melhora a qualidade de vida
Fluxo de ar facial	Melhora sensação de dispneia e permite sensação de controle do paciente
Oxigenoterapia	Melhora dispneia em pacientes hipoxêmicos
Ventilação não invasiva (VNI)	Reduz o trabalho respiratório e melhora as trocas gasosas
Terapia por cateter de alto fluxo	Eficaz no controle da dispneia e bem tolerado

Tratamento medicamentoso

A dispneia tem etiologia multifatorial que envolve os domínios físico, psicológico, social e espiritual, dentro do conceito de dispneia total. Fatores relacionados à dispneia podem agir isoladamente ou em conjunto na sensação de falta de ar relatada pelo paciente.[38] Diante disso, é necessário investigar cada um dos domínios para identificar as causas que contribuíram para o sintoma e verificar se elas são reversíveis; logo, é mandatório tentar corrigir o que é passível de correção.[15,39]

Frente a um paciente com queixa de dispneia é fundamental considerar todos os diagnósticos diferenciais, assim como identificar os fatores causais desse sintoma e avaliar a necessidade e benefício de intervenções diagnósticas e terapêuticas invasivas frente ao status performance do paciente.[15] A abordagem paliativa da dispneia afirma que é papel do médico garantir um tratamento otimizado da doença de base ou das causas que geraram o sintoma e, só depois, focar no controle medicamentoso do sintoma isoladamente.[38] O tratamento mais eficaz visa tratar causas ou doenças subjacentes.[40] Após análise do risco/benefício inerente ao procedimento indicado, deve-se realizar abordagem para alívio da causa da dispneia.[12,15]

Opioides

É a classe farmacológica mais estudada e utilizada no alívio da dispneia, os opioides modulam o processamento central dos estímulos sensoriais, reduzindo tanto o drive respiratório quanto a intensidade do desconforto percebido, acredita-se que essa modulação ocorre principalmente no córtex insular, diminuindo a resposta emocional associada à dispneia.[11] Sabe-se que receptores opioide são encontrados no sistema nervoso central e no aparelho respiratório.[39]

A morfina, opioide mais descrito na literatura médica, mostrou-se eficaz no controle da dispneia, associada a doença oncológica e não oncológica, quando administrada por via oral ou parenteral. Alguns estudos falharam em demonstrar benefício frente a utilização da morfina por nebulização.[38]

A dose utilizada da morfina para controle de dispneia é usualmente menor do que a necessária para o controle da dor, em que pacientes virgens de tratamento podem se beneficiar do uso oral de morfina na dose de 2 a 3 mg a cada 4 horas, com titulação cuidadosa.[12] A preocupação com risco de dependência e adicção não devem limitar o uso de opioides.[24] Os efeitos colaterais como tontura, náuseas, vômitos e obstipação são os mais frequentes, mioclonia e insuficiência respiratória são raros e geralmente frente a uma titulação cuidadosa são precedidos por sonolência.

Benzodiazepínicos

A ansiedade frequentemente exacerba a percepção da dispneia. Os benzodiazepínicos são usados como adjuvantes, especialmente em ansiedade e crises de pânico em ambiente domiciliar e hospitalar.[36] Os benzodiazepínicos são indicados em algumas diretrizes para o manejo da dispneia, baseado na sua ação sedativa, ansiolítica e relaxante muscular, porém eles aumentam o risco de *delirium*, hipotensão e depressão respiratória. Revisões sistemáticas e metanálises falharam em comprovar benefício, independente da droga, via de administração, frequência de uso e duração do tratamento. Embora sejam amplamente utilizados na prática clínica para alívio do sintoma, atualmente não se dispõe de evidência científica para justificar o seu uso.[12]

Antidepressivos e ansiolíticos

Medicações como buspirona, nortriptilina e inibidores seletivos da recaptação da serotonina (SSRI), quando utilizados para o tratamento de ansiedade e alteração do humor, mostraram benefício na redução da dispneia e tem o seu lugar no tratamento do sintoma refratário, diante de um paciente com alterações psíquicas.[15]

Os SSRI e inibidores seletivos da recaptação da noradrenalina (SNRI) podem ser considerados em casos de ansiedade e depressão crônicas associadas à dispneia.

Dexmedetomidina

É um potente agonista do receptor alfa-2 adrenérgico com efeitos sedativos e hipnóticos. Trata-se de medicamento sedativo que não é associado à depressão respiratória e permite um fácil despertar aos pacientes que estão sob seu efeito. Outras características que a tornam uma medicação interessante para uso em cuidados paliativos é sua ação ansiolítica, analgésica, diurética e de inibição da secreção de saliva. A dexmedetomidina possui efeito protetor pulmonar uma vez que atua no mecanismo de contração dos vasos pulmonares, no dano vascular pulmonar por isquemia-reperfusão e na liberação de fatores inflamatórios.

Pode induzir hipotensão leve e bradicardia modesta (em decorrência de uma redução no tônus simpático), porém são eventos raríssimos. A dexmedetomidina é, portanto, um agente potencial, além dos opioides, para controlar a dispneia, podendo ser utilizada em conjunto com eles, em pacientes em fase terminal em cuidados paliativos, porém o seu uso é restrito a ambiente hospitalar.[36,41,42]

Corticosteroides

São largamente utilizados em cuidados paliativos para uma variedade de indicações imprecisas, apesar de serem drogas com muitos efeitos colaterais. Eles se propõem a reduzir a inflamação e edema, melhorando o fluxo de ar e reduzindo sintomas, sendo a dexametasona e a prednisona as drogas de eleição.[36] Uma revisão sistemática avaliou o uso de corticosteroides sistêmicos para o controle de dispneia relacionada ao câncer. O limitado número de estudos identificados a partir da busca sistemática e as suas limitações metodológicas não permitiram afirmar que existe benefício dessa classe medicamentosa para essa população.[44] Vale ressaltar que esse grupo de medicamentos pode apresentar benefício no alívio de dispneia secundária ao broncoespasmo, síndrome da veia cava superior, linfangite carcinomatosa e pneumonite por radiação.[15]

Medicações por inalação

A primeira linha de tratamento para a dispneia são os opioides, mas essa classe de medicamentos apresenta contradições que podem limitar o seu uso. Diante desse fato, deve-se procurar outras medicações e as medicações inalatórias podem ser uma alternativa. Os beta-agonistas de curta ação (SABA), beta-agonistas de ação prolongada (LABA), anticolinérgicos e corticosteroides inalatórios (CI) podem ser as opções para promover o alívio da dispneia. O benefício dos beta-agonistas para alívio da dispneia relacionada ao esforço em portadores de DPOC está bem estabelecido. Com ação rápida, promovem a broncodilatação e potencializam a limpeza mucociliar. Os riscos associados ao uso de beta-agonistas incluem tremores, ansiedade, hipocalemia e taquicardia.[43]

Os anticolinérgicos, brometo de tiotrópio e indacaterol, demonstraram benefício para pacientes com DPOC, promovendo redução da dispneia e frequência das exacerbações, melhorando função e reduzindo a hiperinflação dinâmica.[43]

O corticosteroide inalatório provou ser muito eficaz no tratamento de dispneia para diagnósticos específicos, como DPOC, asma, obstrução das vias aéreas induzida por câncer e condições inflamatórias pulmonares, como linfangite carcinomatosa, pneumonite por radiação e síndrome da veia cava superior. O seu uso prolongado pode trazer complicações como fraqueza muscular da parede torácica e diafragma, hiperglicemia, candidíase oral e esofagiana.[43]

Terapia combinada de broncodilatadores, anticolinérgicos, corticosteroides inalatórios, oxigênio e opioides podem ser realizadas.

Furosemida nebulizada

O uso da furosemida por inalação mostrou benefícios modestos. A evidência é limitada e um pequeno número de estudos que demonstraram alívio da dispneia por 4 horas em 20 a 30 minutos após a administração de furosemida 20 mg nebulizada, com redução da frequência respiratória e uso de musculatura acessória em pacientes refratários a tratamento com opioides. Em pacientes em cuidados paliativos, outro estudo observou melhora da dispneia, tosse e taquipneia quando utilizada a cada 6 horas.[43] Até o momento, a maioria dos relatos de benefícios da furosemida inalada em pacientes com câncer limita-se a relatos de casos e séries de casos, e os diferentes métodos de dosagem e entrega limitam as comparações entre relatórios.[38]

CONCLUSÃO

A dispneia é um sintoma prevalente e debilitante em pacientes em cuidados paliativos e seu manejo exige uma abordagem integrada que considere tanto as causas clínicas quanto os aspectos psicológicos. A utilização de terapias farmacológicas e não farmacológicas deve ser individualizada, visando a maximização do conforto e da qualidade de vida do paciente. O acompanhamento contínuo e a adaptação das estratégias terapêuticas são fundamentais para a eficácia do manejo da dispneia em cuidados paliativos.

REFERÊNCIAS BIBLIOGRÁFICAS

1. Dyspnea. Mechanisms, assessment, and management: a consensus statement. American Thoracic Society. Am J Respir Crit Care Med. 1999;159(1):321-340.
2. Mularski RA, Reinke LF, Carrieri-Kohlman V, Fischer MD, Campbell ML, Rocker G, et al. An official American Thoracic Society workshop report: assessment and palliative management of dyspnea crisis. Ann Am Thorac Soc. 2013;10(5):S98-106.
3. Johnson MJ, Currow DC, Booth S. Prevalence and assessment of breathlessness in the clinical setting. Expert Rev Respir Med. 2014;8(2):151-161.
4. Kamal AH, Maguire JM, Wheeler JL, Dyspnea review for the palliative care professional: assessment, burdens, and etiologies. J Palliat Med. 2011;14(10):1167-1172.
5. Elmqvist MA, Jordhøy MS, Bjordal K, Kaasa S, Jannert M. Health-related quality of life during the last three months of life in patients with advanced cancer. Support Care Cancer. 2009;17(2):191-8.
6. Crombeen AM, Lilly EJ. Management of dyspnea in palliative care. Curr Oncol. 2020;27(3):142.
7. Teixeira ICA, Carvas AMP, Silva RBD, Borges E, Corrêa-Faria P, Rabahi MF. Dyspnoea at the end of life: instrument development and validation-the CONFORTO Strategy. BMJ Support Palliat Care. 2024;13(e3):e1103-e1109.
8. Roth AR, Canedo AR. Introduction to hospice and palliative care. Prim Care. 2019;46(3):287-302.
9. Albernethy AP, Wheeler JL. Total dyspnea. Curr Opin Support Palliat Care. 2008;2(2):110-113.
10. Rocker GM, Simpson AC, Horton R. Palliative care in advanced lung disease: the challenge of integrating palliation into everyday care. Chest. 2015;148(3):801-809.
11. Parshall MB, Schwartzstein RM, Adams L, et al. Update on the mechanisms, assessment, and management of dyspnea. Am J Respir Crit Care Med. 2012;185(4):435-452.
12. Lok CW. Management of breathlessness in patients with advanced cancer: a narrative review. Am J Hosp Palliat Care. 2016;33(3):286-290.
13. Zhao I, Yates P. Non-pharmacological interventions for breathlessness management in patients with lung cancer: a systematic review. Palliat Med. 2008;22(6):693-701.
14. Zhuang Q, Yang GM, Neo SH, Cheung YB. Validity, reliability, and diagnostic accuracy of the Respiratory Distress Observation Scale for assessment of dyspnea in adult palliative care patients. J Pain Symptom Manage. 2019;57(2):304-310.
15. Thomas JR, von Gunten CF. Clinical management of dyspnea. Lancet Oncol. 2002;3(4):223-228.
16. Buckholz GT, von Gunten CF. Nonpharmacological management of dyspnea. Curr Opin Support Palliat Care. 2009;3(2):98-102.
17. Guozhang L. Management of total dyspnea. Clin Case Rep Rev. 2019;5:1-5.
18. Pan CX, Palathra BC, Leo-To WF. Management of respiratory symptoms in those with serious illness. Med Clin N Am. 2020;104(3):455–470.
19. Bausewein C, Simon ST. Shortness of breath and cough in patients in palliative care. Dtsch Arztebl Int. 2013;110(33-34):563-72.
20. Bonneau A. Cough in the palliative care setting. Can Fam Physician. 2009;55(6):600-2.
21. Bausewein C, Booth S, Gysels M, Higginson IJ. Non-pharmacological interventions for breathlessness in advanced stages of malignant and non-malignant diseases. Cochrane Database Syst Rev. 2008;(2).
22. Spathis A, Booth S, Moffat C, Hurlow A, Bausewein C. The Breathing, Thinking, Functioning clinical model: a proposal to facilitate evidence-based breathlessness management in chronic respiratory disease. NPJ Prim Care Respir Med. 2017;27(1):1-6.
23. Brighton LJ, Miller S, Farquhar M, et al. Holistic services for people with advanced disease and chronic breathlessness: a systematic review and meta-analysis. Thorax. 2019;74(3):270-281.
24. Mahler DA, O'Donnell DE. American College of Chest Physicians consensus statement on the mana-

gement of dyspnea in patients with advanced lung or heart disease. Chest. 2010;137(3):674-691.

25. Yohannes AM, Baldwin RC, Connolly MJ. Management of dyspnea and anxiety in chronic obstructive pulmonary disease: a critical review. J Am Med Dir Assoc. 2017;18(12):1096.e1-1096.e17.
26. Chin C, Booth S. Managing breathlessness: a palliative care approach. Postgrad Med J. 2016;92(1089):393-400.
27. Galbraith S, Fagan P, Perkins P, Lynch A, Booth S. Does the use of a handheld fan improve chronic dyspnea? A randomized, controlled, crossover trial. J Pain Symptom Manage. 2010;39(5):831-838.
28. Kako J, Morita T, Yamaguchi T, et al. Immediate effect of FAN therapy in terminal cancer with dyspnea at rest: a meta-analysis. Am J Hosp Palliat Med. 2020;37(4):294-299.
29. Qian Y, Yang X, Wu Z, et al. Fan therapy for the treatment of dyspnea in adults: a systematic review. J Pain Symptom Manage. 2019;58(3):481-486.
30. Davidson PM, Johnson MJ. Update on the role of palliative oxygen. Curr Opin Support Palliat Care. 2011;5(2):87-91.
31. Abernethy AP, McDonald CF, Frith PA, et al. Effect of palliative oxygen versus room air in relief of breathlessness in patients with refractory dyspnea: a double-blind, randomized controlled trial. Lancet. 2010;376(9743):784-793.
32. O'Driscoll BR, Howard LS, Earis J, Mak V. British Thoracic Society Guideline for oxygen use in adults in healthcare and emergency settings. BMJ Open Respir Res. 2017;4(1):e000170.
33. Igarashi H, Fukushi M, Nago N, et al. Oxygen use and survival in patients with advanced cancer and low oxygen saturation in home care: a preliminary retrospective cohort study. BMC Palliat Care. 2020;19(1):1-10.
34. Ahmadi Z, Currow DC, Ekström M. Palliative oxygen for chronic breathlessness: what new evidence? Curr Opin Support Palliat Care. 2017;11(3):159-164.
35. Siemieniuk RAC, Meade MO, Alonso-Coello P, et al. Oxygen therapy for acutely ill medical patients: a clinical practice guideline. BMJ. 2018;363.
36. Spinazzola G, Ferrone G, Michi T, Torrini F, Postorino S, Sbaraglia F, et al. Focus on the role of non-invasive respiratory support (NRS) during palliative care in patients with life-limiting respiratory disease. J Clin Med. 2024;13(17):5165.
37. D'Cruz RF, Murphy PB, Kaltsakas G. Positive airway pressure devices for the management of breathlessness. Curr Opin Support Palliat Care. 2018;12(3):246-252.
38. Kamal AH, Maguire JM, Wheeler JL. Dyspnea review for the palliative care professional: treatment goals and therapeutic options. J Palliat Med. 2012;15(1):106-114.
39. Carvalho RT. Dispneia, tosse e hipersecreção. In: Manual de cuidados paliativos ANCP, 2ª ed. São Paulo: ANCP; 2012. p. 151-167.
40. Gillon S, Clifton IJ. Breathlessness in palliative care: a practical guide. Br J Hosp Med. 2019;80(2):72-77.
41. Li N, Cui M, Wang Y. Effect of dexmedetomidine for palliative sedation for refractory dyspnea in patients with terminal-stage cancer. Cancer Manag Res. 2023;15:291-299.
42. Mano A, Murata T, Date K, Kawata M, Sato M, Yamashita N, et al. Dexmedetomidine for dyspnoea. BMJ Support Palliat Care. 2023;13(e1):e84-e85.
43. Haywood A, Duc J, Good P, Khan S, Rickett K, Vayne-Bossert P, et al. Systemic corticosteroids for the management of cancer-related breathlessness (dyspnoea) in adults. Cochrane Database Syst Rev. 2019;2(2):CD012704.\
44. Senderovich H, Yendamuri A. Management of breathlessness in palliative care: inhalers and dyspnea – a literature review. Rambam Maimonides Med J. 2019;10(1):e0006.

2

Tosse em cuidados paliativos

Isadora Crossara

Destaques do tema

- A tosse é um sintoma debilitante, angustiante e prevalente em cuidados paliativos, associado a condições malignas e não malignas.
- Entender a fisiopatologia e as causas subjacentes é essencial para um manejo eficaz.
- Estratégias não farmacológicas e farmacológicas devem ser combinadas para controle da tosse refratária.
- Opioides, antitussígenos centrais, gabapentina, pregabalina e agentes promotores de motilidade gastrointestinal são intervenções-chave.

INTRODUÇÃO E DEFINIÇÕES

A tosse é um reflexo fisiológico essencial que protege as vias aéreas. No entanto, em condições de doença avançada, pode se tornar patológica, causando sofrimento físico e emocional. A prevalência da tosse em cuidados paliativos é maior que 65% em casos oncológicos.[1]

Além de comprometer a qualidade de vida, a tosse crônica pode levar a complicações como insônia, inapetência, dor, fraqueza muscular, fraturas, incontinência urinária, fadiga e isolamento social.[2,3] As condições clínicas mais associadas são a síndrome do intestino irritável (SII), obesidade e síndromes neurológicas.[4]

Pode ser classificada em aguda, com duração de até três semanas; subaguda, com duração de três a oito semanas; e crônica com duração superior a oito semanas.[3,4]

ETIOLOGIA E FISIOPATOLOGIA

A fisiopatologia envolve um complicado arco reflexo. Inicialmente, ocorre a ativação dos receptores da tosse e esses impulsos através da via aferente do nervo vago ativa o centro da tosse medular, que pode estar sob algum controle do córtex superior, este gera um estímulo nos neurônios motores até a musculatura expiratória produzindo a tosse.[2,4] Na tosse crônica, ocorre uma hipersensibilidade das vias aferentes, o que perpetua esse sintoma.[3]

DIAGNÓSTICO

Diagnósticos diferenciais de tosse em pacientes sob cuidados paliativos incluem:[2,5]

- Aqueles relacionados diretamente a doenças oncológicas:
  - Acometimento do parênquima pulmonar (primário ou metastático).
  - Obstrução ou compressão de vias aéreas por tumores.
  - Linfangite carcinomatosa.
  - Efusões pleurais.
  - Tumor pleural.
  - Síndrome da veia cava superior.

- Aqueles indiretamente relacionados a doenças oncológicas:
  - Síndrome da anorexia-caquexia.
  - Síndrome paraneoplásica.
  - Embolia pulmonar.
  - Aspiração pulmonar.
  - Sequelas de quimioterapia ou radioterapia.

- Aqueles relacionados a doenças não oncológicas:
  - Doenças neuromusculares.
  - Pacientes imunocomprometidos.
  - Insuficiência cardíaca avançada.
  - Doença respiratória avançada.
  - Insuficiência renal terminal.

- Outras causas não diretamente relacionadas à indicação de cuidados paliativos:
  - Doença do refluxo gastroesofágico.
  - Bronquiectasia.
  - Fibrose cística e doença pulmonar intersticial.
  - Infecção respiratória.
  - Pneumotórax.
  - Bronquite crônica ou asma.
  - Síndrome da tosse de via aérea superior (gotejamento pós-nasal).
  - Medicamentos: inibidores da enzima conversora da angiotensina (ECA).

AVALIAÇÃO CLÍNICA

- Avaliação detalhada sobre duração, intensidade, frequência e fatores precipitantes da tosse.
- Investigar presença de refluxo gastroesofágico, secreção pulmonar, hemoptise e gotejamento pós-nasal.
- Avaliar hábitos de vida, como cigarros e uso de fogão a lenha.
- Realizar o inventário medicamentoso completo.
- Histórico detalhado sobre doenças prévias e imunossupressão.
- Usar escalas para quantificar o sintoma, como escala numérica ou escala visual analógica.
- Exame físico minucioso: ausculta e percussão pulmonar.[1]

EXAMES COMPLEMENTARES

- Radiografia de tórax, tomografia computadorizada de tórax e ultrassonografia do abdome e espaço pleural[1] podem ser realizadas para avaliar alterações estruturais e complicações, como linfangite, infecção ou embolia pulmonar.
- Investigação de causas reversíveis, como infecções bacterianas ou derrame pleural, deve ser individualizada considerando o plano de cuidado e o status performance do paciente.[6]

MANEJO DA TOSSE EM CUIDADOS PALIATIVOS

O objetivo inicial do tratamento é tratar a causa que precipitou e/ou perpetuou o quadro de tosse.[6] Uma revisão medicamentosa deve ser realizada para remover medicamentos inadequados. Sintomas relacionados à doença do refluxo gastroesofágico devem ser tratados com medicamentos que diminuam a acidez gástrica e procinéticos.

Intervenções não farmacológicas

O tratamento não farmacológico é para o sintoma e não para tratar a causa da tosse[2] e deve ser utilizado em conjunto com a terapia medicamentosa.

- Fisioterapia respiratória: auxilia na eliminação de secreções.[2]
- Posicionamento adequado: reduz refluxo e aspiração.[2]
- Nebulização com solução salina: reduz a irritação e ressecamento das vias superiores.[2]

Tratamento farmacológico

Expectorantes

Pacientes com grande quantidade de secreção podem se beneficiar do uso de expectorantes que tornam a secreção mais fluida e mais propensa a ser eliminada. O aumento da ingestão de líquidos deve ser estimulado. Expectorantes devem ser usados com cautela nos pacientes com doença neuromuscular. A nebulização com solução salina ou com cromoglicato de sódio pode ser uma opção, assim como o uso da acetilcisteína e o cloridrato de ambroxol.[1,7] A guaifenesina é um mucolítico e expectorante que pode auxiliar nos quadros de tosse leve.[6]

Antitussígenos

Os antitussígenos suprimem o reflexo periférico e central da tosse.

Os opioides, como codeína e morfina, têm ação antitussígena central, uma vez que se ligam aos receptores *mu* e reduzem a sensibilidade do reflexo da tosse. As evidências para o seu uso são limitadas, porém são úteis em casos refratários.[1,7] A codeína deve ser usada com atenção por apresentar biodisponibilidade imprevisível.[6]

O dextrometorfano, um derivado dos opioides, tem boa ação antitussígena e baixa toxicidade.[1,7] A associação com opioides pode ter ação sinérgica.[2]

A nebulização com anestésicos como bupivacaína 0,25% ou lidocaína 2% pode ser uma opção, entretanto também tem evidência limitada. A limitação ao seu uso é o risco de broncoespasmo e de aspiração.[1]

A levodropropizina, um antitussígeno de ação periférica, apresenta evidência no tratamento da tosse em paciente com câncer pulmonar.[7]

Gabapentinoides

Gabapentina é uma opção eficaz e segura na redução da gravidade e da frequência da tosse no tratamento da tosse refratária crônica com efeitos adversos comparáveis ao placebo.[8]

A pregabalina quando associada a dextrometorfano se mostrou eficaz no controle da tosse, com ação na hipersensibilidade reflexa.[10]

Furosemida nebulizada

O uso da furosemida por inalação mostrou benefícios modestos. Em pacientes em cuidados paliativos, um estudo observou melhora da dispneia, tosse e taquipneia quando utilizada a dose de 20 mg a cada 6 horas.[11]

TABELA 1 **Principais medicamentos para tratamento da tosse**

Medicamento	Dose inicial recomendada	Considerações
Morfina	2,5-5 mg a cada 4 h	Eficaz para tosse refratária
Codeína	20 mg a cada 4 h (dose máxima 120 mg/dia)	Biodisponibilidade imprevisível
Dextrometorfano	15-30 mg a cada 4-8 h (dose máxima 120 mg/dia)	Baixa toxicidade
Gabapentina	300 mg/dia, ajustável (dose máxima 1.800 mg/dia)[9]	Indicada para hipersensibilidade
Pregabalina	75-150 mg/dia	Indicada para hipersensibilidade

CONSIDERAÇÕES FINAIS

A abordagem da tosse em cuidados paliativos deve ser centrada no paciente, equilibrando o controle sintomático com a identificação de causas reversíveis quando possível. O uso de intervenções não farmacológicas associadas a terapias farmacológicas é crucial para controle do sintoma e melhora da qualidade de vida.

REFERÊNCIAS BIBLIOGRÁFICAS

1. Bausewein C, Simon ST. Shortness of breath and cough in patients in palliative care. Dtsch Arztebl Int. 2013;110(33-34):563-72.
2. Bonneau A. Cough in the palliative care setting. Can Fam Physician. 2009;55(6):600-2.
3. Morice AH, Shanks G. Pharmacology of cough in palliative care. Curr Opin Support Palliat Care. 2017;11:000-000.
4. Morice AH, Millqvist E, Bieksiene K, Birring SS, Dicpinigaitis P, Domingo Ribas C, et al. ERS guidelines on the diagnosis and treatment of chronic cough in adults and children. Eur Respir J. 2020;55(1):1901136.
5. Dudgeon D. Managing dyspnea and cough. Hematol Oncol Clin N Am. 2002;16:557-77.
6. Pan CX, Palathra BC, Leo-To WF. Management of respiratory symptoms in those with serious illness. Med Clin N Am. 2020;104(3):455-70.
7. Wee B, Browning J, Adams A, Benson D, Howard P, Klepping G, et al. Management of chronic cough in patients receiving palliative care: review of evidence and recommendations by a task group of the Association for Palliative Medicine of Great Britain and Ireland. Palliat Med. 2012;26(6):780-7.
8. Xie S, Xie M, Shen Y, Cheng D. Gabapentin for chronic refractory cough: a system review and meta-analysis. Heliyon. 2023;9(5)1-15.
9. Ryan NM, Birring SS, Gibson PG. Gabapentin for refractory chronic cough: a randomised, double-blind, placebo-controlled trial. Lancet. 2012;380(9853):1583-9.
10. Adeli SH, Beigi AM, Ahmadpour S, Habibi MA, Pashaei MR, Sharifipour E, et al. Effects of pregabalin as a neural pathway inhibitor for the treatment of resistant subacute and chronic cough: a pilot clinical trials study. Rev Recent Clin Trials. 2023;18(4):269-274.
11. Senderovich H, Yendamuri A. Management of breathlessness in palliative care: inhalers and dyspnea: a literature review. Rambam Maimonides Med J. 2019;10(1):e0006.

3

Hipersecreção em cuidados paliativos em idosos

Isadora Crossara

Destaques do tema

- A hipersecreção é um sintoma prevalente em idosos com doenças neurológicas e pulmonares avançadas, ocasionando prejuízo na qualidade de vida.
- A eliminação ineficaz de secreções pode levar a complicações, como pneumonia aspirativa.
- A associação de abordagens não farmacológicas e farmacológicas são fundamentais para a redução das secreções e melhora da qualidade de vida.

INTRODUÇÃO E DEFINIÇÃO

Hipersecreção refere-se ao acúmulo excessivo de secreções nas vias respiratórias. Quando presente, a hipersecreção aumenta o risco de dispneia, tosse e infecções do trato respiratório.[1]

Observada frequentemente em pacientes idosos com doenças avançadas, como as doenças cardíacas, pulmonares, neurológicas e cânceres de pulmão e de cabeça e pescoço, essa condição impacta negativamente a qualidade de vida do paciente, gerando desconforto, isolamento social e risco de aspiração.[1]

A respiração ruidosa ocorre quando acontece acúmulo de secreção na faringe e nos brônquios e é uma condição frequente em pacientes em processo ativo de morte quando estão muito fracos para expectorar. A sua incidência pode chegar a 92% nos últimos dias de vida.[2]

Sialorreia é definida como a inatividade do controle de secreção resultando em acúmulo de secreção de saliva na cavidade orofaríngea.[3]

Estudos sugerem uma prevalência de hipersecreção e sialorreia de 20 a 40% entre pacientes com doenças neurológicas avançadas.[3]

ETIOLOGIA E FISIOPATOLOGIA

Tanto a hipersecreção como a sialorreia resultam de uma combinação de fatores, ou seja, a causa é multifatorial:

No caso da hipersecreção contribuem para:

- Produção excessiva de secreções por processo obstrutivo, inflamatório ou infeccioso tanto da cavidade oral como das vias respiratórias.
- Sobrecarga de fluidos que pode resultar de insuficiência cardíaca, insuficiên-

cia renal e mesmo da administração de fluidos intravenosos, por sonda ou ingestão oral.

- Ineficiência na eliminação que pode estar relacionada à fraqueza muscular e à redução do reflexo de tosse.[2,3]
- O posicionamento do paciente pode afetar as secreções, como nos casos de extensão cervical.

A sialorreia é precipitada por dois mecanismos primários: superprodução/secreção excessiva de saliva e/ou, alternativamente, má depuração oral secundária a várias formas de disfagia. A postura inadequada também pode contribuir para a sialorreia,[3] e, no caso de câncer de cabeça e pescoço, a obstrução mecânica.[4]

QUADRO CLÍNICO E DIAGNÓSTICO

Os principais sinais incluem tosse persistente, aumento do esforço respiratório e secreções visíveis nas vias aéreas superiores. O diagnóstico deve ser baseado na observação clínica e no histórico médico.

Alerta clínico: a presença de secreções em excesso associada a episódios de aspiração pode indicar necessidade urgente de intervenções invasivas ou mudanças na abordagem terapêutica.

MANEJO

As intervenções têm como objetivo promover a expectoração, tornar mais eficazes o *clearance* mucociliar e a tosse.[1] A equipe multiprofissional deve estar envolvida nos cuidados.[5]

Abordagem não farmacológica

- Aspiração de vias aéreas: eficaz na remoção da secreção, porém é desconfortável e pode causar complicações, como dor, infecção e lesão de mucosa.[1] Deverá ser evitada nos pacientes em cuidados paliativos.
- Redução ou suspensão da hidratação parenteral podem auxiliar no controle da respiração ruidosa no final de vida.[2]
- Insuflação-exsuflação mecânica: auxilia na melhora da expectoração. É indicada em doenças neuromusculares avançadas.[1,3]
- Fisioterapia respiratória: melhora a mobilização e expectoração de secreções.[1,3]

TABELA 1 **Principais intervenções farmacológicas e não farmacológicas**

Terapia	Efeito esperado	Riscos
Fisioterapia	Mobilização de secreção e tosse efetiva	Desconforto
Glicopirrolato	Redução de secreções	Boca seca, retenção urinária e fecal
Escopolamina	Redução de secreções	Boca seca, retenção urinária e fecal
Colírio de atropina	Redução de saliva	Boca seca e alteração cardíaca
Toxina botulínica	Redução de saliva	Dificuldade de deglutição
Radiação	Redução de saliva	Boca seca, mucosite actínica

- Postura adequada e estratégias de deglutição podem reduzir a aspiração.[1,2]
- Fonoaudiologia para refinamento da deglutição.[3]

Abordagem farmacológica

A abordagem medicamentosa envolve o uso de agentes anticolinérgicos que atuam diminuindo a produção de secreção brônquica.[2]

- Glicopirrolato: pode ser administrado por via oral, endovenosa ou subcutânea e apresenta redução eficaz da produção de secreção e saliva, mas pode causar boca seca, retenção urinária e constipação.[2,6]
- Escopolamina e seus derivados: pode ser administrada por via oral, transdérmica, subcutânea e endovenosa. Mostrou-se eficaz para redução de secreção e parece apresentar resposta mais rápida quando se compara o seu uso com o glicopirrolato.[2] O uso por nebulização foi descrito em uma série de relatos de casos com boa resposta.[6]
- Ipratrópio *spray* sublingual: alternativa segura para controle da sialorreia.[2,3]
- Atropina: o colírio 1% quando aplicado na cavidade oral reduz a produção de saliva e sialorreia. A sua absorção ocorre no trato gastrointestinal e seu efeito colateral no sistema cardíaco deve ser avaliado.[2]
- Toxina botulínica: aplicada nas glândulas submandibulares e parótidas tem indicação para casos refratários. Estudos mostram eficácia na redução da hipersalivação.[3,5]
- Radiação externa das glândulas submandibulares e parótidas: pode ser usada em casos graves de sialorreia, geralmente naqueles que apresentam hipersalivação persistente apesar da injeção de toxina botulínica ou que apresentam fístulas salivares após a cirurgia.[4]

Convém ressaltar que a xerostomia (boca seca), risco da maioria desses tratamentos, aumenta a probabilidade de infecções bucais, em especial a candidíase.[4]

CONCLUSÃO

O manejo da hipersecreção em idosos requer uma abordagem personalizada e interdisciplinar. Estratégias não invasivas devem ser priorizadas, reservando intervenções farmacológicas para casos graves. A educação da equipe e a escolha de terapias baseadas em evidências podem melhorar o conforto e a qualidade de vida dos pacientes.

REFERÊNCIAS BIBLIOGRÁFICAS

1. Arcuri JF, Abarshi E, Preston NJ, Brine J, Pires Di Lorenzo VA. Benefits of interventions for respiratory secretion management in adult palliative care patients: a systematic review. BMC Palliat Care. 2016;15:74.
2. Kintzel PE, Chase SL, Thomas W, Vancamp DM, Clements EA. Anticholinergic medications for managing noisy respirations in adult hospice patients. Am J Health Syst Pharm. 2009;66(6):458-64.
3. Naeem F, Reid J, Bailey M, Reid A, Smyth C, Taylor-Rowan M, et al. Pharmacological interventions for sialorrhoea in people with Parkinson's disease: a systematic review and meta-analysis. Mov Disord Clin Pract. 2023;10(4):558-68.
4. Paine CC 2nd, Snider JW 3rd. When saliva becomes a problem: the challenges and palliative care for patients with sialorrhea. Ann Palliat Med. 2020;9(3):1333-9.
5. Varley LP, Gooney M, Denieffe S, Murphy A. Sialorrhoea management practices in residential older adults care settings: a qualitative study. J Nurs Manag. 2021;29(5):989-97.
6. Doyle J, Walker P, Bruera E. Nebulized scopolamine. J Pain Symptom Manage. 2000;19(5):327-8.

4

Náuseas e vômitos

Camila Maria Formiga Dantas Ferreira
Lucíulo Melo

Destaques do tema

- Náuseas e vômitos têm fisiopatogenia distinta e etiologia geralmente multifatorial.
- A abordagem de ambos os sintomas pode ser guiada por achados clínicos ou de forma empírica.
- Vários medicamentos têm efeito positivo no controle de náuseas e vômitos. No cenário de cuidados paliativos, destacamos a metoclopramida e o haloperidol.

INTRODUÇÃO

As náuseas e os vômitos fazem parte dos sintomas gastrointestinais que podem estar presentes em pacientes em cuidados paliativos, e sua etiologia, na maioria das vezes, é multifatorial. Costumam ser causa de sofrimento físico e psíquico importantes, impactando negativamente na qualidade de vida do paciente e de seus familiares e/ou cuidadores. Comumente estão associados ao contexto clínico de pacientes oncológicos, mas podem estar presentes nas doenças avançadas graves não oncológicas e/ou com risco de vida, como a insuficiência cardíaca (17 a 48%), a doença renal crônica (cerca de 40%), a síndrome da imunodeficiência adquirida (43 a 49%) e a insuficiência hepática (cerca de 58%).[1-3]

Por definição, entende-se por náuseas a sensação de vômito iminente, isolada ou acompanhada do episódio emético, de dispepsia ou de outros sintomas gastrointestinais. O vômito é a eliminação do conteúdo gástrico pela cavidade oral, gerado pela contração forçada e sustentada dos músculos abdominais e do diafragma.[4]

FISIOPATOLOGIA[4-7]

Múltiplas vias neuronais contribuem para o surgimento de sintomas como náuseas e vômitos. Apesar de o primeiro normalmente preceder o segundo, sua fisiopatologia é distinta, o que justifica a resposta a diferentes terapêuticas. A náusea pode ocorrer na ausência de êmese e caracteriza-se pela percepção subjetiva de sensação de desconforto relacionada ao trato gastrointestinal. Ela se correlaciona com um aumento na frequência da atividade mioelétrica gástrica. O vômito, por sua vez, é um reflexo para a eliminação de substâncias. O centro do vômito está localizado na formação reticular lateral do bulbo e recebe impulsos centrais, periféricos ou humorais. Os estímulos centrais incluem córtex cerebral, mesencéfalo, tálamo, hipotálamo e sistema vestibular. Estímulos periféricos a partir dos nervos vago e esplâncnico, oriundos de quimiorreceptores e mecanorreceptores no trato gastrointestinal e na serosa, fazem sinapse na medula. Dela, alguns se destinam à área postrema do quarto ventrículo, onde a barreira hematoencefálica não é efetiva, permitindo, assim, a passagem de estímulos nocivos (medicações, toxinas bacterianas e/ou metabólitos que estimulam receptores de dopamina) à zona de gatilho de quimiorreceptores, induzindo náuseas e vômitos. Outros neurônios ascendem para os núcleos paraventriculares do hipotálamo e para as regiões límbicas e corticais, onde eventos eletromecânicos gástricos podem ser percebidos como náuseas, como desconforto inespecífico ou, ainda, como sensações ou sintomas normais.

Cinco receptores principais de neurotransmissores medeiam o vômito: muscarínico M1, dopamina D2, histamina H1, 5-hidroxitriptamina 3 (5-HT3) da serotonina e a neurocinina 1 (NK1), com seu neuromodulador, a substância P. Outros neurorreceptores incluem acetilcolina, opioides e canabinoides. O relaxamento inicial do esfíncter esofágico inferior e do fundo gástrico, que persiste durante todo o processo, é seguido por uma contração intensa retrógrada do jejuno médio para o antro gástrico. Esse evento pode permitir a eliminação de agentes nocivos do intestino delgado, e o conteúdo duodenal alcalino pode neutralizar o material expelido, reduzindo os danos esofágicos. Finalmente, uma sequência de eventos faringoesofágicos resulta em ânsia de vômito e vômito, com contração associada do diafragma e dos músculos abdominais.

ABORDAGEM PRÁTICA – HISTÓRIA E EXAME FÍSICO

A identificação da causa subjacente é fundamental para a definição terapêutica mais adequada, geralmente através de anamnese e exame físico. No cenário de cuidados paliativos, alguns exames complementares podem auxiliar, evitando técnicas invasivas. Porém, quando a investigação não for mais proporcional, a exemplo de pacientes em processo ativo de morte, o tratamento empírico com drogas como o haloperidol, metoclopramida ou clorpromazina será razoável.[8]

A história clínica e o exame físico conduzem o raciocínio em direção à etiologia das náuseas e vômitos. Portanto, a descrição detalhada, do momento em que surgem os sintomas, do seu padrão, volume e fatores de melhora ou piora, é importante. A pesquisa quanto à presença de outros sintomas associados, das medicações em uso, do padrão evacuatório e da presença de sintomas de refluxo também faz parte.

A obstrução intestinal maligna (OIM) se apresenta com distensão abdominal, culminando com ausência de ruídos hidroaéreos. A suspeita ocorre na vigência de cólicas progressivamente piores com redução das fezes e dos flatos. O sexo feminino e os tumores gastrointestinais e ginecológicos estão mais comumente relacionados a um maior risco de vômitos e OIM.[9,10]

Obstruções proximais (gástricas e de intestino delgado), por exemplo, se caracterizam por vômitos pós-prandiais de grande volume, por exemplo, enquanto obstruções distais (intestino delgado distal e cólon) por volumes menores, com odor fétido e distensão abdominal. Nas fístulas gastrocólicas, também é possível observar vômitos fecaloides.[9,10]

A gastroparesia deve ser suspeitada quando ocorrem saciedade precoce e vômitos de alimentos ingeridos várias horas antes do início dos sintomas. Ela é aliviada após os vômitos e seu manejo inclui modificação dietética e uso de protocinéticos, como metoclopramida. Distingue-se da obstrução intestinal pela presença de peristalse e resposta a protocinéticos. Nos casos em que a gastroparesia é medicamentosa, química ou metabólica, os sintomas são persistentes, mesmo após o vômito.[11]

O vômito neurogênico pode ser posicional e em jato e, geralmente, vem acompanhado de outros sinais ou sintomas neurológicos. A cefaleia e déficits motores e sensoriais estão mais relacionados à doença intracraniana. Sinais neurológicos focais ou papiledema sugerem aumento da pressão intracraniana, desencadeadora de vômitos.[12]

Constipação é causa frequente de náuseas. A combinação de disfunção autonômica, opioides, uso de antagonistas 5-HT_3 de serotonina como antiespasmódicos e tumor gastrointestinal primário ou metástases aumenta o risco de constipação grave que pode exacerbar a náusea.[13]

Opioides, com destaque para o tramadol, anti-inflamatórios não esteroidais, suplementos de ferro, inibidores de recaptação de serotonina, bupropiona, agonistas do receptor do peptídeo semelhante ao glucagon 1, antibióticos e hemotransfusões podem contribuir para o surgimento de náuseas e vômitos em pacientes em cuidados paliativos.[13] A hepatomegalia e/ou ascite, por compressão gástrica extrínseca, pode desencadear cólicas e vômitos.[1]

Distúrbios hidroeletrolíticos como hiponatremia, desencadeada por vários fatores, como a insuficiência adrenal, seja por metástase para a suprarrenal, por interrupção abrupta de corticoterapia, por radiação cerebral ou por imunoterapia, podem ocorrer e precipitar náuseas e vômitos. A hipocalemia e a hipercalcemia, além de estados de uremia, também predispõem esses sintomas.[5]

MANEJO GUIADO POR ETIOLOGIA

Considerando a etiologia multifatorial das náuseas e vômitos, incluindo fatores ambientais e psicológicos, a associação de medidas não farmacológicas a farmacológicas pode trazer melhores resultados. Assim, minimizar os sons, cheiros e imagens, bem como evitar alimentos gordurosos, picantes ou com excesso de sal, são sugestões, apesar de não haver estudos publicados sobre os benefícios da modificação dietética na redução das náuseas. Práticas complementares e integrativas como sessões de relaxamento muscular e musicoterapia também apresentam algumas evidências de benefícios.[14]

Entre as medidas não farmacológicas, cabe destacar a necessidade de revisão de medicamentos em uso. Os opioides, frequentemente utilizados, contêm três mecanismos potencialmente emetogênicos: um efeito direto na zona de gatilho do quimiorreceptor, a sensibilidade vestibular aumentada e o esvaziamento gástrico retardado. A constipação refratária e a impactação de fezes podem ser contribuintes. Quando presente, a constipação deve ser controlada antes de abordar a náusea induzida por opioides. Vômitos por uso de opioides podem ser tratados com antagonista do receptor 5-HT_3 da serotonina (ondansetrona), ou com antagonista do receptor de dopamina (metoclopramida). A rotação de opioides ou uma mudança na via de administração também podem ser consideradas após a tentativa com antieméticos, embora os dados para apoiar o benefício de qualquer uma dessas estratégias sejam limitados. Se os sintomas não melhorarem com essas medidas, interrompemos a metoclopramida e pode-se tentar um antipsicótico atípico, como a olanzapina ou a risperidona.[15,16]

Em caso de constipação, cabe a modificação dietética, com maior consumo de líquidos e fibras alimentares. O consumo de fibras deve ser evitado caso o paciente esteja com estado geral mais decaído, quando houver suspeita de obstrução intestinal ou se for difícil manter a hidratação em paralelo – condições frequentes entre idosos em cuidados paliativos. O enema de óleo mineral seguido por enema irritativo, além da desimpactação manual, podem ser necessários. Caso o fecaloma não seja identificado ao toque ou já tenha sido retirado, a terapia laxativa oral pode ser associada. A metilnaltrexona, subcutânea, para casos refratários de constipação nos quais a obstrução foi excluída, pode ser usada, porém com cautela, principalmente em diabéticos. Deve ser suspensa em caso de piora dos sintomas gastrointestinais.[13]

Em relação às náuseas e vômitos induzidos por quimioterapia, o fator mais importante associado à probabilidade de que ocorram, bem como sua frequência, são intrínsecos ao agente quimioterápico. São quatro os níveis emetogênicos: alto (> 90% de risco de vômito), moderado (30-90%), baixo (10-30%) e mínimo (< 10%). Entre as drogas com maior risco sintomático estão a antraciclina, ciclofosfamida e cisplatina. A depender do esquema oncológico, a profilaxia antiemética eficaz deve sempre ser lembrada. A êmese aguda – primeiras horas da quimioterapia – e a tardia – após 24 horas – podem ser manejadas com antagonistas do 5-HT_3 da serotonina, corticoides e antagonistas da neurocinina. Já no vômito antecipatório – antes do próximo ciclo de quimioterapia –, intervenções comportamentais e benzodiazepínicos são úteis, pelo componente de ansiedade relacionado. Nos casos de sintomas persistentes apesar da profilaxia adequada, benefícios são vistos com a adição da olanzapina. Discussões sobre canabinoides orais, acupuntura e terapias complementares têm ocorrido.[17-19]

O campo de radiação da radioterapia é o fator mais relevante associado à presença de náuseas e vômitos, bem como o volume irradiado. O risco está entre 90% e 100% para as radiações de corpo inteiro, 30% a 90% para as de abdome superior ou cranioespinhal, 10% a 30% para as cerebrais, cabeça e pescoço, tórax ou pélvica, e menos de 10% para as de mama ou extremidades. Para os casos submetidos à radiação de alto risco, indicam-se antagonistas do receptor 5-HT_3 como ondansetrona (via oral ou endovenosa) como profilaxia, de uma a duas vezes nos dias do tratamento, devendo a primeira dose ocorrer antes da primeira sessão. O antiemético deve continuar no dia seguinte à conclusão do ciclo de radioterapia. A dexametasona também pode ser usada como profilaxia, uma única vez ao dia, nos dias das sessões e no dia seguinte.[20]

Pacientes com doença oncológica podem desenvolver obstrução do trato gastrointestinal superior ou inferior devido à compressão intrínseca ou extrínseca, aderências ou fibrose pós-radiação. Os tumores também podem prejudicar a motilidade intestinal por infiltração do mesentério, nervos, plexo celíaco e músculo intestinal. A obstrução gastroduodenal por câncer gástrico ou duodenal primário ou por tumores extrinsecamente compressivos causa vômitos e diarreia graves. O *stent* geralmente fornece uma medida paliativa adequada e sustentada.[21]

Obstrução maligna do intestino grosso e/ou delgado é uma complicação bem reconhecida em pacientes com tumores intra-abdominais ou pélvicos avançados. A maioria desses pacientes é inoperável e sua sobrevida é geralmente curta. O tratamento clínico da OIM requer uma abordagem específica e individualizada que se baseia no prognóstico da doença e nos objetivos do tratamento, conforme abordado em capítulo específico. Na maioria dos casos, há poucos ou nenhum dado abordando o valor relativo da cirurgia paliativa *versus* tratamento clínico, e uma decisão de prosseguir para intervenção cirúrgica requer ponderação cuidadosa dos riscos e benefícios, incluindo avaliação da expectativa de vida estimada e das metas e preferências do paciente. O tratamento clínico inclui glicocorticoides, antieméticos como haloperidol, octreotida, anticolinérgicos e/ou analgésicos. A metoclopramida e os antagonistas de receptor 5HT3 devem ser evitados.[21,22]

Na doença renal crônica, o risco de eventos adversos, incluindo náuseas e vômitos, com medicamentos, devido à excreção renal prejudicada, é maior. Esses sintomas também podem significar progressão da doença de base, associado à acidose metabólica, o que pode levar à indicação de terapia renal de substituição, com melhora do quadro clínico. A metoclopramida, por suas propriedades antieméticas e procinéticas, é eficaz para gastroparesia e uremia da doença renal crônica, mas deve ser corrigida pela taxa de filtração glomerular estimada. O haloperidol, em dose baixa, 0,5 mg a cada 8 horas – sem associação com a metoclopramida, já que são da mesma classe de antagonistas do receptor de dopamina –, pode ser usado para náuseas ou vômitos persistentes, assim como a ondansetrona de 4 a 8 mg a cada 8 horas.[23,24]

Na insuficiência cardíaca, apesar de os sintomas mais angustiantes serem o de anorexia, fadiga e dispneia, os vômitos podem estar presentes. A digoxina usada no tratamento da doença de base pode ser causa particularmente importante no surgimento desses sintomas.[3]

Na insuficiência hepática avançada, as náuseas decorrem da gastroparesia e do aumento da pressão abdominal, além do aumento de toxinas e bilirrubina circulante, bem como da constipação, de efeitos colaterais de medicações ou de infecções. O tratamento da náusea é desafiador nesses casos, pois o arsenal é escasso diante do metabolismo hepático reduzido, exigindo também ajustes de dose. Após afastar causas reversíveis, um antiemético recomendado é a ondansetrona, com dose máxima de 8 mg em 24 horas naqueles com cirrose Child-Pugh C.[25]

MANEJO EMPÍRICO

Para os pacientes com náuseas e vômitos sem causa aparente, a metoclopramida é uma escolha inicial razoável para pacientes em cuidados paliativos, mas se deve limitar o seu uso a 3 meses, devido ao risco de discinesia tardia. O uso após esse período deve ser discutido e cuidadosamente avaliado. Pode ser prescrita na dose de 10 mg por via oral a cada 4 horas. Se necessário, pode ser realizada por via subcutânea ou intravenosa contínua de até 4 a 5 mg/hora (total 100 a 120 mg/dia). Para pacientes refratários ou com efeitos adversos da droga, outras opções são o haloperidol, a clorpromazina e a olanzapina – esta última particularmente bem tolerada, na dose habitual de 5 mg em 24 horas.[26,27] Para pacientes com a via oral impossibilitada, a metoclopramida, a dexametasona e o haloperidol podem ser administrados com segurança por via intravenosa e subcutânea.[26]

O uso dos canabinoides ainda é discutido e, atualmente, segue sem indicação formal para uso em cuidados paliativos pela *National Comprehensive Cancer Network* (NCCN), *American Society of Clinical Oncology* (ASCO) ou *Multinational Association of Supportive Care in Cancer* (MASCC), por preocupações legais e com os efeitos colaterais. A exceção são os casos de náuseas e vômitos refratários induzidos por quimioterapia, quando os canabinoides sintéticos se tornam uma opção, mas ainda assim seus efeitos modestos devem ser contrabalanceados com os efeitos indesejáveis, especialmente em pacientes idosos.[28]

CONSIDERAÇÕES FINAIS

O tratamento de náuseas e vômitos deve integrar medidas não farmacológicas e farmacológicas, utilizadas de forma orientada pelos achados clínicos associados a possíveis causas subjacentes. Nos cuidados paliativos, o tratamento empírico também é possível,

TABELA 1 Principais drogas usadas para o manejo de náuseas e vômitos

Fármaco	Antagonista nos receptores, salvo indicação contrária	Dose e via típicas	Alguns efeitos colaterais (não é uma lista completa)	Notas
Fenotiazinas				
Levomepromazina	D_2 ++ H_1 +++ Muscarínico ++ 5-HT_2 +++ (e outros)	6,25 mg VO/SC à noite; se necessário, aumentar progressivamente para 25 mg/24 horas. Alguns iniciam com 2,5-5 mg VO/SC	Sonolência, hipotensão postural, efeitos antimuscarínicos* e prolongamento do QT	A sonolência pode limitar a escalada da dose
Antipsicótico atípico				
Olanzapina	D_2 + D_3 + H_1 + Muscarínico ++ 5-HT_2 ++ 5-HT_3 + (e outros)	2,5-5 mg VO à noite e ao deitar-se. Pode aumentar para 10 mg/24 horas, se necessário. Uso SC também relatado, porém indisponível no Brasil.	Sonolência, ganho de peso, hipotensão postural, efeitos extrapiramidais	Monitoramento da glicose a cada 3 meses se uso prolongado for esperado
Antagonistas da dopamina				
Haloperidol	D_2 +++ 5-HT_3 +/–	0,5-1,5 mg/24 horas em infusão contínua via SC ou *bolus* VO/SC à noite; ajustar conforme resposta	Efeitos extrapiramidais, hipotermia, sedação, hipotensão, prolongamento do QT	Se ineficaz nessa dose, revisar a causa e considerar terapia baseada na etiologia

(continua)

TABELA 1 Principais drogas usadas para o manejo de náuseas e vômitos (*continuação*)

Fármaco	Antagonista nos receptores, salvo indicação contrária	Dose e via típicas	Alguns efeitos colaterais (não é uma lista completa)	Notas
Metoclopramida	D_2 ++ $5\text{-}HT_3$ + (antagonista), $5\text{-}HT_4$ + (agonista)	10 mg VO (também há apresentação transdérmica fora do Brasil) ou 30 mg/24 horas em infusão contínua via SC. Reajuste com 10 mg VO/SC se necessário a cada 2 horas. Máximo 30 mg VO 4 x/dia ou 100 mg/24 horas em via subcutânea sob infusão contínua (cautela, dose raramente necessária)	Efeitos extrapiramidais, incluindo acatisia (inquietação), discinesia tardia, sintomas parkinsonianos	Evitar uso prolongado, especialmente se houver histórico de efeitos extrapiramidais. Monitorar se usar doses altas ou em longo prazo
Domperidona	D_2 ++ (periférico)	10 mg VO 2-3 x/dia. Doses mais altas já foram usadas, até 20 mg VO 4 x/dia	Prolongamento do QT	Normalmente não atravessa a barreira hematoencefálica, resultando em menor risco de efeitos extrapiramidais
Antagonistas da serotonina (5-HT3)				
Ondansetrona	$5\text{-}HT_3$ +++	4-8 mg VO/SC 2-3 x/dia (ou 16-24 mg/24 horas em infusão contínua via SC) por 3 dias	Dor de cabeça, tontura, constipação, prolongamento do QT	Usado para CINV
Granisetrona	$5\text{-}HT_3$ +++	1-2 mg VO/SC uma vez ao dia por 3 dias,		Usado para CINV
Antagonistas de NK1				
Aprepitanto	NK_1 +++	125 mg VO antes da quimioterapia, depois 80 mg/dia por 2 dias	Sonolência, constipação, apetite reduzido, dispepsia, soluços	Usado para CINV; papel incerto nos cuidados paliativos
Fosaprepitanto	NK_1 +++	150 mg IV antes da quimioterapia		

* Efeitos antimuscarínicos incluem sonolência, comprometimento cognitivo, delírio, inquietação, sedação, visão turva, arritmias, boca seca, constipação, retenção urinária e rubor cutâneo.
CINV: vômitos e náuseas induzidos por quimioterapia; SC: via subcutânea; VO: via oral.
Fonte: adaptada e traduzida de Dorman, 2021.[29]

especialmente em pacientes com curta sobrevida estimada. Quando não houver controle satisfatório, reacessar o paciente é mandatório, em busca de novos possíveis fatores, além de considerar uma medida adicional ou alternativa.

REFERÊNCIAS BIBLIOGRÁFICAS

1. Poonja Z, Brisebois A, Van Zanten SV, et al. Patients with cirrhosis and denied liver transplants rarely receive adequate palliative care or appropriate management. Clin Gastroenterol Hepatol. 2014;12(4):692-8.
2. Janssen DJA, Spruit MA, Wouters EFM, et al. Daily symptom burden in end-stage chronic organ failure: a systematic review. Palliat Med. 2008;22(8):938-48.
3. Solano JP, Gomes B, Higginson IJ. A comparison of symptom prevalence in far advanced cancer, AIDS, heart disease, chronic obstructive pulmonary disease and renal disease. J Pain Symptom Manage. 2006;31(1):58-69.
4. Huber MT, Levine SK, Shega JW. How should medications be initiated and titrated to prevent and treat nausea and vomiting in clinical situations unrelated to chemotherapy? In: Goldstein NE, Woodrell CD, Morrison RS, editores. Evidence-based practice of palliative medicine. 2. ed. Elsevier; 2023.
5. Singh P, Yoon SS, Kuo B. Nausea: A review of pathophysiology and therapeutics. Therap Adv Gastroenterol. 2016;9(1):98-112.
6. Yates BJ, Catanzaro MF, Miller DJ, McCall AA. Integration of vestibular and emetic gastrointestinal signals that produce nausea and vomiting: Potential contributions to motion sickness. Exp Brain Res. 2014;232(8):2455-69.
7. Koch KL. Gastric dysrhythmias: a potential objective measure of nausea. Exp Brain Res. 2014;232(8):2553-61.
8. Gupta M, Davis M, LeGrand S, Walsh D, Lagman R. Nausea and vomiting in advanced cancer: The Cleveland clinic protocol. J Support Oncol. 2013;11(1):8-13.
9. Jiménez A, Madero R, Alonso A, et al. Symptom clusters in advanced cancer. J Pain Symptom Manage. 2011;42(1):24-31.
10. Kirkova J, Rybicki L, Walsh D, Martínez-Marín V, Vilches Y, Martínez B, et al. Symptom prevalence in advanced cancer: age, gender, and performance status interactions. Am J Hosp Palliat Care. 2012;29(2):139-45.
11. Camilleri M, Kuo B, Nguyen L, Vaughn VM, Petrey J, Greer K, et al. ACG Clinical Guideline: Gastroparesis. Am J Gastroenterol. 2022;117(8):1197-220.
12. Forsyth PA, Posner JB. Headaches in patients with brain tumors: A study of 111 patients. Neurology. 1993;43(9):1678-83.
13. Centeno C, Carranza O, Zuriarrain Y, Portela MA, Larumbe A, Canal J, et al. A prospective study of methylnaltrexone for opioid-induced constipation in advanced illness: Should we use it or not? J Pain Symptom Manage. 2013;46(5):e1-3.
14. Glare PA, Dunwoodie D, Clark K, Ward Alicia, Patsy Yates, Sharon Ryan, et al. Treatment of nausea and vomiting in terminally ill cancer patients. Drugs. 2008;68(18):2575-90.
15. Laugsand EA, Kaasa S, Klepstad P. Management of opioid-induced nausea and vomiting in cancer patients: Systematic review and evidence-based recommendations. Palliat Med. 2011;25(5):442-53.
16. Davis M, Hui D, Davies A, Ripamonti C, Capela A, DeFeo G, et al. MASCC antiemetics in advanced cancer updated guideline. Support Care Cancer. 2021;29(12):8097-107.
17. Pan CX, Morrison RS, Ness J, Fugh-Berman A, Leipzig RM. Complementary and alternative medicine in the management of pain, dyspnea, and nausea and vomiting near the end of Life: a systematic review. J Pain Symptom Manage. 2000;20(5):374-87.
18. Roscoe JA, Morrow GR, Aapro MS, Molassiotis A, Olver I. Anticipatory nausea and vomiting. Support Care Cancer. 2010;19(10):1533-8.
19. Aapro M, Molassiotis A, Dicato M, Peláez I, Rodríguez-Lescure Á, Pastorelli D, et al. The effect of guideline-consistent antiemetic therapy on chemotherapy-induced nausea and vomiting (CINV): The Pan European Emesis Registry (PEER). Ann Oncol. 2012;23(8):1986-92.
20. Herrstedt J, Clark-Snow R, Ruhlmann CH, Molassiotis A, Olver I, Rapoport BL, et al. 2023 MASCC and ESMO guideline update for the prevention of chemotherapy- and radiotherapy-induced nausea and vomiting. ESMO Open. 2024;9(2):102195.
21. Maung AA, Johnson DC, Piper GL, Barbosa RR, Rowell SE, Bokhari F, et al. Evaluation and management of small-bowel obstruction: An Eastern Association for the Surgery of Trauma practice management guideline. J Trauma Acute Care Surg. 2012;73(5 Suppl 4):S362-9.

22. Diaz JJ, Bokhari F, Mowery NT, Acosta JA, Block EFJ, Bromberg WJ, et al. Guidelines for management of small bowel obstruction. J Trauma. 2008;64(6):1651-64.
23. Foote C, Kotwal S, Gallagher M, Cass A, Brown M, Jardine M. Survival outcomes of supportive care versus dialysis therapies for elderly patients with end-stage kidney disease: A systematic review and meta-analysis. Nephrology (Carlton). 2016;21(3):241-53.
24. Brown MA, Collett GK, Josland EA, Foote C, Li Q, Brennan FP, et al. CKD in elderly patients managed without dialysis: Survival, symptoms, and quality of life. Clin J Am Soc Nephrol. 2015;10(2):260-8.
25. Rhee C, Broadbent AM. Palliation and liver failure: Palliative medications dosage guidelines. J Palliat Med. 2007;10(3):677-85.
26. Wilcock A, Howard P, Charlesworth S. PCF8 - Palliative Care Formulary. 8. ed. Pharmaceutical Press; 2022.
27. Bruera E, Seifert L, Watanabe S, Babul N, Darke A, Harsanyi Z, et al. Chronic nausea in advanced cancer patients: a retrospective assessment of a metoclopramide-based antiemetic regimen. J Pain Symptom Manage. 1996;11(3):147-53.
28. Hesketh PJ, Kris MG, Basch E, Bohlke K, Barbour SY, Clark-Snow RA, et al. Antiemetics: ASCO guideline update. J Clin Oncol. 2020;38(24):2782-97.
29. Dorman S. Nausea and Vomiting. In: Cherny NI, Fallon MT, Kaasa S, Portenoy RK, Currow DC, editores. Oxford textbook of palliative medicine. Oxford Academic; 2021.

5

Hiporexia, caquexia e desnutrição

Simone Fiebrantz Pinto
Elci Almeida Fernandes

Destaques do tema

- A abordagem nutricional da hiporexia, caquexia e desnutrição é complexa e deve ser interdisciplinar assim como toda a assistência em cuidados paliativos (CP).
- Hiporexia, perda de peso e caquexia são frequentemente observadas em pacientes com doenças avançadas: podem indicar um declínio no estado de saúde e são fortes indicadores de progressão de doença.
- A atenção a esses sintomas e marcadores muda ao longo da trajetória da doença e abrange desde suplementação, inicialmente, por exemplo, visando metas até uma dieta de conforto, nas fases mais avançadas.

INTRODUÇÃO

O curso do envelhecimento natural aumenta a vulnerabilidade a doenças crônicas e degenerativas. Doenças do aparelho circulatório, do aparelho respiratório e neoplasias são as principais causas de morte entre idosos em idade de 60 a 79 anos, e as doenças neurológicas, e por causas externas, incluindo quedas, são maiores em idosos acima de 80 anos.[1] Essas alterações progressivas, muitas vezes resultam em alterações funcionais e emocionais significativas, com aumento da dependência em diferentes graus, somada a condição de saúde. Nesse cenário, os cuidados paliativos (CP) emergem como uma abordagem essencial para promover qualidade de vida e bem-estar, especialmente entre pacientes em estágios avançados de doenças.[2] Entre os vários aspectos que compõem essa assistência, a nutrição ocupa um papel central nesses casos, evidenciando a relação estreita entre conforto e funcionalidade no cuidado integral ao paciente. Essa abordagem demanda trabalho em equipe multiprofissional que possibilita o cuidado e avaliação em todas as dimensões e, dentre os profissionais envolvidos na equipe, o nutricionista deve buscar as melhores estratégias de conduta para nutrir o paciente, assegurando a adequada ingestão alimentar, considerando condições físicas, psicológicas, religiosas, as quais irão interferir na melhora da qualidade de vida do paciente.[3]

Os CP são pautados na humanização e na individualização do cuidado, considerando o paciente em sua totalidade: física, psicológica, social e espiritual, acompanhando o conceito de saúde da Organização Mundial da Saúde.[4] A nutrição, como parte dessa abordagem, vai além da adequação calórica ou proteica no suporte nutricional. A atuação do nutricionista deve-se preocupar com intervenções que proporcionem tanto a manutenção ou restauração do estado nutricional quanto possível, como também promover o bem-estar nas diversas fases das doenças. O aporte nutricional envolve estratégias que considerem prazer, dignidade e conforto alimentar. À medida que a terminalidade da vida se aproxima, essas estratégias voltam-se mais à qualidade de vida do que à adequação nutricional. Dessa maneira é importante conciliar a intervenção nutricional e a finalidade da paliação em proporcionar conforto e auxiliar no controle de sintomas.[5]

Nutrir, nesse contexto, não se limita a alimentar. Além oferecer suporte físico, alcança os aspectos emocional e psicossocial, o respeito às limitações e os desejos do paciente, garantindo que a alimentação seja uma experiência positiva e acolhedora.[5]

Nesse contexto de nutrição em CP, a modificação do apetite é um sinal importante a ser observado e avaliado com atenção e, a identificação de tal manifestação, permite a prevenção de desdobramentos e riscos indesejados.

A hiporexia, perda de peso e caquexia, são frequentemente observadas em pacientes com doenças avançadas e CP. Esses sinais podem indicar um declínio no estado de saúde e são fortes indicadores no acompanhamento da progressão da doença. A presença de tais sintomas pode influenciar o prognóstico do paciente, não significando necessariamente um prognóstico ruim, mas indica a necessidade de uma avaliação aprofundada e acompanhamento por profissional especializado, que poderá contribuir na possibilidade de mudança do curso do quadro nutricional.[6]

A intervenção precoce é fundamental para prevenir emergências nutricionais e minimizar os impactos negativos da desnutrição. Anamnese detalhada e avaliação clínica permitem identificar as necessidades específicas do paciente e ajustar as estratégias nutricionais conforme a evolução da doença.

HIPOREXIA

Um desafio frequente nesse contexto é a hiporexia, entendida como redução parcial do apetite, comum em idosos, especialmente naqueles em CP.[7] Ao contrário da anorexia, que implica na ausência total, a hiporexia se manifesta por uma diminuição anormal do apetite, na qual o indivíduo ainda sente fome, mas em menor intensidade ou com menor frequência.[7] Essa condição, embora frequentemente subestimada, tem impacto significativo na qualidade de vida, levando inicialmente a perda de peso, que pode estar associada ao aumento do metabolismo e à má absorção dos nutrientes.[8] A hiporexia pode ter impacto na saúde geral, levando à desnutrição, ao declínio funcional e à piora do prognóstico de condições subjacentes. A desnutrição, sarcopenia, perda funcional e maior suscetibilidade a complicações clínicas são desdobramentos comuns desse fenômeno. Os fatores que contribuem para a hiporexia são multifacetados, incluindo alterações sensoriais, doenças crônicas, efeitos colaterais de medicamentos e aspectos psicossociais, como isolamento e depressão que, se não atendidos precocemente, seus desdobramentos e o agravamento dessa condição podem levar a um quadro mais grave de desnutrição grave e caquexia.[8]

Causas da hiporexia em pessoas idosas

O Quadro 1 apresenta as causas da hiporexia em idosos.

QUADRO 1 Causas da hiporexia em pessoas idosas

Alterações sensoriais	Problemas com o olfato e paladar podem tornar o consumo alimentar menos agradável impactando no apetite.
Dor	Dor crônica pode levar a perda de apetite e dificuldade em se alimentar.
Doenças agudas e crônicas	Infecções, doenças cardíacas, pulmonares, renais e neoplasias podem causar perda de apetite pelas respostas inflamatórias.
Distúrbios endócrinos	Hipotireoidismo, *diabetes mellitus* descompensada, insuficiência adrenal podem causar diminuição de apetite.
Depressão e ansiedade	Questões emocionais têm impacto importante, podendo afetar o apetite e a ingestão de alimentos.
Medicamentos	Muitos medicamentos utilizados pelas pessoas idosas para controle de doenças crônicas têm efeitos colaterais como xerostomia, náuseas, alterações do paladar, o que pode levar a uma diminuição de apetite.

(continua)

QUADRO 1 Causas da hiporexia em pessoas idosas (*continuação*)

Sintomas gastrointestinais	Disfagia, náuseas, vômitos, diarreia, dor abdominal, síndrome do intestino irritável, gastrite, úlceras, constipação.
Sintomas sociais e ambientais	Isolamento social pode levar à falta de estímulos para preparar e consumir alimentos, baixas condições socioeconômicas podem limitar o acesso a alimentos de qualidade e monotonia alimentar levando à diminuição de apetite. Mudanças na rotina ou viagem ou mudança de residência podem levar à hiporexia.

Fonte: elaborado pelos autores.

Consequências da hiporexia

Diferentes fatores impactam no apetite e estado nutricional das pessoas idosas que vivem com doenças crônicas e incuráveis.

A perda de peso é um sinal importante e nessas alterações corrobora a diminuição significativa de massa muscular – sarcopenia – um estado de fraqueza e perda de capacidade física, resultando em maior risco de quedas, fraturas e aumento da dependência para as atividades de vida diária. E, mais diretamente, leva à desnutrição e riscos de infecções. O quadro decorrente da hiporexia piora o estado clínico, leva a um declínio funcional acelerado, enfraquece o sistema imunológico, prejudica processos de cicatrização, pode comprometer as respostas ao tratamento. Associada à desnutrição, retarda a recuperação da saúde e piorar o controle da doença, como insuficiência cardíaca na qual a desnutrição pode exacerbar a fraqueza muscular cardíaca, criando um ciclo vicioso de piora do isolamento social, do estado de saúde físico e mental. Esse conjunto de fatores pode reduzir a possibilidade de tratamentos medicamentosos pela diminuição severa das proteínas e de outros indicadores bioquímicos que aumentam o risco de mortalidade.[8]

CAQUEXIA

Está associada a uma doença de base, é caracterizada pela perda de massa muscular com ou sem a redução de tecido gorduroso sendo considerada uma síndrome metabólica complexa. Tem na hiporexia o gatilho inicial, seguida pela perda de peso involuntária como a consequência direta, chegando à caquexia como um estado mais avançado, com múltiplas alterações no organismo.[8,9]

Com morbidade aumentada pelo catabolismo proteico, anorexia, inflamação e resistência insulínica estão frequentemente a ela vinculadas nessa condição clínica. A caquexia envolve a desregulação de múltiplas vias, que levam ao desequilíbrio entre catabolismo e anabolismo.

Usualmente está presente em condições clínicas desfavoráveis de uma doença subjacente que incluem: insuficiência cardíaca, câncer, doença renal em estágio terminal, doença pulmonar obstrutiva crônica, artrite reumatoide e síndrome de imunodeficiência adquirida (SIDA). O Quadro 2 indica os estágios da caquexia associada ao câncer.

A caquexia tem causa multifatorial e envolve respostas mediadas por citocinas.[9] A liberação de cortisol e dos hormônios adrenérgicos estimulados pelas citocinas pode aumentar a oxidação de gordura, atrofia do tecido gorduroso, resistência insulínica, hipermetabolismo e fadiga.[9]

O nutricionista, como parte da equipe multiprofissional, desempenha um papel crucial na identificação e manejo desses fatores. Estratégias personalizadas podem incluir desde o manejo dos sintomas associados, como disfagia, náuseas e dor, até a adaptação das texturas e sabores dos alimentos, o planejamento de refeições para melhorar a aceitação, respeitando as preferências do paciente e aspectos culturais e religiosos que podem interferir na alimentação. Nessas situações, o foco desloca-se da busca pela recuperação do estado nutricional ideal para a promoção de conforto e bem-estar, alinhando-se aos objetivos centrais dos cuidados paliativos.[11]

Além disso, a nutrição em CP deve reconhecer o papel social e simbólico dos alimentos. Em muitas culturas, comer é um ato de conexão e comunhão, e redução da ingestão alimentar pode ser percebida pelos familiares como um sinal de perda e sofrimento. A educação dos familiares sobre o papel simbólico e afetivo dos alimentos no

QUADRO 2 Estágios da caquexia associada ao câncer

	Pré-caquexia	Caquexia	Caquexia refratária	
NORMAL	Perda de peso < 5% anorexia e alterações metabólicas	Perda de peso > 5% ou IMC < 20 e perda de peso > 2% OU sarcopenia e perda de peso > 2%. Redução da ingestão alimentar/ inflamação sistêmica	Catabolismo. Não responsivo ao tratamento anticâncer. Baixo score de desempenho. Expectativa de vida < 3 meses	MORTE

Fonte: adaptado de Fearon et al., 2011.[10]

processo de cuidado é essencial para reduzir a ansiedade e o sofrimento associados à diminuição da ingestão alimentar.[12,13]

A orientação adequada dos profissionais de saúde é essencial para esclarecer essas questões e minimizar o impacto emocional, promovendo um ambiente de compreensão e suporte.

Quando a terminalidade da vida se aproxima, a intervenção nutricional precisa ser reavaliada constantemente, priorizando a qualidade de vida sobre a longevidade. A alimentação deve ser um meio de oferecer prazer e conforto, evitando intervenções invasivas ou insistências que possam gerar sofrimento desnecessário ao paciente.[13,14]

A integração dos CP e da nutrição é um exemplo do cuidado centrado no paciente, no qual cada decisão é guiada por princípios éticos e pelo respeito à dignidade humana. Essa abordagem reafirma que, mesmo diante da finitude, há um espaço significativo para promover qualidade de vida, conexão e acolhimento, reforçando a importância de olhar para o paciente como um todo e intervir cuidadosamente e de forma individualizada.[5,15]

AVALIAÇÃO NUTRICIONAL E CUIDADOS PALIATIVOS: INTEGRAÇÃO PARA PROMOÇÃO DE QUALIDADE DE VIDA

A avaliação nutricional é um componente essencial no cuidado a pacientes em CP, vai além dos métodos tradicionais, pois envolve considerar aspectos subjetivos e funcionais e identificar necessidades específicas, manejar sintomas e promover conforto e qualidade de vida. Diferentemente das abordagens convencionais, a avaliação nutricional nesse contexto requer uma abordagem holística, que correlacione aspectos físicos, psicológicos, sociais, culturais, econômicos e afetivos.[12]

A seguir, serão abordadas as fases da avaliação nutricional que se integram ao CP, destacando sua relevância para pacientes com doenças avançadas.

História clínica e nutricional

As causas dos sintomas de hiporexia, caquexia e desnutrição são diversas e podem agir de forma isolada ou combinada entre os fatores a seguir:

- Doença: a própria doença pode afetar o apetite, o metabolismo e a absorção de nutrientes.
- Tratamentos: quimioterapia, radioterapia e alguns medicamentos podem causar náuseas, vômitos e alterações no paladar.
- Inflamação: a inflamação crônica, comum em doenças avançadas, aumenta o gasto energético e dificulta a utilização de nutrientes.
- Fatores psicológicos: depressão, ansiedade e outros fatores emocionais podem afetar o apetite.

A coleta de dados clínicos e nutricionais é a base para entender o estado atual do paciente e identificar os fatores que afetam seu estado nutricional. Nos CP, inclui-se a hiporexia, perda de peso e caquexia.

- Perda de peso: avaliar a magnitude e a evolução da perda de peso. Relatos indiretos, como roupas que se tornam frouxas, também ajudam a quantificar mudanças corporais, que pode ser subestimada pelo paciente ou familiares. Atentar a esse sinal pode contribuir com a mitigação da evolução e de seus desdobramentos indesejados. O Quadro 3 traz a classificação da velocidade de perda de peso.

- Mudanças no apetite: sintomas como hiporexia, disfagia, náuseas e alterações no paladar devem ser investigados. Esses fatores não apenas influenciam o consumo alimentar, mas também refletem o impacto das condições subjacentes. Além disso, em fases avançadas da doença, muitos pacientes apresentam anorexia fisiológica. Nesses casos, mesmo com mínima ingestão alimentar, não relatam sensação de fome ou sede, e pequenos estímulos, como oferecer líquidos ou porções reduzidas de alimentos, podem trazer alívio e conforto.
- História de comorbidades: doenças crônicas, incuráveis e condições agudas, como insuficiência cardíaca, neoplasias e distúrbios gastrointestinais, muitas vezes estão associadas à desnutrição e demandam intervenção nutricional, pois podem evoluir com perda de massa muscular, fraqueza – sarcopenia – e perda funcional, com agravamento da dependência e da doença subjacente. No aspecto psicossocial corrobora com isolamento social, ansiedade e depressão.[8]

AVALIAÇÃO DIETÉTICA E HÁBITOS ALIMENTARES

A anamnese alimentar permite compreender as preferências e restrições alimentares do paciente, incluindo aspectos culturais e religiosos. Em CP, a alimentação transcende a simples nutrição, desempenhando papel simbólico e afetivo, sendo essencial adaptar o plano alimentar às preferências individuais e às necessidades emocionais.[12]

QUADRO 3 Classificação da velocidade de perda de peso (VPP)

Período	Significativa (%)	Grave (%)
1 semana	1-2	> 2
1 mês	5	> 5
3 meses	5-7	> 7
6 meses	10	> 10

Fonte: adaptado de Blackburn et al., 1977.[16]

EXAME FÍSICO E FUNCIONAL

O exame clínico avalia sintomas de hiporexia, sinais de desnutrição, como perda de massa muscular (sarcopenia) e gordura corporal, que afetam a funcionalidade e aumentam o risco de complicações, como quedas e infecções. A observação do estado funcional do paciente é crucial para adaptar as intervenções, priorizando alimentos de fácil ingestão e digestão, especialmente nos casos de caquexia, conforme o Consenso Brasileiro de Caquexia e Anorexia em Cuidados Paliativos.[10]

EXAMES LABORATORIAIS

Avaliam marcadores inflamatórios, função renal, reservas proteicas, vitaminas e minerais.

QUADRO 4 Sintomas clínicos da caquexia

Perda de peso involuntária (massa magra)	Perda de habilidades motoras e físicas
Anorexia	Apatia
Alterações no paladar	Perda de imunocompetência
Vômito	Caos metabólico
Saciedade precoce	Desequilíbrio iônico
Má absorção intestinal	Alteração no perfil hormonal plasmático
Astenia, fadiga	Disfunção hipotalâmica

Fonte: Fearon et al., 2011.[10]

IDENTIFICAÇÃO DE SINTOMAS RELACIONADOS À ALIMENTAÇÃO

Os sintomas gastrointestinais e sistêmicos são frequentes em pacientes paliativos e requerem atenção especial:[8]

- Disfagia e dor: demandam adaptações na consistência dos alimentos e manejo da dor para facilitar a ingestão.
- Náuseas e vômitos: estratégias como fracionamento das refeições e escolha de alimentos que não exacerbem os sintomas são fundamentais.
- Alterações sensoriais: perdas no olfato e paladar podem ser manejadas com temperos naturais e variação de texturas para estimular o apetite.

AVALIAÇÃO PSICOLÓGICA E SOCIAL

Fatores emocionais e sociais, como depressão, ansiedade e isolamento, impactam significativamente a ingestão alimentar. Avaliação nutricional em CP deve considerar o ambiente social e fornecer suporte para superar barreiras, como falta de estímulo para preparar refeições ou monotonia alimentar.[12]

ASPECTOS EMOCIONAIS E FAMILIARES

A alimentação carrega um simbolismo profundo, sendo associada à vida e ao vínculo afetivo. Nos CP, a redução na ingestão alimentar pode causar sofrimento tanto no paciente quanto nos familiares, como ilustra o relato a seguir:

> "Significa, porque mesmo ela estando no estado que ela se encontra, ela precisa da alimentação para se manter forte. Eu sei que a alimentação pode fazer mal para ela, pode fazer ela se engasgar nessa situação que ela se encontra, mas é importante para ela se manter forte."[3]

Essas situações exigem uma abordagem delicada e compartilhada, em que a decisão de ofertar ou não alimentos seja discutida com a equipe multiprofissional, respeitando a autonomia do paciente e o consentimento familiar.[3,17]

MONITORAMENTO E REAVALIAÇÃO

A avaliação nutricional em CP é um processo dinâmico, que requer ajustes contínuos conforme a doença progride. O objetivo é sempre priorizar qualidade de vida, adaptando intervenções para evitar sofrimento desnecessário, garantindo que a alimentação seja um meio de oferecer conforto.

Nos CP, a nutrição não se restringe à manutenção do estado nutricional ideal, mas se alinha à filosofia de cuidado centrado no paciente. Isso significa reconhecer quando a nutrição funcional deve ceder espaço ao conforto e ao significado emocional e cultural da alimentação. A avaliação nutricional eficaz permite uma abordagem que respeita as escolhas e condições do paciente, promovendo dignidade, acolhimento e suporte em todas as fases da vida.[17]

Nesse contexto, as intervenções nutricionais precisam estar alinhadas aos objetivos paliativos, que priorizam o alívio do sofrimento e a dignidade durante todo o curso da doença.

DIETA DE CONFORTO

Nessa abordagem, o foco nutricional se desloca das metas convencionais de adequação alimentar para estratégias centradas no conforto e no prazer. Como destacado neste texto, a alimentação está associada ao bem-estar mesmo ao ingerir pequenas porções, sentir o aroma das preparações, até mesmo, só em ver o alimento. A dieta de conforto (*comfort food*, um conceito criado em 1977 nos Estados Unidos), traz a ideia de "comida confortável" ou "comida que conforta" sendo, portanto, um alimento com potencial gratificante, de rememorações da infância, das refeições da casa da família, dando vazão a um momento da vida pela memória afetiva simbólica da alimentação, o que provoca conforto emocional, valorizando a experiência sensorial e as relações sociais do ato de se alimentar.[11,17]

COMPLICAÇÕES E INTERVENÇÕES NUTRICIONAIS

A redução alimentar pode agravar complicações metabólicas, como hipoglicemia em diabéticos ou deficiências nutricionais graves. Portanto, a intervenção nutricional deve ser individualizada e multifatorial, integrando:

- Controle de dor e ajustes de medicação para minimizar os efeitos colaterais no apetite.
- Modificação da textura e frequência alimentar, adaptando-se às condições do paciente.
- Uso de suplementos nutricionais, quando necessário.
- Criação de um ambiente agradável e acolhedor para as refeições.
- Terapias comportamentais para lidar com alterações emocionais associadas a alimentação.

Perda de peso significativa demanda uma abordagem de tratamento multidimensional, com foco na identificação e correção dos fatores causais. A Figura 1 indica um possível tratamento para caquexia decorrente do câncer.

Atenção precoce à nutrição, especialmente em períodos de estresse ou internações hospitalares, é crucial, pois a realimentação nem sempre é bem-sucedida. A terapia nutricional deve ser criteriosa, considerando os riscos de complicações como o efeito da síndrome da realimentação, traumas e infecções.

DIRETRIZES GERAIS PARA TERAPIA NUTRICIONAL

Necessidades calóricas e macronutrientes

As necessidades energéticas podem ser estimadas em torno de 35 kcal/kg/dia, com variação entre 30-40 kcal/kg/dia; proteínas 1,0 -2,0 g/kg/peso; água 25-30 mL/kg/peso – ou mulheres 1.600 L/dia e homens 2 L. Utilizando como base o peso ideal. A meta inicial deve incluir 20% ou mais de proteínas.

Suporte nutricional

- Alimentação oral: deve ser priorizada sempre que possível, considerando seus benefícios psicológicos e para a manutenção da integridade do trato gastrointestinal.
- Suplementação: deve ser oral preferencialmente, quando a ingestão for menor que 75% das recomendações em até 5 dias.

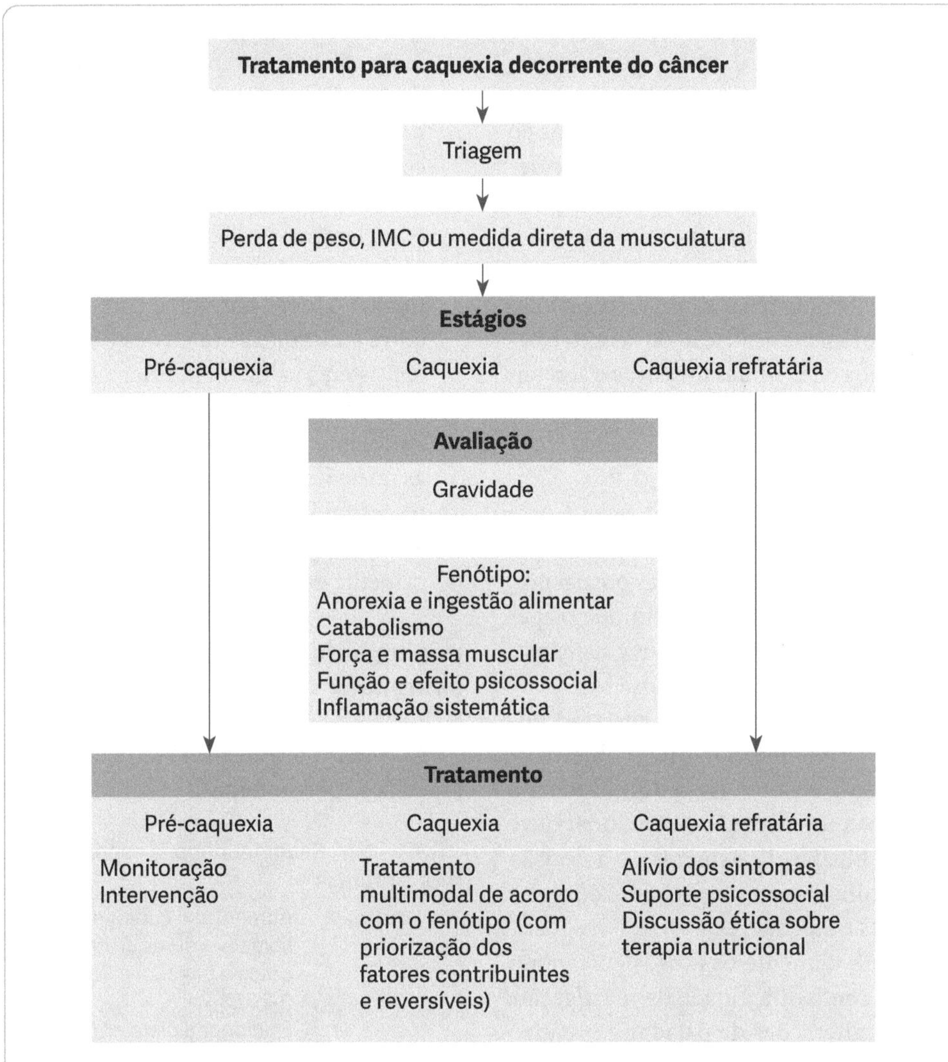

FIGURA 1 Tratamento para caquexia decorrente do câncer.
Fonte: Fearon et al., 2011.[10]

- Quando a alimentação oral é insuficiente, pode-se recorrer às vias alternativas de alimentação. No entanto sabe-se que não há evidências científicas suficientes de eficácia para a melhora nutricional e clínica.[18]
- Nutrição enteral (via sonda) ou parenteral (via venosa): caso sejam previstas ou adotadas, é preciso que os cuidadores estejam cientes e bem orientados sobre o curso e o desfecho da doença, com adequação às medidas preditivas de cui-

dados e às condições clínicas do paciente. É importante destacar que, segundo Di Tomaso e Bezerra (2022), as vias alternativas trazem mais desvantagens do que vantagens na sua aplicação em relação a qualidade de vida, estado nutricional e estado clínico.[14]

- Gastrostomia ou jejunostomia: em casos específicos podem ser previstas e adotadas conforme avaliação dos riscos e benefícios de medidas invasivas e agressivas próximo ao fim da vida.

Drogas e suplementação

Algumas medicações, como corticosteroides, progestágenos e agentes orexígenos, podem ser utilizadas para estimular o apetite, embora apresentem efeitos colaterais e sua indicação deva ser cautelosa.[8]

Avaliada a gravidade da situação nutricional, e entendendo que o objetivo é o cuidado e ele envolve a dignidade e o conforto, a intervenção nutricional deve ser individualizada e singular, e a decisão compartilhada entre o paciente, equipe e familiares e cuidadores.[19]

Frequentemente os idosos enfrentam desafios como dificuldade de mastigação, disfagia, alterações de paladar e prejuízo cognitivo, que podem contribuir para desnutrição e desidratação. Ao adotar-se o suporte nutricional devem ser consideradas as seguintes estratégias que envolvem:

- Consultoria nutricional: um plano alimentar personalizado é essencial para suprir as necessidades energéticas e nutricionais.
- Fracionamento das refeições: refeições pequenas e frequentes são mais eficazes e evitam a sensação de saciedade precoce.
- Alimentos enriquecidos e suplementação: oferecer preparações enriquecidas com proteínas, vitaminas e minerais, como mingaus com frutas, purês com carnes e sopas cremosas. Suplementos alimentares podem ser usados para complementar a dieta.
- Hidratação e consistência alimentar: manter o idoso hidratado com líquidos entre e durante as refeições e ajustar a consistência alimentar, priorizando alimentos úmidos e fáceis de engolir.
- Ambiente acolhedor e apoio familiar: as refeições devem ocorrer em ambientes tranquilos e, quando possível, junto à família, para melhorar o bem-estar e o apetite do idoso.

Recomendações específicas por sintomas

O Quadro 5 apresenta recomendações específicas por sintomas.

QUADRO 5 Recomendações específicas por sintomas

Constipação	Aumentar o consumo de fibras (verduras, frutas com casca e bagaço) e líquidos (1-2 L/d). Fracionar a dieta em seis ou mais refeições
Diarreia	Evitar alimentos ricos em fibras insolúveis e gorduras Preferir frutas obstipantes (maçã sem casca, banana-maçã) e hidratar adequadamente
Inapetência	Fracionar as refeições e optar por alimentos calóricos e proteicos
Xerostomia e disgeusia	Estimular a salivação com frutas cítricas e oferecer preparações úmidas. Evitar alimentos secos ou condimentados

PROGNÓSTICO

O prognóstico em pacientes com perda de peso significativa, especialmente em contextos de doenças crônicas e/ou degenerativas, é multifatorial e depende de uma série de elementos que interagem de maneira complexa. Entre esses fatores, destacam-se as condições clínicas subjacentes, o grau de comprometimento funcional, o suporte social, e as intervenções terapêuticas implementadas. Nos casos de pessoas idosas, em especial, o estado nutricional está intrinsecamente ligado à evolução da saúde geral, tornando-se um importante marcador para a qualidade de vida e a longevidade.

Embora as intervenções nutricionais sejam essenciais, é importante reconhecer seus limites em situações de comprometimento grave. Nessas circunstâncias, o foco deve se deslocar para o conforto do paciente, respeitando suas preferências e garantindo uma experiência digna e de prazer na alimentação nos últimos estágios de vida.

CONSIDERAÇÕES FINAIS

A integração entre nutrição e cuidados paliativos é um exemplo de cuidado centrado no paciente em que a promoção do conforto e do bem-estar prevalece sobre metas nutricionais rígidas. O nutricionista, como parte da equipe multiprofissional, desempenha um papel crucial nesse processo ao oferecer intervenções que respeitem a individualidade e as necessidades do paciente. Assim, a nutrição em cuidados paliativos reafirma sua importância como uma ferramenta para proporcionar dignidade, acolhimento e qualidade de vida em todas as fases da doença.

Nos CP, a nutrição vai além do aspecto biológico e abraça uma abordagem humanizada, que integra aspectos físicos, emocionais, sociais e espirituais. Ao respeitar as preferências do paciente e priorizar conforto e qualidade de vida, a intervenção nutricional reafirma seu papel como um componente essencial no cuidado paliativo integral, garantindo que o alimento não seja apenas fonte de nutrição, mas também de dignidade, prazer e conexão.

A nutrição deve sempre respeitar a individualidade, o estágio da doença e as preferências do paciente. À medida que a doença progride, o objetivo pode mudar de adequação nutricional para conforto e alívio de sintomas, garantindo qualidade de vida.

REFERÊNCIAS BIBLIOGRÁFICAS

1. Cabrera MAS, Andrade SMD, Wajngarten M. Causas de mortalidade em idosos: estudo de segmento de 9 anos. Geriatria & Gerontologia. 2007;1(1):14-20.
2. Gomes ALZ, Hotero MB. Cuidados paliativos. Estud Av. 2016;30(88).
3. Moura RBB, Barbosa JM, Gonçalves MCR, Lima AMC, Melo CB, Piagge CSL. Intervenções nutricionais em cuidados paliativos: uma revisão de escopo. Rev Bras Geriatr Gerontol. 2021;24(5).
4. Organização Mundial da Saúde (OMS). Definição de Saúde. 22 de janeiro de 1998.
5. Mascarenhas HL, Moraes TCP. Percepção e memória afetiva relacionada a alimentação em cuidados paliativos oncológicos. BRASPEN J. 2022;37(2):151-7..
6. Roqué M, Salvà A, Vellas B. Malnutrition in community-dwelling adults with dementia (NutriAlz Trial). J Nutr Health Aging. 2013;17(4):295-9.
7. Medeiros VMB, Garcia VSS. Perda involuntária de peso. In: Lichtenstein DA, Pires PP, Stuller V, Jacob Filho W, editores. Manual de condutas em geriatria ambulatorial. São Paulo: Editora dos Editores; 2021.
8. Pinto SF, Wladeck BS, Carvalho CZ. Perda de peso no idoso e suas condições clínico-funcionais: avaliação e tratamento. In: Sociedade Brasileira de Geriatria e Gerontologia, Cabrera M, Cunha UGV, organizadores. PROGER Programa de Atualização em Geriatria e Gerontologia; ciclo 8. Porto Alegre: Artmed Panamericana; 2022. p. 57-88. (Sistema de Educação Continuada a Distância, v.1).

9. Canon ME, Crimmins EM. Sex differences in the association between muscle quality, inflammatory markers, and cognitive decline. J Nutr Health Aging. 2011;15(8):695-698.
10. Fearon K, Strasser F, Anker SD, Bosaeus I, Bruera E, Fainsinger RL, et al. Definition and classification of cancer cachexia: an international consensus. Lancet Oncol. 2011;12(5):489-95.
11. Kolcaba KY. A theory of holistic comfort for nursing. J Adv Nurs. 1994;19(6):1178-84.
12. Gonçalves TS, et al. Alimentação e nutrição em cuidados paliativos. São Paulo: Academia Nacional de Cuidados Paliativos; 2024.
13. Arantes AMB, Fonseca A. Cuidados de fim de vida a idosos: cartilha de cuidados de fim de vida a idosos portadores de doenças não oncológicas. São Paulo: Academia Nacional de Cuidados Paliativos; 2022.
14. Dii Tommaso ABG, Bezerra AB. Cuidados paliativos. In: Najas M, Aquino R de C, editores. Nutrição e Envelhecimento, 1ª ed. São Paulo: Editora dos Editores; 2022.
15. Camargo NRP de, Santos RS, Costa MF. Dieta de conforto em cuidados paliativos oncológicos: reflexões sobre os sentidos de conforto da comida. Rev Bras Cancerol. 2023;69(2).
16. Blackburn GL, Bistrian BR, Maini BS, Schlamm HT, Schmith MF. Nutritional and metabolic assessment of hospitalized pacient. J Parenter Enteral Nutr. 1977;1(1):11-22.
17. Amorim GKD, Silva GSN. Nutricionistas e cuidados paliativos no fim de vida: revisão integrativa. Rev Bioét. 2021;29(3):547-57.
18. Sampson EL, Candy B, Jones L. Enteral tube feeding for older people with advanced dementia. Cochrane Database Syst Rev. 2009;(2):CD007209.
19. Vidal EIO, Kovacs MJ, Silva JJ, Silva LM, Sacardo DP, Bersani ALF, et al. Posicionamento da ANCP e SBGG sobre tomada de decisão compartilhada em cuidados paliativos. Cad Saúde Pública. 2022;38(9):e00130022.

6

Delirium em cuidados paliativos

Paula Grisolia Soares
Debora Pereira Thomaz
Laura Figueiredo Café
Natália Coutinho Chaves
Suellen Ferreira de Aguiar

Destaques do tema

- O *delirium* é quadro grave, de etiologia multifatorial e manejo complexo, frequente em cuidados paliativos e geriatria.
- Cerca de 30-40% dos casos é prevenível, porém em alguns casos o *delirium* é marcador de terminalidade extrema.
- Diagnosticar e manejar adequadamente e de forma proporcional e individualizada os episódios de *delirium* é competência essencial dos profissionais de saúde que participam dos cuidados com o paciente idoso em cuidados paliativos.

INTRODUÇÃO

O *delirium* é uma síndrome neuropsiquiátrica grave frequente entre pacientes portadores de doenças ameaçadoras à vida, principalmente em fase avançada.[1]

A idade é fator de risco bem definido para *delirium*, sendo assim, os idosos em cuidados paliativos são considerados grupo de grande vulnerabilidade. O *delirium* pode ser considerado emergência em cuidados paliativos e geriatria, visto que se associa a diversos contextos negativos, inclusive ao aumento de mortalidade (Figura 1).[2]

Ensaios clínicos estimam que 30 a 40% dos casos de *delirium* podem ser evitados por meio de programas multidisciplinares de prevenção e detecção precoce.[3] Ao mesmo tempo, é importante o reconhecimento do *delirium* como condição potencialmente irreversível, marcando a fase de terminalidade extrema em contextos específicos. Essa diferenciação possibilitará a elaboração de plano de cuidados proporcional e individualizado com metas tangíveis.

DEFINIÇÃO

O *delirium* é caracterizado por início agudo, curso flutuante, déficit de atenção, pensamento desorganizado e alteração do nível de consciência[1] que refletem uma disfunção cerebral secundária a desequilíbrio fisiológico, geralmente multifatorial (Figura 2).[4]

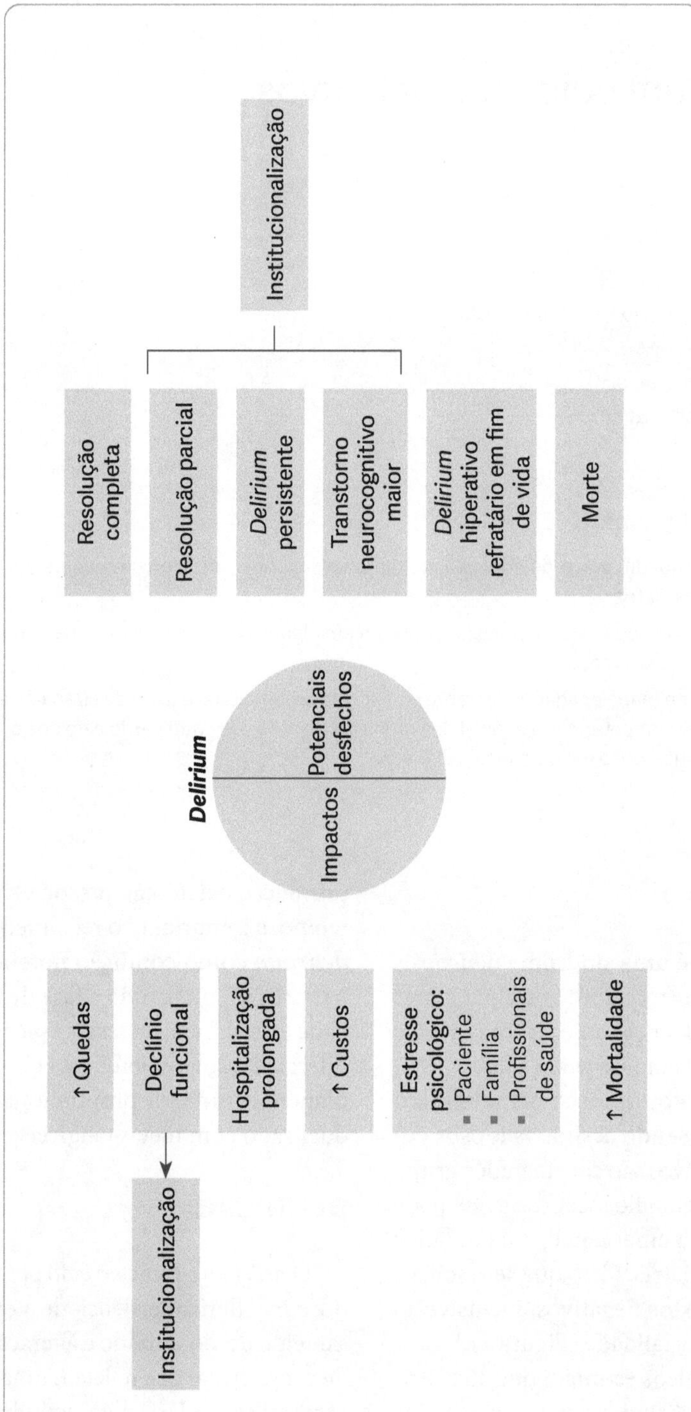

FIGURA 1 *Delirium* como emergência em geriatria e cuidados paliativos.[2]

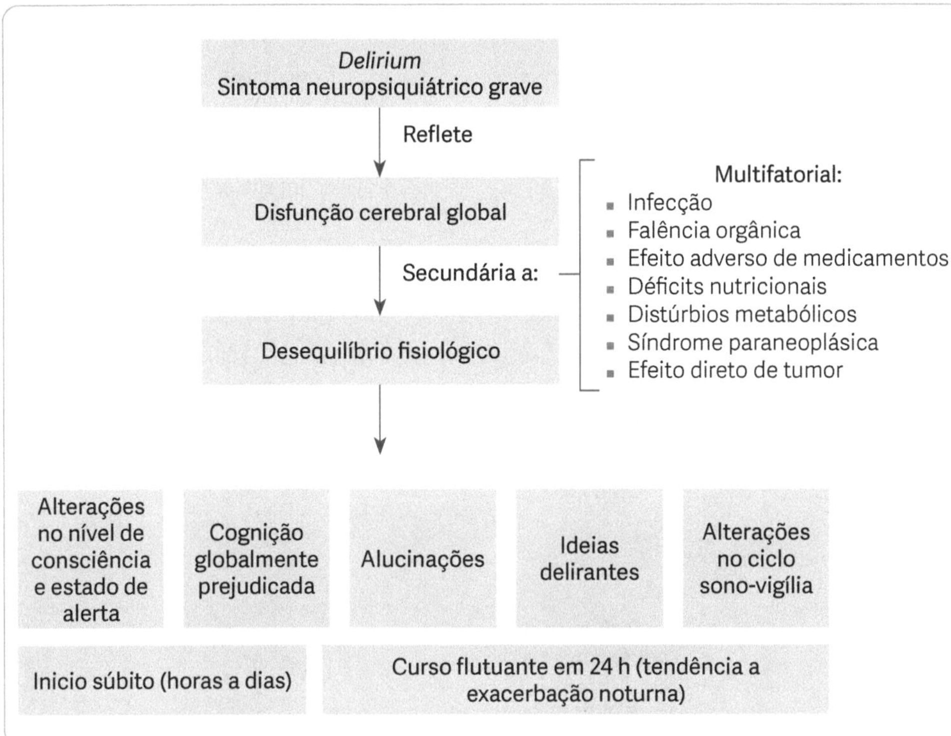

FIGURA 2 Definição de *delirium*.[4]

EPIDEMIOLOGIA

Cerca de 30% dos idosos internados apresentam *delirium* durante a hospitalização. Entre pacientes cirúrgicos, o risco varia de 10 a 50%, sendo a maior incidência observada em contextos de fragilidade, como ocorre nas fraturas de fêmur ou em grandes cirurgias. Altas taxas de *delirium* são observadas em UTI, podendo chegar a 70% dos casos.[4]

Há tendência de aumento da incidência de *delirium* com a aproximação do óbito, podendo chegar a 88% dos casos,[5] reforçando a íntima relação entre as duas entidades.

FISIOPATOLOGIA

A fisiopatologia do *delirium* não é bem esclarecida. Entre as hipóteses propostas, destacam-se as teorias neuroquímica e neuroinflamatória.[6] A teoria neuroquímica propõe o *delirium* como consequência de desequilíbrio entre neurotransmissores, com destaque para acetilcolina, dopamina, GABA, glutamato e serotonina (Figura 3). A hipótese neuroinflamatória sugere o aumento de mediadores inflamatórios com aumento da permeabilidade da barreira hematoencefálica, ativação das células da glia levando ao comprometimento funcional de

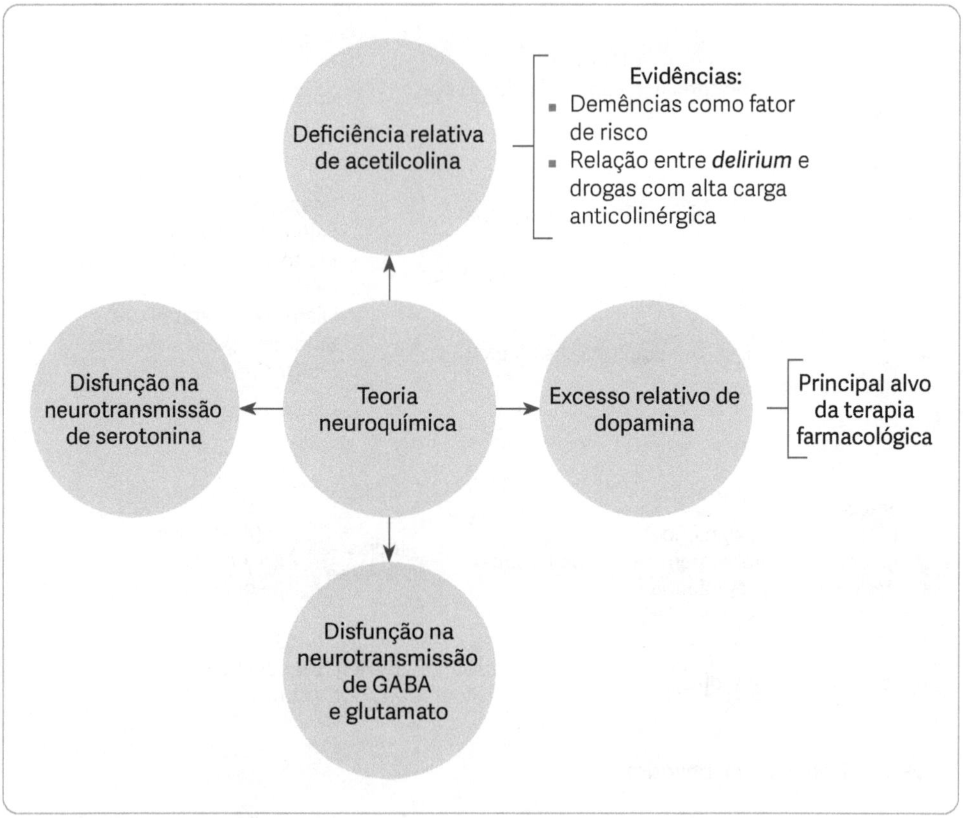

FIGURA 3 Teoria neuroquímica do *delirium*.[6]

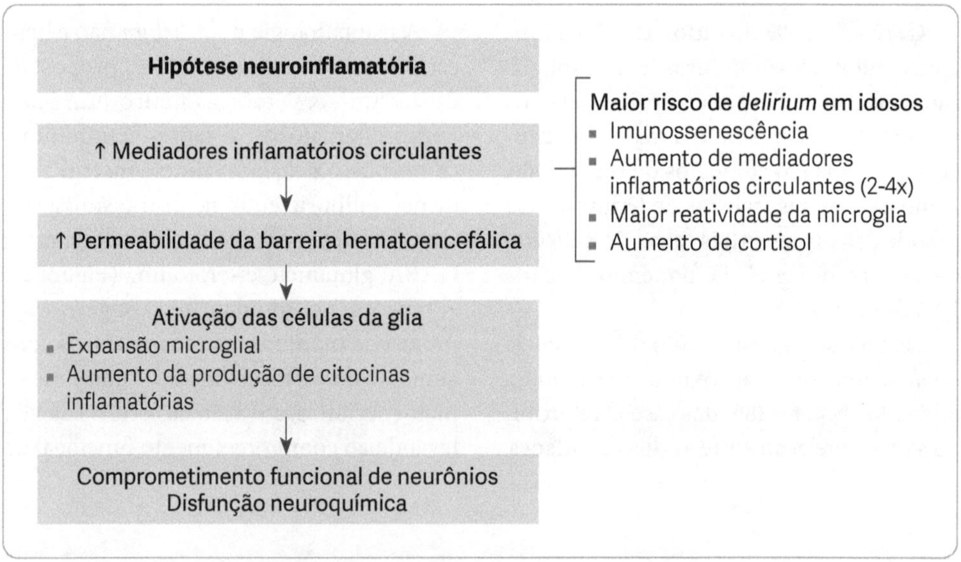

FIGURA 4 Hipótese neuroinflamatória para o *delirium*.[6]

neurônios e disfunção neuroquímica (Figura 4). As teorias neuroquímica e neuroinflamatória podem ser consideradas complementares e explicam parcialmente o maior risco de *delirium* em idosos e os principais alvos farmacológicos.

FATORES DE RISCO

É possível dividir os fatores de risco para *delirium* em fatores predisponentes e precipitantes. Os fatores predisponentes são aqueles que tornam o paciente vulnerável e os fatores precipitantes são aqueles que podem ser considerados causa direta do desequilíbrio (Figura 5).

Conhecer fatores predisponentes permite identificar precocemente pacientes sob risco de *delirium* com implementação de medidas preventivas. Entender os fatores precipitantes permite identificar causas potencialmente reversíveis ou irreversíveis para atuar de forma direcionada e proporcional, além de reduzir o risco de cascata iatrogênica.

QUADRO CLÍNICO

Durante a avaliação clínica, deve-se buscar por alteração da consciência e da atenção, que são componentes essenciais do *delirium*. Normalmente, o *delirium* se desenvolve durante um curto período e

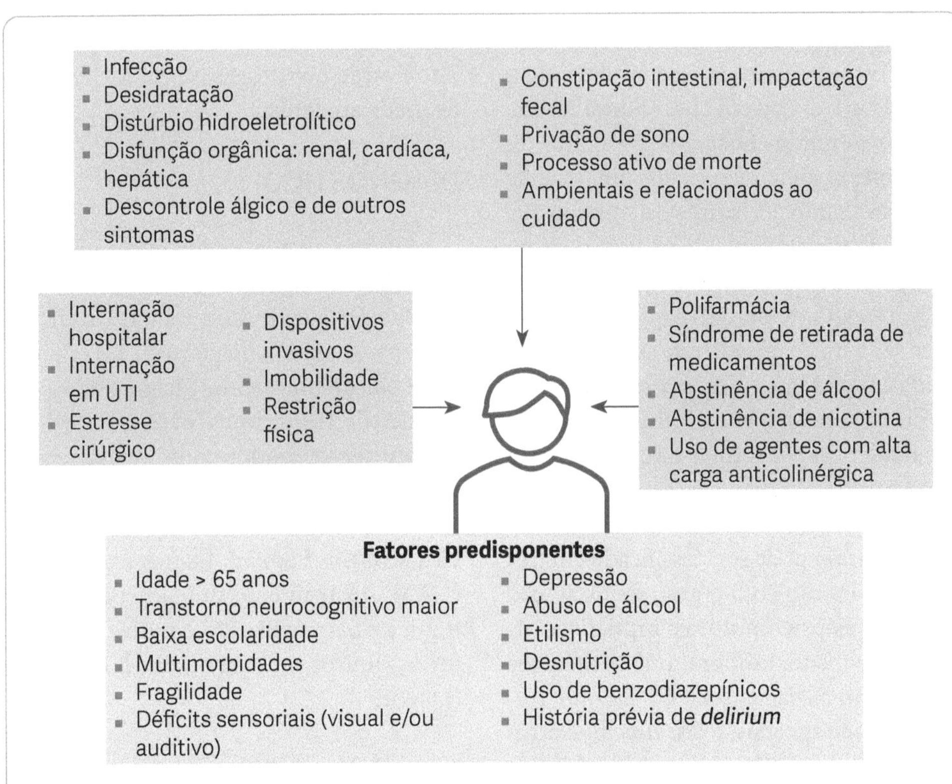

FIGURA 5 Fatores predisponentes e precipitantes para *delirium*.[7]

tende a flutuar durante o dia, podendo ter duração de dias ou semanas. Frequentemente, o paciente parece lúcido durante visitas médicas pela manhã, por isso é importante buscar por mudanças de comportamento ao longo do dia.[8]

A disfunção global da cognição é uma característica central. O pensamento frequentemente encontra-se vago e fragmentado. A memória é afetada, com relação direta com o prejuízo da atenção e do nível de consciência. Alterações na sensopercepção como ilusões e alucinações visuais são comuns. Além disso, a orientação temporal e espacial costuma estar prejudicada.[9]

Uma das primeiras manifestações do *delirium* é a mudança no nível de consciência e na capacidade de focar, manter ou desviar a atenção. Essas alterações são muitas vezes sutis e os outros sinais surgem durante o curso de um dia ou em alguns dias. Assim, deve-se atentar às falas dos familiares ou cuidadores quando relatam que um paciente "não está agindo normalmente", mesmo que o *delirium* não seja óbvio para o médico em uma primeira avaliação.[8]

É importante ressaltar que o *delirium* pode ser o único achado que sugere doença aguda em pacientes idosos com demência.[8] Os cuidadores devem ser informados de que mudanças repentinas na cognição não são esperadas na maioria das demências e requerem atenção médica imediata.

O *delirium* pode ser classificado em três tipos, de acordo com o grau de excitação e alterações psicomotoras: hipoativo, hiperativo e misto. Embora muitos médicos considerem os pacientes com *delirium* frequentemente agitados, o *delirium* hiperativo representa apenas 25% dos casos. O *delirium* hipoativo é o mais comum, e está associado a um pior prognóstico, possivelmente porque é menos frequentemente reconhecido.[10]

É possível caracterizar o *delirium* hipoativo quando houver retardo psicomotor, letargia, sedação ou redução do nível de consciência. Esse subtipo é frequentemente confundido com depressão, sedação por opioides, ou rebaixamento do sensório nos últimos dias de vida. É também considerado o subtipo mais comum de *delirium* em pacientes idosos.[11] O subtipo hiperativo é caracterizado por inquietação, agitação, hipervigilância, alucinações visuais e delírios.[11]

Alguns estudos sugerem que os subtipos de *delirium* podem estar relacionados a diferentes causas e podem ter diferentes respostas ao tratamento. O *delirium* hipoativo geralmente ocorre com hipóxia, distúrbios metabólicos e medicamentos anticolinérgicos. O *delirium* hiperativo está correlacionado com abstinência de álcool e drogas, intoxicação por drogas ou efeitos adversos de medicamentos.[11]

DIAGNÓSTICO

A avaliação clínica detalhada com base em critérios diagnósticos padronizados, refinada pelo uso de ferramentas validadas, aumenta a acurácia diagnóstica. Os critérios da 5ª edição do Manual Diagnóstico e Estatístico de Transtornos Mentais (DSM-V), podem ser utilizados como referência na avaliação de *delirium* (Quadro 1).

Entre as ferramentas disponíveis destaca-se o *Confusional Assessement Method* (CAM), instrumento validado para o português e para aplicação em diversos contextos clínicos, ambulatoriais e hospitalares (Quadro 2).

Diagnósticos diferenciais

O *delirium* deve ser diferenciado de outras causas que também geram prejuízo cog-

QUADRO 1 **Critérios para *delirium* segundo o DSM-5**

Distúrbio de atenção (reduzida capacidade de direcionar, focar, manter e desviar a atenção) e consciência
O distúrbio se desenvolve ao longo de um curto período de tempo (geralmente horas a dias), representa uma mudança em relação ao habitual do paciente e tende a flutuar ao decorrer do dia
Um distúrbio adicional da cognição (déficit de memória, orientação, linguagem, habilidade visuoespacial ou percepção)
As alterações não são melhor explicadas com um transtorno neurocognitivo preexistente, em evolução ou já estabelecido e não ocorre no contexto de um nível neurológico gravemente reduzido
Há evidências, a partir da história, do exame físico ou de achados laboratoriais, de que o distúrbio é causado por uma condição médica, intoxicação, retirada de substância ou efeito colateral de medicamentos

QUADRO 2 ***Confusional Assessement Method* (CAM)**

Início agudo e curso flutuante	Há mudanças no estado mental basal?
	A alteração de comportamento variou durante o dia?
Desatenção	Foi evidenciada presença de dificuldade de atenção/concentração, por exemplo, sendo facilmente distraído ou tendo dificuldade em manter o entendimento do que está sendo dito?
Pensamento desorganizado	Evidenciado por presença de pensamento desorganizado ou incoerente como fluxo de ideias ilógico ou mudança de assunto imprevisível
Nível de consciência alterado	Qualquer nível de consciência exceto alerta: ▪ Hiperalerta = vigilante ▪ Sonolento, facilmente despertado = letárgico ▪ Dificuldade em despertar = estupor ▪ Não despertável = coma
Diagnóstico de *delirium*	Itens 1 e 2 e 3 ou 4

nitivo global, como a demência, a depressão e psicoses funcionais[12] (Quadro 3).

MANEJO

Manejo não farmacológico

O manejo do *delirium* em idosos em cuidados paliativos deve ser interdisciplinar. Estratégias para a detecção precoce de *delirium*, com abordagens não farmacológicas interdisciplinares e redução de risco para prevenir o *delirium* devem ser priorizadas.

Intervenções não farmacológicas que abordam múltiplos fatores de risco demonstraram ser eficazes na redução da incidência de *delirium*.[13]

As evidências que apoiam medidas não farmacológicas são mais fortes para a prevenção e menos conclusivas em relação à redução da duração do delírio. A prevenção pode se fundir com o tratamento quando abordagens não farmacológicas estão em vigor.[13]

Fornecer um ambiente tranquilo, que reduza o ruído e promova a orientação temporal e espacial são fatores protetores.

Uma avaliação geriátrica ampla completa é necessária para verificar os fatores predisponentes e potenciais precipitantes. Além de anamnese cuidadosa, exame físico e neurológico, exames laboratoriais e de imagem de acordo com suspeição e necessidade personalizados.

QUADRO 3 **Principais diagnósticos diferenciais do *delirium*[12]**

Característica	*Delirium*	Demência	Depressão	Psicoses funcionais
Início	Súbito	Insidioso	Geralmente início recente	Súbito
Curso em 24 horas	Flutuante com tendência a piora noturna	Estável	Efeitos diurnos, tipicamente pior pela manhã. Menos flutuações que o *delirium*	Estável
Consciência	Reduzida	Clara	Clara	Clara
Atenção	Globalmente desordenada	Normal, exceto em casos moderados a graves	Prejuízo dependente da gravidade do quadro	Pode ser desordenada
Cognição	Globalmente prejudicada	Globalmente prejudicada	Prejudicada, ilhas de memória intactas, pensamentos negativos	Pode ser seletivamente prejudicada
Orientação	Prejudicada com flutuações	Prejuízo progressivo acompanhando curso da doença	Seletivamente prejudicada	Pode ser prejudicada
Alucinações	Frequentemente visuais	Quando presentes, tendem a ser visuais	Presentes em casos graves, tendem a ser visuais ou auditivas	Predominantemente auditivas
Ideias delirantes	Fugazes, pouco sistematizadas	Quando presentes são pouco sistematizadas: roubo, traição, conteúdo religioso	Presentes em casos graves: doenças, ruína, perseguição	Sustentadas e sistematizadas
Linguagem	Frequentemente incoerente, lenta ou rápida	Dificuldade em encontrar palavras, perseveração	Pode estar identificada em casos graves	Normal, lenta ou rápida

Após avaliação, é possível listar fatores predisponentes e precipitantes, possibilitando planejamento de prevenção e tratamento.

A abordagem padrão-ouro do *delirium* é instituir o tratamento para os fatores precipitantes e encontrar a etiologia subjacente.[13] Ressalta-se que, geralmente, a etiologia é multifatorial.

Os elementos de intervenção não farmacológica incluem a promoção da mobilidade, nutrição e hidratação; manutenção de entradas sensoriais de visão e audição;

e promoção de um ciclo normal de sono--vigília, orientação regular e envolvimento cognitivo.

Promover a mobilidade inclui evitar amarras não naturais que não são absolutamente necessárias para o atendimento clínico, incluindo oxigênio, linhas intravenosas, cateteres urinários e outros dispositivos de monitoramento.

O controle da dor, da função intestinal e da bexiga ideais (evitando constipação e retenção urinária) e o manejo da hipóxia também são considerados fatores de risco modificáveis.

A revisão regular e contínua de todos os medicamentos em uso que têm potencial para efeitos colaterais psicoativos é importante (Quadro 4).

QUADRO 4 **Medicamentos que podem desencadear ou perpetuar o *delirium***

Medicamentos com efeito anticolinérgico ▪ Anti-histamínico de 1ª geração (hidroxizine, dimenidrato, prometazina) ▪ Antimuscarínico urinário (oxibutinina, darifenacina, solifenacina) ▪ Antiparkinsoniano anticolinérgico (biperideno) ▪ Antiespasmótico (escopolamina) ▪ Antidepressivo tricíclico (amitriptilina, imipramina, nortriptilina)
Benzodiazepínicos (por outro lado, suspensão abrupta de benzodiazepínicos pode induzir síndrome de retirada e delirium)
Hipnóticos não benzodiazepínicos (zolpidem, zopiclona)
Anticonvulsivantes sedativos (fenitoína, fenobarbotal)
Opioides
Relaxantes musculares (carisoprodol, ciclobenzaprina)
Corticoides em altas doses

Os opioides podem aumentar o risco de *delirium*, mas, por outro lado, a dor inadequadamente controlada também está associada a um risco aumentado de *delirium*.

Alterações na farmacocinética e/ou farmacodinâmica, comuns em idosos, devem ser consideradas quando novos medicamentos são introduzidos ou as dosagens são alteradas/interrompidas.

A hidratação pode ser considerada em situações individuais em que a desidratação é considerada um fator contribuinte significativo.

Detecção e tratamento de infecções e distúrbios hidroeletrolíticos devem ser lembrados como precipitantes comuns. Assim como, em se tratando de idosos, não podem ser descartados eventos cardiovasculares como possíveis causas, sem devida avaliação.

Fatores precipitantes menos óbvios como a incapacidade de encontrar uma posição confortável na cama, a ansiedade, o medo, podem ser precipitantes do sofrimento, e exigem maior suspeição e sensibilidade.

É importante que a atuação sobre fatores precipitantes de um quadro de *delirium* seja proporcional ao plano terapêutico proposto para o paciente. Sendo assim, os primeiros passos para a definição de condutas devem envolver acurácia diagnóstica e compartilhamento de decisões com o representante do paciente. É importante lembrar que um paciente durante um quadro de *delirium* não tem autonomia.

Manejo farmacológico

O tratamento medicamentoso deve ser considerado em situações refratárias, diante de distúrbios perceptivos ou agitação que causam sofrimento significativo, ou quando houver preocupações com segurança, com risco para o paciente e/ou terceiros. O objetivo da terapia farmacológica é controlar a agitação, evitando a sedação excessiva.

O tratamento medicamentoso deve ser usado com moderação e por um período limitado, sempre que possível.

É importante lembrar que, ao se tratar a agitação psicomotora, pode haver uma conversão de um quadro hiperativo para o hipoativo e que esse novo cenário se apresenta com sintomas também angustiantes, como sonolência, letargia, comunicação reduzida e aumento da desatenção.

O uso de antipsicóticos no tratamento do delírio é comum, apesar das evidências limitadas de sua eficácia.[15] Não há evidência de que o uso de antipsicóticos reduzam duração e/ou gravidade do *delirium*.[13]

O haloperidol será a escolha de primeira linha na maioria dos casos. Outros antipsicóticos de primeira ou segunda geração são geralmente considerados na situação em que os efeitos colaterais extrapiramidais são preocupantes ou em que mais sedação pode ser desejada.

Os princípios de "começar baixo e ir devagar", do inglês "*start low and go slow*", em termos de dose e titulação da dose podem garantir a minimização dos efeitos adversos.

Os benzodiazepínicos são opções de escolha apenas para o *delirium* devido à abstinência de benzodiazepínicos ou álcool. São benéficos quando a sedação é desejada ou para reduzir a ansiedade em um paciente gravemente angustiado.[13] A escolha do benzodiazepínico será guiada pela via de administração e duração da ação.

QUADRO 5 Manejo farmacológico do *delirium*[14]

Drogas	Doses	Cuidados	Vantagens
Haloperidol	Iniciar com 0,25 a 0,5 mg, VO ou SC, cada 24 h ou 12 h Evitar EV	Não usar em Parkinson e demência por corpos de Lewy Efeitos extrapiramidais	Menos sedação, menos hipotensão. Pode ser usado por via oral e subcutânea
Levomepromazina	Iniciar com 3,25-12,5 mg oral ou SC, cada 8-12 h	Ação muito sedativa, efeitos anticolinérgicos e extrapiramidais, agitação paradoxal	Pode ser usado por via oral, retal e subcutânea
Clorpromazina	Iniciar com 12,5 mg, VO ou SC, cada 6-12 h	Ação muito sedativa, efeitos anticolinérgicos e extrapiramidais, prolongar o intervalo QTc	
Risperidona	Iniciar com 0,25 a 1 mg, oral, cada 24 h	Menos efeitos extrapiramidais que haloperidol. Cuidado com doses > 2 mg.	
Quetiapina	Iniciar com 25 a 50 mg, oral, 12-12 h	Sedativo, hipotensão postural	Pode ser usada em pacientes com parkinsonismo
Olanzapina	Iniciar com 2,5 a 5 mg, oral, 12-12 h	Sedativo	

O *DELIRIUM* TERMINAL

Quando se apresenta como agitação associada a sofrimento em contexto de últimas horas ou dias de vida, sem resposta adequada ao manejo farmacológico e não farmacológico, pode-se considerar o diagnóstico de *delirium* terminal (Figura 6).[6] Nesse caso, há indicação de sedação paliativa.

As medicações de escolha para a sedação paliativa no *delirium* refratário não são um consenso na literatura.[16] Sugere-se o uso dos antipsicóticos com possibilidade de administração por via parenteral, tais como, haloperidol, levomepromazina e clorpromazina.[17] Benzodiazepínicos podem ser considerados em associação aos antipsicóticos na presença de ansiedade importante.[16]

A dexmedetomidina, um alfa-2 adrenérgico com potencial sedativo e adjuvante para analgesia, tem sido considerada uma boa opção de medicamento para sedação paliativa no *delirium* refratário.[18] Evidências de estudos em ambiente de terapia intensiva sugerem redução da severidade do *delirium* e relatos de casos em cuidados paliativos trazem experiências bem-sucedidas no *delirium* terminal.[18,19]

ACOLHIMENTO E ORIENTAÇÃO DO PACIENTE, FAMÍLIA E EQUIPE

Mesmo quando resolvido, o episódio de *delirium* pode interferir na qualidade de vida do paciente. A prevalência dos pacientes que se recordam do episódio de *delirium* varia na literatura entre 28 e 74%, com altos níveis de estresse relacionado em mais de 80% dos casos, concordando entre os autores.[20]

A presença de *delirium* está relacionada a altos níveis de estresse e sobrecarga entre familiares, cuidadores e profissionais de saúde (Figura 7).[21]

Diante do exposto, é essencial orientação constante, educação e acolhimento dos indivíduos envolvidos no caso e no cuidado.

CONCLUSÃO

O *delirium* é sintoma comum em geriatria e cuidados paliativos, sendo conside-

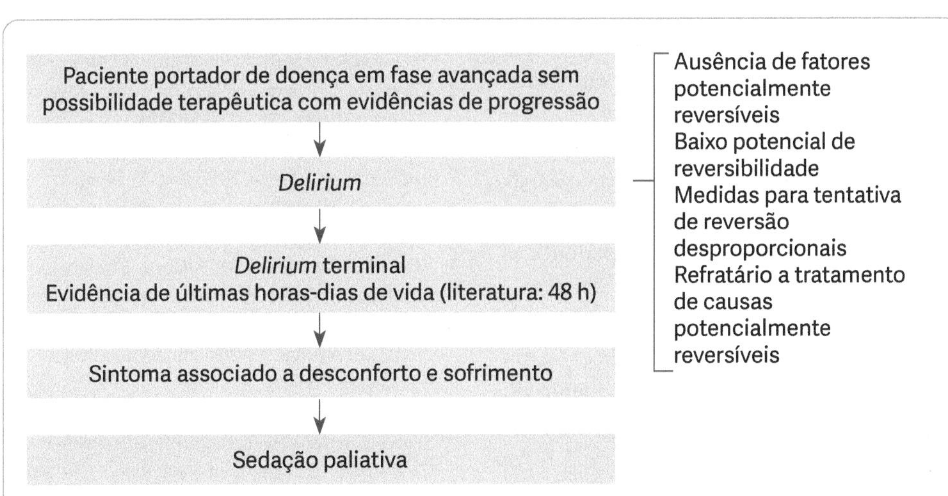

FIGURA 6 O *delirium* terminal.[6]

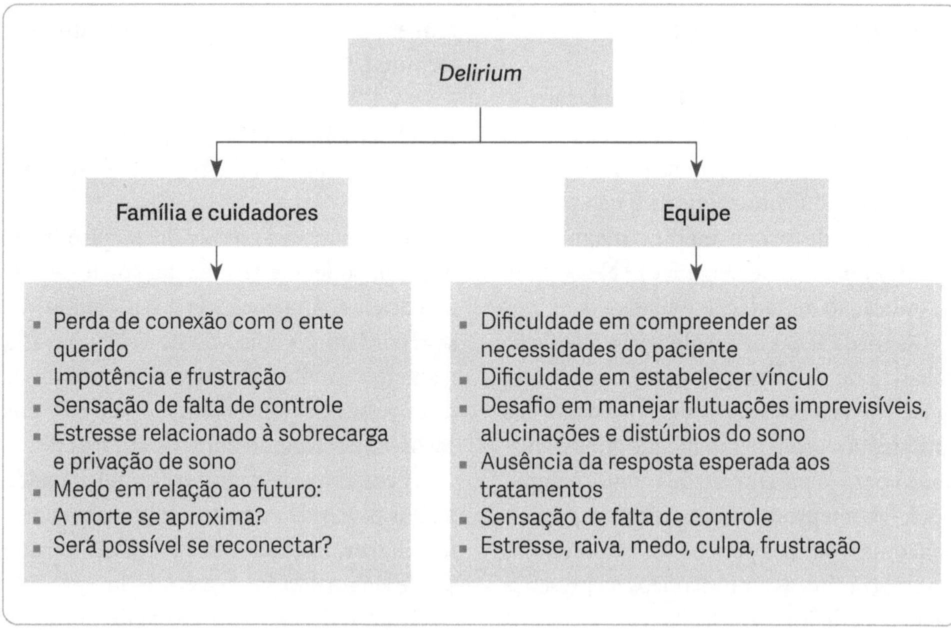

FIGURA 7 Impacto do *delirium* sobre família, cuidadores e equipe.[21]

rado uma emergência pelas suas possíveis consequências.

O manejo do *delirium* pode ser um grande desafio e deve-se investir em prevenção. Idosos em cuidados paliativos são sempre considerados população de risco e por isso devem receber atenção especial durante a programação de cuidados preventivos. É ideal o rastreio diário de *delirium* entre idosos internados.[14]

O manejo do *delirium* envolve a busca de fatores precipitantes potencialmente reversíveis. Em cuidados paliativos, deve-se atentar para a proporcionalidade de propedêuticas e tratamentos em cada caso.

É importante a compreensão do *delirium* como marcador de terminalidade extrema em casos específicos e o reconhecimento do *delirium* terminal com indicação de sedação paliativa.

A equipe de saúde, cuidadores e familiares devem estar envolvidos no cuidado e ser acolhidos e orientados durante o processo de manejo do *delirium* que pode estar associado a altos níveis de estresse.

REFERÊNCIAS BIBLIOGRÁFICAS

1. APA – American Psychiatric Association. Diagnostic and statistical manual of mental disorders. 5. ed. Washington: American Psychiatric Publishing; 2013.
2. Bramati P, Bruera E. Delirium in palliative care. Cancers (Basel). 2021;13(23):5893.
3. Marcantonio ER. Delirium in hospitalized older adults. N Engl J Med. 2017;377(15):1456-66.
4. Francis J, Young B. Diagnosis of delirium and confusional states. UpToDate; 2022.
5. Hosie A, Davidson PM, Agar M, Sanderson CR, Phillips J. Delirium prevalence, incidence, and implications for screening in specialist palliative care inpatient settings: a systematic review. Palliat Med. 2013;27(6):486-98.
6. Alici Y, Breitbart WS. Delirium. In: Bruera E, Higginson I, Charles VG. Textbook of palliative medicine and supportive care, 3. ed. Boca Raton: CRC Press, 2021. p.455-466.

7. Wilson JE, Mart MF, Cunningham C, Shehabi Y, Girard TD, MacLullich AMJ, Slooter AJC, Ely EW. Delirium. Nat Rev Dis Primers. 2020;6(1):90. Erratum in: Nat Rev Dis Primers. 2020;6(1):94.
8. Francis J, Young B. Diagnosis of delirium and confusional states. UpToDate; 2022.
9. Freitas EV, Py L, Neri AL, Cançado FAXC, Gorzoni ML, Doll J. Tratado de geriatria e gerontologia, 4. ed. Grupo Editorial Nacional (GEN); 2017.
10. Marcantonio ER, M.D. Delirium in hospitalized older adults. N Engl J Med. 2017;377:1456-1466.
11. Breitbart W, Alici Y. Agitation and delirium at end of life. JAMA. 2008.300(24):2898-2910.
12. Fabbri RMA. Delirium. In: Freitas EV, Py L. Tratado de geriatria e gerontologia, 4.ed. Rio de Janeiro: Guanabara Koogan; 2016. p. 326-333.
13. Agar MR, Amgarth-Duff I. The dilemma of treating delirium: the conundrum of drug management. Curr Treat Options Oncol. 2022;23(7):951-60.
14. Andrade LCV. Protocolo de deliram: prevenção, detecção e tratamento. São Paulo: Hospital do Coração (HCOR); 2020.
15. Tomlinson EJ, Schnitker LM, Casey PA. Exploring antipsychotic use for delirium management in adults in hospital, sub-acute rehabilitation and aged care settings: a systematic literature review. Drugs Aging. 2024;41(6):455-86.
16. Jennes DAD, Biesbrouck T, De Roo ML, Smets T, Van Den Noortgate N. Pharmacological treatment for terminal agitation, delirium and anxiety in frail older patients. Geriatrics (Basel). 2024;9(2):51.
17. Cherny NI. Palliative Sedation. In: Bruera E, Higginson I, Charles VG. Textbook of palliative medicine and supportive care, 3. ed. Boca Raton: CRC Press, 2021. p. 717-25
18. Gaertner J, Fusi-Schmidhauser T. Dexmedetomidine: a magic bullet on its way into palliative care - a narrative review and practice recommendations. Ann Palliat Med. 2022;11(4):1491-504.
19. Lemus R, Jacobowski NL, Humphrey L, Tobias JD. Applications of dexmedetomidine in palliative and hospice care. J Pediatr Pharmacol Ther. 2022;27(7):587-94.
20. Moura ML, Martins S, Correia R, Pinho E, Paulo C, Silva MJ, et al. Recall of delirium and related distress in elderly hospitalized patients: a prospective study. Porto Biomed J. 2022;7(6):e196.
21. Mossello E, Lucchini F, Tesi F, Rasero L. Family and healthcare staff's perception of delirium. Eur Geriatr Med. 2020;11(1):95-103.

7

Depressão e ansiedade em cuidados paliativos

Ana Luisa Rugani Barcellos
Anelise Fonseca
Joana Cés de Souza Dantas

Destaques do tema

- Depressão e ansiedade têm prevalência elevada em cuidados paliativos (CP), com impactos significativos na qualidade de vida.
- A abordagem deve ser interdisciplinar e inclui manejo não farmacológico e farmacológico, pertinente à trajetória de doença e aspectos cognitivos e funcionais da pessoa idosa.

DEPRESSÃO

A depressão em cuidados paliativos é uma condição muito comum, com implicações significativas para a qualidade de vida dos pacientes. É particularmente importante sua prevalência nas pessoas idosas que, além do adoecimento, muitas vezes, apresentam multimorbidades, enfrentam solidão, insuficiência familiar ou outras perdas e lutos. Ela envolve não apenas o sofrimento emocional, mas também uma complexa interação entre os aspectos psicológicos, biológicos e socioculturais do paciente em um contexto de doença grave. Requer uma abordagem holística, que combine intervenções farmacológicas e não farmacológicas, com o objetivo de aliviar o sofrimento e melhorar a qualidade de vida. É fundamental o trabalho harmônico da equipe multidisciplinar.

A depressão pode impactar significativamente na qualidade de vida de um paciente em cuidados paliativos, tirando a esperança e a sensação de paz. Prejudica a capacidade de interação com a família e amigos e afeta a capacidade de organizar assuntos práticos no final da vida. Sabe-se que está associada ao aumento de pedidos por antecipação da morte (ilegal no Brasil) e representa um importante fator de risco para suicídio.[1]

Embora as taxas de prevalência variem amplamente dependendo das populações estudadas, dos critérios diagnósticos aplicados e do método de avaliação, revisões recentes sugerem que a prevalência de depressão maior seja de cerca de 15% entre os pacientes com doença avançada.[2,3] Além disso, muitos outros pacientes apresentam depressão leve ou distimia, que também estão associadas a sofrimento significativo.[4]

Existem vários fatores de risco para depressão, sendo alguns deles: diagnóstico de doença grave, comorbidades (hipotireoidismo, doenças neurodegenerativas, *diabetes mellitus* etc.), dor e outros sintomas não controlados, distúrbios metabólicos (hipercalcemia, uremia, disfunção hepática etc.), radioterapia, perda cognitiva, história prévia ou familiar de depressão, abuso de substâncias, suporte social precário, idade mais jovem e desnutrição.[4]

O Quadro 1 indica os principais fatores relacionados com a depressão em CP.

Diagnóstico

A depressão em cuidados paliativos é frequentemente subdiagnosticada, pois muitos sintomas podem ser confundidos com outros comuns de doença avançada, como fadiga, dor, dificuldade respiratória ou dificuldade de concentração. Isso é ainda mais evidente nas pessoas idosas, que normalmente apresentam mais queixas somáticas e cognitivas do que tristeza ou desânimo.

Os doentes podem ter relutância em comunicar sintomas depressivos à equipe, pensando que seja um sinal de fraqueza. Outras dificuldades no diagnóstico provêm dos profissionais de saúde, que podem acreditar que o sofrimento psicológico é uma reação normal à doença terminal ou "parte natural" do envelhecimento. Esses profissionais podem também ter limitação de tempo e dificuldade para explorar as experiências psicológicas do seu paciente. É comum também apresentarem dificuldade em diferenciar a depressão do luto normal.[4,5]

A avaliação inicial inclui uma boa anamnese e um exame físico completo. É importante

QUADRO 1 **Principais fatores relacionados à depressão em cuidados paliativos**

Sentimento de desesperança	A doença terminal e o conhecimento de que a morte é iminente podem gerar sentimentos profundos de desesperança e desamparo
Perda de autonomia	A perda de independência e a necessidade de cuidados contínuos podem ser uma fonte de frustração e desânimo
Perdas acumuladas	Especialmente comuns nas pessoas idosas: luto por perda de familiares, amigos e da própria autonomia
Isolamento social e familiar	Pacientes em cuidados paliativos frequentemente enfrentam isolamento social, seja devido à hospitalização, seja devido ao afastamento de familiares e amigos
Conflitos emocionais não resolvidos	Relacionamentos familiares complexos, luto antecipatório ou questões não resolvidas com a própria morte podem desencadear ou agravar os sintomas depressivos
Efeitos adversos de tratamentos	O uso de medicamentos como corticosteroides, quimioterapia, radioterapia ou opioides podem ter efeitos colaterais psiquiátricos, como fadiga, distúrbios do sono e alterações no humor, contribuindo para a depressão. Especialmente mais evidente com o envelhecimento
Medo da morte	A proximidade da morte e o medo existencial de não ter cumprido as próprias expectativas de vida podem gerar um grande sofrimento emocional
Culpa e arrependimento	Pacientes podem sentir culpa ou arrependimento por coisas não resolvidas ou não vividas, e que podem ser uma fonte de angústia psicológica
Falta de sentido	A busca por um significado em uma vida limitada pela doença pode gerar crises existenciais, com sensação de vazio ou falta de propósito

obter informações sobre a rede social do doente, as suas relações, o apoio familiar, a sua situação de vida e os seus recursos financeiros.[4] Os exames laboratoriais e outros exames de diagnóstico podem ser indicados se houver suspeita de uma causa orgânica para a depressão.[4]

Existem várias escalas validadas que podem ajudar no diagnóstico da depressão, como os critérios do Manual Diagnóstico e Estatístico de Transtornos Mentais (DSM-5) e instrumentos de triagem como a Escala de Depressão Geriátrica (GDS-15) e a Escala Hospitalar de Ansiedade e Depressão (HADS).[4,5] Os critérios do DSM-5 para depressão maior requerem pelo menos cinco dos sintomas listados a seguir durante 2 semanas ou mais, sendo que pelo menos um dos sintomas é humor deprimido ou perda do prazer e interesse (anedonia).

- Humor deprimido, perda do interesse ou prazer, redução ou aumento do apetite (com ganho ou perda de peso em 1 mês); hipersonia ou insônia; pessimismo associado a sentimento de culpa e/ou inutilidade; baixa autoestima, agitação psicomotora ou retardo, ideação suicida e pensamentos constantes sobre a morte; prejuízo da concentração com dificuldade para pensar.

Uma das limitações desses critérios em cuidados paliativos é o fato de implicar a inclusão de sintomas somáticos que, por vezes, podem ser resultado da doença avançada subjacente.[5,6]

Tratamentos não farmacológicos[7]

São fundamentais no manejo da depressão, uma vez que esta, em cuidados paliativos, não é apenas uma doença biológica, mas também uma condição profundamente influenciada por fatores emocionais, existenciais e sociais. Não é possível pensar em controle de qualquer sintoma em cuidados paliativos se não houver uma abordagem multidisciplinar, no qual todos os profissionais envolvidos no tratamento estejam alinhados em promover o conforto para o paciente. É Importante ressaltar que o tratamento deve respeitar os valores, desejos e crenças do paciente.

O número de estudos de alta qualidade com gerenciamento de sintomas por meio de métodos não farmacológicos ainda é baixo, o que torna difícil tirar conclusões decisivas.[7]

Além do acolhimento psicológico descrito em tópico específico, são importantes adotar outras estratégias, que alinhadas ao tratamento farmacológico, podem trazer alívio e melhora do quadro. São elas:

- Apoio espiritual: ajuda o paciente a enfrentar as questões existenciais e emocionais que surgem com a proximidade da morte. Pode ajudar a aliviar a ansiedade existencial e a depressão associada ao medo da finitude e da incerteza.
- *Mindfulness* e técnicas de relaxamento: podem promover uma sensação de calma e aceitação.
- Arteterapia, musicoterapia e terapias criativas: podem ser eficazes em pacientes com dificuldade de expressão verbal, além de proporcionar uma forma de alívio emocional e criatividade para lidar com os desafios da doença.
- Atividade física: é um potente aliado no manejo da depressão.
- Técnicas como acupuntura e reiki.

Tratamentos farmacológicos

É uma parte fundamental da abordagem terapêutica, mas deve ser cuidadosamente adaptado às necessidades específicas do paciente. Frequentemente os enfermos apresentam condições clínicas complexas (especialmente as pessoas idosas) e os medicamentos utilizados para tratar a depressão devem ser escolhidos com base em uma avaliação de eficácia, segurança e interação com outros tratamentos.[8]

Nos cuidados paliativos, o tempo de vida do paciente pode ser curto. É preciso levar em conta o prognóstico do doente e o tempo necessário para que os potenciais tratamentos façam efeito.

São exemplos de antidepressivos:

- Inibidores da recaptação de serotonina (ISRS): têm um perfil de efeitos colaterais mais favorável do que outras classes, tornando-os particularmente úteis em pacientes com comorbidades (como insuficiência renal ou hepática) e nas pessoas idosas. Exemplos: sertralina (25 a 200 mg/dia); escitalopram (10 a 20 mg/dia).
- Inibidores da recaptação de serotonina e noradrenalina (IRSN): são antidepressivos mais potentes e úteis em pacientes que, além de sintomas depressivos, também apresentam dor crônica. Exemplos: venlafaxina (37,5 -225 mg/dia); duloxetina (30-60 mg/dia; em alguns casos até 120 mg/dia).
- Antidepressivos tricíclicos: são potentes, porém menos preferidos atualmente devido ao perfil de efeitos colaterais mais significativos, especialmente em pessoas idosas e frágeis. Podem ser úteis quando o paciente tem dor crônica e/ou insônia associada à depressão ou quando não há resposta a outros antidepressivos. Exemplos: amitriptilina (25-150 mg/dia; não utilizar em pessoas idosas); nortriptilina (25-150 mg/dia).
- Mirtazapina (15-45 mg/dia): é um antidepressivo atípico particularmente útil para pacientes que apresentam depressão associada à perda de apetite e insônia.
- Metilfenidato (10-20 mg/dia): estimulante do sistema nervoso central. Pode proporcionar um benefício terapêutico aos doentes em cuidados paliativos com sintomas depressivos que não responderam bem ao tratamento convencional.[9,10] No entanto, as evidências científicas ainda são insuficientes.
- Cetamina (0,5 mg/kg IV ou SC): antagonista não competitivo dos receptores N-metil-D-aspartato (NMDA). Tem potencial para o tratamento da depressão refratária. Embora seja geralmente segura, sua eficácia nos cuidados paliativos ainda precisa ser melhor esclarecida. Os efeitos antidepressivos podem aparecer 1 hora após a administração, atingindo o pico em aproximadamente 24 horas e com duração de 7 dias.[11,12] Esse tempo varia de acordo com a via de administração (oral, nasal, injetável).
- Antipsicóticos: podem ser utilizados em alguns casos de depressão psicótica. Os mais comuns nesse caso são a quetiapina ou a olanzapina.

ANSIEDADE

Introdução

A ansiedade é uma reação emocional, adaptativa, normal diante de uma ameaça ou estresse antecipado.[13] Pode ser conhecida como o "medo do futuro", pois a pessoa antecipa, imagina e teme o que pode surgir, uma vez que não há certeza no cenário, fugindo do controle. Desempenha um importante papel na sobrevivência, pois é uma resposta psíquica protetora, que pode levar à fuga e luta, diante de um perigo. Quando uma pessoa se vê perante uma situação que a coloque em vulnerabilidade, a ansiedade surge e desencadeia uma série de expressões que podem ser mais ou menos intensas, de acordo com a pessoa e seu modo de enfrentar os desafios. Nos cuidados paliativos para as pessoas idosas, os desafios são inúmeros, já que diante de uma doença ameaçadora da vida, o medo do que virá está sempre presente. Desde o diagnóstico, perpassando pela troca ou suspensão de tratamentos, convites para conversas difíceis, até decisões importantes e definidoras, como limites proporcionais terapêuticos, a ausência de respostas do que ainda será enfrentado, poderá causar muita ansiedade.[14]

A ansiedade também pode ser expressa de forma patológica. É considerada um transtorno quando surge de forma exagerada, frequente ou em momentos indevidos. Quando intensa e duradoura, interfere com as atividades normais da pessoa provocando um comportamento mal-adaptativo, que pode ser um distúrbio de ajustamento. Assim, diferentes nuances podem classificar a ansiedade de menor complexidade, até uma desordem generalizada, com síndrome do pânico, promovendo repercussões clínicas significativas, o que exige uma abordagem mais ampla no tratamento. Por fim, quando associada à depressão, soma-se um agravante de proporções variadas, exigindo ainda mais a presença de uma equipe multiprofissional no acompanhamento.[14]

Os dados epidemiológicos variam dependendo do método de estudo e cenário de pesquisa; cerca de 10 a 40% das pessoas com doenças graves e que são limitadoras da vida apresentam sintomas clinicamente significativos de humor e ansiedade.[15,16] No cenário dos cuidados paliativos, em torno de 1 a cada 7 pessoas apresentam algum distúrbio do ajustamento, caracterizado por uma experiência de curto tempo com sintomas de ansiedade.

Fatores de risco, causas e diagnóstico de ansiedade

Como fatores de risco, alguns exemplos são: a própria depressão, presença de comorbidades, perdas prévias na independência e na autonomia, presença de sintomas mal controlados (como dor e dispneia), ausência de uma rede de apoio e condições socioeconômicas deficientes que impedem o cuidado digno e a qualidade de vida.[17]

Existem várias causas de transtornos de ansiedade, com envolvimento de diferentes fatores, como: ambiente, fatores genéticos e hereditários, medicações e drogas ilícitas. No cenário dos cuidados paliativos na geriatria, as causas podem ser desde o diagnóstico de uma doença incurável, como doenças neurológicas progressivas, por exemplo, as demências, a esclerose lateral amiotrófica e a doença de Parkinson; o câncer que, mesmo se potencialmente curável, gera ansiedade pelo futuro duvidoso na trajetória do tratamento (incluindo capacidade funcional que permita cirurgia, radioterapia e terapia sistêmica); a presença de comorbidades; as doenças de falência orgânica em fase avançada (como insuficiência cardíaca, renal e pulmonar); a perda de órgãos do sentido como cegueira ou disacusia. Alterações metabólicas também podem ser consideradas contribuintes para ansiedade, como hipercalcemia e síndromes paraneoplásicas. Ainda, diante do cenário da morte, a ansiedade surge diante da perspectiva da própria terminalidade da vida, da presença de sintomas físicos não controláveis, dos aspectos psicossociais escassos ou inexistentes (como rede social de suporte, membros familiares); a ausência de habilidades como resiliência ou, até mesmo, diante da ausência de recursos relacionados à espiritualidade, como fé, comunidade religiosa, ritos e credos confortantes para a pessoa.[15,17]

Dos sintomas mais comuns relacionados à saúde mental, como insônia, dificuldade de concentração, pensamentos repetitivos e/ou catastróficos, exageros na antecipação de cenários, apresentam-se inicialmente de forma lenta, mas ganham importância com a insistência ou ruminação ou podem surgir de forma súbita, como uma crise de rápida duração (minutos ou até dias). Podem surgir também em crescente, ampliando e intensificando os sintomas a cada nova provocação do pensamento ou estímulo para ansiedade. Assim, os sintomas variam desde uma angústia quase imperceptível até um ataque de pânico muito grave, com repercussões físicas, manifestadas através de precordialgia, taquicardia, taquidispneia, tensão muscular, sudorese, tontura, náuseas e vômitos, agitação, tremor, insônia e compulsão.[15,17]

Tratamento

Pode-se dividir o tratamento da ansiedade em farmacológico e não farmacológico.

No campo das medicações, não há novas drogas promissoras. Das duas classes mais usadas, a primeira, os já conhecidos benzodiazepínicos – lorazepam, alprazolam, midazolam (preferência devido seu rápido início de ação, curta meia-vida e permanência) e clonazepam estão entres os eleitos. Na segunda classe estão os antidepressivos, como os inibidores seletivos de receptação da serotonina e os inibidores de noradrenalina e serotonina (duais).

Agentes neurolépticos são escolhidos em associação normalmente com uma das classes citadas anteriormente, mas em casos de maior gravidade. Por fim, anti-histamínicos, pela capacidade sedativa, também são citados na literatura clássica dos cuidados paliativos, mas a escolha deve ser bem discutida e individualizada.[15,17,18]

Já o tratamento não farmacológico, talvez seja o mais promissor. A presença da equipe multiprofissional se faz importante. Além da psicologia que será abordada ainda neste capítulo, cresce o número de evidências relacionadas ao papel da meditação e seus diferentes protocolos e nomenclaturas, a acupuntura, a aromaterapia, a musicoterapia, a arteterapia e a terapia assistida por animais, como complementares ao tratamento farmacológico, caso este último realmente seja necessário. É importante abordar a família em paralelo, enfatizando o papel crucial da psicoeducação para que todo ambiente esteja envolvido no tratamento.[15-19]

Na meditação, existem dois protocolos bem estabelecidos: o *mindfulness*, desenvolvido por John Zabat-Zinn, e o treinamento do cultivo da compaixão, criado por Thupten Jinpa, ambos de 8 semanas, em que meditações guiadas são propostas para relaxamento, foco e redução de gatilhos emocionais que possam perpetuar a ansiedade.[20,21]

Pode ser útil um diário emocional, em que a pessoa registre os possíveis gatilhos, suas reações físicas e mentais e qual o comportamento gerado diante do quadro, para que ela possa refletir o que passou e instituir estratégias de mudanças para melhor lidar com aquelas situações. Anotar as descrições dos sintomas e quais fatores foram associados a eles contribuem para que a pessoa tenha consciência do que está acontecendo com ela e registrar os detalhes de cada episódio é uma forma de adesão ao tratamento.

DEPRESSÃO E ANSIEDADE NAS PESSOAS IDOSAS EM CUIDADOS PALIATIVOS: PERSPECTIVA DA PSICOLOGIA

Compreender ansiedade e depressão nas pessoas idosas no contexto dos cuidados paliativos exige uma abordagem multifacetada que leve em consideração aspectos biológicos e biográficos. Nesse sentido, a qualidade da assistência está relacionada à sintonia entre as diferentes disciplinas. A psicologia tem o papel de avaliar e intervir nas dimensões emocionais e comportamentais, incrementar o repertório de recursos (internos e externos), facilitar a comunicação e o ajustamento do paciente a sua nova realidade. A ação psicoterapêutica, isenta de juízo de valor ou "pré-conceitos", oferece abertura para uma livre expressão dos medos, angústias e dificuldades no enfrentamento da doença, sendo considerada um tratamento não farmacológico com grande potencial.[22]

O entendimento do sofrimento como uma experiência única para cada indivíduo é o ponto de partida de quaisquer ações de cuidado. A abordagem deve ser centrada na pessoa, levando em conta o contexto e a cultura em que o paciente está inserido. A partir de sua narrativa, compreende-se o sistema de crenças e valores, os sentidos e significados atribuídos à doença e à vida, experiências anteriores de perda e adoecimento, expectativas, frustrações, e as preocupações relacionadas ao processo de adoecimento e finitude.[22] É nessa construção conjunta entre paciente e terapeuta que a psicologia avalia características psíquicas do paciente que podem estar relacionadas com a história de vida, com o histórico de desordens psiquiátricas, sua estrutura de personalidade ou questões psíquicas que tenham sido desencadeadas pelo diagnóstico. Na avaliação psicológica, articula-se o sofrimento manifestado com os fatores relacionados ao processo de adoecimento e suas repercussões nas diferentes esferas de vida.[22,23]

Na prática da psicologia pode ser desafiador distinguir fatores que estejam relacionados exclusivamente à depressão ou à ansiedade, devido às particularidades de cada paciente. Ademais, a literatura destaca que os transtornos de ansiedade frequentemente ocorrem em conjunto com a depressão nessa população, o que pode agravar a gravidade dos sintomas depressivos e complicar os resultados do tratamento, impactando diretamente a qualidade de vida.[24,25]

Depressão

Diferenciar a depressão do sofrimento emocional em pacientes idosos em cuidados paliativos requer uma análise minuciosa da sintomatologia, levando em consideração a presença concomitante de ansiedade e condições crônicas, bem como os efeitos sobre a adesão ao tratamento e a qualidade de vida. Nesse contexto, a depressão se manifesta por um estado de humor persistentemente rebaixado, anedonia e prejuízo funcional significativo, enquanto o sofrimento emocional tende a ser mais passageiro e circunstancial, frequentemente associado aos desafios impostos pela doença e pelo tratamento. Aspectos específicos auxiliam na distinção entre esses quadros, incluindo a intensidade e a duração dos sintomas, a adequação das respostas emocionais, manifestações cognitivas e físicas, a presença de esperança e propósito, o impacto na autoestima e nas perspectivas de futuro, a ocorrência de pensamentos suicidas e a percepção do suporte disponível. A eficácia das intervenções pode ser influenciada por fatores como a presença de comorbidades preditoras de piores desfechos terapêuticos. A avaliação por meio de escalas e instrumentos, entrevistas estruturadas e observação clínicas podem ser úteis para diferenciar depressão e sofrimento emocional.[26-30]

Envelhecer envolve um processo contínuo de transição marcado por perdas, aproximando o indivíduo de sua própria finitude e gerando impactos tanto para a pessoa idosa quanto para seus cuidadores. Essas perdas, reais e simbólicas, colocam esse paciente em um estado constante de luto, levando a reflexões sobre a morte e seus aspectos desconhecidos e incontroláveis. Explorar o tema da finitude e planejar cuidados futuros, especialmente em casos de adoecimento, pode reduzir os impactos na saúde mental.[31] O luto não reconhecido é um desafio comum na velhice e em situações de adoecimento, e está relacionado a perdas ambíguas, luto antecipatório e perdas múltiplas, levando a respostas emocionais suprimidas ou enfrentamento desadaptativo. As pessoas idosas, muitas vezes, evitam expressar sua dor por acreditarem que tais perdas fazem parte do envelhecimento ou por medo de não serem compreendidas. O luto antecipatório experimentado no decorrer do adoecimento é um processo que envolve estresse e emoções (tristeza, medo e ansiedade, por exemplo) mas difere do luto após a perda concretizada.[32,33]

Na velhice, os recursos emocionais e sociais para elaborar o luto podem ser mais limitados, aumentando o risco de complicações no processo, principalmente se associado a prejuízos da saúde física.[34] Os lutos por morte de pessoas próximas, pelas perdas da velhice e do adoecimento podem impactar a saúde mental de pacientes idosos em ambientes paliativos, contribuindo significativamente com quadros de ansiedade e depressão. A presença de luto e a falta de cuidado adequado podem levar a um quadro de transtorno de luto prolongado, acarretando novos desafios à equipe de cuidados paliativos. Embora o luto e a depressão sejam distintos, eles podem se sobrepor, e entender que essa distinção é crucial para uma intervenção precoce e assertiva. A gravidade da depressão pode aumentar se associada a complicadores do processo de luto.[35,36]

O luto em situações de adoecimento envolve perdas passadas, presentes e futuras. O modelo do processo dual propõe que o enlutado oscila entre dois movimentos: foco na perda (dor e pesar) e foco na restauração (autocuidado e adaptação), destacando a importância de equilibrar sofrimento e retomada da vida. Esse modelo é útil no contexto dos cuidados paliativos, pois oferece uma abordagem dinâmica e integrada, auxiliando pacientes e cuidadores a lidarem com as perdas enquanto se ajustam à realidade imposta pela doença. Profissionais paliativistas devem adotar uma postura flexível, alternando entre suporte emocional e intervenções práticas, reconhecendo a variabilidade no enfrentamento.[37,38]

Ansiedade

A ansiedade nas pessoas idosas no contexto dos cuidados paliativos é comum. A avaliação envolve reconhecer os fatores emocionais, sociais, espirituais, físicos e existenciais que podem contribuir para o sofrimento psicológico nessa fase da vida. Compreender e abordar a ansiedade em pacientes idosos nos cuidados paliativos exige uma abordagem que considere a frequente coexistência da ansiedade com a depressão e a necessidade de intervenções psicológicas integradas. A ansiedade e a depressão em adultos mais velhos frequentemente estão interligadas, levando a piores resultados se não forem gerenciadas de forma eficaz.[39,40]

Distinguir a ansiedade patológica das reações normais ao enfrentamento de doenças graves é fundamental para uma abordagem psicoterapêutica assertiva. Recomenda-se a utilização de instrumentos e escalas de avaliação, uma anamnese ampla e bem estruturada que abarque aspectos biológicos e biográficos. Estabelecer uma comunicação aberta e empática é essencial para aliviar a ansiedade nos pacientes idosos. Permitir que expressem seus medos e preocupações, e, se assim desejarem, que participem ativamente dos processos de tomada de decisão pode reduzir sentimentos de desamparo e aumentar a sensação de segurança emocional. Combinar terapias psicológicas, farmacológicas e intervenções integrativas pode melhorar a qualidade de vida, promover um senso de controle e reduzir o sofrimento, proporcionando mais conforto e dignidade ao paciente.[26,41]

Alguns fatores podem estar diretamente associados a quadros de ansiedade nas pessoas idosas em cuidados paliativos: sintomas do adoecimento (falta de ar, fadiga, insônia e perdas secundárias, como da funcionalidade motora e/ou cognitiva, da independência), perdas sociais e/ou financeiras, perda da fé, da sensação de segurança e previsibilidade, o medo do sofrimento físico e da morte, incertezas em relação ao futuro, angústia espiritual, ausência da rede de apoio prático ou emocional, barreiras na comunicação ou vínculos disfuncionais com a família e/ou equipe de cuidados.[23]

Abordagem da psicologia

Em cuidados paliativos, as intervenções psicológicas devem ser adaptadas para atender às necessidades específicas dos pacientes idosos, como tempos de sessão mais curtos e flexibilidade na localização das intervenções devido às limitações físicas e às altas taxas de desistência. Intervenções em *mindfulness*, intervenções psicológicas baseadas no significado ou na dignidade podem ser benéficas, abordando o sofrimento existencial e aprimorando o senso de significado e dignidade na vida.[42] Integrar o cuidado psicológico ao longo do processo de adoecimento é fundamental, incluindo avaliação regular da resposta ao tratamento e ajustes nas intervenções conforme necessário. Modelos de cuidado colaborativo, que envolvem uma abordagem multidisciplinar, podem otimizar o manejo da ansiedade e da depressão nessa população, garantindo que os cuidados psicológicos, farmacológicos e as práticas integrativas sejam bem coordenados.[43]

As abordagens da psicologia podem ser as mais diversas. Algumas podem ter seu foco voltado para os aspectos cognitivo-comportamentais, outras para questões existenciais: seja baseada em resolução de problemas, na construção de significados ou revisão de legado.[42,44,45] O mais importante é que, independente do referencial teórico utilizado, o profissional esteja capacitado para o trabalho em cuidados paliativos e estabeleça uma aliança terapêutica segura, em que o foco principal seja o paciente e suas necessidades de primeira ordem.[43]

As intervenções psicoterápicas com as pessoas idosas em cuidados paliativos priorizam o acompanhamento nos diferentes momentos da doença, desempenhando um papel facilitador na modificação de modelos disfuncionais internalizados, no desenvolvimento de habilidades de enfrentamento e recursos adaptativos, além de promover uma revisão de vida, reconciliações emocionais e o fechamento de ciclos importantes. O trabalho da psicologia envolve:

- Psicoeducação de pacientes, familiares e profissionais, com o objetivo de educar sobre sinais e sintomas e a importância de garantir acesso aos tratamentos adequados – inclui-se encaminhamento para práticas integrativas e complementares em saúde (PICS) e/ou, quando necessário, avaliação e tratamento com médico especialista em saúde mental.
- Avaliação, intervenção focal e diretiva, e suporte para uma melhor regulação emocional.
- Fortalecimento dos vínculos e da rede de apoio prática e emocional.
- Investir no vínculo com a equipe de cuidado e na comunicação com familiares e profissionais.
- Estímulo à autonomia e ao protagonismo do paciente em seu processo.
- Identificação e manutenção das atividades de prazer/lazer.
- Construção de significados, trabalhar questões relacionadas ao sentido da vida e legado pessoal.
- Foco no processo de luto e na elaboração das perdas secundárias ao processo de adoecimento.
- Identificação e intervenção no estilo de enfrentamento, fatores de risco e proteção.
- Expressão de desejos e expectativas para o planejamento de cuidados futuros.[22,23,26,40,42]

CONSIDERAÇÕES FINAIS

A depressão e a ansiedade em cuidados paliativos são condições que exigem uma abordagem multifacetada e centrada no paciente. O manejo desses sintomas deve ser personalizado, considerando as necessidades e preferências do paciente, bem como os aspectos físicos, emocionais, sociais e espirituais envolvidos. O tratamento deve incluir tanto estratégias farmacológicas quanto não farmacológicas, visando sempre melhorar a qualidade de vida e aliviar o sofrimento. É importante ressaltar que nem todas as oportunidades de tratamento estão nas medidas farmacológicas e, portanto, a abordagem multiprofissional utilizando medidas complementares de tratamento, em consonância com a Política Nacional de Práticas Integrativas e Complementares, pode ser uma peça-chave na abordagem terapêutica.

REFERÊNCIAS BIBLIOGRÁFICAS

1. Noorani NH, Montagnini M. Recognizing depression in palliative care patients. J Palliat Med. 2007;10(2):458-64.
2. Wilson KG, Chochinov HM, Skirko MG, Allard P, Chary S, Gagnon PR, et al. Depression and anxiety disorders in palliative cancer care. J Pain Symptom Manage. 2007;33(2):118-29.
3. Mitchell AJ, Chan M, Bhatti H, Halton M, Grassi L, Johansen C, et al. Prevalence of depression, anxiety, and adjustment disorder in oncological, haematological, and palliative-care settings: a meta-analysis of 94 interview-based studies. Lancet Oncol. 2011;12(2):160-74.
4. Noorani NH, Montagnini M. Recognizing depression in palliative care patients. J Palliat Med. 2007;10(2):458-64.
5. Rayner L, Loge JH, Wasteson E, Higginson IJ; European Palliative Care Research Collaborative. The detection of depression in palliative care. Curr Opin Support Palliat Care. 2009;3(1):55-60.
6. Wasteson E, Brenne E, Higginson IJ, Hotopf M, Lloyd-Williams M, Kaasa S, Loge JH; European Palliative Care Research Collaborative (EPCRC). Depression assessment and classification in palliative cancer patients: a systematic literature review. Palliat Med. 2009;23(8):739-53.
7. Alikan B, Can G. Evidence-based nonpharmacological symptom management of palliative care in

advanced and metastatic cancer patients: a systematic review. Florence Nightingale J Nurs. 2024;32(1):90-98.

8. Rayner L, Price A, Evans A, Valsraj K, Hotopf M, Higginson I. Antidepressants for the treatment of depression in palliative care: systematic review and meta-analysis. J. Palliat Med. 2011;25(1):36-51.
9. Perusinghe M, Chen KY, McDermott B. Evidence-based management of depression in palliative care: a systematic review. J Palliat Med. 2021;24(5):767-781.
10. Hardy SE. Methylphenidate for the treatment of depressive symptoms, including fatigue and apathy, in medically ill older adults and terminally ill adults. Am J Geriatr Pharmacother. 2009;7(1):34-59.
11. Barbosa MG, Garcia GT, Sarin LM, Jackowski AP. Cetamina efficacy and safety of ketamine for the treatment of depressive symptoms in palliative care: a systematic review. Braz J Psychiatry. 2023;45(2):182-195.
12. Goldman N, Frankenthaler M, Klepacz L. The efficacy of ketamine in the palliative care setting: a comprehensive review of the literature. J Palliat Med. 2019;22(9):1154-1161.
13. OMS. Classificação Internacional de Doenças (CID-11), 2019. Disponível em: https://www.who.int/classifications/classification-of-diseases. Acesso em: fev. de 2025.
14. Forlenza O, Radanovic M, Florindo S. Neuropsiquiatria geriátrica, 3. ed. São Paulo: Atheneu; 2023.
15. Sherman KA, Kilby CJ. Fear, anxiety and adjustment disorder in palliative care. In: Cherny N, Fallon M, Kaasa S, Portenoy RK, Currow DC, editors. Oxford textbook of palliative medicine, 6. ed. Oxford: Oxford University Press; 2015.
16. Sadowska K, Fong T, Horning DR, McAteer S, Ekwebelem MI, Demetres M, et al. Psychiatric comorbidities and outcomes in palliative and end-of-life care: a systematic review. J Pain Symptom Manage. 2023;66(1):e129-e151.
17. Akechi T. Depression and anxiety. In: Bruera E, Higginson IJ, von Gunten CF, Morita T, editors. Textbook of palliative medicine and supportive care, 3. ed. London: CRC Press; 2021.
18. Freitas VE, Py L. Tratado de geriatria e gerontologia. 5.ed. São Paulo: Guanabara Koogan; 2022.
19. Farrar AJ, Farrar CF. Clinical aromatherapy. Nurs Clin N Am. 2020;55(4):489-504.
20. Kabat-Zinn J. mindfulness meditation for pain relief: practices to reclaim your body and your life. Paperback edition. Boulder: Sounds True; 2023.
21. Compassion Cultivation Training. Compassion Institute. Disponível em: https://www.compassioninstitute.com/cct. Acesso em: dez. de 2024.
22. Lopes FG, Ribeiro RA, Câmara RA. O papel do psicólogo paliativista: descrevendo práticas essenciais. In: Lopes FG, editor. Psicologia e cuidados paliativos: a tessitura de olhares e intervenções. Londrina: Lucto; 2024. p. 87-107.
23. Dantas JCS, Karam VB. Processo de demência e seus lutos. In: Academia Nacional de Cuidados Paliativos; Silva RS, Garcia JBS, organizadores. PROPALIATIVO Programa de Atualização em Cuidados Paliativos: Ciclo 1. Volume 3. Porto Alegre: Artmed Panamericana; 2024. p. 119-57.
24. Lenze EJ. Comorbidity of depression and anxiety in the elderly. Curr Psychiatry Rep. 2003;5(1):62-7.
25. Lenze EJ, Mulsant BH, Shear MK, Schulberg HC, Dew MA, Begley AE, et al. Comorbid anxiety disorders in depressed elderly patients. Am J Psychiatry. 2000;157(5):722-728.
26. Block SD. Psychological issues in end-of-life care. J Palliat Med. 2006;4(4):475-92.
27. Wong SMY, Leung DKY, Liu T, Ng ZLY, Wong GHY, Chan WC, et al. Comorbid anxiety, loneliness, and chronic pain as predictors of intervention outcomes for subclinical depressive symptoms in older adults: evidence from a large community-based study in Hong Kong. BMC Psychiatry. 2024;24(1):839.
28. Frost R, Bauernfreund Y, Walters K. Non-pharmacological interventions for depression/anxiety in older adults with physical comorbidities affecting functioning: systematic review and meta-analysis. Int Psychogeriatr. 2019;31(8):1121-36.
29. Fulton JJ, Newins AR, Porter LS, Ramos K. Psychotherapy targeting depression and anxiety for use in palliative care: a meta-analysis. J Palliat Med. 2018;21(7):1024-37.
30. Deshields TL, Wells-Di Gregorio S, Flowers SR, Irwin KE, Nipp R, Padgett L, et al. Addressing distress management challenges: recommendations from the consensus panel of the American Psychosocial Oncology Society and the Association of Oncology Social Work. CA Cancer J Clin. 2021;71(5):407-436.
31. Kreuz G, Franco MH. O luto do idoso diante das perdas da doença e do envelhecimento: revisão sistemática de literatura. Arq Bras Psicol. 2017;69(2):168-86.
32. Casellato G. Luto por perdas não legitimadas na atualidade. São Paulo: Summus; 2020.
33. Fonseca JP. Luto Antecipatório. São Paulo: Polo Books; 2012.

34. Pallottino ER, Cunha CR, Ribeiro HG. Luto em Idosos: transições e desafios. In: Freitas EV, Py L, organizadores. Tratado de geriatria e gerontologia. Rio de Janeiro: Guanabara Koogan; 2022.
35. Schladitz K, Löbner M, Stein J, Weyerer S, Werle J, Wagner M, et al. Grief and loss in old age: Exploration of the association between grief and depression. J Affect Disord. 2021;283:285-92.
36. Treml J, Linde K, Engel C, Glaesmer H, Hinz A, Luck T, et al. Loss and grief in elderly people: Results from the LIFE-Adult-Study. Death Stud. 2022;46(7):1621-30.
37. Stroebe MS, Schut H. The dual process model of coping with bereavement: rationale and description. Death Stud. 1999;23(3):197-224.
38. Jackson VA, Jacobsen J, Greer JA, Pirl WF, Temel JS, Back AL. The cultivation of prognostic awareness through the provision of early palliative care in the ambulatory setting: a communication guide. J Palliat Med. 2013;16(8):894-900.
39. Wuthrich VM, Meuldijk D, Jagiello T, Robles AG, Jones MP, Cuijpers P, et al. Efficacy and effectiveness of psychological interventions on co-occurring mood and anxiety disorders in older adults: a systematic review and meta-analysis. Int J Geriatr Psychiatry. 2021;36(6):858-72.
40. Wuthrich VM, Meuldijk D, Jagiello T, Robles AG, Jones MP, Cuijpers P, et al. Efficacy and effectiveness of psychological interventions on co-occurring mood and anxiety disorders in older adults: A systematic review and meta-analysis. Int J Geriatr Psychiatry. 2021;36(6):858-72.
41. Block SD. Psychological considerations, growth, and transcendence at the end of life: the art of the possible. JAMA. 2001;285(22):2898-905.
42. von Blanckenburg P, Leppin N. Psychological interventions in palliative care. Curr Opin Psychiatry. 2018;31(5):389-95.
43. Andersen BL, Lacchetti C, Ashing K, Berek JS, Berman BS, Bolte S, et al. Management of anxiety and depression in adult survivors of cancer: ASCO guideline update. J Clin Oncol. 2023;41(18):3426-3453.
44. Cuijpers P, Karyotaki E, Pot AM, Park M, Reynolds CF. Managing depression in older age: psychological interventions. Maturitas. 2014;79(2):160-9.
45. Jonsson U, Bertilsson G, Allard P, Gyllensvärd H, Söderlund A, Tham A, et al. Psychological treatment of depression in people aged 65 years and over: a systematic review of efficacy, safety, and cost-effectiveness. PLoS One. 2016;11(8):e0160859.

8

Insônia em idosos sob cuidados paliativos

Alini Maria Orathes Ponte
Leonardo Brandão de Oliva

Destaques do tema

- Distúrbios do sono são comuns em idosos, especialmente em pacientes com doença avançada, e associam-se com morbidade significativa e piora da qualidade de vida.
- A insônia geralmente é secundária a múltiplos fatores em pacientes idosos com doenças avançadas e tanto elementos físicos quanto psicológicos são considerados etiologicamente importantes.
- O tratamento da insônia envolve o controle de fatores associados como dor, medidas de higiene do sono e outras intervenções não farmacológicas, prioritariamente.
- Recomenda-se cautela no tratamento farmacológico, avaliando-se sempre risco *versus* benefício das intervenções.
- Sedativos podem aumentar o risco de delirium e de quedas em idosos frágeis e podem piorar o prognóstico de saúde geral.
- Distúrbios do sono também impactam a saúde mental do cuidador.

INTRODUÇÃO

Um dos pilares dos cuidados paliativos é melhorar a qualidade de vida dos pacientes. Para alcançar esse objetivo, é fundamental o reconhecimento e o tratamento eficaz dos sintomas que geram sofrimento. Dentre esses sintomas, a insônia destaca-se como um fator que impacta negativamente o bem-estar dos pacientes, comprometendo ainda mais a sua qualidade de vida. Neste capítulo sobre distúrbios do sono, será abordada especificamente a insônia, dada sua relevância.

Os distúrbios do sono afetam uma parcela significativa da população idosa, e a insônia é o transtorno de sono mais comum nessa faixa etária, sendo que entre 30% e 50% dos idosos relatam problemas para dormir.[1] Uma revisão sistemática sobre prevalência de insônia em cuidados paliativos mostrou que 1 em cada 3 pacientes são afetados.[2] A prevalência desses distúrbios é particularmente alta nesse grupo devido à combinação de múltiplas condições clínicas, como doenças crônicas, dor constante e o processo de terminalidade.[3] Os distúrbios do sono são uma causa persistente de sofrimento para pacientes com doenças ameaçadoras à vida. A falta de sono afeta a qualidade de vida e pode aumentar a intensidade de sintomas como dor, depressão ou ansiedade.[3]

A insônia é caracterizada por um conjunto de queixas que refletem insatisfação com a qualidade e a quantidade do sono.[4] Os sintomas noturnos, ou tipos de insônia, incluem dificuldade para iniciar e manter o sono e despertar precoce matutino, e essas queixas podem, com frequência, coexistir. Nos idosos, a dificuldade para manter o sono é uma queixa mais comum do que a dificuldade para iniciar o sono ou a sensação de sono não reparador.

CRITÉRIOS DIAGNÓSTICOS

A insônia, sendo um quadro multidimensional, já foi definida por diferentes critérios diagnósticos e recebeu vários tipos de classificação. Os critérios diagnósticos clínicos, que definem o transtorno de insônia, incluem não apenas sintomas de dificuldade em adormecer e permanecer dormindo, mas também as consequentes repercussões diurnas. Os critérios diagnósticos sugeridos, segundo a 11ª revisão da Classificação Internacional das Doenças (CID-11),[5] encontram-se resumidos no Quadro 1.

QUADRO 1 Critérios sugeridos de insônia (CID-11– 2022)

A insônia crônica é uma dificuldade frequente e persistente de iniciar ou manter o sono, e ocorre apesar das oportunidades e das circunstâncias adequadas para dormir; resulta em insatisfação geral com o sono e alguma forma de prejuízo durante o dia
Sintomas diurnos geralmente incluem fadiga, humor deprimido ou irritabilidade, mal-estar geral e comprometimento cognitivo
A perturbação do sono e os sintomas diurnos associados ocorrem várias vezes por semana, durante pelo menos três meses
Alguns indivíduos com insônia crônica podem apresentar um curso mais episódico, com eventos recorrentes de dificuldades para dormir/vigília que duram várias semanas seguidas, ao longo de vários anos

Fonte: adaptado de CID-11; 2022.

FATORES ASSOCIADOS OU PREDITIVOS DA INSÔNIA

Assim como a dor é um sintoma complexo ("dor total") e seu manejo depende do conhecimento de fatores biológicos, psicológicos, sociais e espirituais, o gerenciamento bem-sucedido da insônia em cuidados paliativos depende de uma perspectiva multidimensional ("insônia total ou integral") em muitos pacientes.[2] A Figura 1 mostra de forma resumida os fatores associados à insônia em cuidados paliativos.

Fatores associados ou preditores de insônia foram abordados em diversos estudos com pacientes em cuidados paliativos, principalmente em pacientes com câncer. Uma revisão sistemática com essa população, identificou os determinantes biológicos, psicológicos e sociais da insônia.[2] A Tabela 1 descreve diversos fatores que estão associados à insônia e que devem ser avaliados juntamente com as queixas relacionadas ao sono para poderem ser abordados em prol de um manejo adequado.

A insônia é frequentemente causada por múltiplos fatores nos pacientes com doenças avançadas e tanto elementos físicos quanto psicológicos são considerados etiologicamente importantes. Um estudo sobre prevalência de insônia com pacientes em cuidados paliativos demonstrou que a falta de controle dos sintomas foi a causa mais prevalente para os sintomas de insô-

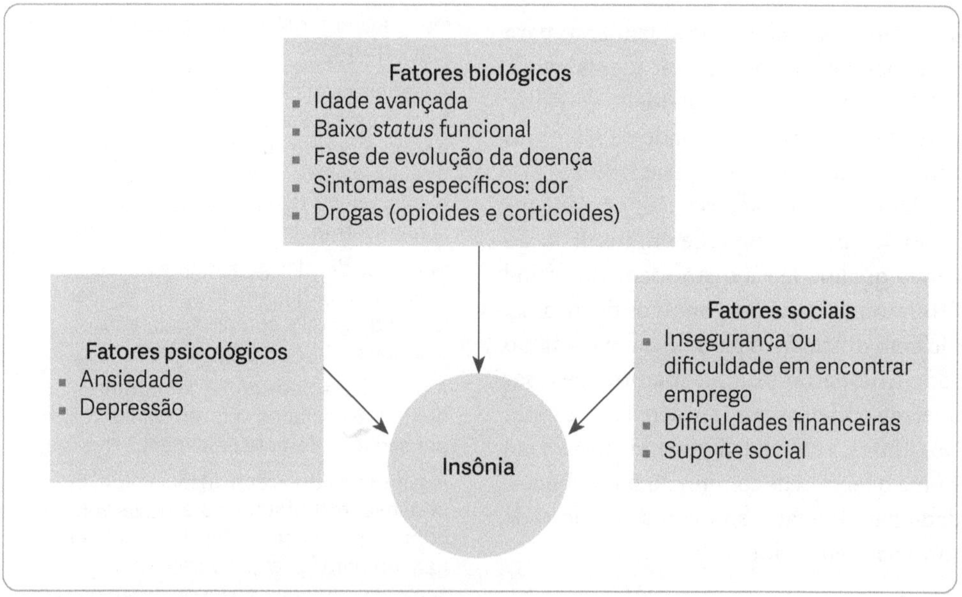

FIGURA 1 **Determinantes da insônia identificados em revisão sistemática.**
Fonte: traduzida e adaptada de Nzwalo et al., 2020.[2]

TABELA 1 **Fatores associados e preditores de insônia**

Sofrimento emocional e transtornos psiquiátricos	Sofrimento aumentado relacionados à trajetória da doença, à depressão, à ansiedade
Sintomas físicos	Dor, náuseas e vômitos, fadiga, dispneia, febre, tosse, soluço
Efeitos colaterais de medicações e substâncias	Psicoestimulantes (incluindo álcool e cafeína), broncodilatadores, corticoides, anti-hipertensivos, antidepressivos, abstinência de benzodiazepínicos, rebote de sedativos hipnóticos ou analgésicos
Fatores ambientais	Exposição a estímulos altos ou ativos, interrupções frequentes e ausência de privacidade (situação frequente durante internação hospitalar)
Comorbidades	Delirium, síndrome das pernas inquietas, apneia obstrutiva do sono, descompensação cardíaca, renal e tireoidiana
Condição física do paciente	Baixa funcionalidade

Fonte: elaborada pelos autores, com base em Nzwalo et al., 2020.[2]

nia sendo citada por 60% dos pacientes.[3] A associação da insônia com outros sintomas, como fadiga, ansiedade e depressão, é bem conhecida, e a interação entre esses sintomas é complexa e provavelmente sinérgica.[2] Em um estudo com pacientes ambulatoriais com câncer de pulmão e cólon, 56% dos pacientes relacionaram distúrbios do sono à dor não controlada. Em um estudo prospectivo, a melhora no controle da dor reduziu significativamente a prevalência de distúrbios do sono.[6]

Atenção aos detalhes em cuidados paliativos: uma tentativa de otimizar o controle dos sintomas deve, portanto, ser uma prioridade ao lidar com a insônia.

AVALIAÇÃO DIAGNÓSTICA

A avaliação diagnóstica da insônia é essencialmente clínica. De início, é importante obter, com o paciente ou o cuidador, a história clínica das queixas de sono e comorbidades relevantes. Fatores ambientais e psicossociais devem ser avaliados e o uso de medicamentos revisado. A aplicação de questionários e diário de sono pode ser útil na avaliação de aspectos temporais de sono, bem como sua quantidade e qualidade.

Estudos sugerem que a abordagem dos distúrbios do sono em cuidados paliativos deve ser integral, considerando tanto o alívio das condições médicas subjacentes quanto a implementação de estratégias específicas para a melhora da qualidade do sono.[7,8]

A Tabela 2 lista alguns exemplos de escalas que podem ser utilizadas na prática clínica para avaliação da insônia.

TABELA 2 **Escalas para avaliação clínica da insônia**

Índice de Gravidade da Insônia (IGI)	Escala composta por sete itens sobre insônia que pontuam de 0 a 4, de acordo com a intensidade dos sintomas. O escore total é a soma das respostas. Insônia está presente se a pontuação for ≥ 8
Questionário de Avaliação do Sono de Pittsburgh (PSQI)	Avalia a qualidade global do sono e a presença de queixas do sono; 19 perguntas agrupadas em 7 componentes, cada um com pontuação de 0 a 3. Pontuação total ≥ 5 indica má qualidade do sono
Escala de Sonolência de Epworth (ESE)	Avalia a probabilidade de cochilar durante diferentes atividades ao longo do dia. Composta por 8 perguntas com pontuação de 0 a 3, somadas para um total de até 24 pontos. Pontuação ≥ 8 indica sonolência excessiva

Fonte: adaptada de Loh et al., 2016.[7]

ABORDAGEM TERAPÊUTICA

No tratamento da insônia em cuidados paliativos, adotar uma abordagem ativa em busca dos objetivos do paciente e seus familiares se torna imperativo para a resolução de um problema muito prevalente, altamente angustiante e muitas vezes desafiador.[2]

Inicialmente é necessária atenção para tratar sintomas coexistentes como dor, depressão e ansiedade – muito comuns em pacientes no contexto de paliação. Além disso, deve-se ter em mente que pensamentos sobre a morte, incertezas sobre o futuro e, até mesmo, o medo de não acordar podem atrapalhar uma boa noite de sono. Outro ponto importante é a análise cuidadosa dos medicamentos em uso, já que alguns podem levar à piora do sono, como os corticosteroides por exemplo.[8,9]

A abordagem da insônia deve considerar o estado clínico do paciente, especialmente quando tratamentos medicamentosos forem propostos. Pacientes com poucas comorbidades e em fases menos avançadas das doenças podem receber tratamentos com mais segurança e a avaliação risco *versus* benefício dos tratamentos segue semelhante à dos pacientes saudáveis.[10]

Já pacientes mais debilitados, frágeis ou em fase final de vida estarão mais suscetíveis a efeitos adversos dos medicamentos, incluindo *delirium*, declínio cognitivo, sonolência diurna excessiva e quedas.[11] Assim, para qualquer tratamento proposto, é necessário ter uma maior consciência dos potenciais efeitos adversos, considerando a probabilidade de benefício, os objetivos do paciente e o que é mais importante para ele e seus familiares.

Dessa maneira, diante do caráter multifacetado da insônia em idosos sob cuidados paliativos, habitualmente uma abordagem combinada é a mais útil, seguindo etapas que incluem o manejo efetivo de distúrbios associados, intervenções não farmacológicas e tratamentos medicamentosos, adaptados às condições clínicas e preferências individuais. As intervenções devem ser baseadas em evidências e ajustadas continuamente, respeitando a complexidade do estado de saúde do indivíduo.[8]

Tratamento não farmacológico

As intervenções não farmacológicas são fundamentais na gestão de distúrbios do sono em cuidados paliativos, sendo seguras, acessíveis e com mínimo risco de efeitos adversos. A aplicação de medidas ambientais, comportamentais e de suporte emocional contribui para a melhora do sono e da qualidade de vida.[8] Os principais componentes do tratamento não medicamentoso para insônia em cuidados paliativos estão resumidos na Tabela 3. Alguns dos tratamentos listados possuem evidência científica mais clara, como medidas de higiene do sono; outros carecem de estudos mais robustos e específicos para a população de idosos em cuidados paliativos. Entretanto, a relação custo/risco *versus* benefício dessas abordagens costuma ser bastante favorável, tornando-se uma alternativa plausível no manejo desses pacientes.[2]

Tratamento farmacológico

Por questões de segurança, o uso de medicamentos para tratamento de insônia em idosos sob cuidados paliativos deve ser precedido das medidas descritas anteriormente. A avaliação dos objetivos gerais do paciente, situação clínica e importância da insônia no contexto de qualidade de vida precisa ser realizada para que a decisão de usar medicação seja tomada.[12]

Deve-se sempre buscar medicações mais adequadas e seguras, começar com doses baixas e utilizar a menor dose eficaz, com avaliações frequentes de revisão terapêutica. Efeitos adversos de medicações prescritas para insônia são frequentes e aumentam ainda mais em pessoas idosas que necessitam de cuidados paliativos.[10] Os principais medicamentos descritos na literatura científica estão listados na Tabela 4.

É importante frisar que a despeito de seu uso rotineiro na prática clínica, benzodiazepínicos, antipsicóticos e anticonvulsivantes não devem ser usados para tratamento de insônia em idosos, exceto quando há necessidade de tratar comorbidades específicas que respondam a tais fármacos ou sob uso compassivo, buscando um controle sintomático mais eficaz.

CONSIDERAÇÕES FINAIS

A insônia em idosos sob cuidados paliativos é um problema frequente, multifacetado e que afeta profundamente a qualidade de vida dos pacientes, exacerbando sintomas como dor, fadiga, ansiedade e depressão. Em decorrência da natureza complexa e aos

TABELA 3 **Intervenções não farmacológicas para tratamento da insônia**

Intervenção	Descrição	Riscos/considerações
Higiene do sono	Manter horário regular para dormir Evitar antes do sono: telas, alimentos e bebidas estimulantes, atividade física Evitar cochilos ao longo do dia Minimizar interrupções durante o sono	Nenhum risco significativo Eficácia alta, especialmente quando combinada com outras intervenções
Intervenções ambientais	Ajustes no ambiente como: aumentar exposição à luz natural durante o dia e reduzir a noite; ambiente calmo e silencioso para dormir; temperatura agradável	Nenhum risco significativo Eficácia alta em alguns estudos, especialmente em pacientes com demência
Práticas mente-corpo	Terapia cognitivo-comportamental para insônia (TCC-I) Meditação/*mindfulness* Técnicas de relaxamento Hipnoterapia	TCC-I: eficácia bem estabelecida na literatura, porém carece de estudos em CP Exige múltiplas sessões
Exercício leve	Inclui atividades aeróbicas leves e atividades como yoga e tai chi chuan Redução de tensão e fadiga diurna	Necessário avaliar possibilidades individuais Limitação de evidência científica em CP
PICS (práticas integrativas e complementares em saúde)	Terapias como massagem, acupuntura, aromaterapia, acupressão, reiki, musicoterapia podem promover alívio de dores e relaxamento físico e mental	Pode haver restrições físicas
Intervenção espiritual	Melhora sintomática da insônia grave Melhora da qualidade do sono	Respeitar valores individuais e desejo ou necessidade sobre abordagem espiritual Poucos estudos

Fonte: elaborada pelos autores com base em Nzwalo et al., 2020;[2] Capezuti et al., 2018;[8] Bloom et al., 2009;[9] Van de Geer J et al., 2017.[12]

TABELA 4 **Medicamentos utilizados para tratamento da insônia em idosos sob cuidados paliativos**

Medicamento	Descrição	Riscos/considerações
Antidepressivos sedativos		
Doxepina	Efetivo em insônia crônica em idosos Recomendado em doses baixas (3-6 mg) Associado à melhora de prurido (que pode interferir com sono) Aumenta o tempo total e reduz latência do sono	Efeitos colaterais significativos, como tontura, boca seca, visão turva, constipação e retenção urinária, arritmias e hipotensão ortostática podem ocorrer Pode exacerbar inquietação de pernas e distúrbios comportamentais do sono REM. Não deve ser usada em pacientes com glaucoma de ângulo fechado ou retenção urinária

(continua)

TABELA 4 Medicamentos utilizados para tratamento da insônia em idosos sob cuidados paliativos (*continuação*)

Medicamento	Descrição	Riscos/considerações
Trazodona	Doses variam de 12,5 a 50 mg Reduz latência do sono e o tempo acordado após início do sono. Aumenta ondas lentas	Boa tolerabilidade, Seguro, associado a poucos efeitos adversos Pode ocorrer: tontura, vertigem, sonolência, hipotensão postural, priapismo
Mirtazapina	Ação sedativa em doses de 7,5 a 15 mg Úteis para pacientes deprimidos ou ansiosos com insônia Aumenta o tempo total de sono, reduz a latência e reduz tempo acordado após início do sono	Bem tolerado, baixa incidência de efeitos adversos Pode ocorrer tontura, sedação, vertigem, aumento do apetite e ganho de peso, raramente alterações sanguíneas
Agonistas receptores benzodiazepínicos (drogas Z)	Zolpidem: 5-10 mg Zopiclona: 3,75-7,5 mg Eszopiclona: 2-3 mg Redução da latência do sono	Podem causar parassonias, tontura, vertigem, cefaleia, amnésia e sintomas gastrointestinais Uso com cautela em idosos Risco de abuso e dependência Atenção em insuficiência hepática
Agonistas seletivos de melatonina (ramelteona)	Doses de 8 mg Reduz latência do sono	Pode causar sonolência, tontura e fadiga
Benzodiazepínicos	Não são recomendados para o tratamento da insônia	Risco de dependência e quedas Associados a tolerância, sintomas de abstinência, prejuízo cognitivo, quedas e depressão do sistema nervoso central, especialmente quando combinados com opioides
Antipsicóticos	Não são recomendados para tratamento da insônia As propriedades hipnóticas podem ser úteis quando em tratamento conjunto de patologias psiquiátricas	Risco de arritmias, hipotensão ortostática, sedação, parkinsonismo, quedas, disfunção metabólica, AVC e aumento da mortalidade
Antiepilépticos	Não são recomendados para o tratamento de insônia Podem ser utilizados como tratamento comórbido da insônia com outros transtornos de uso já bem estabelecidos (pernas inquietas, movimento periódico dos membros, polineuropatias, entre outros)	Risco de confusão mental, tontura, quedas, edema periférico, interação medicamentosa

(*continua*)

TABELA 4 Medicamentos utilizados para tratamento da insônia em idosos sob cuidados paliativos (*continuação*)

Medicamento	Descrição	Riscos/considerações
Outros		
Melatonina	Hormônio amplamente utilizado, mas com eficácia modesta e inconsistências de qualidade entre marcas. Pode ser útil para alguns pacientes com distúrbios do ritmo circadiano	Geralmente segura quando usada em doses adequadas e por tempo curto Pode causar sonolência diurna, cefaleia, tontura, alterações gastrointestinais
Fitoterápicos	Não são recomendados Valeriana é uma possibilidade *off label*	
Suvorexanto	Ainda não disponível no Brasil	

Fonte: elaborada pelos autores com base em Nzwalo et al., 2020;[2] Bacelar et al., 2019;[4] Abad et al., 2018;[10] Russell et al., 2024.[11]

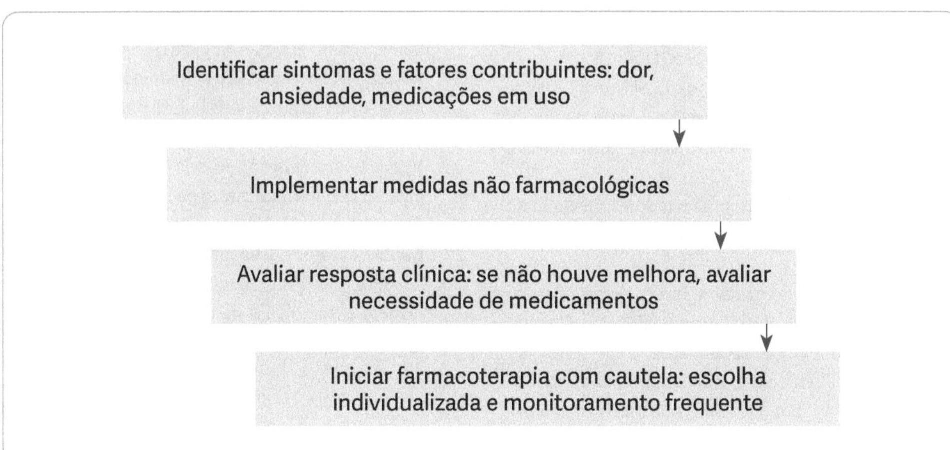

FIGURA 2 Fluxograma resumido para manejo da insônia.

múltiplos fatores que contribuem para a insônia, sua gestão exige uma abordagem integral e cuidadosa, envolvendo tanto o controle dos sintomas físicos quanto os aspectos psicológicos e ambientais.

O tratamento da insônia deve ser sempre personalizado, levando em consideração as condições clínicas do paciente, suas preferências e os objetivos terapêuticos. Intervenções não farmacológicas, como higiene do sono, práticas mente-corpo e ajustes ambientais, são fundamentais e devem ser priorizadas, uma vez que apresentam baixo risco e têm demonstrado benefícios. No entanto, casos em que a insônia persistir ou for severa, o uso de medicamentos deve ser cuidadosamente avaliado, priorizando aqueles com melhor perfil de segurança e eficácia, sempre com a menor dose possível.

Além disso, a colaboração entre a equipe de cuidados paliativos, pacientes e familiares é crucial para garantir que os cuidados oferecidos atendam às necessidades do paciente, proporcionando-lhe o maior conforto possível. A atenção à qualidade do sono é uma parte essencial dessa forma de cuidado, não apenas porque ela impacta diretamente o bem-estar físico, mas também porque contribui para a saúde mental e emocional do paciente e de seus cuidadores.

REFERÊNCIAS BIBLIOGRÁFICAS

1. Schutte-Rodin S, Broch L, Buysse D, Dorsey C, Sateia M. Clinical guideline for the evaluation and management of chronic insomnia in adults. J Clin Sleep Med. 2008;4(5):487-504.
2. Nzwalo I, Aboim MA, Joaquim N, Marreiros A, Nzwalo H. Systematic review of the prevalence, predictors, and treatment of insomnia in palliative care. Am J Hosp Palliat Care. 2020;37(1):1-13.
3. Hugel H, Ellershaw JE, Cook L, Skinner J, Irvine C. The prevalence, key causes and management of insomnia in palliative care patients. J Pain Symptom Manage. 2004;27(4):316-21.
4. Bacelar A, Pinto Jr LR, organizadores. Insônia: do diagnóstico ao tratamento. São Caetano do Sul: Difusão; 2019.
5. World Health Organization. International Classification of Diseases, 11th revision (CID-11). Geneva: World Health Organization; 2022.
6. Meuser T, Pietruck C, Radbruch L, et al. Symptoms during cancer pain treatment following WHO guidelines: a longitudinal follow-up study of symptom prevalence, severity and etiology. Pain. 2001;93(3):247-57.
7. Loh KP, Burhenn P, Hurria A, Zachariah F, Mohile SG. How do I best manage insomnia and other sleep disorders in older adults with cancer? J Geriatr Oncol. 2016;7(6):413-21.
8. Capezuti E, Sagha Zadeh R, Woody N, Basara A, Krieger AC. An integrative review of nonpharmacological interventions to improve sleep among adults with advanced serious illness. J Palliat Med. 2018;21(5):700-17.
9. Bloom HG, Ahmed I, Alessi CA, Ancoli-Israel S, Buysse DJ, Kryger MH, Phillips BA, Thorpy MJ, Vitiello MV, Zee PC. Evidence-based recommendations for the assessment and management of sleep disorders in older persons. J Am Geriatr Soc. 2009;57(5):761-89.
10. Abad VC, Guilleminault C. Insomnia in elderly patients: recommendations for pharmacological management. Drugs Aging. 2018;35(9):791-817.
11. Russell AE, Denny R, Lee PG, Montagnini ML. Palliative care considerations in frail older adults. Ann Palliat Med. 2024;13(4):976-90.
12. Van de Geer J, Groot M, Andela R, et al. Training hospital staff on spiritual care in palliative care influences patient-reported outcomes: results of a quasi-experimental study. Palliat Med. 2017;31(8):743-53.
13. Associação Brasileira do Sono. Consenso de diagnóstico e tratamento da insônia em adultos 2023. São Paulo: Segmento Farma; 2023.

9

Disfagia e sialorreia

Maria de Fatima Lago Alvite
Luciana Teixeira Soares

Destaques do tema

- A sialorreia e a disfagia são sintomas que impactam significativamente na qualidade de vida do paciente, levando a desconforto físico, aumento da ansiedade e isolamento social.
- Podem ter causas neurológicas, anatômicas ou medicamentosas.
- A avaliação detalhada deve ser feita por uma equipe multidisciplinar e a identificação de sinais de risco, como asfixia, engasgos frequentes, tosse durante a alimentação ou excesso de secreção, são essenciais para a implementação de medidas adequadas.
- Estratégias farmacológicas e não farmacológicas auxiliam no controle dos sintomas.
- A comunicação clara com a família sobre os objetivos do tratamento, como promover o conforto e a dignidade, é essencial. A abordagem deve ser sempre centrada no paciente, respeitando suas preferências e valores.

INTRODUÇÃO

A alimentação é um processo que envolve desde as necessidades fisiológicas e nutricionais a prazer e socialização. Para os antropólogos, comer pode representar o modo pelo qual uma sociedade pensa e expressa sua relação com o mundo. Alimentar-se, portanto, é uma dimensão biopsicossocial importante. Por esse motivo, quando ocorre algum transtorno em alguma das fases da deglutição que impeça o indivíduo de se alimentar de forma segura e prazerosa, a intervenção da equipe interdisciplinar é fundamental para o manejo adequado.

Um desses transtornos é a disfagia orofaríngea, uma condição reconhecida pela Organização Mundial da Saúde (OMS)[1] e caracterizada por qualquer alteração na passagem do bolo alimentar da cavidade oral até o esôfago.[2] Como consequência, pode-se desenvolver desnutrição, desidratação e pneumonia broncoaspirativa. Danos metabólicos, depressão e isolamento social também são possíveis sintomas.[3]

Além disso, a disfagia orofaríngea é uma condição presente em inúmeras patologias, como doenças neurológicas, oncológicas e doença pulmonar obstrutiva crônica (DPOC). Também pode ser observada na população idosa, uma vez que nesse público há uma maior prevalência de comorbidades que podem se somar às mudanças anatômicas e fisiológicas na deglutição em decorrência da senescência.[4] Essas modificações estão intimamente associadas à idade, capacidade funcional, fragilidade, polifarmácia e multimorbidade.[5]

Assim, a prevalência de disfagia orofaríngea no idoso é elevada. Segundo a literatura, varia entre 30% e 40% em idosos hígidos, 51% em idosos internados, 84% em pacientes com Doença de Alzheimer, ou outras formas de demência, e 60% em idosos institucionalizados.[6,7] Em razão da alta incidência na população idosa, por ser multifatorial, associada a múltiplas comorbidades e mau prognóstico, a disfagia orofaríngea foi reconhecida como uma síndrome geriátrica.[8]

Já em pacientes oncológicos, a disfagia orofaríngea pode se manifestar a qualquer momento, sendo mais frequente nas últimas semanas de vida.[9] Em pacientes com câncer avançado, é comum a inapetência e a recusa alimentar. E, em pacientes com doenças neurodegenerativas, a disfagia é progressiva, conforme o curso natural da doença.[10]

Ademais, não é incomum que esses pacientes apresentem alterações no fluxo salivar ou no controle motor oral, levando ao acúmulo de saliva,[11] com impacto na saúde oral e gastrointestinal. A saliva fornece lubrificação para a boca, ajuda na deglutição, na formação do bolo alimentar, na fala, previne o crescimento excessivo de bactérias e auxilia na prevenção de cáries e tártaro, configurando uma importante secreção na manutenção da homeostase do corpo.[12]

Assim como em muitas funções involuntárias, o fluxo salivar adequado e o controle oral são regulados por uma combinação complexa de sistemas corporais. As principais glândulas responsáveis pela produção de saliva são as glândulas salivares maiores sublinguais, parótidas e submandibulares que produzem, em média, entre 0,5 e 1,5 L de saliva por dia.[13] Essa produção responde ao controle do sistema nervoso autônomo, com a inervação simpática aumentando transitoriamente o fluxo salivar pela estimulação da contratilidade de células mioepiteliais, resultando na expulsão da saliva pré-formada, seguido de uma diminuição de fluxo pela redução da irrigação sanguínea determinada pela vasoconstrição simpática; e a inervação parassimpática provocando a produção de uma secreção abundante de saliva aquosa, contínua e que mantém as túnicas mucosas.[14] Por meio dos nervos glossofaríngeo e facial, há uma resposta direta à estimulação oral, bem como respostas condicionadas, como ao cheiro.

Dessa forma, quando o paciente apresenta sialorreia, ou por excreção excessiva de saliva, ou por depuração oral deficiente secundária a disfagia, é fundamental que a equipe interdisciplinar reconheça essa alteração e inicie o manejo o quanto antes.

O excesso de saliva apresenta diversos riscos ao paciente, incluindo alterações dermatológicas pelo contato da saliva com o lábio inferior e mento, risco de desidratação pela perda de líquido corporal e isolamento social pela dificuldade de manejar a saliva.[15]

Outro risco potencialmente perigoso pode ocorrer quando o paciente é incapaz de autogerenciar secreções, especialmente em doentes com controle oral e depuração deficiente das vias aéreas. A quantidade de saliva produzida regularmente a cada dia pode resultar em engasgo, oxigenação deficiente, aspiração e consequente pneumonia aspirativa.[16]

A sialorreia pode ocorrer pela diminuição da frequência de deglutição, incapacidade de manejar a saliva ou como efeito colateral de medicamentos (especialmente antipsicóticos), deficiências de vitaminas e refluxo gastroesofágico.[17] Raramente é associada a aumento da produção salivar. Também é uma condição comum em pacientes com doenças graves e progressivas, inclusive aqueles em cuidados paliativos.

O manejo da sialorreia deve ser individualizado e frequentemente reformulado. Deve-se considerar não apenas os aspectos físicos, mas também os emocionais e sociais. Para a equipe interdisciplinar, planejar estratégias de tratamento para a sialorreia é um grande desafio, uma vez que existe ampla gama de estados da doença que podem levar a esse sintoma. Os médicos, por sua vez, devem controlar as secreções sem precipitar o estado oposto de xerostomia.[18]

Neste capítulo, são discutidas as causas da sialorreia, as estratégias de manejo, e as opções terapêuticas disponíveis, com ênfase especial nas intervenções farmacológicas e não farmacológicas no contexto dos cuidados paliativos.

CAUSAS DA SIALORREIA

Em pacientes em cuidados paliativos, a sialorreia pode ser secundária a uma variedade de condições clínicas, frequentemente associadas a doenças neurológicas e uso de medicamentos, a saber:

- Doenças neurológicas: esclerose lateral amiotrófica (ELA), doença de Parkinson, acidente vascular cerebral (AVC) e demência de Alzheimer.[19]
- Uso de medicamentos: medicamentos como anticolinérgicos, opioides e antipsicóticos podem alterar a secreção salivar, contribuindo para a sialorreia.[20]
- Causas esofágicas: tais como, como doença do refluxo gastroesofágico, estenoses, acalasia, aumento do átrio esquerdo e osteófitos cervicais. A irritação química causada por DRGE pode levar ao aumento na produção de saliva graças à mediação do sistema nervoso parassimpático e do reflexo vagovagal, com o objetivo de proteger as mucosas orofaríngea e esofagiana.[21]

ABORDAGEM INICIAL

A avaliação inicial da sialorreia deve ser minuciosa, individualizada, com foco na identificação da causa principal. Deve-se realizar uma análise completa do histórico clínico do paciente, incluindo as condições preexistentes, as medicações em uso e os sintomas associados. Thomas-Stonell et al. propuseram uma escala para avaliar a severidade e frequência da sialorreia, a *Drooling Severity and Frequency Scale* (DSFS) (Quadro 1).[22]

QUADRO 1 Escala de gravidade e frequência da sialorreia

Gravidade	Pontuação
Seco – nunca baba	1
Leve – somente lábios molhados	2
Moderado – baba atinge os lábios e o queixo	3
Grave – baba escorre do queixo e das roupas	4
Profusa – baba do corpo para objetos (móveis, livros)	5
Frequência	**Pontuação**
Nunca baba	1
Ocasionalmente baba	2
Frequentemente baba	3
Constantemente baba	4

Além disso, é essencial avaliar o impacto emocional e social causado pela sialorreia, pois isso conduzirá as escolhas terapêuticas. Em 2022, Cavalcanti NS et al., traduziram e validaram para o português a *Drooling Impact Scale* (Figura 1).[23]

Vale ressaltar que pacientes com sialorreia não controlada necessitam de aspirações frequentes das vias aéreas, o que, em geral, traz desconforto, dor e feridas à mucosa.

1. Com que frequência o paciente produziu baba?									
Não produziu									Constantemente
1	2	3	4	5	6	7	8	9	10
2. Qual era a quantidade da baba?									
Permaneceu seco									Abundante
1	2	3	4	5	6	7	8	9	10
3. Quantas vezes por dia você teve de trocar o babador ou a roupa do paciente por causa da baba?									
Uma vez ou nunca									10 ou mais
1	2	3	4	5	6	7	8	9	10
4. Quão desagradável era o cheiro da saliva no paciente?									
Não desagradável									Muito desagradável
1	2	3	4	5	6	7	8	9	10
5. Quanta irritação na pele do paciente apresentou por causa da baba?									
Nenhuma									Irritação grave
1	2	3	4	5	6	7	8	9	10
6. Com que frequência você teve de secar a boca do paciente?									
Nenhuma vez									O tempo todo
1	2	3	4	5	6	7	8	9	10
7. Quão envergonhado o paciente parecia estar por causa da baba?									
Não estava									Muito envergonhado
1	2	3	4	5	6	7	8	9	10
8. Com que frequência você teve de secar ou limpar a saliva deixada em artigos domésticos, como móveis e computadores?									
Não foi necessário									O tempo todo
1	2	3	4	5	6	7	8	9	10
9. Em que medida a baba afetou a vida do paciente?									
Não afetou									Muito
1	2	3	4	5	6	7	8	9	10
10. Em que medida a baba do paciente afetou a sua vida e a de sua família?									
Não afeto									Muito
1	2	3	4	5	6	7	8	9	10

FIGURA 1 *Drooling Impact Scale* traduzida e validada.

Antes de recorrer a tratamentos farmacológicos, algumas intervenções não farmacológicas podem ser úteis para o controle da sialorreia, dependendo da capacidade do paciente de tolerá-las. Vale a pena destacar que, muitas vezes, as medidas xerostômicas provocam o espessamento da saliva, dificultando ainda mais o seu manejo.

MANEJO NÃO FARMACOLÓGICO

- Mudanças na posição e postura: pacientes que estão acamados devem permanecer elevados, pelo menos a 45 graus, para facilitar o escoamento da saliva e minimizar o acúmulo excessivo em cavidade oral. O ideal é levantar todo o tórax e não somente a cabeça e o pescoço.
- Quando a sialorreia é associada a disfagia, o acompanhamento fonoaudiológico é essencial. A fonoterapia pode atuar através da terapia indireta, em que o estímulo iniciado pode diminuir as atividades reflexas exacerbadas e estimular o reflexo de deglutição. Também existe a técnica de compensação, que consiste em aprender maneiras alternativas de controlar a deglutição, apesar das anormalidades permanecerem presentes. Entre essas estratégias compensatórias estão a manobra de Mendelsohn, a deglutição com esforço e a deglutição supraglótica. Outra estratégia é avaliar a necessidade de modificação da consistência da dieta para segurança e conforto do paciente.[24]
- Cuidados com a higiene oral: manter a cavidade oral limpa pode reduzir a sensação de desconforto associada ao acúmulo de saliva. Além disso, a higiene oral adequada previne infecção pulmonar em caso de aspiração de saliva.[25]
- Fotobiomodulação: o uso da fotobiomodulação em glândulas salivares tem sido amplamente explorado para modular o fluxo salivar nos casos de xerostomia, principalmente aquela associada ao tratamento oncológico.[24] No entanto, quando se trata do uso desse recurso terapêutico como medida xerostômica, pouco se sabe e trabalhos vêm sendo desenvolvidos no Brasil, buscando a dosimetria indicada para favorecer a inibição da secreção salivar quando a glândula salivar é irradiada.[27] Portanto, essa prática necessita de mais estudos robustos para fundamentá-la.

Quando as abordagens não farmacológicas não são suficientes para controlar a sialorreia, o tratamento farmacológico pode ser necessário.

MANEJO FARMACOLÓGICO

A seguir, são apresentadas as principais classes de medicamentos utilizadas no manejo da sialorreia.

Anticolinérgicos

Os anticolinérgicos são a classe de medicamentos mais comumente empregada no tratamento da sialorreia. Eles atuam inibindo a produção de saliva, por meio do bloqueio dos receptores muscarínicos, reduzindo a secreção das glândulas salivares. As opções mais comuns incluem:

- Escopolamina: pode ser administrada por via oral ou transdérmica. A via transdérmica, por meio de adesivos, é especialmente útil para pacientes que têm dificuldade em engolir medicamentos.[28]
- Glicopirrolato: comumente usado para reduzir a produção salivar em pacientes com condições neurológicas avançadas.

Sua principal vantagem é uma ação mais localizada, com menos efeitos colaterais sistêmicos.[29]

- Atropina: menos utilizada devido ao seu perfil de efeitos colaterais, mas pode ser considerada em casos mais refratários.[30]

Os efeitos adversos e as contraindicações desses medicamentos anticolinérgicos podem limitar seu uso. Entre as contraindicações estão: retenção urinária, excitabilidade, constipação, anormalidades visuais, entre outras. A administração cuidadosa da dose e o monitoramento contínuo são essenciais para minimizar esses efeitos.[30]

Agonistas adrenérgicos

Em alguns casos, os agonistas adrenérgicos como a clonidina podem ser usados para reduzir a produção de saliva. Embora não seja a primeira linha de tratamento, pode ser considerada em casos de sialorreia persistente, particularmente em pacientes com doenças neurológicas avançadas.[31]

Toxina botulínica

A injeção de toxina botulínica nas glândulas salivares submandibulares e parótidas pode ser uma opção eficaz em casos graves de sialorreia. A toxina botulínica bloqueia a junção neuroglandular e não chega para a glândula o estímulo parassimpático para secretar a saliva, diminuindo significativamente a secreção. Embora os efeitos sejam temporários, a duração da ação pode ser de até 3 a 6 meses, proporcionando alívio substancial.[32]

Radioterapia

Em casos extremos e muito refratários, a radioterapia pode ser utilizada para diminuir a secreção salivar nas glândulas salivares. No entanto, essa abordagem é geralmente reservada para pacientes com expectativa de vida mais longa ou para aqueles que não respondem a outros tratamentos.[33]

ASPECTOS PSICOSSOCIAIS

Embora a sialorreia seja uma condição física, seu impacto psicológico não pode ser negligenciado. A secreção excessiva de saliva pode causar dificuldade para o indivíduo se alimentar e se comunicar, pode gerar constrangimento, isolamento social e depressão.

Tão importante quanto as medidas farmacológicas, o suporte psicológico, alinhamento de expectativas e orientações são essenciais no manejo da sialorreia, permitindo que o paciente, familiares e cuidadores consigam lidar com ela de maneira mais confortável e menos dolorosa.

CONSIDERAÇÕES FINAIS

O manejo da sialorreia em pacientes em cuidados paliativos envolve uma abordagem interdisciplinar, com a combinação de estratégias farmacológicas e não farmacológicas. Embora a condução possa ser complexa, uma intervenção adequada pode melhorar significativamente a qualidade de vida do paciente, proporcionando alívio do desconforto físico e psicológico. Assim, a equipe de cuidados paliativos deve ser sensível às necessidades individuais do paciente, adotando uma abordagem centrada na pessoa e considerando tanto os aspectos clínicos quanto os emocionais dessa condição.

REFERÊNCIAS BIBLIOGRÁFICAS

1. World Health Organization. International Classification of Diseases (ICD). Geneva: World Health Organization; 2010.

2. Cook IJ, Kahrilas PJ. AGA technical review on management of oropharyngeal dysphagia. Gastroenterology. 1999;116(2):455-78.
3. Furkim AM, Duarte ST, Hildebrandt PT, Rodrigues KA. A instituição asilar como fator potencializador da disfagia. Rev. CEFAC. 2010;12(6):954-63.
4. Magalhães Junior HV, Tavares JC, Magalhães AAB, Galvão HC, Ferreira MAF. Caracterização da pressão da língua em idosos. Audiol Commun Res. 2014;19(4):375-9.
5. Carrión S, Cabré M, Monteis R, Roca M, Palomera E, Serra-Prat M, et al. Oropharyngeal dysphagia is a prevalent risk factor for malnutrition in a cohort of older patients admitted with an acute disease to a general hospital. Clin Nutr. 2015;34(3):436-42.
6. Lin LC, Wu SC, Chen HS, Wang TG, Chen MY. Prevalence of impaired swallowing in institutionalized older people in Taiwan. J Am Geriatr Soc. 2002;50(6):1118-23.
7. Clavé P, Rofes L, Carrión S, Ortega O, Cabré M, Serra-Prat M, et al. Pathophysiology, relevance and natural history of oropharyngeal dysphagia among older people. Nestle Nutr Inst Workshop Ser. 2012;72:57-66.
8. Baijens LW, Clavé P, Cras P, Ekberg O, Forster A, Kolb GF, et al. European Society for Swallowing Disorders - European Union Geriatric Medicine Society white paper: oropharyngeal dysphagia as a geriatric syndrome. Clin Interv Aging. 2016;11:1403-28.
9. Conill C, Verger E, Henríquez I, Saiz N, Espier M, Lugo F, Garrigos A. Symptom prevalence in the last week of life. J Pain Symptom Manage. 1997;14(6):328-31.
10. Macedo Filho ED, Gomes GF. Manual de cuidados do paciente com disfagia. São Paulo: Lovise; 2018.
11. Dawes C, Pedersen AM, Villa A, Ekström J, Proctor GB, Vissink A, et al. The functions of human saliva: a review sponsored by the World Workshop on Oral Medicine VI. Arch Oral Biol. 2015;60(6):863-74.
12. Pedersen AM, Bardow A, Jensen SB, Nauntofte B. Saliva and gastrointestinal functions of taste, mastication, swallowing and digestion. Oral Dis. 2002;8(3):117-29.
13. Proctor GB, Carpenter GH. Salivary secretion: mechanism and neural regulation. Monogr Oral Sci. 2014;24:14-29.
14. Chou KL, Evatt M, Hinson V, Kompoliti K. Sialorrhea in Parkinson's disease: a review. Mov Disord. 2007;22(16):2306-13.
15. Rodrigues B, Nóbrega AC, Sampaio M, Argolo N, Melo A. Silent saliva aspiration in Parkinson's disease. Mov Disord. 2011;26(1):138-41.
16. Boyce HW, Bakheet MR. Sialorrhea: a review of a vexing, often unrecognized sign of oropharyngeal and esophageal disease. J Clin Gastroenterol. 2005;39(2):89-97.
17. Matsuo K, Palmer JB. Anatomy and physiology of feeding and swallowing: normal and abnormal. Phys Med Rehabil Clin N Am. 2008;19(4):691-707.
18. Paine CC 2nd, Snider JW 3rd. When saliva becomes a problem: the challenges and palliative care for patients with sialorrhea. Ann Palliat Med 2020;9(3):1333-9.
19. Hockstein NG, Samadi DS, Gendron K, Handler SD. Sialorrhea: a management challenge. Am Fam Physician. 2004;69(11):2628-34.
20. Abreu PB, Bolognesi G, Rocha N. Prevenção e tratamento de efeitos adversos de antipsicóticos. Braz J Psychiatry. 2000;22:41-4.
21. Erasmus CE, van Hulst K, Rotteveel LJ, Jongeruis PH, van Den Hoogen FJ, Roeleveld N, et al. Drooling in cerebral palsy: hypersalivation or dysfunctional oral motor control? Dev Med Child Neurol. 2009;51:454-9.
22. Thomas-Stonell N, Greenberg J. Three treatment approaches and clinical factors in the reduction of drooling. Dysphagia 1988;3:73-8.
23. Cavalcanti NS, Sekine L, Manica D, Farenzena M, Saleh Neto CS, Marostica PJ, et al. Translation and validation of the drooling impact scale questionnaire into Brazilian Portuguese. Braz J Otorhinolaryngol. 2022;88:657-62.
24. Prosiegel M, Schelling A, Wagner-Sonntag E. Dysphagia and multiple sclerosis. Int MS J. 2004;11(1):22-31.
25. Špiljak B, Lisak M, Pašić H, Trkanjec Z, Lovrenčić Huzjan A, Bašić Kes V. Sialorrhea and xerostomia in parkinson's disease patients. Acta Clin Croat. 2022;61(2):320-6.
26. Gonnelli FA, Palma LF, Giordani AJ, et al. Low-level laser therapy for the prevention of low salivary flow rate after radiotherapy and chemotherapy in patients with head and neck cancer. Radiol Bras 2016;49(2):86-91.
27. Varellis MLZ, Gonçalves MLL, Pavesi VCS, Horliana ACRT, de Fátima Teixeira da Silva D, Motta LJ, et al. Evaluation of photobiomodulation in salivary production of patients with xerostomy induced by

anti-hypertensive drugs: Study protocol clinical trial (SPIRIT compliant). Medicine (Baltimore). 2020.

28. Brodtkorb E, Wyzocka-Bakowska MM, Lillevold PE, Sandvik L, Saunte C, Hestnes A. Transdermal scopolamine in drooling. J Ment Defic Res. 1988;32 (Pt 3):233-7.
29. Zeller RS, Davidson J, Lee HM, Cavanaugh PF. Safety and efficacy of glycopyrrolate oral solution for management of pathologic drooling in pediatric patients with cerebral palsy and other neurologic conditions. Ther Clin Risk Manag. 2012;8:25-32.
30. Hyson HC, Johnson AM, Jog MS. Sublingual atropine for sialorrhea secondary to parkinsonism: a pilot study. Mov Disord. 2002;17(6):1318-20.
31. Steffen A, Jost W, Bäumer T, Beutner D, Degenkolb-Weyers S, Grob M, et al. Hypersalivation: update of the German S2k guideline (AWMF) in short form. J Neural Transm (Vienna). 2019;126(7):853-62.
32. Fuster Torres MA, Berini Aytés L, Gay Escoda C. Salivary gland application of botulinum toxin for the treatment of sialorrhea. Med Oral Patol Oral Cir Bucal. 2007;12(7):E511-7.
33. Assouline A, Levy A, Abdelnour-Mallet M, Gonzalez-Bermejo J, Lenglet T, Le Forestier N, et al. Radiation therapy for hypersalivation: a prospective study in 50 amyotrophic lateral sclerosis patients. Int J Radiat Oncol Biol Phys. 2014;88(3):589-95.

10

Sedação paliativa

Walter Amorim de Araújo Junior
Lucíulo Melo

Destaques do tema

- A sedação paliativa difere da eutanásia, pois seu objetivo é aliviar o sofrimento sem antecipar a morte, sendo considerada uma prática moralmente e legalmente aceitável.
- A comunicação é essencial durante todo o processo de sedação paliativa, desde o planejamento antecipado até o apoio aos familiares.
- O uso dos medicamentos deve ser proporcional à necessidade do paciente, evitando sedação profunda quando não estritamente necessária.
- Em casos de morte iminente, a monitorização de sinais vitais não é recomendada, mas sinais de desconforto devem ser observados. Já para pacientes sem morte iminente, a sedação deve ser reavaliada regularmente, ajustando a dosagem conforme necessário para manter a estabilidade clínica.

INTRODUÇÃO

Sedação paliativa é uma intervenção médica que consiste em utilizar medicações que irão reduzir o nível de consciência com o objetivo de aliviar sofrimento refratário em pacientes com doenças ameaçadoras à vida,[1] sejam eles de esfera física, emocional ou psicológica.

Um sintoma é considerado refratário quando não há controle com o tratamento usual que não compromete o nível de consciência e causa um sofrimento intolerável pelo paciente.[1,2] Pelo consenso da *European Association for Palliative Care* (EAPC),[1] a refratariedade é estabelecida quando métodos invasivos e não invasivos:

- Não conseguem controle sintomático.
- Têm efeitos adversos intoleráveis ou desproporcionais.
- São incapazes de promover alívio em um tempo tolerável.

A determinação de refratariedade deve ser uma decisão conjunta entre equipe médica, multiprofissional e paciente ou representantes legais dele.[3,4]

INDICAÇÕES

A sedação paliativa pode ser utilizada, conforme sua definição, quando outras terapias direcionadas ao controle dos sintomas falharam. É comumente utilizada para sintomas físicos refratários, como dispneia, dor, *delirium* e convulsões, mas também situações emergenciais como hemorragia maciça, asfixia e em pacientes em processo ativo de morte.[5,6]

Outra indicação é para pacientes em fim de vida durante o desmame de suporte invasivo, haja vista que o sofrimento refratário é previsível, como na extubação paliativa. Ademais, pode-se indicar essa estratégia como alívio temporário quando o tratamento padrão não consegue realizá-lo em prazo aceitável (por exemplo, o uso da sedação intermitente até um tratamento intervencionista para controle álgico).[1]

ASPECTOS ÉTICOS

É possível que surja o questionamento, tanto por familiares como por profissionais de saúde, quanto à antecipação do óbito frente à utilização da sedação paliativa. Revisões sistemáticas com números robustos, geralmente de estudos prospectivos, entretanto, têm mostrado que a sobrevida tende a ser a mesma nos pacientes sedados em comparação com os não sedados.[7-9]

A sedação paliativa é conceitual e pragmaticamente distinta da eutanásia – seu objetivo é o alívio dos sintomas, enquanto a eutanásia tem como fim a antecipação da morte, geralmente solicitada pelo paciente. É considerada conduta lícita e moral, uma vez que o objetivo é aplacar o sofrimento e promover ortotanásia, sem antecipação ou prolongamento da morte.[10,11]

COMUNICAÇÃO E SEDAÇÃO

A comunicação tem papel fundamental na sedação paliativa, desde antes do início da aplicação dos sedativos, com o entendimento de que o paciente está em um sofrimento julgado por si mesmo como intolerável até o apoio continuado a familiares durante a sedação em si.

Idealmente, a possibilidade de utilização de sedação deve ser discutida dentro de um planejamento antecipado de cuidados. Caso o paciente mantenha a capacidade decisória (ou seja, está alerta, comunicativo e sem *delirium*), antes de seu início, a decisão ainda deve ser compartilhada e consentida.

A sensação de antecipação de morte pode existir entre os familiares, pode trazer angústia e deve sempre ser acolhida.[12] Outros conflitos internos com a decisão também podem ser amenizados a partir de um apoio, preferencialmente, interdisciplinar.

MEDICAMENTOS

O uso das medicações deve ser feito de forma proporcional à sintomatologia, isto é, com a mínima dose necessária para tornar o sofrimento tolerável. A sedação profunda para paciente com sintomas moderados (embora refratários) não deve ser utilizada.[1] As principais drogas utilizadas (benzodiazepínicos, antipsicóticos e anestésicos) e suas respectivas doses de ataque e de manutenção estão listadas na Tabela 1.

Para pacientes com morte iminente, não é recomendada a monitorização de sinais vitais, mas observar sinais de desconforto. Nesse contexto, a tentativa de desmame de drogas sedativas, muitas vezes, se torna desnecessária, uma vez que há alta probabilidade de reincidência dos sintomas que indicaram a sedação. A redução da frequência respiratória, isoladamente e de forma progressiva, também não indica redução da sedação, já que durante o processo ativo de morte bradipneia é esperada.[13,14]

Já para pacientes que não estão em processo ativo de morte, a reavaliação de nível

TABELA 1 Medicações para sedação paliativa

	Medicação	Dose de ataque	Dose de manutenção
Passo 1	Midazolam	**Sedação leve:** 2,5 mg SC e 1,25 mg EV **Sedação profunda:** 5-10 mg SC e 2,5 a 5 mg EV **Bolus* com metade da dose inicial pode ser necessário após 20 minutos se SC ou após 5 minutos se EV.	Utilizar 1 mg/h SC ou EV e ajustar conforme necessidade a cada 1-2 horas. *Bolus* podem ser necessários durante o ajuste de dose. * Se idade > 60 anos, peso < 60 kg, distúrbio grave da função renal ou hepática, albumina sérica muito baixa e/ou comedicação que pode exacerbar o efeito da sedação: metade da dose inicial e intervalo mais longo (6 a 8 horas) antes de aumentar a dose de manutenção. No caso de doses maiores que 10 mg/h, considere adicionar ou alterar a medicação.
Alternativa ao midazolam	Lorazepam	1 a 3 mg SC ou EV	Quando administrado por *bolus* intermitente: 1 a 3 mg SC ou EV a cada 2 a 4 horas. Em infusão contínua: 1 a 5 mg/h SC ou EV.
Passo 2: em combinação com midazolam	Levomepro-mazina	12,5 a 25 mg SC ou EV	Quando administrado por *bolus* intermitente: 12,5 a 25 mg SC ou EV a cada 6 a 8 horas. Em infusão contínua: 0,5 a 8 mg/h SC ou EV. Após 3 dias, reduza a dose de levomepromazina pela metade para evitar acúmulo do medicamento sedativo. Se o efeito desejado não for obtido, a administração de midazolam e levomepromazina deve ser alterada para um medicamento alternativo.
Alternativa a levomepro-mazina	Clorproma-zina	12,5 mg em infusão lenta em 0,5 a 1 hora ou 12,5 mg IM a cada 4 a 12 horas ou 3 a 5 mg/h ou 25 a 100 mg via retal a cada 4 a 12 horas	Dose efetiva usual: Parenteral: 37,5 a 150 mg/dia Via retal: 75 a 300 mg/ dia
Passo 3	Propofol		Dose inicial: 1 mg/kg/h EV, aumentar em 0,5 mg/kg/h a cada 30 minutos. * A administração sob a supervisão de um anestesista é aconselhável.
Sedação intermitente	Benzodiazepínicos são apropriados para sedação intermitente. Midazolam deve ser interrompido 30 min (se EV) ou 2 horas (se SC) antes do despertar esperado do paciente. Para reiniciar a sedação paliativa, o *bolus* inicial e a dose de manutenção são aqueles que foram adequados na última vez.		

EV: endovenoso; SC: subcutâneo. Fonte: adaptada de Surges et al., 2024.[1]

de sedação, bem como de parâmetros vitais, é recomendada para manter a estabilidade respiratória e cardiovascular, já que é possível a ocorrência de bradipneia e hipotensão com risco de morte. Nesses casos, deve-se considerar a necessidade de redução da intensidade da sedação, e, em casos selecionados, podem-se utilizar antagonistas para as medicações utilizadas, como flumazenil para sedação com midazolam (podendo utilizar doses iniciais de 0,2 mg EV, repetidos em 15 minutos, com dose máxima de 1 mg).[15]

A terapia para controle sintomático instituída antes da sedação deve ser mantida, menos se efeitos colaterais sejam deletérios ou se torne a terapia incompatível com as metas do cuidado.

SITUAÇÕES ESPECIAIS

1. Sedação de emergência

Consiste na utilização da sedação paliativa para promover alívio imediato de sintomas graves em pacientes que estão em processo ativo de morte, como asfixia, dispneia intensa, sangramentos incoercíveis e crises álgicas intratáveis.[6,16] Deve ser instituída de imediato e objetivando uma sedação profunda e contínua.

2. Sedação intermitente

A sedação paliativa intermitente ou de alívio é uma prática particularmente útil em situações em que o controle de sintomas refratários é necessário, mas o paciente ainda pode se beneficiar de momentos de interação consciente, como em casos de dor severa ou *delirium*.[17,18] É administrada de forma a controlar os sintomas durante períodos específicos, como à noite, permitindo que o paciente esteja mais alerta durante o dia. Isso pode ser benéfico para manter a qualidade de vida e a comunicação com familiares.[17]

Exceto em condições emergenciais, a sedação leve e intermitente deve ser tentada antes da sedação profunda e contínua. Além disso, pode ser utilizada em momentos iniciais da trajetória da doença para fornecer alívio temporário, enquanto se aguarda o benefício de outras terapias (sedação transitória).[1,19]

3. Sofrimento existencial

O consenso da EAPC[1] sobre sedação paliativa define sofrimento de forma mais abrangente e inclui tanto sintomas físicos e psicológicos como estados de sofrimento existencial vivenciados pelo paciente e que, em caso de refratariedade, também teriam indicação de sedação paliativa. Contudo, existem alguns desafios na indicação de sedação paliativa para sofrimento psíquico e existencial:[20-22]

- É muito mais difícil definir refratariedade nesse perfil de sintomas, comparado com sintomas físicos.
- É difícil predizer a intensidade dos sintomas, haja vista que são mais dinâmicos e muitas vezes há adaptação psicológica progressiva e desenvolvimento de estratégias de enfrentamento pelo paciente.
- O tratamento padrão, como psicoterapia e apoio religioso e espiritual, não traz efeitos colaterais significativos.
- Diferentemente de sintomas físicos intratáveis, sofrimento existencial e psíquico não indica, necessariamente, fase avançada de deterioração fisiológica e proximidade com o fim de vida.

Tendo em vista as dificuldades para utilização de sedação paliativa em pacientes com sofrimento existencial e psicológico refratários, sugere-se que seja realizado sob as seguintes condições:[1]

- Deve ser reservada para pacientes em fase final de vida.
- A definição de refratariedade só deve ser estabelecida após um período de avaliações feitas por equipe multiprofissional com pessoas capacitadas para suporte psicológico e que tenham construído vínculo com paciente e familiares, além de testes objetivos para avaliação de ansiedade, depressão e sofrimento existencial.
- Quando não houver sintomas físicos associados que indiquem a sedação paliativa, ou seja, a indicação primária seja sofrimento existencial, deve ser tentada primeiramente sedação intermitente com titulação descendente de doses e por um intervalo de tempo previamente definido.
- Só considerar sedação contínua após tentativas prévias de sedação intermitente.

CONSIDERAÇÕES FINAIS

A sedação paliativa representa uma intervenção essencial e ética no cuidado de pacientes que enfrentam sofrimento refratário no final da vida. Quando empregada de maneira criteriosa, com avaliação rigorosa, consentimento esclarecido e monitoramento adequado, ela permite aliviar o sofrimento intolerável sem comprometer os princípios fundamentais dos cuidados paliativos, como não antecipar a morte.

Mais do que um procedimento técnico, a sedação paliativa reflete um compromisso profundo com a dignidade do paciente, garantindo que seus últimos momentos sejam vividos com o máximo possível de conforto e respeito. O processo deve ser conduzido com transparência, sensibilidade e em parceria com o paciente, sempre que possível, e seus familiares, promovendo um cuidado compassivo e humanizado.

REFERÊNCIAS BIBLIOGRÁFICAS

1. Surges SM, Brunsch H, Jaspers B, et al. Revised European Association for Palliative Care (EAPC) recommended framework on palliative sedation: An international Delphi study. Palliat Med. 2024;38:213-28.
2. Cherny NI, Portenoy RK. Sedation in the management of refractory symptoms: guidelines for evaluation and treatment. J Palliat Care. 1994;10(2):31-8.
3. Rijpstra M, Vissers K, Belar A, et al. Assessment of the efficacy of palliative sedation in advanced cancer patients by evaluating discomfort levels: a prospective, international, multicenter observational study. BMC Med. 2024;22:608.
4. Kirk TW, Mahon MM. National Hospice and Palliative Care Organization (NHPCO) position statement and commentary on the use of palliative sedation in imminently dying terminally ill patients. J Pain Symptom Manage. 2010;39(5):914-23.
5. Nauck F, Alt-Epping B. Crises in palliative care: a comprehensive approach. Lancet Oncol. 2008;9:1086-91.
6. Bishop MF, Stephens L, Goodrich M, et al. Medication kits for managing symptomatic emergencies in the home: a survey of common hospice practice. J Palliat Med. 2009;12(1):37-44.
7. Schur S, Weixler D, Gabl C, et al. Sedation at the end of life: a nation-wide study in palliative care units in Austria. BMC Palliat Care. 2016;15:50.
8. Beller EM, van Driel ML, Mcgregor L, et al. Palliative pharmacological sedation for terminally ill adults. Cochrane Database of Systematic Reviews; 2017.
9. Maltoni M, Scarpi E, Rosati M, et al. Palliative sedation in end-of-life care and survival: a systematic review. J Clin Oncol. 2012;30(12):1378-83.
10. Conselho Federal de Medicina. Resolução CFM n. 1.805/2006.
11. Conselho Federal de Medicina. Código de Ética Médica. Resolução CFM n. 2.217/2018.
12. Tursunov O, Cherny NI, De Keyser Ganz F. Experiences of family members of dying patients receiving palliative sedation. Oncol Nurs Forum. 2016;43(6):E226-E232.

13. Mercadante S, Intravaia G, Villari P, et al. Controlled sedation for refractory symptoms in dying patients. J Pain Symptom Manage. 2009;37(5):771-9.
14. Garetto F, Cancelli F, Rossi R, et al. Palliative sedation for the terminally ill patient. CNS Drugs. 2018;32(10):951-61.
15. Zaporowska-Stachowiak I, Szymański K, Oduah MT, et al. Midazolam: safety of use in palliative care: a systematic critical review. Biomed Pharmacother. 2019;114:108838.
16. Falk S, Fallon M. ABC of palliative care: emergencies. BMJ. 1997;315(7121):1525-8.
17. Song HN, Lee US, Lee GW, et al. Long-term intermittent palliative sedation for refractory symptoms at the end of life in two cancer patients. J Palliat Med. 2015;18(9):807-10.
18. Won YW, Chun HS, Seo M, et al. Clinical patterns of continuous and intermittent palliative sedation in patients with terminal cancer: a descriptive, observational study. J Pain Symptom Manage. 2019;58(1):65-71.
19. Morita T, Inoue S, Chihara S. Sedation for symptom control in Japan: the importance of intermittent use and communication with family members. J Pain Symptom Manage. 1996;12(1):32-8.
20. Ciancio AL, Mirza RM, Ciancio AA, et al. The use of palliative sedation to treat existential suffering: a scoping review on practices, ethical considerations, and guidelines. J Palliat Care. 2020;35(1):13-20.
21. Taylor BR, McCann RM. Controlled sedation for physical and existential suffering? J Palliat Med. 2005;8(1):144-7.
22. Voeuk A, Nekolaichuk C, Fainsinger R, et al. Continuous palliative sedation for existential distress? A survey of Canadian palliative care physicians' views. J Palliat Care. 2017;32(1):26-33.

Seção V

Assistência holística em cuidados paliativos

1

Estresse relacionado ao cuidado e amparo ao cuidador de pacientes em cuidados paliativos

Letícia Andrade
Naira Dutra Lemos

Destaques do tema

- O ato de cuidar de um familiar pode ser uma grande fonte de estresse e sofrimento, especialmente quando ocorre de forma inesperada e sem preparo prévio.
- O estresse e a sobrecarga do cuidador podem ser classificados em dimensões objetivas, como mudanças na rotina e perdas financeiras, e subjetivas, como sentimentos de angústia e isolamento social.
- Cuidadores de pacientes com diferentes diagnósticos enfrentam desafios específicos: no câncer, há sofrimento emocional e estresse financeiro; nas cardiopatias, a dificuldade de acesso ao tratamento pode piorar a sobrecarga; e nas doenças neurológicas, alterações comportamentais graves aumentam o desgaste físico e mental.
- É essencial que as equipes de saúde compreendam os fatores estressores e busquem estratégias para minimizá-los, proporcionando suporte adequado às famílias.
- Alternativas como contratação de cuidadores, assistência domiciliar e suporte psicológico são fundamentais para garantir que o cuidador consiga desempenhar seu papel sem prejuízos severos à sua saúde física e emocional.

INTRODUÇÃO

Cuidar do outro pode ser visto, por si só, como uma fonte de estresse e sofrimento para o familiar que assume, direta ou indiretamente, o cuidado de outrem.

Cuidar exige, na maior parte das vezes, preparo e disponibilidade, impensáveis em um primeiro momento, para a maioria, isto é: "cuidar se aprende cuidando". É frente à necessidade do seu familiar que se forja a figura do cuidador.

Esse despreparo presente inicialmente pode cobrar o seu preço: o estresse inegável de quem cuida, em menor ou maior proporção, pela responsabilidade assumida, pelo já citado despreparo e por uma série de questões, às vezes, desconhecidas das equipes de atendimento em saúde.

Se essa realidade é inegável na maior parte dos casos, que dirá em cuidados paliativos (CP) em que cada dia é um dia a menos de vida e não somente um dia a mais de cuidados.

É preciso lembrar que, desde a primeira definição de CP, cunhada pela Organização Mundial da Saúde (OMS) na década de 1990, o CP se estende ao paciente e à família; isto é, as famílias são tão sujeitas a cuidados quanto seus pacientes. Dessa forma, compete às equipes conhecerem os fatores estressores no intuito de, ao menos, tentar minimizá-los. Isto porque, como veremos no decorrer do capítulo, nem todos os estressores são contornáveis ou controláveis.

No que se refere ao cuidador familiar (informal), estresse e sobrecarga se sobrepõem. Podemos dizer que cuidadores estressados têm uma percepção de sobrecarga maior e cuidadores com sobrecarga proveniente do cuidado podem passar a enfrentar como estressora tal situação.

Lidar com uma família cuidadora em CP requer a consideração de alguns pressupostos, como: a grande maioria é leiga e se preparou ou se prepara para cuidar pela responsabilidade, amor, vínculo, falta de alternativa ou obrigação ao seu familiar. O ato de cuidar, por si só, pode ser vivido de uma perspectiva estressante e as equipes devem conhecer os fatores estressores apontados pela literatura no intuito de minimizá-los, quando for possível, e/ou criar estratégias para conviver com esse cuidador da melhor maneira possível. É fundamental lembrar que muito do que se fizer durante o cuidado impactará, de maneira positiva ou negativa, no processo de luto desse familiar cuidador.

CONCEITOS

O conceito de estresse, considerado polissêmico, vem sendo estudado pelas mais diferentes áreas do conhecimento já há longa data. Na área da saúde, Filgueiras e Hippert[1] definem estresse como: "termo que compreende um conjunto de reações e estímulos que causa distúrbios no equilíbrio do organismo, frequentemente com efeitos danosos". Eles esclarecem ainda que o estresse não se apresenta somente na perspectiva biológica, mas pode ser de ordem psicológica ou social.

Já Rodrigues[2] define estresse como "uma relação particular entre uma pessoa, seu ambiente e as circunstâncias a que está submetida, que é avaliada como uma ameaça ou algo que exige dela mais que suas próprias habilidades ou recursos e que põe em perigo o seu bem-estar". Tal definição é bastante completa e adequada ao capítulo que ora apresentamos, pois trata da visão biopsicossocial do estresse, abarcando estímulos considerados estressores, tanto provenientes do meio externo (estímulos de ordem física ou social) quanto interno (pensamentos, emoções, fantasias e sentimentos).

Bastante similar são as definições de sobrecarga. Para este capítulo usaremos como referência:

> "(...) experiência de '*fardo a carregar*' descrita por mudanças negativas no cotidiano relacionadas ao processo de cuidado, implementação de hábitos e maiores responsabilidades. Estas mudanças, muitas vezes, requerem adaptações que podem interferir nas necessidades do cuidador, causar acúmulo de responsabilidades, gerarem estresse, custos e até adiamento de planos pessoais"[3]

A sobrecarga do cuidador, na perspectiva de poder abranger aspectos diferentes, pode ser classificada em duas dimensões, uma objetiva e outra subjetiva.[4] A sobrecarga objetiva traz consequências negativas observáveis geradas pelo papel de cuidador, como alterações na rotina, diminuição da vida social e profissional dos cuidadores, perdas financeiras, realização de tarefas e supervisão de comportamentos problemáticos. Já a sobrecarga subjetiva acarreta em percepções, preocupações, sentimentos negativos e incômodo gerados por tornar-se cuidador.[4]

A literatura, bastante fértil na abordagem sobre estresse e sobrecarga do cuidador, tende a apresentar em uma das possibilidades de análise aquelas baseadas em estudos tendo os diagnósticos como norteadores, sendo, dessa forma, primeiramente aqui analisados.

ESTRESSE E SOBRECARGAS FRENTE AOS DIFERENTES DIAGNÓSTICOS EM CUIDADOS PALIATIVOS

No que se refere a cuidadores de pacientes oncológicos, a literatura aponta como os principais estressores os sintomas descontrolados,[5] que acarretam em horas sem dormir, cansaço físico e irritabilidade; mudanças drásticas na rotina de vida,[6] incluindo alterações de papéis sociais e queda dos rendimentos,[7] sendo aqui, inclusive, apontado o estresse financeiro.

Floriani[8] resume bem essa vivência, denominando-a como a "jornada do câncer" enfrentada pelo familiar cuidador junto do seu paciente, que diz respeito às possíveis várias fases do tratamento e o sofrimento e estresse aí embutidos.

É importante esclarecer que outras questões, consideradas não tão importantes, podem ser grandes deflagradores de estresse: as alterações de modelo familiar no intuito de inserir o cuidado na rotina, sendo às vezes necessário que familiares que nunca pensaram em assumir a função de cuidador, sejam convocados a assumir, pessoas que trabalhavam e deixam de trabalhar para auxiliar nesse cuidado, ou, ao contrário, familiares que não trabalhavam, passam a fazê-lo pois as condições financeiras da família assim exigem. Nos casos dos pacientes oncológicos, não é raro a família adentrar ao Sistema Único de Saúde (SUS) após ter dilapidado o patrimônio na tentativa de antecipar algumas etapas do tratamento em serviços de saúde privados.

As cardiopatias podem trazer fadiga, dependência em fase avançada de doença[9] e dificuldades de locomoção, que tendem a dificultar as idas ao hospital de referência, invariavelmente, influenciando de maneira negativa no tratamento e intensificando o estresse de quem cuida e se preocupa com o paciente.

Tal fato se acentua nas famílias vulneráveis, residentes em áreas de alta vulnerabilidade social, cujas dificuldades de transporte já são conhecidas.[10,11] Essas populações tendem a ter seu sofrimento exacerbado pelas condições sociais inadequadas e pela desigualdade social vigente. Dificuldades relacionadas ao transporte inadequado, rede de suporte social frágil, esgarçada ou inexistente, condições econômicas que inviabilizam a resolução de problemas surgidos durante a doença, não podem ser desconsideradas por equipes que querem realizar de maneira eficaz o CP a que se propõem. Essas condições, no processo atual de envelhecimento brasileiro, são presentes em grande parcela da população.

Ainda no que se refere aos pacientes cardiopatas, não podemos deixar de pontuar a negligência quanto ao encaminhamento para a assistência domiciliar,[12] muito embora muitos se beneficiariam dessa prerrogativa.

Similar aos pacientes cardiopatas, as famílias dos pacientes com doenças neurológicas têm instituído o cuidado longitudinal e, em algumas situações, no que se refere à população idosa, há décadas.

O estresse e a sobrecarga tendem a ser mais pronunciados por traços do próprio quadro clínico. Nos pacientes com demência, o não reconhecimento de seu familiar cuidador, as alterações comportamentais, que podem incluir agitação, apatia, irritabilidade, agressividade, mudanças drásticas e repentinas de humor, já foram exaustivamente estudadas pela literatura como os grandes causadores de estresse, sobrecarga, cansaço físico e sofrimento generalizado nos familiares cuidadores.[13-21]

Essas alterações comportamentais, comuns nas demências, podem intensificar o sofrimento das famílias, pelo sentimento de vergonha pelo quadro vivido pelo paciente, reconhecimento da impossibilidade de solicitar ajuda e de acionamento da rede de suporte social e pelo consequente isolamento social, gerador natural de maior estresse e sobrecarga. Dessa forma, esses sintomas, se existirem, devem ser percebidos e urgentemente controlados quando possível.

As famílias tendem a entender que fazem parte do quadro clínico, resultado da doença que se instala, mas isso quase nunca altera o constrangimento que sentem, por si mesmas e, muito mais, pelo paciente, que nas próprias palavras das famílias cuidadoras: "parecem outra pessoa", muito diferente do que foram e de como os familiares gostariam que fossem lembrados.

Não há como sugerir ou incentivar a divisão de tarefas e responsabilidades ou acionamento de uma rede maior de suporte social se esses sintomas causadores de sofrimento intenso não forem controlados ou, ao menos, minimizados; insistir nessas intervenções sem alterações significativas nos sintomas só leva à sensação de maior pressão e mais estresse para as famílias.

É óbvio que o controle dos sintomas que levam ao sofrimento é o grande foco das equipes de CP,[22] mas na prática cotidiana nem sempre os sintomas relatados são considerados tão importantes, o que só aumenta o sofrimento do familiar.[11] Agitação noturna, agressividade, delírios, sexualidade exacerbada etc. nem sempre são relatados pelas famílias como sintomas, pois às vezes assim não são entendidos e, quando relatados, nem sempre tratados com eficácia, o que faz com que as famílias acreditem fazer parte da doença de forma imutável e inexorável, o que se constitui na base do isolamento social nessas situações.

Conviver com um quadro clínico de longa data e de progressão lenta, se por um lado, traz um conhecimento extremamente minucioso sobre o paciente e a doença, por outro, pode trazer desatenção quanto à piora irreversível, o que também dificulta a aceitação e discussão sobre CP.

Essa afirmação parece controversa, mas em nossa prática cotidiana é muito comum o relato dos familiares cuidadores sobre expressivas pioras e inexplicáveis melhoras; sobre a ciência da finalização da vida e o necessário preparo da família frente a isso, assim como a não ocorrência por vezes sem conta.

Esse movimento pendular de preparo para a morte a cada intercorrência grave e a sua não ocorrência também se constitui fonte de estresse e sofrimento para os familiares, sem que haja alternativas para as equipes. Isso porque não há como não realizar o preparo da família a cada piora grave, assim como não há como evitar a progressiva descrença a cada vez que a morte anunciada não se efetiva.

Sofrimento e dor também podem gerar amortecimento quanto às preocupações recorrentes da piora do quadro clínico e desatenção a sinais que podem marcar a fase final de vida.

Esses detalhes devem ser conhecidos e ponderados pelas equipes tanto de geriatria como de CP, visto que além de paciente e família constituírem-se no binômio que demanda cuidados, pode haver sofrimento pela finalização da vida, mas também pelo cuidado longitudinal estressante, e pela sobrecarga quase sempre daí decorrente.

Na abordagem junto às famílias, a contratação de um cuidador e a institucionalização em instituições de longa permanência para pessoas idosas podem se constituir em alternativa. Nesta primeira proposta, a condição financeira deve ser conhecida e propícia, e na segunda, além dos aspectos econômicos, deve-se levar em conta ainda o preconceito que impera na institucionalização.[23]

Outras doenças neurológicas que podem acometer a população idosa, mas sem causar alterações cognitivas, marcam as famílias de maneira similar ao exposto no que se refere ao cuidado longitudinal: estresses, sobrecarga, conhecimento apropriado sobre a doença e o paciente, mas não sobre a possibilidade de finalização da vida; daí a importância do estabelecimento de vínculos para as discussões sobre procedimentos invasivos, prolongamento do sofrimento e orientações pertinentes.

A lucidez* do paciente é uma garantia para que as decisões possam ser tomadas em tempo hábil, de forma que as famílias as aceitem e respeitem. Porém, em virtude do encaminhamento tardio aos serviços de CP e ao despreparo ou não aceitação frente à morte, as dificuldades podem imperar na fase final, ainda se concretizando em realização de tratamentos e procedimentos fúteis frente à progressão e irreversibilidade da doença.

Os pacientes pneumopatas também apresentam o cuidado longitudinal como marca, a dependência progressiva e de longa duração,[12] situação pendular de melhora e piora, consciência sobre a doença e dependência, mas pouco reconhecimento da finitude.[12]

Esse quadro clínico também pode gerar internações de repetição por infecções respiratórias, exacerbação do quadro como um todo, incentivo por parte das equipes originais à introdução de medicamentos e tratamentos com vistas à resolução de intercorrências e pouquíssimas abordagens sobre eventos finais, falência medicamentosa e morte.

Somado a isso, as dificuldades respiratórias costumam gerar grande ansiedade em pacientes e muito estresse nas famílias, sendo fonte extra de sofrimento.

ABORDAGEM

De maneira geral, apesar dos diferentes diagnósticos citados atingirem diferentes faixas etárias, no que se refere à população idosa, as famílias, quando adentram aos serviços de CP tendem a apresentar sobrecarga e estresse que podem ser provenientes de cuidados e/ou dependência de longa data.

Somado a isso, temos o fato de, em muitos casos atualmente, temos idosos cuidando de idosos, o que requer um cuidado a parte se a condição de saúde desse familiar for motivo de preocupação.

Nesses casos, o enfoque deve ser na divisão de tarefas, na inserção de outros cuidadores no cotidiano de cuidados, bem como no acionamento da rede de suporte social, incluindo busca por serviços de assistência domiciliar complementar ou substitutiva à atenção já oferecida. Isto porque, em algumas situações, somente o fato de precisar tirar o paciente da casa já é, por si só, mais um estressor.

* A avaliação da capacidade decisória é explorada no Capítulo "Avaliação da capacidade decisória em pacientes idosos".

Esta abordagem é sempre necessária e geralmente gera impacto positivo nas famílias. Quando a proposta parte das equipes, a tendência do familiar cuidador é se sentir fortalecido e, porque que não dizer, "autorizado" para essa divisão de responsabilidades. Ainda é fato corrente os relatos de familiares que, por receio de serem rotulados como "não cumpridores" de seus papéis sociais ou de negligentes junto aos seus pacientes, preferem assumir sozinhos as tarefas que tanto lhes exaurem.

A sociedade, de forma geral, ainda cobra o exercício do papel social de maneira cristalizada e imutável.[22,24] Nas abordagens sociais são comuns os relatos dos familiares do tipo: "você é a esposa, você é quem deve cuidar"; "você é a filha solteira e ela é a sua mãe, como pode não cuidar?"; "ele é seu marido! Você vai precisar chamar as irmãs dele para ajudar?" Esse tipo de cobrança tende a minar a confiança do familiar que passa sozinho a buscar dar conta de um cuidado que, em longo prazo, torna-se impossível de ser levado adiante.

A contratação de cuidadores formais para as famílias mais abastadas, no que se refere a qualquer um dos perfis de pacientes idosos(as) já analisados, também pode estar no rol de orientações que visam minimizar a sobrecarga.

Em revisão integrativa,[25] os principais fatores geradores de sobrecarga nos cuidadores de pacientes idosos ou adultos são a imposição de ser o cuidador, o cuidar solitário, a dependência do ser cuidado e o desgaste biopsicossocial do cuidar.

Na prática cotidiana são visíveis, conforme os anos passam, o estresse que vai se acumulando, a dependência do paciente que aumenta, o quadro de doença que se agrava e as famílias que não apresentam nenhuma alternativa aos modelos de cuidado impostos e estabelecidos.

Alguns dos estressores mencionados por cuidadores de idosos são: cuidados diretos e contínuos e necessidade de constante vigilância; falta de preparo e conhecimento para executar o cuidado; problemas de saúde associados ao excesso de trabalho à idade avançada; conflitos familiares pela falta de divisão do trabalho e de reconhecimento por parte de outros membros da família; dificuldades de adaptação à nova situação, incluindo aspectos financeiros, redução de atividades profissionais, sociais e de lazer.[26]

Por outro lado, estar consciente de seu quadro clínico, dependência progressiva, cansaço de seus familiares pelo cuidado longitudinal e impossibilidade de manutenção de seu lugar social costuma constituir-se em uma somatória bastante sofrida para paciente e família, podendo, inclusive, gerar conflito.

É comum o conflito estar tão exacerbado que o primeiro trabalho da equipe de CP é acolher e tentar minimizar os resultados desse quadro. Referimo-nos a "tentar minimizar" porque é exatamente isso que se procura fazer, já que nessa ocasião as equipes de CP ainda não estabeleceram vínculo com os pacientes atendidos e, nesse momento, podem estar enfrentando uma situação de rejeição, por parte deles.

Frente a uma família cansada e saturada com a situação "cronificada" de sofrimentos e cuidados, fato bastante comum nos processos de envelhecimento, é importante para o assistente social e a equipe, de forma transdisciplinar, focar em alguns pontos, como incentivo à divisão de responsabilidades e tarefas com outros familiares próximos além do cuidador principal, reconhecimento da rede de suporte social, auxílio na conscientização sobre os CP como natural nessa fase da doença e foco no alívio do sofrimento, seja este de qual ordem for.[27] É importante frisar que muito do que poderá ser realizado assim se concretizará somente com a autorização expressa da família, isto é, participação de outros familiares e acionamento de rede de suporte social só se efetivarão se as famílias autorizarem e isso, estreitamente, relaciona-se ao modelo de família vivido.

Mesmo famílias acompanhadas próxima e constantemente por equipes de saúde podem, por estresse e/ou excesso de sobrecarga, não mais serem capazes de cuidar, o que denominamos de falência familiar para o cuidado. Isso ocorre porque há casos em que a orientação, a retaguarda e o cuidado de profissionais não são suficientes para aliviar a dor e o estresse que os cuidados diretos e contínuos ao outro impõem. Essas situações costumam trazer frustração para as equipes de CP cuja tendência é acreditar que poderão resolver absolutamente tudo o que se constitui como sofrimento para o binômio paciente e família.

Para finalizar, gostaríamos de apontar como uma das questões mais estressantes para o familiar cuidador: a tomada de decisão em fase final de vida. Não são decisões fáceis de serem tomadas como algumas equipes acreditam ser. Decidir pelo outro, ter certeza de que o que foi acertado foi o mais correto para o paciente, não é vivido de maneira tranquila, mesmo que na nossa perspectiva como profissional a opção pareça "óbvia". O estresse e a sobrecarga emocional são piores se a família nunca teve uma conversa sobre o assunto, se o familiar que está morrendo nunca expressou suas preferências de cuidado e nada foi discutido sobre procedimentos invasivos ou até onde valeria a pena ter seu tratamento prolongado.

CONSIDERAÇÕES FINAIS

Como podemos analisar, podem ser variadas as condições consideradas estressoras para um familiar que assume o cuidado. Algumas podem ser adequadamente acolhidas e minimizadas pelas equipes; outras fogem de seu alcance.

O que compete a cada equipe é reconhecer paciente e família como o binômio para o qual as intervenções são planejadas, sendo parte crucial desse planejamento o reconhecimento desses estressores – se existirem – com vistas a sua minimização.

Estresse e sobrecarga podem fazer parte do universo de quem cuida, principalmente em fase final de doença, sendo imperiosa a criação de ações com vistas ao cuidado efetivo desse familiar em uma clara proposta de auxílio para que não só o cuidado se efetive, mas também para que este familiar viva seu processo de luto com a certeza de que tudo o que poderia ser feito, foi feito.

REFERÊNCIAS BIBLIOGRÁFICAS

1. Filgueiras JC, Hippert MIS. A polêmica em torno do conceito de estresse. Psicologia: Ciência e Profissão. 1999;19(3):40-51.
2. Rodrigues AI. Estresse e trabalho: aumenta a preocupação com o desgaste do trabalhador. São Paulo: Revista Proteção; 1997;(17).
3. Cardoso L, Vieira MV, Ricci MAM, Mazza RS. Perspectivas atuais sobre sobrecarga do cuidador em saúde mental. Rev Esc Enferm. 2012;46(2):513-7.
4. Barroso SM, Bandeira M, Nascimento E. Sobrecarga de familiares de pacientes psiquiátricos atendidos na rede pública. Rev Psiquiatr Clin. 2007;34(6):270-7.
5. Silva PB, Lopes M, Trindade LCT, Yamanouchi CN. Controle dos sintomas e intervenção nutricional: fatores que interferem na qualidade de vida de pacientes oncológicos em cuidados paliativos. Rev Dor. 2010.

6. Guimarães CA, Lipp MEN. Um olhar sobre cuidadores de pacientes oncológicos em cuidados paliativos. Rev Psico Teor Prat. 2011;13(2):50-62.
7. Araújo LZS, Araújo CSZ, Souto AKBA, Oliveira MS. Cuidador principal de paciente oncológico fora de possibilidade de cura: repercussões deste encargo. Rev Bras Enferm. 2009;62(1):32-7.
8. Floriani CA. Cuidados paliativos no Brasil: desafios para sua inserção no sistema de saúde. In: Santos FS. (ed.). Cuidados paliativos: diretrizes, humanização e alívio de sintomas. São Paulo: Atheneu; 2011. p. 101-6.
9. Martin-González F, González-Robledo J, Sánchez-Hernández, Moreno-García MN, Barreda-Mellado J. Efectividad y predictores de fracaso de la ventilación mecánica no invasiva en la insuficiencia respiratoria aguda. Rev Med Intensiva. 2016;40(1):9-17.
10. Moura MF. As diversas dificuldades da família de pacientes em cuidados paliativos ambulatoriais. In: Andrade L (org.). Cuidados paliativos e serviço social: um exercício de coragem. Holambra: Setembro; 2015. p. 239-52.
11. Andrade L. Territórios de exclusão: população idosa e cuidados paliativos na cidade de São Paulo. São Paulo: Alumiar; 2018.
12. Arantes ACLQ. Indicações de cuidados paliativos. In: Carvalho RT, Parsons HÁ. (ed.). Manual de cuidados paliativos da ANCP. Porto Alegre: Sulina; 2012.
13. Santos SMA. Idosos, família e cultura: um estudo sobre a construção do papel do cuidador. Campinas: Alínea; 2003.
14. Garrido RP. Impacto em cuidadores informais de idosos com demência atendidos em um serviço psicogeriátrico da cidade de São Paulo [dissertação]. São Paulo: Universidade de São Paulo; 2001.
15. Pinto FR, Barham FN, Joan E. Habilidades sociais e estratégias de enfrentamento de estresse: relação com indicadores de bem-estar psicológico em cuidadores de idosos de alta dependência. Rev Bras Geriatr Gerontol. 2014;17(3):525-39.
16. Cruz MNC, Hamdan AC. O impacto da doença de Alzheimer no cuidador. Rev Psicol Estudo. 2008;13(2):223-9.
17. Vasconcelos AS, D'Alencar RS. O impacto socioemocional da doença de Alzheimer sobre o cuidador familiar do idoso. Rev Electron Memorialidades. 2009;12:107-27.
18. Celich KLS, Batistella M. Ser cuidador familiar do portador de doença de Alzheimer: sentimentos desvelados. Cogitare Enferm. 2007;12(2):143-9.
19. Veras RP, Caldas SB, Sancho LG, Sicsú B, Motta LB, Cardinale C. Avaliação dos gastos com o cuidado do idoso com demência. Rev Psiquiatr Clin. 2017;34(1):5-12.
20. Falcão DVS, Bucher-Maluschke JSNF. O impacto da doença de Alzheimer nas relações intergeracionais. Rev Psicol Clin. 2009;21(1):137-52.
21. Cassis SV, Karnakis T, Moraes TA, Curiati JAÉ, Quadrante ACR, Magaldi RM. Correlação entre estresse do cuidador e características clínicas do paciente portador de demência. Rev Assoc Med Bras. 2007;53(6):497-501.
22. Andrade L. Desvelos: trajetórias no limiar da vida e da morte: cuidados paliativos na assistência domiciliar. Holambra: Setembro; 2011.
23. Born T. Cuidado ao idoso em instituição. In: Papaléo Netto M. (ed.). Gerontologia: a velhice e o envelhecimento em visão globalizada. São Paulo: Atheneu; 2005. p. 403-13.
24. Lopes FS. Novas configurações familiares: desafios na área da saúde. In: Andrade L. (org.). Cuidados paliativos e serviço social: um exercício de coragem. Holambra: Setembro; 2015. p. 115-30.
25. Baptista BO, Beuter M, Girardon-Perlini NMO, Brondani CM, Santos NO. A sobrecarga do cuidador familiar no âmbito domiciliar: uma revisão integrativa de literatura. Rev Gaúcha Enferm. 2012;33(1):147-56.
26. Simonetti JP, Ferreira JC. Estratégias de coping desenvolvidas por cuidadores de idosos portadores de doenças crônicas. Rev Esc Enferm USP. 2008;42(1):19-25.
27. Andrade L. O papel do assistente social em equipe de cuidados paliativos: visão geral. In: Andrade L (org.). Cuidados paliativos e serviço social: um exercício de coragem. Holambra: Setembro; 2015. p. 115-30.

2

Reabilitação paliativa em geriatria

Fabíola Alves Alcântara
Thaís Camille Alves Gonçalo

Destaques do tema

- Os cuidados paliativos (CP) promovem uma assistência integral e interdisciplinar. Eles visam melhorar a qualidade de vida, controlar sintomas, aliviar o sofrimento e garantir a dignidade dos pacientes idosos.
- A reabilitação paliativa combina os princípios da reabilitação com os CP, focando na funcionalidade e no conforto. Seu objetivo é reduzir a dependência, melhorar a mobilidade e o autocuidado, além de oferecer suporte físico, emocional, social e espiritual aos pacientes e seus cuidadores.
- Diferentes profissionais, como fisioterapeutas, terapeutas ocupacionais, fonoaudiólogos e nutricionistas, desempenham papéis fundamentais nesse processo. Essa abordagem interdisciplinar possibilita que os idosos vivam com mais autonomia e qualidade de vida, mesmo diante de limitações funcionais.
- O modelo dos CP reabilitadores permite que os indivíduos mantenham sua independência e dignidade até o fim da vida, garantindo um cuidado holístico e humanizado.

INTRODUÇÃO

Falar em crescimento populacional no mundo e abordar a exponencial população idosa não é mais algo inovador; entretanto, discutir acerca dos desafios enfrentados por essa população envelhecida que convive diariamente com doenças crônicas e avançadas tem uma grande importância na área da geriatria, a qual demanda uma abordagem compassiva e que promova melhoria na qualidade de vida.[1]

Dito isso, os cuidados paliativos (CP) correlacionam-se adequadamente com os objetivos de cuidado na geriatria, proporcionando integralidade, interdisciplinaridade e recuperação (ou preservação do *status*) funcional alinhados para o conforto.[2] Suas práticas desempenham um papel fundamental no controle de sintomas, alívio do sofrimento e promoção da dignidade.[3]

Muitas vezes, atrelado a dores crônicas e sintomas debilitantes decorrentes das doenças crônico-degenerativas, há um impacto na funcionalidade, autonomia e, consequentemente, na qualidade de vida de pessoas idosas. Em decorrência dessas alterações, a reabilitação emerge com um novo formato de abordagem, visando "a redução da dependência nas atividades de mobilidade e de autocuidado em associação com o fornecimento de conforto físico, suporte emocional, social e espiritual, estendendo-se à família e aos cuidadores".[4]

Este capítulo pretende delinear os conceitos de reabilitação e CP, tipos de reabilitação com foco em paliação, categorias profissionais envolvidas e os impactos clínicos dessa abordagem no campo da geriatria. Por último, serão apresentados exemplos clínicos a fim de demonstrar sua aplicação prática.

OS CONCEITOS DE REABILITAÇÃO E CUIDADOS PALIATIVOS PODEM RESULTAR EM REABILITAÇÃO PALIATIVA?

De acordo com a Organização Mundial da Saúde (OMS), a reabilitação pode ser definida como um agrupamento de ações que ajudam indivíduos que convivem ou têm risco de conviver com alguma deficiência a atingir e conservar o melhor nível possível de funcionalidade em relação ao ambiente em que estão inseridos. Assim, a reabilitação otimiza a habilidade dos indivíduos de viver, trabalhar e aprender. Ademais, estudos indicam que a reabilitação pode minimizar as limitações funcionais relacionadas ao envelhecer e proporcionar um progresso na qualidade de vida.[5]

Após a Primeira Guerra Mundial, programas sociais para dar suporte aos feridos e machucados em conflitos começaram a se concentrar não apenas no tratamento, mas também desenvolveram um forte imperativo para retornar os militares incapacitados ao local de trabalho, aprofundando ainda mais as dimensões morais associadas à deficiência, à requalificação e à reabilitação.[6]

Apesar da definição de CP elaborada pela OMS em 2002 e atualizada em 2017, ainda persistiam divergências quanto ao seu conceito e aplicação. Diante desse cenário, em 2018, a *International Association for Hospice and Palliative Care*[7] (IAHPC) decidiu desenvolver uma nova definição, baseada em consenso, com o objetivo de promover maior universalidade e garantir o alívio do sofrimento.

> Os CP são cuidados holísticos ativos, ofertados a pessoas de todas as idades que se encontram em intenso sofrimento relacionado à sua saúde, proveniente de doença severa, especialmente aquelas que estão no final da vida. O objetivo dos CP é, portanto, melhorar a qualidade de vida dos pacientes, de suas famílias e de seus cuidadores.[7]

Ligeiramente, a reabilitação vislumbra diferenças, cronicidade de patologias e deficiências; já os CP denotam mitigar sofrimento, buscar conforto e promoção da dignidade frente ao processo de morte/morrer.[6] Timm et al.[6] a partir de seus estudos, construíram um esquema de semelhanças e diferenças na constituinte "reabilitação" e "CP" conforme apresentada na Tabela 1. Agregar essas abordagens no contexto dos pacientes idosos demonstra o comprometimento no cuidado, respeitando suas necessidades e ajustando momentos e limites de cada indivíduo.

Vale ressaltar que Cicely Saunders, pioneira do movimento *hospice* moderno, quando sugere que o indivíduo necessita viver seu processo de finitude com o máximo de autonomia e independência, acende o farol e o direciona para a interconectividade dos CP com a reabilitação.[8]

TABELA 1 Reabilitação *versus* cuidados paliativos: afinidades e discrepâncias

	Reabilitação	Cuidados paliativos
História e principais relações	Primeira Guerra Mundial Deficiência e incapacidade	Guerra Fria Câncer e morte
Área de concentração e conceitos	Funcionalidade, capacidade de enfrentamento, esperança de normalidade e inclusão na sociedade, CIF	Alívio do sofrimento, esperança de significado na história da vida e na vida cotidiana, dor total
Perspectiva	Metas de curto e longo prazo, desenvolvimento de funções ou manutenção ativa Controle Fazer e tornar-se	Principalmente objetivos de curto prazo Morte como um processo natural Relacionamento Ser
Normas	Norma de atividade-contribuir, tomar parte	A passividade é legitimada Receber/recuar
Grupos-alvo expandidos	De pessoas com deficiência para "pessoas ainda não deficientes" em termos de condições de saúde em termos mais amplos Expansão para estágios avançados da doença	De pacientes terminais com câncer a todas as pessoas que sofrem de doenças fatais mais seus parentes Expansão para estágios iniciais da doença
Em conformidade com	Definição de metas e funcionalidade Discurso de recuperação O corpo individual como arena para a mudança	Conversas sobre o fim da vida, a aceitação da morte etc.

CIF: Classificação Internacional de Funcionalidade, Incapacidade e Saúde. Fonte: adaptada de Timm et al., 2021.[6]

Autores têm se empenhado na discussão acerca do que seria a reabilitação paliativa propriamente dita. Para Nottelmann et al.[9] é um paradigma que associa capacitação, autogerenciamento e autocuidado. Santiago-Palma e Payne[10] fazem referência ao equilíbrio entre função e conforto; já a Região Europeia da OMS[11] publicou um compêndio de política sobre a integração da reabilitação em serviços de CP, exprimindo que a reabilitação paliativa habilita indivíduos com doenças ameaçadoras de vida a lidar ativamente com suas limitações, estimulando a autonomia, buscando propiciar independência e integração social.

Como visto, a reabilitação paliativa emerge da iniciativa de atenuar os sintomas debilitantes, cujo foco está em possibilitar ao indivíduo conduzir a sua vida de forma qualificável, levando em conta as limitações resultantes da sua doença. A seguir podem ser observados os principais benefícios da reabilitação paliativa no contexto de câncer avançado, doença respiratória, doença cardíaca, doença renal crônica, fragilidade e demência.[11]

- Diminuição do sofrimento ligado à fadiga, dispneia e algias.[11]
- Redução do efeito dos sintomas nas tarefas e funções cotidianas.[11]

- Capacidade física preservada e/ou otimizada para as tarefas funcionais diárias.[11]
- Vivências positivas e benefícios que seguem além dos avanços na funcionalidade física, envolvendo melhor bem-estar psicológico, como evolução da confiança, segurança e esperança, e suporte social considerável.[11]

REABILITAÇÃO PALIATIVA

A reabilitação paliativa no contexto da geriatria não difere do espectro global, é multiforme, incorporando diversos campos que se cruzam para assistir às diferentes áreas que se complementam para atender os cenários físicos, emocionais, sociais e espirituais dos idosos.[12]

O modelo mais conhecido e relevante para guiar a reabilitação e todo o seu percurso dentro da oncologia foi a classificação de Dietz.[13] Esse sistema subdividiu a reabilitação em preventiva, restaurativa, de suporte e paliativa, detalhada na Tabela 2.[13,14] A partir desse protótipo foi sendo reproduzido como delineador e adaptado em outros campos da saúde - geriatria, neurologia, pneumologia, dentre outros.

Diante dessa classificação, percebe-se um percurso no cuidado desse paciente, envolvendo a reabilitação desde o diagnóstico até seus momentos finais. Um outro ponto que precisa ser contextualizado quando se fala de reabilitação, principalmente com enfoque paliativo, está no entendimento dos conceitos de autonomia, independência funcional e qualidade de vida.

- Autonomia: capacidade de comandar, gerir e deliberar sobre sua própria vida.[15] Vale ressaltar que existem diversos conceitos de autonomia, porém esse foi o escolhido para integrar o texto.
- Independência funcional: habilidade de desempenhar as suas atividades cotidianas sem auxílio.[15]
- Qualidade de vida: compreensão do indivíduo sobre o seu estado funcional, psíquico, grau de dependência, interações sociais, crenças, inserido no complexo valorativo em que vive.[16]

Em indivíduos idosos, se alguma dessas capacidades estiver comprometida, as demais podem ser afetadas.[17] Como exemplo, a independência funcional permite que sejam realizadas atividades diárias sem ajuda; caso o idoso apresente dificuldade de caminhar até o banheiro e tomar banho, isso intrinsicamente pode afetar a autonomia e qualidade de vida, uma vez que, depende de outra pessoa para acompanhá-lo e ajudá-lo nas ações, podendo acarretar uma redução significativa na sua qualidade de vida.

TABELA 2 Adaptação da classificação de reabilitação de Dietz para geriatria

Reabilitação preventiva	Reabilitação restaurativa	Reabilitação de suporte	Reabilitação paliativa
Intervenção precoce Após o diagnóstico Nenhuma ou quase nenhuma deficiência de função	Existe uma leve deficiência da função, mas possui boas chances de recuperação e/ou ajuste para realizar as atividades desejadas	Importante deficiência da função Manter/preservar a funcionalidade Foco no autocuidado	Doença avançada Aliviar sintomas e promover conforto Reduzir possíveis complicações Ofertar suporte ao paciente e cuidadores

Fonte: adaptada de Dietz, 1969.[13]

Sem mais preâmbulos e com os conceitos preliminarmente definidos, agora serão versados os pontos específicos referentes à reabilitação paliativa. Visando uma organização mais clara, será preservada a leitura das diferentes esferas de sofrimentos, sejam eles físico, psicológico e social, com destaque para a abordagem do domínio físico.

Domínio físico

- Objetivo: promover a independência em atividades de autocuidado, melhora no controle de sintomas e estabilização do declínio funcional.[18]
- Profissionais com maior atuação: fisioterapeutas, terapeutas ocupacionais, fonoaudiólogos[18] e nutricionistas.
- Exemplos de intervenções:
  - Fisioterapia: conduz disfunções funcionais típicas, como fraqueza muscular, falta de condicionamento físico, insuficiência motora e dores. Previne lesões, otimiza a mobilidade articular bem como melhora a função pulmonar e contribui no tratamento de alterações respiratórias e na prevenção de complicações. Como ilustração de algumas intervenções integram alongamentos, exercícios de fortalecimento muscular, técnicas de conservação de energia, técnicas para remoção de secreção, exercícios respiratórios, ajustes posturais, atividades funcionais somadas à orientação ao cuidador.[18-22]
  - Terapia ocupacional: realiza avaliação individualizada para análise das ocupações cotidianas, analisando barreiras e facilitadores para sua realização. Elabora plano terapêutico voltado para a otimização e/ou melhora do desempenho na realização das ocupações; dentre elas, um destaque para o exemplo das atividades de vida diária (AVD). Promove intervenção por meio de estratégias reabilitativas, adaptativas e de ressignificação, visando manter a participação ativa e satisfatória nas atividades cotidianas. Identifica e impulsiona o resgate, estímulo e adaptação de atividades significativas. Adapta e modifica modos de execução dentro de um planejamento terapêutico que considera o prognóstico clínico, as expectativas e as metas ocupacionais em cada fase do adoecimento. A título de exemplo, as ações incluem otimização das AVD, implementação de estratégias e ferramentas adaptativas, ajustes no ambiente domiciliar, prescrição de tecnologias assistivas, gerenciamento do autocuidado e treinamentos para pacientes e cuidadores.[18,20,23,24]
  - Fonoaudiologia: foca na avaliação e intervenção nos distúrbios da comunicação e deglutição. No manejo da disfagia, emprega estratégias para garantir uma ingestão segura e eficiente, incluindo adaptações na dieta, estratégias de reabilitação motora orofacial e orientações posturais. No controle da xerostomia, utiliza medidas para minimizar o desconforto e facilitar a deglutição, como estimulação salivar e ajustes na consistência dos alimentos. Além disso, promove a comunicação por meio de recursos alternativos e adaptações vocais, auxiliando pacientes com comprometimentos na fala.[18,20,25]
  - Nutrição: realiza avaliação nutricional individualizada para planejamento do suporte nutricional proporcio-

nal e personalizado, seja por via oral, enteral ou parenteral, sempre respeitando a proporcionalidade. Adapta as condutas nutricionais para garantir a autonomia do paciente e seu conforto. Atua ainda no manejo de sintomas como náuseas, caquexia e anorexia, otimizando a aceitação alimentar e minimizando o sofrimento.[26]

Domínio psicológico

- Objetivo: auxiliar no desenvolvimento de recursos para lidar com a doença, as diferentes fases e suas implicações, bem como com as situações desconfortantes, considerando o prognóstico do paciente.[27]
- Exemplos de intervenções:
  - Psicoterapia.[27]
  - Técnicas de relaxamento.[27]
  - Terapia cognitivo-comportamental (TCC).[27]

Domínio social

- Objetivo: promover interlocuções sociais; orientar e ofertar suporte às famílias e/ou cuidadores; e articular meios para a garantia dos direitos.[28]
- Exemplos de intervenções:
  - Conhecer as redes de suporte.[28]
  - Orientar cuidadores.[28]
  - Entender a situação socioeconômica e trabalhista e direcionar para garantia dos direitos.[28]

Considerando os domínios e seus objetivos, não custa lembrar que Tiberini e Richardson[29,30] definiram pontos-chave para a reabilitação paliativa. O primeiro ponto refere-se à definição de metas centradas no indivíduo, ou seja, delimitar objetivos que sejam relevantes para o paciente. O segundo ponto foca na função, buscando identificar aspectos que afetam a capacidade funcional do paciente. O terceiro ponto aborda a habilitação, isto é, explorar táticas para que o paciente possa controlar a sua vida. Por fim, o quarto ponto, não menos importante, explana a autogestão apoiada, que envolve propiciar o auxílio fundamental para que o indivíduo consiga gerenciar sua saúde e bem-estar.

Cuidados paliativos reabilitadores são um paradigma que integra reabilitação, capacitação, autogestão e autocuidado no modelo holístico de cuidados paliativos. É uma abordagem interdisciplinar na qual todos os membros da equipe trabalham colaborativamente com o paciente, seus familiares e cuidadores para apoiá-los a atingir seus objetivos e prioridades pessoais. Os CP reabilitadores visam otimizar a função e o bem-estar das pessoas e permitir que vivam da forma mais independente e completa possível, com escolha e autonomia, dentro das limitações da doença avançada. É uma abordagem que capacita as pessoas a se adaptarem ao seu novo estado de ser com dignidade e fornece um sistema de suporte ativo para ajudá-las a antecipar e lidar construtivamente com perdas resultantes da deterioração da saúde. Os CP reabilitadores apoiam as pessoas a viver a vida plenamente até morrerem.[29,30]

IMPACTOS DA REABILITAÇÃO PALIATIVA NA GERIATRIA

Pensar em intervenção profissional no envelhecimento reflete cuidado e proteção à pessoa idosa. A abordagem em geriatria e em CP concentra-se no cuidado ao indivíduo, e não na patologia, prezando pela integração familiar nesse curso. Ambas as abordagens convergem para o respeito à autonomia e biografia do indivíduo. O paciente idoso necessita de uma assistência contínua, desde as etapas incipientes da doença, que muitas vezes ainda cursa com a independência, até os estágios de dependência e vulnerabilidades, compreendendo todas as etapas de cuidados até o desfecho da sua vida. A Figura 1 ilustra a capacidade funcional durante a vida humana.[31]

Imprescindivelmente, um dos cruciais impactos da reabilitação paliativa na geriatria é na funcionalidade do idoso. É um dos pontos mais importantes nessa fase da vida, pois está relacionada diretamente à independência e autonomia. Nesse preceito, a reabilitação inclui intervenções adaptadas de manutenção e/ou recuperação da capacidade funcional, com atividades que envolvem constituintes neuromotores e cognitivos.[32]

Outro ponto de grande fundamento é o alívio de sintomas. Madureira et al.[33] realizaram uma revisão sistemática com intuito de identificar os impactos da reabilitação multidisciplinar em pacientes com demência do tipo Alzheimer e perceberam que os pacientes apresentaram resultados significativos principalmente em sintomas neuropsiquiátricos, depressão e qualidade de vida.

A reabilitação paliativa na geriatria também se faz importante na promoção da autonomia. Ao relacionar os objetivos do cuidado com os valores e desejos do indivíduo, essa conduta tem a pretensão de resguardar a individualidade e a dignidade do idoso.[34] Conforme Carneiro e Ayres:[35]

> Olhar para as necessidades de cuidado do idoso por uma ótica relacional e processual de seus limites é um caminho potencial para que se veja a autonomia não como uma finalidade em si mesma, muito menos como um obstáculo ou uma resistência que precise ser superada para proteger os idosos dos riscos trazidos pelo envelhecimento, mas sim como um marcador do que e como precisa ser transformado (individual,

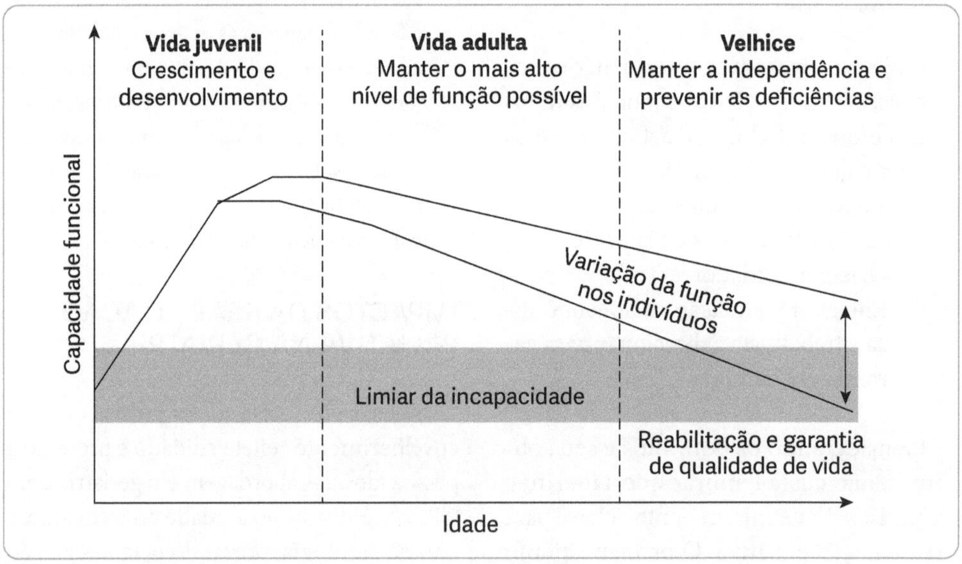
Vida juvenil
Crescimento e desenvolvimento
Vida adulta
Manter o mais alto nível de função possível
Velhice
Manter a independência e prevenir as deficiências
Capacidade funcional
Variação da função nos indivíduos
Limiar da incapacidade
Reabilitação e garantia de qualidade de vida
Idade

FIGURA 1 Capacidade funcional do indivíduo *versus* idade.
Fonte: Perracini et al., 2009.[32]

social e programaticamente) para se cuidar efetivamente.[35]

Em síntese, a repercussão positiva da reabilitação paliativa se expande aos cuidados finais de vida, empenhando-se em possibilitar ao idoso vivenciar esse processo de forma digna, confortável, com todo um sistema de apoio contínuo, fortalecendo os vínculos.

> O envelhecimento é um processo natural que implica mudanças graduais e inevitáveis relacionadas à idade... devemos conhecê-los para ter a possibilidade de construir projetos terapêuticos personalizados. Entender que o cuidado é relacional e uma atitude repleta de ética e responsabilidade, uma interação, uma complexa trama de saberes, atos, procedimentos, com um profundo respeito pelo ser cuidado... conviver e acompanhar idosos nas suas necessidades por saúde apresenta diversos desafios. Talvez o maior deles esteja localizado no momento da terminalidade de sua vida, quando aquilo que ele é, matéria, espírito, corpo e mente, está ali presente "sendo-no-mundo", em um tempo que vai se esgotando. E ele está ali, existindo, cheio de diferentes e novas necessidades, desejos, sonhos e medos – e precisamos (deveríamos) estar presentes, receptivos e conectados.[36]

A incorporação da reabilitação paliativa na geriatria não apenas otimiza os desfechos clínicos, mas também contribui para um cuidado mais humanizado e integrado. Seu foco está na promoção da independência funcional adaptada, na melhoria da qualidade de vida do idoso e de todos os envolvidos no cuidado, além do alívio dos sintomas angustiantes associados às doenças que comumente afetam essa população.

REFERÊNCIAS BIBLIOGRÁFICAS

1. Faria MR, Merçon JCA, Malveira LL, Correa KFR, Oliveira Júnior GC. Cuidados paliativos em geriatria: um estudo dos princípios e práticas dos cuidados paliativos para idosos, com foco na melhoria da qualidade de vida e no alívio do sofrimento. Braz J Implantol Health Sci. 2023;5(5):460-72.
2. Bonifácio LGC, Zoccoli TLV. Palliative care in geriatric: a systematic review. RSD. 2023;12(2):e8412239949.
3. Leite Pereira G. Revisão integrativa sobre as intervenções de enfermagem nos cuidados paliativos na saúde do idoso. Braz J Implantol Health Sci. 2024;6(10):4538-47.
4. Rezende G. Cuidados paliativos e reabilitação para a população oncológica adulta: um estudo qualitativo multicêntrico com enfermeiros e terapeutas ocupacionais do Brasil e da Inglaterra [tese]. Ribeirão Preto: Escola de Enfermagem de Ribeirão Preto; 2022. 152 p.
5. Instituto de Medicina Física e Reabilitação do Hospital das Clínicas da Faculdade de Medicina da Universidade de São Paulo. Reabilitação em sistemas de saúde. Genebra: OMS; 2017.
6. Timm H, Thuesen J, Clark D. Rehabilitation and palliative care: histories, dialectics and challenges [version 1; peer review: 3 approved]. Wellcome Open Res. 2021;6:171.
7. International Association for Hospice and Palliative Care (IAHPC). Definição de cuidados paliativos baseada no Consenso Global. Houston: IAHPC; 2018. p. 1.
8. Matsumoto DY. Cuidados paliativos: conceito, fundamentos e princípios. In: Carvalho RT, Parsons HÁ. (org.). Manual de cuidados paliativos ANCP ampliado e atualizado, 3ª ed. Porto Alegre: Sulina; 2021.
9. Nottelmann L, Groenvold M, Vejlgaard TB, Petersen MA, Jensen LH. Early, integrated palliative rehabilitation improves quality of life of patients with newly diagnosed advanced cancer: the Pal-Rehab randomized controlled trial. Palliat Med. 2021;35(7):1344-55.
10. Santiago-Palma J, Payne R. Palliative care and rehabilitation. Cancer. 2001;92(4Suppl):1049-52.
11. Organização Mundial da Saúde, Região Europeia. Resumo de política sobre integração da reabilitação em serviços de cuidados paliativos. Copenhague: Escritório Regional da OMS para a Europa; 2023.
12. Rubio CB, Santos F, Silva MCR, Coelho TLA, Marinho MS, Duarte TB. Cuidados paliativos na geriatria

e o papel da fisioterapia no tratamento da dor: revisão de literatura. Ciênc Saúde. 2023;(27):128.
13. Dietz JH Jr. Reabilitação do paciente com câncer. Med Clin North Am. 1969;53:607-24.
14. Chowdhury RA, Brennan FP, Gardiner MD. Cancer rehabilitation and palliative care: exploring the synergies. J Pain Symptom Manage. 2020;60(6):1239-52.
15. World Health Organization. Envelhecimento ativo: uma política de saúde. Brasília: Organização Pan-Americana da Saúde; 2005. 60 p.
16. World Health Organization. Declaração elaborada pelo Grupo de Trabalho da Qualidade de Vida da OMS. Publicada no glossário de Promoção da Saúde da OMS de 1998. OMS/HPR/HEP/98.1. Genebra: Organização Mundial da Saúde; 1994.
17. Brasil. Ministério da Saúde. Guia de atenção à reabilitação da pessoa idosa. Brasília: Ministério da Saúde; 2021. 144 p.
18. Javier NM, Montagnini M. The role of palliative rehabilitation in serious illness. Palliative Care Network of Wisconsin. 2019.
19. National Hospice and Palliative Care Organization. Medicare hospice conditions of participation allied therapists. 2021.
20. Frost M. The role of physical, occupational, and speech therapy in hospice: patient empowerment. Am J Hosp Palliat Care. 2001;18:397-402.
21. Ebel S, Langer K. The role of physical therapist in hospice care. Am J Hosp Palliat Care. 1993;10:32-5.
22. American Physical Therapy Association. Who are physical therapists, and what do they do? A guide to physical therapist practice. Phys Ther. 2001;81:39.
23. Ferreira APC, Nascimento JS, Bombarda TB. Ocupações humanas e cuidados paliativos. São Paulo: Academia Nacional de Cuidados Paliativos; 2023.
24. Pearson E, Todd JG, Futcher JM. How can occupational therapists measure outcomes in palliative care? Palliat Med. 2007;21:477-85.
25. Pollens R. Role of speech-language pathologist in palliative hospice care. J Palliat Med. 2004;7:694-702.
26. Amorim GKD, Silva GSN. Nutricionistas e cuidados paliativos no fim de vida: revisão integrativa. Rev Bioét. 2021;29(3):547-57.
27. Castro MMC, Barroso CL. Contribuições da terapia cognitivo-comportamental nos cuidados paliativos. Rev Psic Divers Saúde. 2012;1(1):101-8.
28. D'Alessandro MPS. Manual de cuidados paliativos, 2ª ed. São Paulo: Hospital Sírio-Libanês; Ministério da Saúde; 2023.
29. Tiberini R, Richardson H. Rehabilitative palliative care: enabling people to live fully until they die. A challenge for the 21st century. London: Hospice UK; 2015.
30. Tiberini R, Hayes A. How to adopt a rehabilitative palliative care approach. Nursing Times. 2024.
31. Sociedade Brasileira de Geriatria e Gerontologia. Vamos falar de cuidados paliativos. 2014.
32. Perracini MR, Fló CM, Guerra RO. Funcionalidade e envelhecimento. Rio de Janeiro: Guanabara-Koogan; 2009.
33. Madureira BG, Pereira MG, Avelino PR, Costa HS, Menezes KKP. Efeitos de programas de reabilitação multidisciplinar no tratamento de pacientes com doença de Alzheimer: uma revisão sistemática. Cad Saúde Colet. 2021;29(4):456-67.
34. Carvalho MJC. Avaliação da (in)dependência funcional do idoso: impacto da aplicação de um programa de enfermagem de reabilitação para a autonomia [Dissertação]. Coimbra: Escola Superior de Enfermagem de Coimbra; 2021.
35. Carneiro JLS, Ayres Jr CM. Saúde do idoso e atenção primária: autonomia, vulnerabilidades e os desafios do cuidado. Rev Saúde Pública. 2021;55:29.
36. Gomes MCPA, Thiollent MJM. Cuidados paliativos: o desafio do cuidado de idosos a terminalidade da vida. Diálogo. 2018;37:29-38.

Seção VI

Emergências

1

Síndrome da veia cava superior e obstrução maligna de vias aéreas

Luis Felipe de Barros Ura

Destaques do tema

- Ambas as situações podem se apresentar tanto de maneira insidiosa (mais frequentemente) quanto em contexto de emergência médica, demandando condutas imediatas nesta última situação.
- Na síndrome da veia cava superior (SVCS) a principal etiologia é neoplásica, porém o número de casos relacionados à trombose de cateteres tem aumentado e representa a segunda maior causa atualmente.
- Enquanto a presença da SVCS isoladamente não altera o prognóstico oncológico, a obstrução central maligna está associada à menor sobrevida, independentemente da intensidade de seus sintomas.
- O manejo em contexto de emergência e sem estabelecimento prévio de diretivas ou plano de cuidados objetiva a desobstrução, levando à melhora quase instantânea de parte dos sintomas, enquanto algumas alterações e sintomas podem ser permanentes.
- A adequada identificação da causa da obstrução e do sítio e tipo de obstrução (nas obstruções tumorais malignas) permitem um manejo mais preciso e com melhor controle sintomático.

SÍNDROME DA VEIA CAVA SUPERIOR

A SVCS pode ser definida como o conjunto de sinais e sintomas decorrentes da obstrução mecânica da veia cava superior de maneira completa ou incompleta.[1,2] Sua primeira descrição ocorreu em 1757,[3] tendo sua incidência global descrita em 1 a cada 650 até 1 a cada 3.100 pacientes.[4] Apesar de sua mortalidade associada ser rara, apresenta morbidade e necessidade de tratamento direcionado.

Etiologia e fisiopatologia

Hoje, a principal causa relacionada à SVCS são neoplasias malignas, correspondendo a aproximadamente 70% dos casos.[5] Dentre estas, a neoplasia maligna de pulmão representa até 80% dos casos. Estima-se que 4% dos pacientes com neoplasias de pulmão evoluam com SVCS. Outras etiologias oncológicas envolvem linfomas, timoma e metástases linfonodais (principalmente da neoplasia de mama). Nas últimas décadas, a incidência de SVCS secundária à trombose pelo uso de dispositivos implantáveis (marca-passos, cateteres venosos) tem aumentado, representando hoje a maior causa não oncológica de SVCS (perdendo isoladamente para a neoplasia de pulmão de não pequenas células individualmente), com incidência próxima a 25% dos casos.[6] Apesar de crescente, esta complicação é rara, ocorrendo em até 3,3% dos pacientes portadores de marca-passo.[7]

A veia cava superior realiza a drenagem de todo o sangue proveniente do território da cabeça, pescoço, membros superiores e região superior do tórax, desembocando no átrio direito. Esta drenagem corresponde a um terço do retorno venoso sanguíneo total.[7,8] A obstrução desta drenagem habitualmente ocorre por compressão extrínseca e raramente através da invasão da luz venosa. O nível anatômico da obstrução (e sua correlação com a circulação colateral, a exemplo do sistema ázigo de drenagem e veia torácica interna), velocidade de instalação e grau de obstrução (mínima até completa) são os principais fatores que influenciam na apresentação clínica. Toda a sintomatologia está relacionada à capacidade de redistribuição sanguínea através da circulação colateral.[8]

Apresentação clínica

A evolução da SVCS habitualmente ocorre de maneira subaguda, ao longo de semanas (em um terço dos pacientes) até meses, podendo apresentar-se de maneira aguda e ameaçadora para a vida, dependendo de sua etiologia.[8] Os sinais e sintomas mais frequentes são:[1]

- Edema de face e pescoço.
- Edema de membros superiores.
- Distensão venosa superficial (pescoço e tórax superior).
- Falta de ar e tosse.

Conforme progride a obstrução surgem sinais e sintomas mais graves, correlacionando-se com pior prognóstico:

- Cianose, pletora facial.
- Estridor respiratório.
- Sintomas neurológicos (cefaleia, alterações visuais, confusão mental e síncope).

Nestes casos, a repercussão da SVCS representa uma urgência médica com necessidade de intervenção imediata. Felizmente a evolução para óbito causada diretamente pela SVCS é rara (aproximadamente 0,3% dos casos).

Diagnóstico

A avaliação clínica (considerando sintomas, tempo de evolução, histórico de saúde incluindo antecedentes oncológicos e realização de procedimentos intravasculares) levanta a hipótese diagnóstica, preferencialmente confirmada por exames de imagem com contraste. Dentre estes, a tomografia computadorizada (TC) de tórax com contraste endovenoso é o exame de escolha por permitir diferenciação entre trombose e compressão extrínseca, bem como identificar possível etiologia e presença de circulação colateral. Caso não haja histórico pessoal de neoplasia e imagem sugestiva é obrigatória a investigação complementar para confirmação etiológica,seja por biópsia linfonodal, broncoscopia ou mediastinoscopia.[1]

Diagnósticos diferenciais

Dentre as causas oncológicas, a neoplasia de pulmão representa até 80% dos casos. Cerca de 10% dos pacientes com neoplasia de pequenas células evoluem com esta complicação, enquanto menos de 2% dos pacientes com câncer de pulmão de não pequenas células também a apresentam. Ironicamente, pela maior prevalência de câncer de pulmão de não pequenas células na população mundial, a maioria dos casos de SVCS está relacionada a eles.

Dentre outros diagnósticos oncológicos, o linfoma não Hodgkin é o mais comum, seguido de metástases linfonodais habitualmente relacionadas ao câncer de mama.[6]

O principal diagnóstico diferencial não oncológico é a trombose de veia cava, tipicamente relacionada ao uso de dispositivos intravasculares (sejam cateteres venosos ou dispositivos cardíacos), representando aproximadamente 25% dos casos de SVCS. Outras causas benignas envolvem mediastinite fibrosante, sequelas de irradiação local, bócio mergulhante, doença de Behçet.[8]

Historicamente, as principais causas de SVCS durante metade do século XX envolviam doenças infecciosas (aneurisma de aorta secundário à sífilis, compressão extrínseca por linfonodomegalias secundárias à tuberculose), porém estas etiologias tornaram-se raras conforme o desenvolvimento e uso de antibióticos globalmente.[1]

Manejo farmacológico e não farmacológico

Os objetivos de cuidado envolvem tanto o tratamento da causa base da SVCS quanto o seu manejo sintomático.

Nos casos de urgência (envolvendo obstrução respiratória por edema de laringe ou coma por edema cerebral), a desobstrução imediata através de *stents* e a angioplastia com trombólise (no caso de tromboses) devem ser preconizadas.[9] Estudos retrospectivos avaliaram o uso de *stents* endovasculares, os quais apresentam taxas de sucesso no restabelecimento da circulação venosa acima de 90%, tornando-se a primeira linha de tratamento quando há necessidade de rápido controle sintomático (com expectativa de resposta clínica em até 72 horas).[10] Outras indicações também incluem: pacientes com contraindicação à quimioterapia ou radioterapia, ou mesmo quadros sintomáticos e indisponibilidade de tratamento definitivo.[7]

Anticoagulação é preconizada nos casos de trombose relacionada a cateteres venosos. Terapias como trombectomia ou mesmo trombólise são reservadas para casos de urgência sintomática. Não existem consensos acerca do manejo e remoção de marca-passos quando eles são a causa da trombose.[7]

O uso de medidas clínicas como elevação de cabeceira é rotineiramente recomendado, assim como o uso de diuréticos. Em ambas as medidas, o real benefício carece de evidências robustas.[1] Corticoides também são citados com suporte na literatura, principalmente no contexto de pacientes em programação de radioterapia ou com evidência de edema de laringe.[7]

Nos casos não urgentes, o tratamento é guiado pela etiologia, habitualmente oncológica. Neste contexto, o paciente receberá o tratamento específico para seu tumor primário e a SVCS apresentará melhora sintomática à medida que o tumor apresentar resposta clínica. Tumores quimio e radiossensíveis, como câncer de pulmão de pequenas células e linfoma não Hodgkin, costumam apresentar tempo de resposta a estes tratamentos (isolados ou combinados) entre dias e semanas.[9]

A mediana de sobrevida dos pacientes com SVCS é de 6 meses. Estudos apontam que o prognóstico dos portadores desta complicação depende de sua etiologia neoplásica, sendo semelhante a pacientes com o mesmo estadiamento oncológico sem a obstrução de veia cava superior.[1]

OBSTRUÇÃO CENTRAL MALIGNA DE VIAS AÉREAS

A obstrução central maligna de vias aéreas (OCMVA) é habitualmente definida como limitação do fluxo de ar (notadamente com a oclusão de mais de 50% da luz da traqueia) nos brônquios principais, intermédios ou lobares, de etiologia neoplásica. Sua associação com significativa morbidade e mortalidade tornam seu diagnóstico e adequado manejo essenciais para o cuidado do paciente.[11,12]

O tratamento curativo restringe-se quase exclusivamente à neoplasia de pulmão em estágios específicos, enquanto o manejo relacionado a outras etiologias é focado em restaurar a permeabilidade das vias aéreas, melhorar sintomas e qualidade de vida, bem como evitar complicações como pneumonia em topografia pós-obstrutiva.[11] O uso da broncoscopia e seus procedimentos associados é um dos pilares do tratamento da OCVMA.[13]

Etiologia e fisiopatologia

A neoplasia de pulmão representa a principal etiologia,[14] embora possa estar relacionada ao câncer de esôfago, tireoide, laringe ou mesmo metástases de sítios primários distantes.[12]

Diversos estudos retrospectivos em pacientes com neoplasia de pulmão apresentam índices de OCMVA de até 30-40%, inferindo uma alta prevalência desta complicação na evolução clínica dos pacientes. Entretanto, estudos recentes apresentaram uma prevalência de OCMVA de 13-17% no momento do diagnóstico da neoplasia pulmonar, além de 5-8,2% de incidência ao longo de 5 anos de seguimento. Tais mudanças possivelmente refletem a atual maior prevalência de neoplasias periféricas (adenocarcinoma), além do resultado de campanhas antitabagismo e metodologias ativas de rastreio e diagnóstico precoce.[14,15]

Independente da causa primária, a OCMVA é classificada pela localização em relação à luz da via aérea: endoluminal, extrínseca ou mista. A topografia e o grau de estenose da luz também são utilizados para melhor descrição e classificação. Essas características estão relacionadas à sintomatologia apresentada, definem o melhor tipo de tratamento, bem como a resposta clínica esperada. Habitualmente lesões endoluminais são ressecadas, enquanto compressões extrínsecas se beneficiam de dilatação ou uso de *stents*, e as lesões mistas são tratadas por meio de abordagens múltiplas.[12]

Quadro clínico

Os sintomas apresentados frequentemente são inespecíficos e em intensidades variadas (proporcionalmente ao grau de obstrução e influenciados pela altura da obstrução), talvez levando os pacientes a receberem inicialmente um tratamento direcionado a outras doenças respiratórias mais frequentes, como asma, doença pulmonar obstrutiva crônica (DPOC) ou pneumonia.[13]

Dispneia é o sintoma mais frequentemente citado pelo paciente, apresentando-se inicialmente aos esforços e posteriormente ao repouso (no caso de obstruções mais graves), e também sendo influenciada pela funcionalidade pulmonar prévia do paciente. Outros sintomas apresentados incluem tosse, hemoptise e ortopneia.[12]

Outra fonte de sintomas da OCMVA é o envolvimento de grandes vasos torácicos, podendo apresentar a SVCS (e seus sintomas) concomitantemente.[12]

No exame físico, a presença de sibilos expiratórios sugere obstrução intratorácica, habitualmente distal à carina, enquanto estridor inspiratório sugere lesão extratorácica, possivelmente relacionada a doenças da tireoide. A recorrência de sibilos não responsivos ao uso de broncodilatadores e estridor em casos avançados também podem estar presentes.[13]

Diagnóstico

O diagnóstico pode ser desafiador, especificamente em pacientes sem um histórico oncológico evidente. A investigação por meio de histórico, comorbidades e exame físico direcionado pode direcionar a hipótese diagnóstica de OCMVA. Muitas vezes estes pacientes apresentam relatos de sintomas persistentes apesar de tratamentos repetitivos de supostas outras doenças, como pneumonia, asma e DPOC exacerbadas, levando à necessidade de uma investigação complementar buscando diagnósticos diferenciais.[12]

Apesar da radiografia de tórax ser muito acessível e poder apresentar alterações sugestivas de neoplasia, seu uso apresenta maior efetividade na identificação de alterações torácicas e pulmonares não relacionadas à patência de vias aéreas. O melhor exame inicial na investigação é a TC de tórax com contraste, permitindo a identificação da obstrução luminal. Para investigação etiológica, faz-se necessário o uso de broncoscopia (rígida ou flexível), que também pode ter papel terapêutico.[12]

Diagnósticos diferenciais

Diversas causas benignas de obstrução central das vias aéreas são relatadas na literatura,[16] reforçando a importância de uma avaliação criteriosa e adequada investigação diagnóstica. Entre elas, é possível citar:

- Estenose traqueal pós-intubação e estenose idiopática.
- Doenças inflamatórias e granulomatosas (sarcoidose, granulomatose com poliangeíte).
- Infecções (tuberculose, infecções fúngicas, papilomatose recorrente HPV-relacionada).
- Sequelas de radioterapia.
- Compressões extrínsecas por bócio tireoidiano e aneurisma de aorta.

Manejo farmacológico e intervencionista

Considerando o contexto mecânico da obstrução, o melhor controle sintomático provém de intervenções para desobstrução/aumento da luz da via aérea. No contexto de impossibilidade deles, o manejo farmacológico é voltado ao controle sintomático, podendo utilizar oxigenoterapia em caso de dessaturação, bem como opioides, como morfina, e em casos refratários ou no contexto de final de vida, sedação paliativa.[17,18]

Em contexto emergencial, a prioridade inicial no manejo destes pacientes é determinar se há indicação de intubação ou outra intervenção imediata. Sinais de falência respiratória, como estridor ou dispneia severa, demandam intervenções imediatas.[12]

A broncoscopia representa procedimento diagnóstico e terapêutico com altas taxas de sucesso (superiores a 90%), sendo a conduta de escolha no manejo da OCMVA.[19] Dentre o arsenal terapêutico existem opções de ablação tumoral a *laser*, cautério, crioterapia ou uso de *stents*, com destaque para o último por sua maior taxa de sucesso quando adequadamente indicado.[13]

Os *guidelines* mais recentes envolvendo o tema foram publicados em 2024 pelo *American College of Chest Physicians*[16] e pela

World Association for Bronchology and Interventional Pulmonology (WABIP),[20] embora a maioria de suas recomendações sejam classificadas como recomendações fracas de baixa a moderada qualidade de evidência científica. A seguir estão resumidas as principais recomendações de ambas as sociedades:

- Em pacientes com OCMVA sintomática, o uso de *stents* é sugerido para melhora da qualidade de vida ou funcionalidade. Observação: pacientes com piores escores de dispneia e perda funcional possivelmente apresentem melhores respostas com esta intervenção (recomendação fraca, grau de evidência moderado).
- Em pacientes com OCMVA, o uso de *stents* em vias aéreas pode aumentar a sobrevida; portanto, é sugerido que seja indicado na presença de sintomas (recomendação fraca, grau de evidência baixo).
- Em pacientes com insuficiência respiratória secundária à OCMVA e em ventilação mecânica é recomendado o uso de *stents* em vias aéreas por possibilitar um desmame ventilatório precoce (recomendação forte, grau de evidência baixo).

Entretanto, o uso de *stents* não é recomendado caso não haja patência distal da luz da via aérea.[21] A ausência de evidências robustas para predizer a reexpansibilidade pulmonar pós-obstrução representa um desafio na tomada de conduta. A experiência de especialistas sugere que o tecido pulmonar colapsado por mais de 1 mês, bem como imagens sugestivas de necrose ou extensa infiltração tumoral indicam inviabilidade de expansão pulmonar.[12]

Outros tratamentos disponíveis sem o uso da broncoscopia envolvem quimioterapia, radioterapia e cirurgia. Entretanto, os dois primeiros têm efetividade limitada no contexto agudo/emergencial, pelo maior tempo de resposta esperado. Intervenções cirúrgicas são reservadas basicamente para neoplasias pulmonares com possibilidade curativa, o que representa a minoria dos casos de OCMVA.[13]

Em oposição à SVCS, a OCMVA é um fator independente de pior prognóstico, evidenciando menores taxas de sobrevida global. O uso de intervenções broncoscópicas em pacientes selecionados pode melhorar a qualidade de vida e possivelmente associar ganho de sobrevida.[15,20]

REFERÊNCIAS BIBLIOGRÁFICAS

1. Wilson LD, Detterbeck FC, Yahalom J. Clinical practice. Superior vena cava syndrome with malignant causes. N Engl J Med. 2007;356(18).
2. Wright K, Digby GC, Gyawali B, et al. Malignant superior vena cava syndrome: a scoping review. J Thorac Oncol. 2023;18.
3. Hunter W. The history of an aneurysm of the aorta, with some remarks on aneurysms in general. London: Med Obs Inq; 1757.
4. Seligson MT, Surowiec SM. Superior vena cava syndrome. StatPearls. Treasure Island (FL): StatPearls Publishing; 2024.
5. Azizi AH, Shafi I, Shah N, Rosenfield K, Schainfeld R, Sista A, et al. Superior vena cava syndrome. JACC Cardiovasc Interv. 2020;13.
6. Quencer KB. Superior vena cava syndrome: etiologies, manifestations, and treatments. Semin Intervent Radiol. 2022;39.
7. Shah RP, Bolaji O, Duhan S, et al. Superior vena cava syndrome: an umbrella review. Cureus. 2023;15(7).
8. Patriarcheas V, Grammoustianou M, Ptohis N, et al. Malignant superior vena cava syndrome: state of the art. Cureus. 2022;14(1).
9. Chow R, Simone CB 2nd, Rimner A. Management of malignant superior vena cava syndrome. Ann Palliat Med. 2024;13(3).
10. Trivedi SB, Ray C, Chadalavada S, Makramalla A, Kord A. Superior vena cava syndrome: an update and literature review of percutaneous endovascular treatments. Semin Intervent Radiol. 2022;39(4).

11. Murgu SD, Egressy K, Laxmanan B, Doblare G, Ortiz-Comino R, Hogarth DK. Central airway obstruction: benign strictures, tracheobronchomalacia, and malignancy-related obstruction. Chest. 2016;150(2).
12. Powers RE, Schwalk AJ. Overview of malignant central airway obstruction. Mediastinum. 2023 Jul;11(7).
13. Pasricha VG, DiBardino DM, Ma KC. Management of malignant central airway obstruction. Shanghai Chest. 2020;4.
14. Daneshvar C, Falconer WE, Ahmed M, et al. Prevalence and outcome of central airway obstruction in patients with lung cancer. BMJ Open Respir Res. 2019;6.
15. Ivanick NM, Kunadharaju R, Bhura S, Mengiste H, Saeed M, Saradna A, et al. Epidemiology and survival of malignant central airway obstruction in lung cancer identified on cross-sectional imaging. J Bronchology Interv Pulmonol. 2024;31(3).
16. Mahmood K, Frazer-Green L, Gonzalez AV, Shofer SL, Argento AC, Welsby I, et al. Management of central airway obstruction: an American College of Chest Physicians clinical practice guideline. Chest. 2025;167(1).
17. Taniguchi Y, Matsuda Y, Mori M, Ito M, Ikari T, Tokoro A, et al. Effectiveness and safety of opioids for dyspnea in patients with lung cancer: secondary analysis of a multicenter prospective observational study. Transl Lung Cancer Res. 2022;11(12).
18. Brunsch H, Surges MS, Jaspers B, Apostolidis K, Cardone A, Centeno C, et al. Revised European Association for Palliative Care (EAPC) recommended framework on palliative sedation. Revised EAPC Framework on Palliative Sedation. 2024.
19. Freitas C, Serino M, Cardoso C, et al. Predictors of survival and technical success of bronchoscopic interventions in malignant airway obstruction. J Thorac Dis. 2021;13.
20. Chaddha U, Agrawal A, Kurman J, Ortiz-Comino R, Dutau H, Freitag L, et al. World Association for Bronchology and Interventional Pulmonology (WABIP) guidelines on airway stenting for malignant central airway obstruction. Respirology. 2024;29(7).
21. Sabath BF, Casal RF. Airway stenting for central airway obstruction: a review. Mediastinum. 2023;7.

2

Hipercalcemia maligna

Carolina do Nascimento Matias Teixeira
Heberton Medeiros Teixeira

Destaques do tema

- Hipercalcemia é comum em pacientes com câncer e associada a um mau prognóstico.
- Os tumores mais frequentemente associados à hipercalcemia maligna são: câncer de mama, carcinoma renal, carcinoma de pulmão, mieloma múltiplo e carcinomas escamosos de cabeça e pescoço.
- Existem quatro mecanismos fisiopatológicos da hipercalcemia maligna: por secreção de proteína relacionada ao paratormônio ou hormônio da paratireoide (PTH), por produção tumoral de 1,25-diidroxivitamina D, por produção ectópica de PTH e secundária à liberação de citocinas por metástases osteolíticas.
- O tratamento da hipercalcemia deve levar em consideração o nível da calcemia, a presença de sintomas e o prognóstico oncológico e clínico do paciente, e baseia-se em três pilares: correção da depleção de volume, inibição da reabsorção óssea e tratamento da neoplasia subjacente.

INTRODUÇÃO

A hipercalcemia associada à malignidade é comum em pacientes com câncer, ocorrendo em 20-30% dos pacientes durante o curso da doença, e é a causa mais frequente de hipercalcemia nos pacientes hospitalizados.[1] Sua incidência vem reduzindo nos últimos anos com o uso dos bisfosfonatos ou denosumabe de forma profilática nos pacientes com metástases ósseas.[2,3]

A malignidade é geralmente evidente no momento do diagnóstico da hipercalcemia, sendo uma complicação de tumores avançados e normalmente um achado associado a um mau prognóstico, com uma sobrevida mediana de 25-52 dias após o início da hipercalcemia.[4] Em séries de casos envolvendo tumores hematológicos e câncer de mama, a sobrevida tende a ser melhor, principalmente quando o nível de cálcio é normalizado e o tratamento antineoplásico é instituído.[5]

Os tumores mais comumente associados à hipercalcemia são: câncer de mama, carcinoma renal, carcinoma de pulmão, mieloma múltiplo e carcinomas escamosos de cabeça e pescoço.[6]

FISIOPATOLOGIA

Pode-se dividir a hipercalcemia maligna em quatro categorias fisiopatológicas, com achados laboratoriais distintos, conforme a Tabela 1.

Sendo o mecanismo da secreção de PTHrP o mais comum, o ideal seria realizar a dosagem sérica desta proteína nos casos de hipercalcemia associada à malignidade; entretanto, sua dosagem não é disponível rotineiramente na maioria dos centros no Brasil. Diante disso, recomenda-se dosar o PTH sérico e caso este esteja suprimido, avaliar a relação cloro/fosfato no soro. Como o PTH diminui a reabsorção tubular de fosfato no túbulo renal proximal, reduz o fosfato sérico. A reabsorção de bicarbonato do túbulo renal proximal também é diminuída pela ação do PTH, causando reabsorção do cloreto e aumentando a secreção de bicarbonato pelo rim. Quando

TABELA 1 Fisiopatologia e achados laboratoriais na hipercalcemia maligna

	Fisiopatologia	Tumores associados	Achados laboratoriais
Produção tumoral da proteína relacionada ao PTH (PTHrP)	Representa 80% dos casos da hipercalcemia maligna. Aumento da absorção intestinal de cálcio; aumento da reabsorção renal de cálcio; aumento da reabsorção óssea.	Carcinomas escamosos, renal, urotelial, de pulmão, de ovário.	PTH baixo; fósforo baixo; relação cloro/fosfato > 33. PTHrP elevada (se disponível).
Mediada por vitamina D	Produção tumoral de 1α-hidroxilase, responsável pela formação de 1,25-diidroxivitamina D (calcitriol). Aumento da absorção intestinal de cálcio; aumento da reabsorção renal de cálcio.	Linfomas (representa praticamente todos os casos de hipercalcemia associada aos linfomas de Hodgkin e um terço dos casos de hipercalcemia nos linfomas não Hodgkin).	PTH baixo; fósforo alto; relação cloro/fosfato < 33. Vitamina D sérica elevada.
Secreção de PTH	Pela paratireoide ou de forma ectópica. Aumento da absorção intestinal de cálcio; aumento da reabsorção renal de cálcio; aumento da reabsorção óssea.	Carcinoma de paratireoide. Foram relatados casos raros de produção ectópica de PTH em câncer de ovário, carcinoma de pulmão e tumor neuroectodérmico primitivo.	PTH elevado.
Lesões metastáticas osteolíticas	Causam cerca de 20% dos casos de hipercalcemia maligna, levando à liberação local de citocinas que ativam osteoclastos ou suprimem osteoblastos.	Carcinoma de mama e mieloma múltiplo.	PTH baixo; vitamina D normal ou baixa; fósforo variável; PTHrP normal (se disponível). Achado de múltiplas metástases ósseas.

Fonte: adaptada de Guise e Wysolmerski, 2022;[6] Dickens e Derman, 2023.[7]

encontramos, portanto, uma relação cloro/fosfato > 33, significa que a hipercalcemia é mediada pelo PTH, mas se o PTH sérico se encontra baixo, subentende-se que é mediado pela PTHrP.[8]

INTERPRETAÇÃO DO CÁLCIO SÉRICO

O cálcio sérico é ligado a proteínas, principalmente a albumina. Como resultado, em pacientes com albumina elevada ou baixa, a dosagem sérica do cálcio pode não refletir a concentração sérica do cálcio ionizado, fisiologicamente importante.

Nestes casos, deve-se dosar o cálcio ionizado, ou, se não disponível, fazer a correção do cálcio pela albumina conforme a fórmula a seguir:

$$\text{Cálcio corrigido} = \text{cálcio total} + (4 - \text{albumina do paciente}) \times 0{,}8$$

- Hipercalcemia leve: cálcio sérico corrigido 10,5-11,9 mg/dL (ou cálcio ionizado 5,6-8 mg/dL) em pacientes assintomáticos ou minimamente sintomáticos.
- Hipercalcemia moderada: cálcio sérico corrigido 12-14 mg/dL (ou cálcio ionizado 8-10 mg/dL).
- Hipercalcemia grave: cálcio sérico corrigido > 14 mg/dL (ou cálcio ionizado 10-12 mg/dL).

Os sintomas da hipercalcemia dependem dos níveis séricos e da velocidade de instalação, podendo variar de assintomáticos a estupor e coma. Os principais sintomas são fadiga, náuseas, constipação, vômitos, poliúria, polidipsia, desorientação e sonolência.

MANEJO DA HIPERCALCEMIA MALIGNA

Diante de um paciente com hipercalcemia associada à malignidade, o primeiro passo é avaliar o prognóstico oncológico e clínico. Em pacientes com funcionalidade muito comprometida (ECOG 3-4), já submetidos a tratamentos antineoplásicos anteriores, deve ser discutido o benefício da correção da calcemia, visto que a sobrevida mediana em casos semelhantes é inferior a 30 dias. Já pacientes com bom *performance status* ou com terapia oncológica eficaz disponível, a correção da hipercalcemia resulta em melhora na sobrevida e qualidade de vida. Nestes casos, pacientes com cálcio sérico superior a 13 mg/dL ou com alteração do sensório necessitam de terapia imediata.[6]

O tratamento baseia-se em 3 pilares: correção da depleção de volume, inibição da reabsorção óssea e tratamento da neoplasia subjacente.

Além disso, devem-se avaliar fatores que podem agravar a hipercalcemia, como: diuréticos tiazídicos, carbonato de lítio, dieta rica em cálcio (> 1.000 mg/dia) ou uso de suplementos de cálcio ou vitamina D em excesso, e pacientes acamados.[9]

Hidratação

A hipercalcemia cursa com náuseas, vômitos e *diabetes insipidus* nefrogênico, levando a uma grande depleção de volume, sendo, portanto, a hidratação o primeiro ponto no seu tratamento. A chegada do sódio ao túbulo renal distal promove excreção do cálcio. A hidratação deve ser realizada com solução salina isotônica inicialmente

200-300 mL/por hora e depois ajustada para manter um débito urinário de 100-150 mL/hora por 24-48 horas.

Diurético de alça

Não existe evidência com estudo controlado mostrando o benefício em adicionar diurético de alça no tratamento da hipercalcemia. Seu uso deve ser restrito a pacientes com alto risco de congestão (insuficiência cardíaca ou renal) e apenas após reposição adequada de volume.

Bisfosfonatos

Pamidronato, zoledronato e ibandronato inibem a função dos osteoclastos induzindo sua apoptose. A administração venosa destes agentes normaliza a calcemia em 60-90% dos pacientes com hipercalcemia maligna, sendo o zoledronato superior ao pamidronato conforme demonstrado em estudo randomizado.[10]

Sua ação inicia 48 horas após a infusão e podem ser administrados a cada 3-4 semanas ou mais precocemente em caso de recorrência da hipercalcemia. Níveis elevados da PTHrP podem predizer resistência aos bisfosfonatos e recorrência mais rápida da hipercalcemia.[11]

Não são recomendados em pacientes com *clearance* de creatinina inferior a 35 mL/minuto.

Denosumabe

É um anticorpo monoclonal que se liga ao RANKL, impedindo sua ligação ao fator ativador NF κβ nos precursores dos osteoclastos e osteoclastos maduros, inibindo as suas ações, e consequente reabsorção óssea (RANKL é o ligante do receptor ativado do fator nuclear kappa-B, do inglês, *receptor activator of nuclear factor kappa-B ligand*; NF-KB é o fator ativador nuclear kappa B) nos precursores dos osteoclastos e osteoclastos maduros, inibindo as suas ações e consequente reabsorção óssea. Como não tem eliminação renal, pode ser utilizado com segurança em pacientes com disfunção renal. É também uma opção na hipercalcemia refratária aos bisfosfonatos. A diretriz da Sociedade Americana de Endocrinologia de 2023 recomenda o denosumabe como agente de escolha em casos de hipercalcemia grave.[7]

Em um estudo randomizado em pacientes com metástases ósseas, o uso profilático do denosumabe foi superior ao zoledronato na incidência de hipercalcemia (1,7 *versus* 3,5%).[12] Outro estudo com desenho semelhante mostrou um tempo mais prolongado para o desenvolvimento da hipercalemia com uso de denosumabe quando comparado ao ácido zoledrônico (HR 0,63; 95% IC 0,41-0,98) e redução do risco de recidiva da hipercalcemia em 52% com denosumabe (HR 0,48; 95% IC 0,29-0,81).[13]

Sua ação, semelhante aos bisfosfonatos, inicia 48 horas após a aplicação.

Calcitonina

É um hormônio secretado pelas células parafoliculares da tireoide que inibe a atividade dos osteoclastos e promove excreção renal de cálcio. A calcitonina apresenta tempo para início de ação mais rápido, reduzindo a calcemia em 12-24 horas, porém a redução é pequena (em torno de 1 mg/dL) e a droga perde efeito com doses consecutivas, implicando em um período de eficácia entre 48 e 72 horas pelo fenômeno de taquifilaxia.[6,7] Sua comercialização foi descontinuada no Brasil.

Corticoides

Utilizados nos casos de hipercalcemia maligna associada à produção de vitamina D, pois inibem a absorção intestinal de cálcio e a enzima 1α-hidroxilase, responsável pela formação de 1,25-diidroxivitamina D.[6,7]

Cinacalcet

É um agente oral calcimimético que reduz a secreção de PTH e bloqueia a reabsorção tubular de cálcio, ligando-se a receptores de cálcio nas glândulas paratireoides e nos rins. Pode ser utilizado nos casos de carcinoma de paratireoide.[7]

Hemodiálise

Se houver urgência dialítica (lesão renal aguda acompanhada de congestão ou hipercalemia refratárias), a diálise com níveis reduzidos de cálcio no dialisato é uma opção terapêutica.[6]

Na Tabela 2 encontra-se um resumo do manejo da hipercalcemia maligna.

TABELA 2 Manejo da hipercalcemia maligna

Tratamento	Mecanismo	Dose	Observações
Hidratação com solução salina 0,9%	Correção da depleção de volume e calciurese	1-2 litros rápido e depois 200-400 mL/hora	Ajustar infusão para manter um débito urinário de 100-150 mL/min
Furosemida	Calciurese induzida pela natriurese	20-40 mg	Administrar apenas após reposição volêmica em pacientes com congestão ou alto risco de congestão.
Calcitonina	Inibição da atividade dos osteoclastos	4-8 UI/kg IM ou SC a cada 8-12 horas por 48-72 horas	Nos casos de hipercalcemia grave com alteração do nível de consciência. Não disponível comercialmente no Brasil.
Pamidronato	Inibição da atividade dos osteoclastos pela indução de apoptose.	60-90 mg em solução fisiológica 0,9% ou SG 5% 200 mL em 2 horas. Pode ser repetido a cada 2-3 semanas se necessário.	Não recomendado em pacientes com *clearance* de creatinina < 35 mL/min. Em pacientes com disfunção renal, reduzir a dose e aumentar o tempo de infusão para 4 horas. Pode causar disfunção renal e osteonecrose de mandíbula.

(continua)

TABELA 2 Manejo da hipercalcemia maligna (*continuação*)

Tratamento	Mecanismo	Dose	Observações
Zoledronato	Inibição da atividade dos osteoclastos pela indução de apoptose.	4 mg em solução fisiológica 0,9% ou SG 5% 50 mL em 15 min. Pode ser repetido em 1 semana se necessário e após a cada 3-4 semanas.	Mais potente que o pamidronato. Não recomendado em pacientes com *clearance* de creatinina < 35 mL/min. Em pacientes com disfunção renal, reduzir dose para 2 mg e aumentar o tempo de infusão para 30-60 min. Pode causar disfunção renal, osteonecrose de mandíbula e sintomas *flu-like*.
Denosumabe	Inibe a diferenciação, formação e atividade dos osteoclastos.	120 mg SC	Normaliza o cálcio em pelo menos 70% dos pacientes com um tempo mediano de resposta de 104 dias. Em casos refratários, avaliar a administração no D1, D8, D15 e D29 e após a cada 4 semanas.14 Pode ser utilizado em pacientes com disfunção renal, mas pacientes com clearance de creatinina < 30 apresentam maior risco de hipocalcemia. Pode causar osteonecrose de mandíbula.
Glicocorticoides	Inibe a 1α-hidroxilase e reduz os níveis de 1,25-diidroxivitamina D	Prednisona 60 mg/dia VO por 10 dias.	Redução dos níveis de cálcio é transitória, é importante iniciar tratamento da neoplasia.

IM: (via) intramuscular; SC: (via) subcutânea; SG: soro glicosado; VO: via oral.
Fonte: adaptada de Guise e Wysolmerski, 2022;[6] Dickens e Derman, 2023.[7]

REFERÊNCIAS BIBLIOGRÁFICAS

1. Stewart AF. Hypercalcemia associated with cancer. N Engl J Med. 2005;352(4):373-9.
2. Henry DH, Costa L, Goldwasser F, et al. Randomized, double-blind study of denosumab versus zoledronic acid in the treatment of bone metastases in patients with advanced cancer (excluding breast and prostate cancer) or multiple myeloma. J Clin Oncol. 2011;29(9):1125-32.
3. Fizazi K, Carducci M, Smith M, et al. Denosumab versus zoledronic acid for treatment of bone metastases in men with castration-resistant prostate cancer: a randomized, double-blind study. Lancet. 2011;377(9768):813-22.
4. Ramos REO, Perez Mak M, Alves MFS, et al. Malignancy-related hypercalcemia in advanced solid tumors: survival outcomes. J Glob Oncol. 2017;3(6):728-33.
5. Donovan PJ, Achong N, Griffin K, Galligan J, Pretorius CJ, McLeod DSA. PTHrP-mediated hypercalcemia: causes and survival in 138 patients. J Clin Endocrinol Metab. 2015;100(5):2024-9.
6. Guise TA, Wysolmerski JJ. Cancer-associated hypercalcemia. N Engl J Med. 2022;386(15):1443-51.
7. Dickens L, Derman B. Endocrine Society hypercalcemia of malignancy guidelines. JAMA Oncol. 2023;9(3):430-1.
8. Wang Q, Li X. The chloride/phosphate ratio combined with alkaline phosphatase as a valuable predictive marker for primary hyperparathyroidism in Chinese individuals. Sci Rep. 2017;7(1):4868.
9. Shane E, Berenson JR. Treatment of hypercalcemia. UpToDate. 2024.
10. Major P, Lortholary A, Hon J, et al. Zoledronic acid is superior to pamidronate in the treatment of hypercalcemia of malignancy: a pooled analysis of two randomized, controlled clinical trials. J Clin Oncol. 2001;19(2):558-67.
11. Rizzoli R, Thiébaud D, Bundred N, et al. Serum parathyroid hormone-related protein levels and response to bisphosphonate treatment in hypercalcemia of malignancy. J Clin Endocrinol Metab. 1999;84(10):3545-50.
12. Stopeck AT, Lipton A, Body JJ, et al. Denosumab compared with zoledronic acid for the treatment of bone metastases in patients with advanced breast cancer. J Clin Oncol. 2010;28(35):5132-9.
13. Henry DH, Costa L, Goldwasser F, et al. Randomized, double-blind study of denosumab versus zoledronic acid in the treatment of bone metastases in patients with advanced cancer (excluding breast and prostate cancer) or multiple myeloma. J Clin Oncol. 2011;29(9):1125-32.
14. Hu MI, Glezerman IG, Leboulleux S, et al. Denosumab for treatment of hypercalcemia of malignancy. J Clin Endocrinol Metab. 2014;99(9):3144-52.

Seção VII

Situações complexas em geriatria e cuidados paliativos

1

Adequação de medidas sustentadoras à vida

Tomaz Nunes Mota de Aquino
Fátima Martins de Oliveira Paula

Destaques do tema

- O aumento de idosos em unidades de terapia intensiva (UTI) exige discussões sobre cuidados adequados ao fim de vida.
- O planejamento terapêutico deve ter como base decisões compartilhadas entre equipe, paciente e familiares, com reuniões familiares como ferramenta essencial.
- Prolongar o processo de morrer de forma artificial pode ser indesejável e inadequado.
- Intervenções invasivas de suporte artificial devem ser ponte para a recuperação do paciente; caso esse objetivo não puder ser alcançado de forma satisfatória, a tomada de decisão compartilhada pode incluir a não implementação ou a suspensão de suporte avançado, visando permitir o curso natural da doença.

INTRODUÇÃO

O perfil epidemiológico dos idosos em UTI no Brasil tem mudado significativamente, refletindo o envelhecimento populacional e a transição epidemiológica para doenças não transmissíveis como principais causas de internação. Dados do Sistema Único de Saúde (SUS) entre 2009 e 2015 mostram que os idosos, cerca de 15% da população adulta brasileira, foram responsáveis por 52% das admissões em UTI e 66% da mortalidade hospitalar. Nesse período, a taxa de admissão em UTI para idosos cresceu 20%, enquanto a mortalidade hospitalar aumentou de 9,8 para 11,2%, indicando casos mais graves.[1] Esses dados destacam o impacto do envelhecimento no sistema de saúde, especialmente nas UTIs. O envelhecimento está associado a alterações na função dos órgãos, maior prevalência de fragilidade, limitações nas atividades diárias, mobilidade reduzida e declínio cognitivo, tornando os pacientes idosos um grupo desafiador em condições críticas.

Nesse contexto, a tomada de decisões éticas no âmbito dos cuidados intensivos, especialmente no que diz respeito à proporcionalidade e à adequação de medidas invasivas de suporte artificial, tem se mostrado cada vez mais frequente e desafiadora. Para fundamentar essa discussão, a Academia

Nacional de Cuidados Paliativos (ANCP) publicou dois documentos de referência.[2,3]

O primeiro documento,[2] elaborado em conjunto com a Sociedade Brasileira de Geriatria e Gerontologia (SBGG), destaca o modelo de tomada de decisão compartilhada* como uma alternativa aos modelos paternalista e consumista. Nesse modelo, profissionais de saúde, pacientes e familiares engajam-se em um processo deliberativo conjunto, visando alcançar um consenso sobre o melhor curso de ação. A decisão final não é predeterminada, mas construída com base em uma troca genuína de ideias e na compreensão mútua. Esse processo enfatiza a elaboração coletiva da decisão, respeitando tanto as possibilidades técnicas disponíveis quanto às preferências individuais dos pacientes.

Sobre essa temática, Forte et al.[4] propõem uma ferramenta didática e assertiva, estruturada em uma sequência de quatro passos, destinada a orientar a tomada de decisão nos cuidados de pacientes em estado grave (Tabela 1).

O primeiro passo dessa estrutura consiste na discussão do prognóstico** e das condições biológicas. Em pacientes idosos internados em UTI, características geriátricas prévias, como a perda de independência funcional e a fragilidade, possuem um impacto significativo no prognóstico a longo prazo.[5] Há consenso de que a síndrome de fragilidade é uma condição caracterizada pela perda de reservas biológicas, falha dos mecanismos homeostáticos e vulnerabilidade a diversos resultados adversos, como quedas, incapacidade, hospitalização, declínio cognitivo e necessidade de cuidados prolongados. É importante entender que a fragilidade não é uma doença em si, mas vem sendo amplamente reconhecida como um importante fator prognóstico independente nessa população.[5,6]

Essas considerações destacam a importância de se adotar uma visão sistêmica e horizontal na saúde do idoso, fundamentada na avaliação geriátrica ampla e no entendimento da trajetória do adoecimento – ou seja, no "filme" completo da saúde e funcionalidade do paciente ao longo do tempo. No entanto,

TABELA 1 Passos para tomada de decisão em pacientes graves[4]

Passo	Descrição
Ética da acurácia	Elaboração de um diagnóstico preciso e estimativa de prognósticos e chances de sucesso das terapias, com base em evidências científicas e reconhecimento das incertezas.
Ética da compreensão	Comunicação empática para conhecer o paciente, incluindo sua biografia, fontes de sofrimento, valores, expectativas, prioridades e preferências.
Ética da consciência situacional	Conciliação da equipe multidisciplinar sobre as evidências científicas e valores dos pacientes/famílias, evitando intervenções fúteis e tratamentos inadequados.
Ética da deliberação	Definição e compartilhamento dos objetivos de cuidado e de um plano terapêutico com base nos passos anteriores.

Fonte: adaptada de Forte et al., 2018.[4]

* Veja discussão do tema de forma extensiva no Capítulo "Tomada de decisão em cuidados paliativos e geriatria".

** Prognosticação é detalhada no Capítulo "Prognóstico em geriatria e cuidados paliativos: considerações práticas".

em muitas UTI, observa-se frequentemente uma visão limitada e pontual, semelhante a uma "fotografia", que capta apenas as condições de reversibilidade do evento agudo. Essa perspectiva superficial pode levar à incapacidade de diferenciar uma intercorrência última no contexto de fase final de vida de um evento potencialmente reversível, comprometendo a qualidade da avaliação e do manejo clínico.

Apesar da aplicação diligente dos passos descritos e da tomada de decisão compartilhada, dúvidas sobre a proporcionalidade das intervenções são inevitáveis. É fundamental distinguir, sob as perspectivas clínica e bioética, entre intervenções fúteis, que não beneficiam o paciente, e tratamentos potencialmente inapropriados, que podem conflitar com os valores e preferências do paciente ou da família. Essa diferenciação é essencial para decisões éticas e personalizadas.

INTERVENÇÕES FÚTEIS

Consideram-se fúteis as intervenções médicas que, de acordo com as melhores evidências científicas disponíveis, não sejam capazes de alcançar o objetivo fisiológico almejado. Dizem respeito, portanto, exclusivamente a aspectos biológicos e fisiológicos do tratamento.[7]

Exemplos típicos de intervenções fúteis incluem:[3]

- Tentativa de reanimação cardiopulmonar em paciente com disfunção múltipla de órgãos irreversível, em que a parada cardíaca é definitiva e a intervenção não atingirá o objetivo fisiológico de restabelecimento da função circulatória.
- Uso de antimicrobianos contra patógenos sabidamente resistentes a eles, não apresentando eficácia terapêutica.

TRATAMENTOS POTENCIALMENTE INAPROPRIADOS

Os tratamentos potencialmente inapropriados, por sua vez, são aqueles que possuem alguma chance de alcançar seu objetivo fisiológico, mas cuja aplicação é questionável do ponto de vista ético. Tais considerações éticas podem ser devidas ao fato de que, embora potencialmente capazes de atingir os objetivos fisiológicos, esses tratamentos são altamente improváveis de resultar em sobrevivência digna, de acordo com os valores de vida e preferências de cuidado do paciente.[7] Exemplos de tratamentos potencialmente inapropriados incluem:[3]

- Alimentação por sonda em pacientes com demência em fase avançada: embora existam evidências de que a alimentação artificial não contribua para o aumento da sobrevida e esteja associada a um maior risco de eventos adversos, como lesões por pressão e o uso de contenção mecânica, essa intervenção cumpre o objetivo fisiológico de fornecer calorias e nutrientes. Nesses casos, é importante considerar os valores culturais e pessoais do paciente e de seus familiares durante o processo de tomada de decisão.[3]
- Uso de antibióticos para o tratamento de pneumonia aspirativa recorrente em pacientes com sequelas graves de acidente vascular cerebral: com exceção dos casos de falência antimicrobiana, existe a possibilidade de o uso de antibióticos resolver a infecção em questão. A decisão de seguir ou interromper o tratamento dos insultos infecciosos deve levar em consideração o entendimento do paciente sobre o que constitui uma qualidade de

vida aceitável, bem como entender em quais condições ele julga que seguir vivendo seja pior ou menos digno do que a morte propriamente dita.

Tratamentos fúteis não devem ser instituídos sob nenhuma circunstância, mesmo quando solicitados por pacientes ou familiares, em consonância com os princípios éticos da beneficência e da não maleficência. A decisão sobre a indicação ou não de tratamentos potencialmente inapropriados, por sua vez, requer um processo de deliberação que envolva o paciente, a família e a equipe de saúde, levando em conta os valores de vida do paciente, o impacto das intervenções em sua qualidade de vida e a probabilidade de sucesso dessas intervenções.[7,8]

Ao lidar com familiares e pacientes que solicitam intervenções fúteis, ou quando familiares defendem a realização de uma medida potencialmente inapropriada, que o profissional de saúde acredita não estar em acordo com os valores e interesses do paciente, a equipe de saúde deve adotar uma comunicação clara e empática, buscando entender os motivos que justificam essa solicitação, esclarecendo possíveis equívocos e fornecendo uma explicação fundamentada sobre as decisões tomadas. Em casos nos quais não há consenso para a resolução do conflito, sugere-se o envolvimento de equipes especializadas em cuidado paliativo (CP) e/ou comitês de ética/bioética.[8]

MEDIDAS DE SUPORTE DE VIDA: CONCEITOS E DELIBERAÇÕES ÉTICAS

O conceito de medidas de suporte de vida refere-se a intervenções médicas destinadas a manter a funcionalidade de diferentes órgãos e sistemas fisiológicos, com o objetivo de prolongar a vida do paciente. No entanto, essas medidas, por si só, não têm a capacidade de reverter a doença subjacente do indivíduo. Entre essas intervenções, incluem-se a ressuscitação cardiopulmonar, a ventilação mecânica, a terapia renal substitutiva, o uso de drogas vasopressoras, a nutrição e hidratação artificiais, além do uso de antimicrobianos.[3]

Na prática clínica, a discussão sobre a adequação das medidas de suporte de vida torna-se necessária quando o objetivo terapêutico não pode mais ser alcançado (caso de refratariedade terapêutica) ou quando a instituição e a continuidade dessas medidas entram em desacordo com os valores e os objetivos de cuidado estabelecidos em conjunto com o paciente e seus familiares. Um exemplo disso ocorre quando essas intervenções são consideradas desproporcionais em relação à probabilidade de o paciente sobreviver com qualidade de vida compatível com seus valores pessoais.[9]

A adequação das medidas que sustentam a vida envolve tanto a suspensão quanto a não implementação de terapias de suporte artificial. Quando indicado, podemos suspender terapias já em curso, como drogas vasopressoras, terapia de substituição renal, ventilação mecânica, entre outras, ou optar por não implementá-las desde o início. Além disso, em pacientes que já recebem esses suportes, pode-se escolher não intensificar ou escalonar tais terapias.[10]

Do ponto de vista da bioética, não há distinção entre a decisão de não iniciar ou de suspender um tratamento, pois os mesmos princípios que justificam a não implementação de uma medida também se aplicam à sua retirada. As consequências finais de ambas as condutas são, em essência, semelhantes.[2]

Se houvesse uma distinção ética clara entre essas duas abordagens, enfrentaríamos sérios obstáculos na prática clínica. Haveria uma maior hesitação em iniciar uma terapia, sabendo que não seria possível interrompê-la caso o tratamento falhasse ou surgissem novas informações sobre os desejos, valores ou a condição prévia de saúde do paciente. Além disso, o conceito de "*trial* de UTI" - que consiste na implementação de tratamento intensivo por um período determinado, seguido de reavaliação da continuidade com base na resposta do paciente - perderia seu fundamento. Essa prática é particularmente relevante em casos de intercorrências agudas, quando há incerteza quanto ao potencial benefício das intervenções de suporte de vida.[11]

Sob a óptica da justiça distributiva, a impossibilidade de suspender medidas de suporte de vida em pacientes em fim de vida poderia, em última análise, resultar na utilização ineficiente de recursos limitados, como leitos de UTI. Isso comprometeria a alocação desses recursos para pacientes que realmente possam se beneficiar de tratamentos intensivos.[11]

Embora, do ponto de vista ético, a não introdução e a suspensão de medidas sustentadoras da vida sejam equivalentes, muitos profissionais de saúde, na prática, tendem a perceber uma diferença moral entre ambas. Essa percepção equivocada pode gerar maior conflito emocional no processo de decisão sobre a suspensão dessas medidas.

Considerando que os profissionais de saúde podem vivenciar esses sentimentos conflitantes ao se depararem com a decisão de suspensão de tratamentos de suporte de vida, é importante reconhecer o direito desses profissionais ao exercício da objeção de consciência. Esse dispositivo permite que o profissional se abstenha de participar de procedimentos que, embora reconhecidos como legais e éticos, entenda estarem em desacordo com seus valores morais individuais. No entanto, isso não implica determinar, com base em valores morais, religiosos ou culturais do profissional, quais cuidados o paciente deve ou não receber, nem deve impedir o paciente de acessar determinados procedimentos (ou mesmo suspendê-los).[3]

SUSPENSÃO DO SUPORTE ARTIFICIAL DE VIDA E EUTANÁSIA

É fundamental distinguir entre a suspensão ou a não implementação de intervenções de suporte de vida em contextos de doenças terminais e o conceito de eutanásia (Tabela 2). A eutanásia consiste na adminis-

TABELA 2 Distinção entre a suspensão e a não implementação de intervenções de suporte de vida e eutanásia

	Não iniciar tratamento (*withholding*)	Suspender tratamento (*withdrawing*)	Eutanásia
Causa da morte	Doença de base	Doença de base	Intervenção administrada pelo médico
Objetivo da intervenção	Evitar tratamento inapropriado	Suspender tratamento inapropriado	Acelerar a morte
Legal?	Sim	Sim	Não

Fonte: adaptada de Olsen et al., 2010.[14]

tração deliberada de medicações em dose letais, com a intenção clara de provocar a morte, sendo o desfecho a morte imediata.[12] Por outro lado, a não implementação ou a suspensão do suporte de vida não tem como intenção causar a morte, mas sim permitir o curso natural da doença sem o prolongamento artificial da vida por meio de procedimentos que possam aumentar o sofrimento. A causa da morte permanece sendo a progressão da doença subjacente[13] (Figura 1).

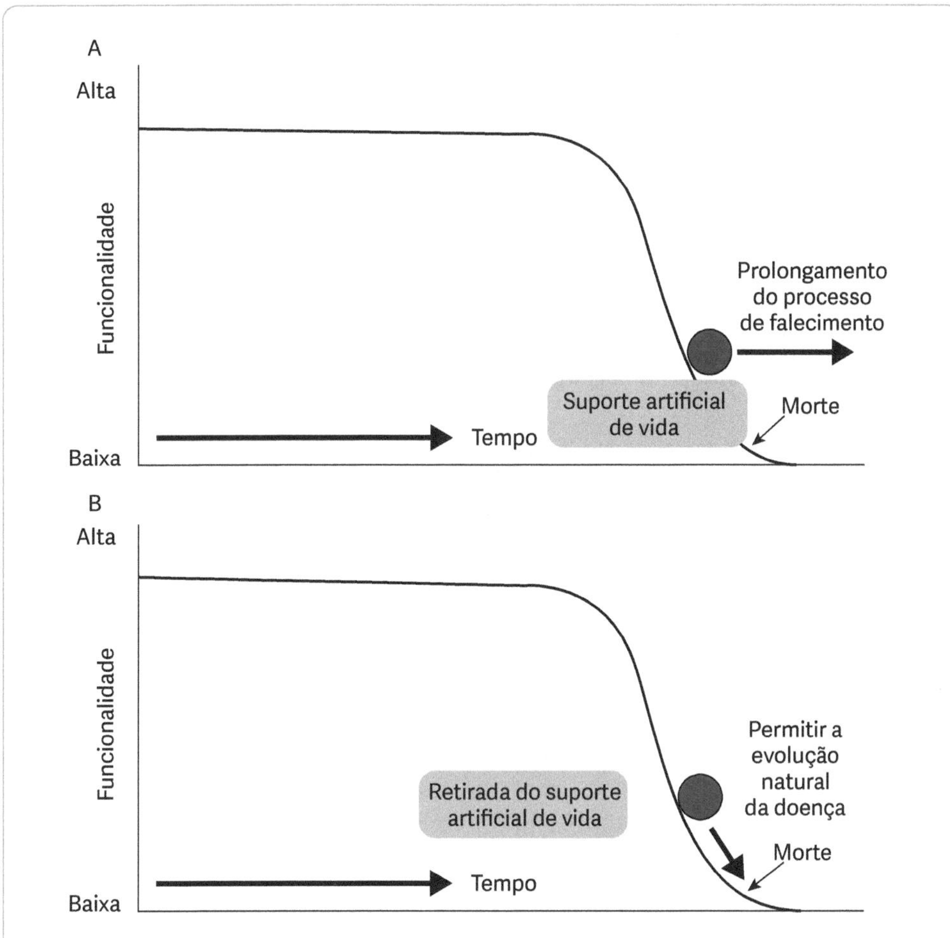

FIGURA 1 A e B: Comparação entre duas abordagens no manejo de pacientes gravemente enfermos. A: O suporte artificial de vida se mostrou incapaz de restaurar a saúde e prolonga o processo de falecimento. B: A retirada do suporte artificial de vida permite a evolução natural da doença, respeitando os limites biológicos e o processo natural de morte.

EMBASAMENTO ÉTICO E LEGAL

A suspensão e não implementação de terapias de suporte de vida têm sua prática regularizada pelo Conselho Federal de Medicina, por meio da Resolução n. 1.805/2006.[15] O artigo 1º da resolução dispõe que:

> "Art. 1º É permitido ao médico limitar ou suspender procedimentos e tratamentos que prolonguem a vida do doente em fase terminal, de enfermidade grave e incurável, respeitada a vontade da pessoa ou de seu representante legal.
> § 1º O médico tem a obrigação de esclarecer ao doente ou a seu representante legal as modalidades terapêuticas adequadas para cada situação.
> § 2º A decisão referida no caput deve ser fundamentada e registrada em prontuário.
> § 3º É assegurado ao doente ou a seu representante legal o direito de solicitar uma segunda opinião médica.
> § 4º Em se tratando de doente incapaz, ausente o representante legal, incumbirá ao médico decidir sobre as medidas mencionadas no caput deste artigo."

A resolução complementa que o paciente continuará recebendo todos os cuidados necessários para aliviar os sintomas que levam a sofrimento, assegurando a assistência integral, o conforto físico, psíquico, social e espiritual.

O Código de Ética Médica de 2019 também discorre sobre o tema, com as seguintes recomendações.[16]

> Parágrafo XXII: nas situações clínicas irreversíveis e terminais, o médico evitará a realização de procedimentos diagnósticos e terapêuticos desnecessários e propiciará aos pacientes sob sua atenção todos os cuidados paliativos apropriados.
>
> Art. 41, Parágrafo único: nos casos de doença incurável e terminal, deve o médico oferecer todos os cuidados paliativos disponíveis sem empreender ações diagnósticas ou terapêuticas inúteis ou obstinadas, levando sempre em consideração a vontade expressa do paciente ou, na sua impossibilidade, a de seu representante legal.

A Resolução 355 do Conselho Regional de Medicina do Estado de São Paulo (CREMESP), de agosto de 2022, estabeleceu, por sua vez, diretrizes éticas para o auxílio médico da tomada de decisão sobre suspensão de suporte artificial de vida (SAV):[7]

> "Art. 3º Para que a retirada de SAV seja considerada eticamente aceitável em situações de futilidade terapêutica ou de tratamento potencialmente inapropriado, cinco pré-requisitos devem ser atendidos, a saber:
> I. O paciente em questão deve estar em fase terminal de enfermidade grave e incurável, identificada pelo seu médico responsável. Estas condições devem também ser diagnosticadas por outros dois médicos, sendo um destes médicos necessariamente especialista na área que causou a doença terminal e o segundo, médico atuante na área de cuidados paliativos.
> II. O objetivo da retirada do SAV é permitir a evolução da doença de maneira natural e com menor sofrimento até o momento do óbito.
> III. A retirada do SAV é considerada tecnicamente adequada por dois médicos, além do médico responsável pelo paciente, o qual indicou os CP.
> IV. A retirada do SAV está de acordo com a vontade do paciente, ou na sua impossibilidade, de seu representante legal.
> V. Todos os CP apropriados serão mantidos ou intensificados, visando o conforto do paciente e de sua família".

COMUNICAÇÃO NO CONTEXTO DE ADEQUAÇÃO DE SUPORTE DE VIDA

Conversas sobre o fim da vida estão associadas a uma melhor qualidade de vida, menor uso de tratamentos de suporte de vida perto da morte, encaminhamentos mais rápidos para CP e cuidados mais consistentes com as preferências do paciente.[17]

As palavras que escolhemos ao nos comunicar com pacientes e familiares desempenham um papel crucial. Substituir expressões como "continuar o tratamento é inútil" por "tratamento adicional não trará benefícios" e evitar termos como "limitação do cuidado" ou "retirada do cuidado" (já que o cuidado nunca é retirado, apenas o tratamento) pode tornar a comunicação mais sensível e empática. Essa abordagem ajuda a reduzir conflitos, promove melhor entendimento e aumenta a satisfação da família em momentos de grande dificuldade.[9]

Se o paciente estiver consciente e considerado apto para tomar decisões, a deliberação sobre a pertinência de um suporte artificial, como, por exemplo, a suspensão da terapia renal substitutiva, deve ser realizada diretamente com ele. Caso a capacidade de decisão do paciente esteja comprometida, é fundamental verificar a existência de uma diretiva antecipada de vontade (DAV) que possa orientar e auxiliar no processo decisório.

No ambiente de UTI, a maioria dos pacientes em estado crítico não consegue se comunicar devido à gravidade da condição ou ao uso de sedativos. Nessas situações, familiares ou representantes assumem a comunicação em seu lugar. Dado que as principais razões para a adequação de medidas de suporte de vida incluem baixa probabilidade de sobrevivência e alta chance de comprometimento cognitivo grave, a comunicação sobre tais temas requer habilidade e sensibilidade.[18]

A reunião familiar é frequentemente a principal estratégia para comunicar o prognóstico, discutir os objetivos do tratamento e deliberar sobre a adequação das terapias propostas. Esse tipo de encontro é fundamental no cuidado de pacientes gravemente doentes, pois oferece um espaço para alinhar expectativas, garantir que os tratamentos estejam em consonância com os valores e objetivos do paciente e promover uma tomada de decisão informada.[19]

Além de melhorar a satisfação das famílias e reduzir conflitos e mal-entendidos, as reuniões familiares fortalecem o vínculo entre os familiares e a equipe de saúde, proporcionando acolhimento e suporte emocional. Esses encontros, quando bem estruturados, também contribuem para a clarificação das informações e promovem uma abordagem integrada ao cuidado. Idealmente, devem contar com a participação coordenada dos profissionais de saúde mais diretamente envolvidos no caso, sob a liderança das equipes de CP, quando disponíveis.

A Tabela 3 apresenta os principais passos recomendados para a condução de reuniões familiares destinadas à deliberação e ao planejamento de cuidados. Ela integra as melhores práticas descritas em artigos científicos relevantes sobre o tema com a experiência prática acumulada pelos autores, oferecendo uma abordagem estruturada e fundamentada para esses encontros.[19-21]

TABELA 3 **Etapas e orientações para reuniões familiares no contexto de deliberação do planejamento de cuidados**

Passo	Descrição	Exemplos e comentários
Preparação	Planejar a agenda, revisar dados clínicos e definir participantes e local da reunião.	No agendamento pode-se tranquilizar os familiares e explicar que a reunião é um procedimento rotineiro e faz parte do cuidado ao paciente e à família.
Apresentação e agenda	Agradecer a presença, apresentar os participantes, explicar os papéis, estimar o tempo disponível e definir os objetivos da reunião.	"Bom dia, sou o Dr. ____. Agradeço a presença de vocês. Entendemos que acolher os familiares também faz parte do cuidado com o(a) Sr(a). ____. Vamos nos apresentar e informar que temos aproximadamente ____ de tempo. O objetivo desta reunião é ____."
Estabelecer confiança	Comprometer-se com a verdade e com o melhor cuidado possível ao paciente.	Usar o contato visual para demonstrar sinceridade. "Gostaríamos de iniciar com o compromisso em sermos verdadeiros com vocês e dizer que estamos empenhados para fazer o melhor para o cuidado de ______".
Discussão e alinhamento do status prévio de saúde	Usar a técnica "perguntar-compartilhar-perguntar" para explorar o entendimento e as preocupações da família sobre a trajetória da doença.	Perguntar: "Como tem sido a saúde dele nas últimas semanas antes da internação?" Compartilhar – exemplos: ▪ "Como você nos disse, nós também..." ▪ "...Observamos que a função do coração está bem reduzida" ▪ "...Concordamos que seu pai já estava bastante frágil e dependente" ▪ "...Nos preocupamos com esse comprometimento importante da memória"
Acolhimento das preocupações atuais e futuras	Ressoar a emoção e manter a sintonia emocional.	"O que mais tem preocupado vocês a respeito da situação atual?" "O que os médicos explicaram sobre a condição do(a)______? "Estaremos ao lado de vocês em cada etapa deste processo". "Não temos ideia o quanto tem sido difícil pra vocês em lidar com tudo isso"
Compartilhar prognóstico	Apresentar cenários prognósticos com clareza, normalizando a incerteza e usando linguagem acessível. "Esperar o melhor" e "se preparar" para o pior cenário.	"Tudo bem se compartilharmos nossa impressão?" "Acreditamos que o mais provável é que sua mãe evolua ___" "Nossa impressão é que ela tem um grande risco de não resistir a essa internação" "Infelizmente identificamos falência de múltiplos órgãos e há um risco iminente de falecimento" "Torcemos que ela responda a esse novo ciclo de antibiótico, mas nos preocupamos que ela não resista a essa nova infecção"

(continua)

TABELA 3 Etapas e orientações para reuniões familiares no contexto de deliberação do planejamento de cuidados *(continuação)*

Passo	Descrição	Exemplos e comentários
Clarificar os objetivos do cuidado	Identificar valores e os objetivos de cuidado diante dos cenários prognósticos. Checar se existe uma DAV.	"Frente a esse futuro que conversamos, o que você considera mais importante daqui para frente?" "O que vocês imaginam que o seu pai nos diria sobre o que é importante daqui pra frente, caso ele pudesse estar aqui sentado discutindo conosco." "Quais são seus desejos, medos ou preocupações para o futuro? "Sua mãe já havia conversado sobre quais seriam seus desejos caso ela estivesse gravemente doente?"
Opções de tratamento	Revisar opções de tratamento com base nos objetivos definidos e oferecer recomendações.	"Recomendamos priorizar medidas que garantam conforto até os últimos momentos, respeitando sua dignidade e evitando tratamentos que agreguem sofrimento. Essa sugestão faz sentido para vocês?" "Recomendamos que o foco do cuidado agora seja manter o adequado controle de sintomas e permitir a evolução natural da doença".
Resumo e próximos passos	Recapitular as decisões, discutir próximos passos e fornecer contato para esclarecimentos.	Sumarizar as principais questões discutidas ou ainda pedir à família para resumir o que foi conversado. Acessar e esclarecer dúvidas restantes. Combinar os próximos passos.
Feedback da equipe	Realizar um *debriefing* com a equipe, revisar o plano e documentar a reunião.	Oportunidade para discutir as impressões gerais e abordar o sofrimento emocional da equipe.

DAV: diretiva antecipada de vontade.
Fonte: Widera et al., 2020;[19] Forte et al., 2024;[20] Wood et al., 2023.[21]

ORIENTAÇÕES PRÁTICAS PARA A ADEQUAÇÃO DE SUPORTE ARTIFICIAL

Diante da deliberação e do consenso entre o paciente e familiares sobre a suspensão de um SAV, prosseguimos para a etapa operacional do processo. Sumarizamos algumas recomendações para a retirada de suporte avançado de vida em UTI, conforme descrito por Downar et al.[22] Essas orientações oferecem um respaldo baseado em evidências e boas práticas, assegurando a dignidade do paciente e o apoio necessário à família durante todo o processo.

- Preparação da família:
  - Compartilhar o planejamento de cuidados de forma clara e inclusiva.
  - Explicar o processo de retirada de suporte, possíveis desfechos e sinais de sofrimento.

  - Discutir cenários prováveis para reduzir estresse e incentivar o envolvimento familiar.
- Preparação da equipe:
  - Alinhar procedimentos e responsabilidades com a equipe.
  - Oferecer suporte espiritual e garantir a capacitação dos profissionais.
  - Adotar protocolos institucionais e manter suporte emocional contínuo.
- Preparação do ambiente:
  - Ajustar iluminação, temperatura e incluir itens pessoais no espaço.
  - Flexibilizar regras de visitas e garantir um ambiente tranquilo.
- Preparação do paciente:
  - Garantir conforto físico e respeitar rituais culturais e espirituais.
  - Interromper intervenções desnecessárias e assegurar bem-estar emocional.

CONSIDERAÇÕES FINAIS

Com o avanço das UTI e das técnicas de suporte avançado de vida, a medicina transformou o tratamento de doenças graves, permitindo salvar vidas em situações críticas. Contudo, esses avanços trouxeram desafios éticos, como o uso desproporcional de recursos que podem prolongar artificialmente o processo de morrer, violando a dignidade humana e causando sofrimento a pacientes, familiares e profissionais.[23]

A prática médica deve priorizar o bem do paciente, reavaliando continuamente o manejo do suporte de vida e deliberando sobre sua pertinência. Decisões éticas devem respeitar os valores, a autonomia do paciente e a humanização do cuidado, garantindo que recursos tecnológicos sejam usados de forma equilibrada e responsável.

REFERÊNCIAS BIBLIOGRÁFICAS

1. Dias RD, Barros JV. Burden of hospitalisation among older people in the Brazilian public health system: a big data analysis from 2009 to 2015. J Epidemiol Community Health (1978). 2019;73(6):537-43.
2. Vidal EIO, Kovacs MJ, Silva JJ, Silva LM, Sacardo DP, Bersani ALF, et al. Posicionamento da ANCP e SBGG sobre tomada de decisão compartilhada em cuidados paliativos. Cad Saúde Pública. 2022;38(9).
3. Vidal EIO, Ribeiro SCC, Kovacs MJ, Máximo da Silva L, Sacardo DP, Iglesias SBO, et al. Posicionamento da Academia Nacional de Cuidados Paliativos sobre suspensão e não implementação de intervenções de suporte de vida no âmbito dos cuidados paliativos. Critical Care Science. 2024;36.
4. Forte DN, Kawai F, Cohen C. A bioethical framework to guide the decision-making process in the care of seriously ill patients. BMC Med Ethics. 2018;19.
5. Beil M, van Heerden PV, de Lange DW, Szczeklik W, Leaver S, Guidet B, et al. Contribution of information about acute and geriatric characteristics to decisions about life-sustaining treatment for old patients in intensive care. BMC Med Inform Decis Mak. 2023;23(1).
6. Flaatten H, Beil M, Guidet B. Elderly patients in the intensive care unit. Semin Respir Crit Care Med. 2021;42(1):10-9.
7. Conselho Regional de Medicina do Estado de São Paulo (CREMESP). Resolução CREMESP n. 355, de 23 de agosto de 2022. Estabelece diretrizes éticas para o auxílio médico da tomada de decisões sobre cuidados e tratamentos de pacientes que enfrentam a fase final da vida. Diário Oficial da União. 4 nov. 2022; Seção 1:149-50.
8. Bosslet GT, Pope TM, Rubenfeld GD, Lo B, Truog RD, Rushton CH, et al. An official ATS/AACN/ACCP/ESICM/SCCM policy statement: responding to requests for potentially inappropriate treatments in intensive care units. Am J Respir Crit Care Med. 2015;191(11):1318-30.
9. Tanaka Gutiez M, Efstathiou N, Innes R, Metaxa V. End-of-life care in the intensive care unit. Anaesthesia. 2023;78:636-43.
10. Becerra-Bolaños Á, Ramos-Ahumada DF, Herrera-Rodríguez L, Valencia-Sola L, Ojeda-Betancor N, Rodríguez-Pérez A. Withdrawal/withholding of life-sustaining therapies: limitation of therapeutic effort in the intensive care unit. Medicina (B Aires). 2024;60(9):1461.

11. Vincent JL, Creteur J. Appropriate care for the elderly in the ICU. J Intern Med. 2022;291:458-68.
12. Dadalto L, Guirro Ú. Bioética e cuidados paliativos, 2ed. Indaiatuba: Focco; 2024. p.102-3.
13. Dadalto L, Guirro Ú. Bioética e cuidados paliativos. Indaiatuba: Focco; 2023. p.19-35.
14. Olsen ML, Swetz KM, Mueller PS. Ethical decision making with end-of-life care: palliative sedation and withholding or withdrawing life-sustaining treatments. Mayo Clin Proc. 2010;85:949-54.
15. Conselho Federal de Medicina (CFM). Resolução n. 1805, de 28 de novembro de 2006. Limita ou suspende procedimentos e tratamentos que prolonguem a vida de pacientes em fase terminal de enfermidades graves e incuráveis. Diário Oficial da União. 28 nov. 2006; Seção 1:169. Art. 1º.
16. Conselho Federal de Medicina (CFM). Código de Ética Médica: Resolução CFM no 2.217/2018. Brasília: Conselho Federal de Medicina; 2019.
17. Bernacki RE, Block SD. Communication about serious illness care goals: a review and synthesis of best practices. JAMA Intern Med. 2014;174(12):1994-2003.
18. Cook D, Rocker G. Dying with dignity in the intensive care unit. N Engl J Med. 2014;370(26):2506-14.
19. Widera E, Anderson WG, Santhosh L, McKee KY, Smith AK, Frank J. Family meetings on behalf of patients with serious illness. N Engl J Med. 2020;383(11).
20. Forte DN, Stoltenberg M, Costa Ribeiro SC, Olsen de Almeida IM, Jackson V, Daubman BR. The hierarchy of communication needs: a novel communication strategy for high mistrust settings developed in a Brazilian COVID-ICU. Palliat Med Rep. 2024;5(1):86-93.
21. Wood GJ, Chaitin E, Arnold RM. Communication in the ICU: holding a meeting with families and caregivers. UpToDate. 2023 [acesso em 19 jan 2025].
22. Downar J, Delaney JW, Hawryluck L, Kenny L. Guidelines for the withdrawal of life-sustaining measures. Int Care Med. 2016;42(6):1003-17.
23. Academia Brasileira de Bioética Clínica. Diretriz ética. Adequação de suporte terapêutico a pacientes adultos em unidades de terapia intensiva. Rio de Janeiro: Memnon; 2022.

2

Extubação paliativa na pessoa idosa

Lívia de Kássia Leal Interaminense Olsen
Rafaella Italiano Peixoto
Maria Magalhães Vasconcelos Guedes

Destaques do tema

- O objetivo principal é priorizar o alívio do sofrimento do paciente, evitando intervenções que prolonguem o desconforto.
- A equipe multiprofissional deve estar coesa e tranquila quanto à sua indicação.
- A comunicação com os cuidadores/paciente deve ser assertiva e empática, com acolhimento emocional permanente.
- Os aspectos éticos e legais devem estar claros para a equipe e cuidadores/paciente.
- O controle dos sintomas deve ser buscado em todas as fases do processo.

INTRODUÇÃO

O debate sobre a retirada do suporte ventilatório invasivo em caráter paliativo tem avançado consideravelmente nos últimos anos, mas o temor de agir de forma inadequada ou até mesmo ilegal ainda é bastante comum na medicina brasileira. Essa associação se dá pela aplicação de uma ação, diferente da limitação do esforço terapêutico, que "apenas" não permite submeter o paciente a novas medidas terapêuticas consideradas desproporcionais.[1]

A consideração de suspensão de medidas sustentadoras de vida geralmente ocorre em dois cenários: 1) quando o paciente se encontra em situação de doença grave e irreversível, estando os dispositivos apenas prolongando uma sobrevida sem perspectivas de melhora; 2) quando as condições de saúde esperadas para após o quadro crítico atual não estão de acordo com os valores e preferências do indivíduo.[2]

Do ponto de vista técnico, a suspensão de medidas pode ser considerada após um período de tratamento intensivo, seja após evento agudo grave ou intercorrência aguda no curso de uma doença crônica avançada, porém a reversão esperada não foi alcançada.[3,4] Questiona-se, então, o objetivo da manutenção das medidas sustentadoras de vida* (*life-sustaining-treatments* – LST)

* O Capítulo "Adequação de medidas sustentadoras à vida" trata do tema de forma mais abrangente.

e quais as reais perspectivas futuras para aquele paciente. Caso essas perspectivas não sejam benéficas ou sejam incompatíveis com os desejos e valores do paciente, pode-se considerar a suspensão das LST.[3,5] Essas terapias/procedimentos incluem terapia de substituição renal, suporte de vasopressor, administração de hemoderivados, ventilação mecânica, antibióticos, fluidos intravenosos e até mesmo a dieta artificial (enteral ou parenteral), bem como solicitações de exames complementares (laboratoriais e diagnósticos).[3,6] Outro cenário possível é quando o enfermo foi submetido a procedimento artificial sabidamente (via testamento vital ou diretivas antecipadas de vontade) não desejado, respeitando-se aqui o princípio da autonomia e preservação da dignidade humana.[7]

A indicação da extubação paliativa (EP) deve estar vinculada a um cuidado focado no manejo de sintomas, dando continuidade às intervenções proporcionadas pelos Cuidados Paliativos. Assim, os profissionais envolvidos nesse procedimento devem ter amplo conhecimento sobre controle de sintomas, comunicação e manejo de conflitos que possam surgir nesse contexto.[2]

Uma vez definido o objetivo principal para Cuidados Paliativos em fase final de vida, todas as terapias administradas na unidade de terapia intensiva (UTI) devem ser avaliadas criticamente quanto à sua contribuição para o conforto do paciente.[5] Segundo *guideline* da *Canadian Critical Care Society*, é recomendado que o ritmo da retirada de medidas de suporte à vida seja individualizado para cada paciente. Geralmente, os vasopressores e inotrópicos são descontinuados primeiro, seguidos pela ventilação mecânica. Os tratamentos de suporte à vida devem ser retirados de maneira escalonada, garantindo o alívio de qualquer dor, desconforto respiratório ou ansiedade em cada etapa.[3,4] A decisão por suspender a ventilação mecânica é mais complexa, pois envolve a avaliação tanto da compreensão do processo pela equipe multiprofissional quanto da interpretação dos valores pelo binômio paciente/família.

PROGNÓSTICO PÓS-EXTUBAÇÃO PALIATIVA

Ao optar pela EP, o desfecho pode ser um padrão respiratório adequado que permita a alta da UTI ou a manutenção de uma respiração minimamente eficaz, levando a óbito em um curto espaço de tempo. Por essa razão, recomenda-se que, após a extubação, o paciente permaneça na UTI por um período de 24 a 48 horas para vigilância de controle de sintomas antes de uma possível alta do setor.[8] Embora muitos pacientes morram em minutos a horas após a retirada do suporte ventilatório, um número considerável permanece vivo por dias ou semanas, e alguns podem até receber alta hospitalar.

O resultado potencial da retirada do ventilador pode ser morte em poucos minutos, em horas a dias ou até mesmo estabilização do quadro, que inclui a possibilidade de alta hospitalar. Geralmente, pela natureza da doença e da dependência que o paciente tem da ventilação mecânica, é possível prever parcialmente o tempo para o desfecho, porém algum grau de incerteza prognóstica sempre existirá.

Estudo realizado no Hospital Universitário da Universidade Federal de Santa Catarina (UFSC) avaliou o desfecho de 23 pacientes submetidos a EP. Após EP, o tempo para morte do indivíduo variou entre minutos e 9,6 dias. Em mais da metade dos casos (56,5%) os pacientes faleceram após 24 horas da extubação. Os fatores associados ao menor tempo entre retirada da ventilação mecânica e a morte são hemodiálise, uso de vasopressores e altos parâmetros no ventilador. Os pacientes que viveram um período maior foram aqueles com doenças de base neurológica.[9]

Outro estudo com 148 pacientes submetidos à EP mostrou uma taxa de mortalidade de 56% nas primeiras 24 horas, enquanto 25% dos pacientes puderam receber alta hospitalar.[10] Já em outro centro, com 1.505 pacientes, o tempo médio até a morte após a extubação foi de 0,93 hora (0,25-5,5 horas), e os preditores independentes de um intervalo mais curto incluíram: etnia não branca (razão de risco [HR] 1,17; intervalo de confiança [IC] de 95%: 1,01-1,35), número de insuficiências de órgãos (HR por órgão 1,11; IC de 95%: 1,04-1,19), uso de vasopressores (HR 1,67; IC de 95%: 1,49-1,88), uso de fluidos intravenosos (HR 1,16; IC de 95%: 1,01-1,32) e hospitalização em serviços cirúrgicos *versus* clínicos (HR 1,29; IC de 95%: 1,06-1,56).[11]

Um estudo brasileiro avaliando 282 pacientes com limitações de terapias de suporte à vida concluiu que a retirada da ventilação mecânica correspondeu a 11% de todos os pacientes com limitações de tratamento e não foi associada a aumento da mortalidade hospitalar após pareamento por escore de propensão das covariáveis relevantes.[12]

No pós-extubação, é importante prover suporte emocional para os profissionais que participaram do procedimento, além de discutir o caso em equipe para melhorar práticas futuras.

ASPECTOS ÉTICOS E LEGAIS

A decisão por EP é baseada nos princípios fundamentais da bioética. A autonomia do paciente é respeitada ao descontinuar procedimentos obstinados ou desproporcionais que contrariam seus valores, sejam eles descritos em papel ou presumidos por seus responsáveis. Os critérios de beneficência *versus* não maleficência são avaliados ao se constatar que a manutenção da ventilação mecânica aumentará o desconforto do paciente e prolongará o processo de morte. Embora sejam considerados diferentes do ponto de vista ético-legal, a não implementação e a retirada de um suporte avançado de vida têm o mesmo valor.[2]

Considerando a inexistência de um tipo penal específico que discipline questões relativas à eutanásia, distanásia e ortotanásia no Brasil e entendendo a necessidade de regularizar a prática na perspectivas dos cuidados paliativos, o Conselho Federal de Medicina (CFM) publicou a Resolução n. 1805/2006.[13] Nele se dispõe, em seu art. 1º, a permissão ao médico de limitar ou suspender procedimentos e tratamentos que prolonguem a vida do doente, em fase terminal, de enfermidade grave e incurável, respeitada a vontade da pessoa ou de seu representante legal.

Em consonância com a resolução anterior e para melhor utilização das UTI, a Resolução CFM n. 2.156/2016 define os critérios para admissão e alta da UTI, com reforço às práticas dos Cuidados Paliativos e a necessidade de unidades intra-hospitalares voltadas a prestar esse tipo de assistência a pacientes em fase final de vida.[14]

O Conselho Regional de Medicina do Estado de São Paulo foi além e publicou a Resolução n. 355/2022, em que esclarece o conceito de tratamentos fúteis e tratamentos potencialmente inapropriados. O documento expõe cinco pré-requisitos necessários para a retirada de suporte avançado à vida (SAV), incluindo a fase da doença na qual o paciente se encontra, o objetivo da retirada, validação por dois ou mais médicos, concordância com desejos e valores do paciente/representante legal e garantia de prestação de cuidados paliativos contínuos.[15]

Já o Código de Ética Médica de 2019[16] segue com as mesmas disposições da versão anterior, com as seguintes recomendações:

> [...] Parágrafo XXII - Nas situações clínicas irreversíveis e terminais, o médico evitará a realização de procedimentos diagnósticos e terapêuticos desnecessários e propiciará aos pacientes sob sua atenção todos os cuidados paliativos apropriados.
> [...] Art. 41, Parágrafo único - Nos casos de doença incurável e terminal, deve o médico oferecer todos os cuidados paliativos disponíveis sem empreender ações diagnósticas ou terapêuticas inúteis ou obstinadas, levando sempre em consideração a vontade expressa do paciente ou, na sua impossibilidade, a de seu representante legal.

COMUNICAÇÃO: PRIMORDIAL PARA COMPREENSÃO E SEGURANÇA

O processo de preparação para a EP é complexo e envolve inicialmente o estabelecimento de uma compreensão ampla de todos os envolvidos acerca da indicação de Cuidados Paliativos com medidas focadas no conforto do paciente. Para isso, torna-se necessário desmistificar percepções errôneas que envolvem não apenas a retirada de intervenções de suporte à vida, mas também a não realização delas.

- Certificar-se de que a manutenção da ventilação mecânica é inadequada considerando que o paciente se encontra em situação irreversível de fim de vida ou as condições clínicas atuais são incompatíveis com os seus desejos e valores.
- Lembrar que os principais objetivos da EP são a redução do sofrimento dos pacientes e de seus familiares/cuidadores e a oferta de uma melhor qualidade de assistência no processo de morrer.
- A retirada do suporte ventilatório não é "desistir" do paciente, pois este continuará sendo cuidado com vigilância constante dos sinais de desconforto, além do apoio aos familiares.
- Não há violação do princípio da beneficência, na medida em que a EP pode gerar maior conforto ao paciente, além de respeitar sua autonomia e preferências.
- A ventilação mecânica não deve ser indicada exclusivamente para aliviar a dispneia, pois existem intervenções farmacoterapêuticas mais apropriadas e eficazes para esse propósito.

Para a redução do risco de desconforto entre familiares/cuidadores durante o processo de comunicação, é de extrema importância o conhecimento e preparo técnico da equipe para manejos dos sintomas e manutenção dos cuidados proporcionais. Por isso, a EP não é uma decisão a ser realizada de forma urgente, mas sim estruturada e discutida em equipe e o núcleo familiar/cuidador do paciente, muitas vezes em mais de uma reunião.[4]

COMUNICAÇÃO ENTRE OS PROFISSIONAIS DE SAÚDE

A comunicação adequada entre todos os membros da equipe assistente é essencial na fase preparatória para a EP. Os profissionais envolvidos no cuidado (incluindo toda a equipe da UTI) devem concordar com a indicação de cuidados paliativos e o benefício de ofertar a EP como medida de conforto. Os profissionais devem ser questionados sobre seus sofrimentos, com apoio de equipe de Capelania e Psicologia, a fim de que o luto seja vivenciado de maneira adequada. Especificamente nos casos que apresentem sintomas desafiadores no período pós EP, momentos de acolhimento e estudo de caso são importantes para identificar como melhorar o atendimento ao paciente e instituir medidas de prevenção de sobrecarga de cuidado.[3]

COMUNICAÇÃO COM FAMÍLIA/ CUIDADORES

Considerando que a equipe de saúde esteja de acordo com o prognóstico grave e irreversível do paciente e que a ventilação mecânica é considerada terapia prolongadora de vida, é indispensável realizar reunião envolvendo a equipe assistente, os familiares/ cuidadores e, quando possível, o próprio paciente. Recomenda-se que diferentes profissionais da equipe multiprofissional estejam presentes, assim como os familiares/ cuidadores que possam melhor representar o paciente.

A decisão definitiva para a retirada do ventilador é sempre carregada de emoção. O apoio de toda a equipe multiprofissional é crucial, já que os membros da família poderão questionar os profissionais sobre a decisão, a fim de certificar-se de que estão "fazendo a coisa certa".

O principal intuito desse momento é identificar os valores do paciente, visando ao respeito à sua biografia e desejos. Além disso, os familiares podem expressar seu entendimento e dúvidas acerca do processo de adoecimento e a equipe de saúde proporcionar a transferência de informação de maneira linear para todos os envolvidos. A reunião familiar é, portanto, um componente essencial do processo de transição do objetivo do cuidado, priorizando o conforto do paciente e a proteção de seus familiares.

A reunião deve ser realizada considerando as bases da comunicação não violenta e de notícias difíceis em saúde, priorizando a escuta empática e o uso de termos claros e diretos, evitando linguagem técnica. O procedimento de retirada do ventilador deve ser detalhado, além dos sintomas que podem ocorrer no período pós EP, certificando que a equipe estará preparada para o tratamento dos desconfortos que possam vir a aparecer. É importante explicar a possibilidade de sedação paliativa, caso ocorram sintomas refratários, e que a respiração ruidosa, irregular ou ofegante não reflete necessariamente sofrimento para o paciente.[17,18] O período pós-óbito é uma fase desafiadora, quando o acolhimento familiar pela equipe é imprescindível a fim de diminuir o risco de luto patológico, com destaque para os profissionais da psicologia e capelania.[3,19]

Todas as discussões da equipe, definições de plano terapêutico e reuniões familiares devem ser registradas em prontuário. As ações paliativas e o manejo dos sintomas devem ser também anotados de forma clara, com suas respectivas justificativas. Os nomes dos participantes das reuniões devem ser registrados, junto à sua função (equipe) ou grau de parentesco (família). Se houver um representante legal, seu nome e função também devem ser anotados.[20]

COMO REALIZAR A EXTUBAÇÃO PALIATIVA

Considerando que a qualidade de vida do paciente é essencial, o primeiro passo é a avaliação sistemática e o controle de qualquer tipo de desconforto com titulação adequada dos fármacos em cada etapa do processo.[2] No processo de avaliação, os familiares devem ser envolvidos para identificar se o paciente está desconfortável, porém algumas escalas podem ser utilizadas para tornar o processo mais objetivo (Quadro 1). No controle dos sintomas, destaca-se a importância da analgesia e da sedação paliativa, assim como o controle de secreção e congestão pulmonar (Quadros 2, 3 e 4).

Em nenhuma dessas classes de drogas descritas deve haver uma dose-teto, pois, mesmo que ocorra instabilidade hemodinâmica ou antecipação da morte, justifica-se o seu uso em doses elevadas até que o paciente esteja confortável. Esse mecanismo é conhecido como duplo-efeito.[3,10,22]

Os bloqueadores neuromusculares devem ser desligados antes da extubação. Conforto e analgesia devem ser otimizados com sedativos e opioides.[23] A paralisia provocada pelos curarizantes incapacita o

QUADRO 1 Avaliação dos sinais de desconforto

Dor	
Recomendamos	Avaliação da dor utilizando um sistema de pontuação padronizado, como a *Behavioral Pain Scale* (BPS) ou a *Critical Care Pain Observation Tool* (CCPOT).
Sugerimos	As avaliações de dor podem ser baseadas em sinais objetivos, como taquipneia, taquicardia, diaforese, uso de musculatura acessória, alargamento nasal, caretas, rigidez, franzir o rosto, fechar os olhos, apertar os punhos, verbalizar e gemer.
Não recomendamos	Uso da *Pain Assessment Behaviour Scale* (PABS), sobre o uso de limites específicos de sinais vitais como indicadores de dor (por exemplo, FC > 100, FR > 35) ou sobre o uso de uma equipe interprofissional de avaliadores.
Agitação	
Recomendamos	Uso de escala padronizada e validada em pacientes gravemente enfermos, como a *Sedation-Agitation Scale* (SAS) ou a *Ramsay Agitation Sedation Scale* (RASS).
Não recomendamos	O uso de monitoramento EEG bispectral para avaliar agitação durante a retirada de medidas de suporte à vida.
Desconforto respiratório	
Sugerimos	O uso de ferramentas de avaliação padronizada, como a *Respiratory Distress Observation Scale* (RDOS), para avaliar o desconforto respiratório. A presença de taquipneia, aumento da frequência respiratória (> 50% em relação à linha de base), taquicardia, expressão facial de medo, uso de musculatura acessória, respiração paradoxal ou alargamento nasal pode ser interpretada como desconforto respiratório.
Não recomendamos	Uso de um limite específico para a frequência respiratória como indicador de desconforto respiratório (por exemplo, > 35 rpm) ou sobre o uso de uma equipe interdisciplinar de avaliadores para essa avaliação.

Fonte: Downar et al., 2016.[3]

enfermo de expressar sinais de desconforto, como inquietude, taquipneia ou comunicação verbal.[4] Se os efeitos desses agentes persistirem após a suspensão do fármaco (que pode circular na corrente sanguínea por dias, principalmente nos casos de falência renal e hepática associadas) ou após administração de antídoto (neostigmina ou atropina), deve ser protelada a suspensão da ventilação mecânica.[3,24]

QUADRO 2 Analgesia na extubação paliativa: doses de ataque e manutenção

Recomendações	Observações
Se em uso de analgesia contínua com morfina ou fentanila e estiver confortável, manter a droga e a dose que estiver sendo eficaz.	
Pacientes virgens de opioides: ▪ Morfina: *bolus* 0,05-0,1 mg/kg ou 2-10 mg/dose, por via endovenosa (EV), a cada 10-15 minutos, até resposta satisfatória. ▪ Fentanil: *bolus* 1-2 mcg/kg ou 25-100 mcg/dose, por via EV, a cada 5-10 minutos, até resposta satisfatória.	▪ Morfina é o opioide de escolha para tratar dor ou dispneia. ▪ Considerar doses mais baixas para pacientes idosos, nefropatas e frágeis.
Manutenção: ▪ Morfina: dose total que foi eficaz para o controle dos sintomas, administrada em *bolus* a cada 4 horas. Se optar por bomba de infusão contínua (BIC), a dose total das 24 horas deve ser diluída em soro fisiológico e então infundida a uma vazão que corra em 24 horas. ▪ Fentanila: a dose utilizada na indução deve ser mantida em BIC a cada hora.	▪ Se desconforto (dose de resgate): *bolus* de 50% da dose horária a cada 10 minutos e aumentar a infusão contínua em 25-50%. ▪ Se falha na analgesia, considerar trocar um opioide por outro, mantendo-se a equivalência.
Pacientes em uso de opioides em BIC: ▪ Morfina: administrar *bolus* do equivalente a 100% da dosagem horária e aumentar a taxa de infusão em 25%. ▪ Fentanila: administrar *bolus* do equivalente a 25-50% da dosagem horária e aumentar a taxa de infusão em 25%.	
Sinais de intoxicação de opioide: miose pupilar, bradipneia e sonolência excessiva.[4] Em pacientes que apresentem sinais de intoxicação ainda com desconforto associado, devemos associar os sedativos e considerar redução da dose do opioide assim que eles estejam confortáveis.	Em pacientes comatosos, a percepção sensitiva é questionada, e analgésicos e sedativos podem ser fúteis e acelerar o processo de morte. Nesses casos, o uso preventivo dessas drogas não é recomendado e só deve ser iniciado caso o paciente apresente sinais de desconforto.[17]

Fonte: Castilho et al., 2024; Downar et al., 2016; Coradazzi et al., 2019.[2,3,19]

QUADRO 3 Sedação na extubação paliativa: doses de ataque e manutenção

Recomendações	Observações
Considerar quando há persistência do desconforto respiratório com o uso adequado do opioide, presença de ansiedade ou sofrimento existencial extremo.	
Benzodiazepínicos: Midazolam 1-3 mg/dose, EV, em *bolus*, com intervalos de 5 minutos, até a sedação adequada. Manutenção: infusão contínua de 1 mg/h. Dose de resgate: *bolus* de 1 a 2 vez a dose horária da infusão contínua, repetida a cada 5 minutos até a sedação e aumentar a dose de infusão contínua EV em 25 a 30%.	Midazolam é a droga de primeira linha para sedação paliativa. Se foram necessárias duas doses de resgate em 1 hora por desconforto, recomenda-se dobrar a vazão da solução de manutenção.
Propofol: 1% 20-40 mg/dose EV lento titulando com 10 mg a cada 5 minutos até a sedação adequada. Deve ser mantido em infusão contínua, com 25% da dose efetiva para a sedação a cada hora.	Escolha quando o paciente já está em uso, se o profissional da unidade tem mais experiência com o medicamento ou se há refratariedade ao uso de benzodiazepínicos.

Fonte: Castilho et al., 2024; Coradazzi et al., 2019; Kompanje et al., 2008.[2,19,21]

QUADRO 4 Controle de secreção e congestão pulmonar – prevenção do "ruído da morte" e estridor laríngeo (iniciar 12-24 horas antes da retirada do tubo orotraqueal)

Recomendações	Observações
Suspender ou reduzir dietas e fluidos parenterais	Se for manter, máximo de 21 mL/h[15]
Congestão: furosemida 40-80 mg[15] em 2-3 doses ao dia	Em pacientes hipotensos, explicar o benefício > risco
Secreção pulmonar moderada a intensa e/ou sialorreia:[15] ▪ Escopolamina (20 mg EV a cada 8 até 4 horas) ▪ Atropina colírio SL (1-2 gotas SL a cada 8 até 6 horas) Aspiração das vias aéreas inferiores minutos antes da retirada do TOT	A aspiração prévia à extubação, apesar de desconfortável, é mais efetiva e evita aspirações futuras frequentes
Prevenção do estridor laríngeo pós-extubação: Dexametasona 4 mg EV a cada 6 horas Uso de ar umidificado entre a desconexão do ventilador mecânico (VM) e a retirada do tubo orotraqueal	Metilprednisolona 100 mg EV 6 horas antes e 1 hora antes da retirada do tubo orotraqueal

Fonte: Kompanje et al., 2008.[21]

MODALIDADES DE RETIRADA E PREPARAÇÃO DO AMBIENTE/MOMENTOS PRÉ-DESCONEXÃO

A retirada do suporte ventilatório pode se dar de duas formas:

- Desmame gradual, ou terminal, no qual há redução progressiva do suporte ventilatório, até a cessação dele, via oferta mínima da concentração de oxigênio (filtração de oxigênio [FiO_2] ambiente a 21%), pressão de suporte (5 a 10 de cmH_2O) e pressão expiratória final positiva (PEEP) de 5 cmH_2O. O volume de alarmes do ventilador devem ser reduzidos. Em caso de sedação profunda, reduzir também a frequência respiratória para o valor mínimo (exemplo: 4). Ao desconectar o ventilador mecânico (VM), o tubo orotraqueal pode ser mantido com tubo T acoplado para manutenção de ar umidificado e realização do toalete final antes da retirada do dispositivo.[8]
- Desmame em um único passo (extubação imediata): é feita a retirada do TOT ou da máscara de ventilação não invasiva (VNI), em geral sem desmame prévio dos parâmetros ventilatórios.[24] Porém, essa abordagem exige uma dosagem antecipada muito cuidadosa de opioides e monitoramento rigoroso logo após a extubação, pelo risco de desconforto respiratório temporário. Essa abordagem pode ser útil a pacientes com lesões neurológicas graves e requisitos mínimos de suporte ventilatório.

No desmame gradual, o ajuste adequado de opioides e sedativos é essencial em cada etapa para minimizar o desconforto do paciente. O processo é realizado ao longo das 24 horas ou na hora que antecede a retirada. O objetivo é permitir que o paciente faça uma transição mais confortável para a respiração espontânea. Essa abordagem pode ser útil a pacientes que necessitam de níveis elevados de suporte ventilatório.

Um estudo prospectivo comparando extubação terminal e imediata relatou que, embora a extubação imediata não tenha sido associada a sofrimento psicológico nos familiares, houve mais obstrução das vias aéreas, *gasping* e desconforto em comparação com a redução gradual do suporte ventilatório. Curiosamente, a extubação imediata foi associada a menor estresse ocupacional para enfermeiros.[25] Já um estudo randomizado comparou o desmame em único passo com um algoritmo liderado por enfermeiros, no qual as configurações do ventilador eram reduzidas a cada 15 minutos por 1 hora. Durante esse período, o conforto do paciente foi avaliado usando a escala de observação de desconforto respiratório e tratado, se necessário. O grupo com algoritmo de desmame apresentou menor desconforto respiratório e recebeu menos opioides e benzodiazepínicos.[26]

O ambiente ideal para a retirada da VM deve estar livre de monitorização contínua de sinais vitais e assim deixar o paciente livre de cabos e manguitos. Considera-se a presença dos familiares para despedidas e orações, assim como a visita de líderes religiosos e a realização de rituais, conforme demandas apresentadas pelo paciente e seus familiares (em respeito à Constituição Federal de 1988).[22] Tentar manter o ambiente o mais privado e confortável possível, com a presença de itens pessoais do paciente, caso isso o deixe mais confortável e familiarizado com o ambiente.

Dietas artificiais e fluidos parenterais devem ser suspensos com antecedência,[3,27] até, no máximo, 6 horas antes do horário programado para a retirada do tubo. Só devem retornar caso o paciente sobreviva e não tenha sido discutida sua suspensão definitiva previamente e o paciente esteja confortável e estável.

TRINTA MINUTOS ANTES DA DESCONEXÃO – REAVALIAÇÃO E PREVENÇÃO

- Tentar programar o ventilador para valores mínimos anteriormente descritos, semelhantes àqueles empregados para o teste de respiração espontânea (TRE).[3]
- Se sinais de congestão, administrar furosemida 40 a 80 mg em *bolus*. Se ainda congesto: administrar até 250-500 mg de furosemida em 1 hora.[21]
- Recomenda-se administrar uma nova dose de escopolamina (20 mg EV) para prevenção do ruído da morte,[21] além de nova dose de dexametasona 4 mg ou metilprednisolona 100 mg EV para prevenção do estridor laríngeo.[21]
- Deixar disponíveis à beira do leito drogas que poderão ser usadas em caso de sintomas (midazolam, morfina, furosemida, dexametasona, escopolamina), que devem estar preparadas em seringas para possível administração de urgência.

RETIRADA DA VMA/TOT

Uma vez identificado o momento apropriado, ou seja, o paciente confortável e com os parâmetros ventilatórios mínimos, realize a desconexão seguida da conexão do tubo T, com administração de ar umidificado e realização do toalete final. Após a aspiração, seguir para retirada do tubo. Apesar de frequentemente instalado após a EP, a oxigenoterapia de rotina não é recomendada, pois a própria hipoxemia é sedativa.[21] Considerar a instalação em caso de hipoxemia sintomática e responsiva a essa terapia.[3]

Ocasionalmente, a extubação pode causar aumento do desconforto respiratório devido à obstrução das vias aéreas superiores. Geralmente, isso é manejado com titulação rápida de opioides intravenosos de ação curta. Em casos raros, pode ser necessário aplicar temporariamente a manobra de tração mandibular (colocar os dedos atrás do ângulo da mandíbula e puxá-la para frente), até que os analgésicos façam efeito adequadamente.

FLUXO DO PACIENTE SOBREVIVENTE APÓS EXTUBAÇÃO PALIATIVA

De acordo com a patologia de base, o tempo entre a retirada do suporte ventilatório e o óbito varia grandemente, com registros de até 25% dos casos de EP receberem alta hospitalar, principalmente em centros de referência.[10] Recomenda-se a permanência do paciente no setor por 24-48 horas[8] para assim seguir com a transferência em caso de controle efetivo dos sintomas e condições minimamente seguras para a alta (evitar óbito no transporte). É de extrema importância que haja uma rotina de vigilância e monitorização de sinais e sintomas de desconforto nas unidades de internamento que recebem esses pacientes após a EP para garantir o controle absoluto dos sintomas, além do acolhimento regular de familiares, garantindo a ordem de não invasividade e/ou retorno à UTI em caso de descompensação clínica ou sintomatológica.

CONSIDERAÇÕES FINAIS

EP é um processo que inclui múltiplos passos: determinação de prognóstico de irreversibilidade e objetivos de cuidados, comunicação equipe/familiares/paciente, registros em prontuário, interrupção de outras LST, avaliação e tratamento da dor, dispneia e agitação, EP em si, titulação das drogas pré- e pós-procedimento, cuidados paliativos contínuos e acolhimento constante aos familiares.

REFERÊNCIAS BIBLIOGRÁFICAS

1. Dadalto L, Guirro U, editores. Bioética e cuidados paliativos. Indaiatuba: Foco; 2023. 304 p.
2. Castilho RK, Lago PM, Moritz RD. Palliative extubation protocol. Lat Am J Palliat Care. 2024;3:eLAPC20230068.
3. Downar J, Delaney JW, Hawryluck L, Kenny L. Guidelines for the withdrawal of life-sustaining measures. Intensive Care Med. 2016;42:1003-17.
4. Brody H, Campbell ML, Faber-Langendoen K, Ogle KS. Withdrawing intensive life-sustaining treatment - recommendations for compassionate clinical management. N Engl J Med. 1997;336:652-7.
5. Ketchaikosol N, Pinyopornpanish K, Angkurawaranon C, Dejkriengkraikul N, Chutarattanakul L. Physicians' experiences and perceptions about withholding and withdrawal life-sustaining treatment in Chiang Mai University Hospital: a cross-sectional study. BMC Palliat Care. 2024;23(1):206.
6. Truog RD, Campbell ML, Curtis JR, Haas CE, Luce JM, Rubenfeld GD, et al. Recommendations for end-of-life care in the intensive care unit: a consensus statement by the American College of Critical Care Medicine. Crit Care Med. 2008;36(3):953-63.
7. Dadalto L, coordenadora. Cuidados paliativos: aspectos jurídicos. Indaiatuba: Foco; 2021. 320 p.
8. Goodman LF, Gustin JL, Gafford E. Palliative ventilator withdrawal: clinical practice guideline. 4. ed. The Ohio State University Wexner Medical Center; 2014.
9. Rebelatto G, Moritz RD. Palliative extubation: case analysis in an intensive care unit. Mundo Saúde. 2017;41(3):385-94.
10. Pan CX, Platis D, Maw MM, Morris J, Pollack M, Kawai F. How long does (s)he have? Retrospective analysis of outcomes after palliative extubation in elderly, chronically critically ill patients. Crit Care Med. 2016;44(6).
11. Cooke CR, Hotchkin DL, Engelberg RA, Rubinson L, Curtis JR. Predictors of time to death after terminal withdrawal of mechanical ventilation in the ICU. Chest. 2010;138(2):289-97.
12. Lacerda FH, Checoli PG, Silva CMD, Brandão CE, Forte DN, Besen BAMP. Retirada da ventilação mecânica como procedimento paliativo em uma unidade de terapia intensiva brasileira. Rev Bras Ter Intensiva. 2020;32(4):528-34.
13. Conselho Federal de Medicina. Resolução CFM n. 1805/2006. [acesso em fevereiro de 2025]. Disponível em: https://sistemas.cfm.org.br/normas/visualizar/resolucoes/BR/2006/1805
14. Conselho Federal de Medicina. Resolução CFM n. 2.156/2016. Estabelece os critérios de admissão e alta em unidade de terapia intensiva. [acesso em fevereiro de 2025]. Disponível em: https://sistemas.cfm.org.br/normas/visualizar/resolucoes/BR/2016/2156
15. Conselho Regional de Medicina do Estado de São Paulo. Resolução CREMESP n. 355/2022. Estabelece diretrizes éticas para o auxílio médico da tomada de decisões sobre cuidados e tratamentos de pacientes que enfrentam a fase final da vida. Diário Oficial da União]. 2022 nov 4; Seção 1:149-50.
16. Conselho Federal de Medicina. Código de Ética Médica. Resolução CFM n. 2217, de 27 de setembro de 2018, modificada pelas Resoluções CFM n. 2.222/2018 e 2.226/2019. [acesso em fevereiro de 2025]. Disponível em: https://portal.cfm.org.br/images/PDF/cem2019.pdf
17. Hinderer KA, Friedmann E, Fins JJ. Withdrawal of life-sustaining treatment: Patient and family. Dimens Crit Care Nurs. 2015;34(2):91-9.
18. Zivot JB. The withdrawal of treatment is still treatment. Can J Anaesth. 2014;61(10):895-8.
19. Coradazzi AL, Inhaia CLS, Santana MTEA, Sala AD, Ricardo CP, Santos DC, et al. Palliative withdrawal ventilation: why, when and how to do it? Hos Pal Med Int Jnl. 2019;3(1):10-4.
20. Conselho Federal de Medicina. Resolução CFM n. 1.995/2012. Dispõe sobre as diretrizes antecipadas de vontade dos pacientes. [acesso em fevereiro de 2025]. Disponível em: https://sistemas.cfm.org.br/normas/visualizar/resolucoes/BR/2012/1995?PageSpeed=noscript
21. Kompanje EJO, Van Der Hoven B, Bakker J. Anticipation of distress after discontinuation of mechanical

ventilation in the ICU at the end of life. Intensive Care Med. 2008;34(9):1593-9.

22. Senado Federal. Secretaria-Geral da Mesa. Sumário. Constituição Federal de 1988. 2014.
23. Huynh TN, Walling AM, Le TX, Kleerup EC, Liu H, Wenger NS. Factors associated with palliative withdrawal of mechanical ventilation and time to death after withdrawal. J Palliat Med. 2013;16(11):1368.
24. Campbell ML. How to withdraw mechanical ventilation. AACN Adv Crit Care. 2007;18(4):397-403.
25. Robert R, Le Gouge A, Kentish-Barnes N, Cottereau A, Giraudeau B, Adda M, et al. Terminal weaning or immediate extubation for withdrawing mechanical ventilation in critically ill patients (the ARREVE observational study). Intensive Care Med. 2017;43(12):1793-807.
26. Campbell ML, Yarandi HN. Effectiveness of an algorithmic approach to ventilator withdrawal at the end of life: a stepped wedge cluster randomized trial. J Palliat Med. 2024;27:185.
27. Lanken PN, Terry PB, DeLisser HM, Fahy BF, Hansen-Flaschen J, Heffner JE, et al. An Official American Thoracic Society Clinical Policy Statement: Palliative care for patients with respiratory diseases and critical illnesses. Am J Respir Crit Care Med. 2008;177(8):912-27.

3

Cannabis medicinal: há espaço em geriatria no contexto de cuidados paliativos?

Cybelle Maria Diniz Azeredo Costa

Destaques do tema

- Os bioativos da *Cannabis sativa* podem variar de acordo com o cultivo, a extração e a produção.
- Existem receptores para canabinoides no cérebro e em outros órgãos.
- Não existem estudos em pessoas idosas e os resultados não podem ser globalizados.
- Existem efeitos colaterais relevantes potencialmente graves e desagradáveis.
- Em situações em que tratamentos já bem estabelecidos falharem é possível o uso de canabinoides no contexto de cuidados paliativos.

INTRODUÇÃO

A cannabis é uma planta nativa da Ásia da família da Cannabaceae. Existem várias espécies e todas são ricas em ativos químicos com ação biológica como canabinoides, altacoides, terpenos e flavonoides. A *Cannabis sativa* (CS) é a mais estudada e já foram identificados mais de 700 tipos de CS que variam nas suas concentrações de canabinoides e terpenos. Por outro lado, a CS tem mais de 500 compostos bioativos; destes, mais de 100 são fitocanabinoides.[1] A proporção de cada componente depende das condições de cultivo, da espécie utilizada, da localização geográfica e do processo de extração.[1,2]

O uso para fins medicinais da CS é muito antigo. Os primeiros relatos são do Império Chinês em 2700 a.C. Há descrições de aplicação terapêutica para constipação, malária, reumatismo, disfunção menstrual e convulsões. Mas foi o uso recreativo e de abuso que popularizou a planta. Assim, o uso do extrato foi abandonado pelos efeitos colaterais e pelo impacto social negativo decorrentes da prática abusiva, sendo liberado apenas em casos excepcionais para uso medicinal e de pesquisa com autorização específica.[1,2]

No Brasil a agência reguladora de medicações ANVISA publicou em 2019 uma resolução (RDC 327/2019) que definiu as diretrizes para produção e importação de medicamentos à base de CS. Em 2020 fez uma atualização para regulamentar a comercialização no Brasil. As regras são baseadas na concentração de delta-9-tetrahidrocanabidiol (THC). Assim sendo, a prescrição de medicamentos com concentrações abaixo de 0,2% de THC deve ser feita em receita tipo B e, para concentrações superiores, em receita tipo A.[2]

A identificação do sistema endocanabinoide (SEC), descrito a seguir, acendeu a busca pelo potencial terapêutico dessa classe de medicamentos. Infelizmente, em tempos de mídias sociais a abordagem não científica do tema banalizou a prescrição deste grupo de medicações.

Até 2026, a capitalização do mercado dos canabinoides está prevista para atingir cerca de US$ 97 bilhões e a importação desses fármacos atualmente movimenta R$ 250 milhões por ano. Nos próximos 5 anos, a expectativa é de que o setor movimente R$ 700 milhões.[3] Com isso, o tema estará presente do dia a dia de pessoas idosas, seus familiares e consequentemente para profissionais médicos, os quais precisam dominar o assunto para uma discussão franca, produtiva e centrada em dados científicos confiáveis.

O objetivo deste capítulo é trazer informações científicas e para embasar a aplicação prática do uso terapêutico da CS, além de discutir os potenciais pontos de atuação da medicação no contexto dos cuidados paliativos (CP) na pessoa idosa.

SISTEMA ENDOCANABINOIDE

Para prescrever com segurança essa classe de medicamento é necessário entender como atua o SEC.

O termo canabinoide engloba os endocanabinoides (produção endógena no organismo), fitocanabinoides (extraído da planta) e os canabinoides sintéticos. Todos são substâncias que atuam nos receptores canabinoides, sendo os mais conhecidos CB1 e CB2. Eles atuam como receptores acoplados à proteína G e canais iônicos.[1]

O receptor CB1 foi o primeiro identificado em 1988 no tecido cerebral. Dois anos depois, foi identificado o CB2. São receptores transmembrana, com sítios de ação intra e extracelular. O CB1 é mais expresso no cérebro, especialmente no bulbo olfatório, hipocampo, gânglios da base e cerebelo. Estão na região pré-sináptica principalmente de neurônios gabaérgicos e glutamatérgicos e em neurônios sensoriais periféricos, mas também são encontrados em astrócitos. No sítio pós-sináptico, esse receptor controla os canais iônicos contra a excitotoxicidade. Outros tecidos como coração, fígado, bexiga, intestino, gônadas e músculos também apresentam CB1.[1,4] Diferentes variações do CB1 têm sido descritas e algumas delas estão associadas à dependência da CS.[4]

O receptor CB2, após interagir com a proteína G, desempenha múltiplas ações envolvidas na proliferação, diferenciação e sobrevivência celular. Está presente em células do sistema imune, baço, amígdalas e fígado, bem como na micróglia. Sua principal função é a liberação de citocinas e a migração de células imunes. Quando ativadas, reduzem as substâncias pró-inflamatórias e os fatores neurotóxicos.[1] Com o avanço nas pesquisas, foram identificadas ações de fitocanabinoides também em outros receptores como os de opioides e de serotonina.[1,5]

Foram identificados dois endocanabinoides: anandamida (ANA) e 2-aradonoilglicerol (2-AG), ambos derivados do ácido aracdônico, contudo com propriedades diferentes. A ANA tem agonismo parcial de alta afinidade com CB1 com pouca interação em CB2. Já o 2-AG é um agonista completo de ambos os receptores com moderada a baixa afinidade. Ambos os endocanabinoides parecem ser produzidos sob demanda quando ocorre a elevação de cálcio intracelular. Por sua natureza hidrofóbica os endocanabinoides não têm livre difusão dentro da célula e a forma como ocorre essa difusão intracelular ainda é alvo de estudos. Sua degradação se dá por hidrólise e/ou oxidação.[4]

O SEC possui ação pré e pós-sináptica por meio de um sistema de sinapse inversa (substância liberada pelo neurônio pós-sináptico que vai agir no neurônio pré-sináptico). É, portanto, um sistema de neuromodulação. Essa característica faz do SEC um potencial alvo terapêutico para doenças neurodegenerativas e inflamatórias.[2]

CANABINOIDES: ASPECTOS FARMACOLÓGICOS

Vários tipos de produtos com fitocanabinoides estão no mercado, inclusive no Brasil, com inúmeras composições, as quais são classificadas de acordo com o percentual de THC e CBD, já descrito anteriormente. Os mais comumente encontrados na composição dos produtos comercializados incluem o canabigerol (CBG), canabidiol (CBD) e THC.[1,2]

O CBG foi o primeiro isolado e depois identificado como precursor do CBD e THC. Não possui atividade psicotrópica e age como agonista alfa-2-adrenérgico, o que explica sua ação analgésica. Suas propriedades antieméticas são decorrentes da ação antagonista 5TH1A. O CBG também se liga ao receptor gama ativado por proliferador de peroxissoma (GAPP) com modulação de neuroinflamação e pode também agir como anti-inflamatório e antiapoptose.[1]

O CBD é o segundo mais abundante componente na planta. Não possui atividade psicotomimética, o que confere maior segurança e tolerabilidade. Tem baixa afinidade com CB1 e CB2 e modulação alostérica negativa não competitiva com CB1 e pode reduzir a eficiência e potência do THC e do 2-AG. Por isso, reduz os efeitos indesejados do THC com ansiedade e efeito psicotrópico. O CBD tem 74% de sua ação no CB2 e atua no GAPP e receptores de histamina. Tem sido estudado por sua ação antioxidante, neuroprotetora e anti-inflamatória bem como possível ação antiamiloide.[1,2]

O THC é o composto mais abundante na CS. Sua ação é de agonista parcial CB1 onde exerce uma ação semelhante à do endocanabinoide. Causa efeitos clássicos dos fitocanabinoides, como hipocinesia, hipotermia, antinocicepção e catalepsia, além de analgesia. Em estudos *in vitro* e em modelos animais demonstrou atividade antiamiloide.[1,2]

Canabinoides sintéticos

Existem dois análogos sintéticos do THC: dronabinol (Marinol™), comercializado nos Estados Unidos e alguns países da União Europeia, e nabilona (Cesamet™), comercializada nos Estados Unidos, no Canadá e a na Austrália.[1,6,7] Grande parte das publicações científicas utilizou essa classe de canabinoide.

Apesar do crescente interesse e uso de canabinoides exógenos, existe pouca informação sobre a farmacocinética e a farmacodinâmica. As formulações apresentam uma grande variedade de substâncias ativas. A farmacocinética e os efeitos da medicação à base de CS dependem da formulação e da via de administração.[5]

Muitos canabinoides já foram identificados e outros provavelmente ainda serão. A Tabela 1 faz um resumo para facilitar a familiarização com os termos e auxiliar na

TABELA 1 **Canabinoides: visão esquemática**

Canabinoides	Apresentação
Dronabinol – análogo sintético THC	Apresentação oral (comprimidos) e *spray* bucal – disponível Estados Unidos, União Europeia
Nabilona – análogo sintético THC	Via oral – disponível Estados Unidos, Canadá, União Europeia, Austrália
Nabiximol	THC + CBD (1:1) + outros ativos (*full sprectrum*) *Spray* bucal
Extrato/óleo *full spectrum*	Possui outros ativos além de CBD e THC – atenção a composição Concentrações variáveis; várias apresentações
Extrato isolado THC	Apenas uma molécula; várias apresentações
Extrato isolado CBD	Apenas uma molécula; várias apresentações

CBD: canabidiol; THC: delta-9-tetrahidrocanabidiol.

compreensão das informações sobre esse tema.

Existem várias formas de uso dos derivados CS:

- A via inalatória, seja por fumar ou com o uso de vaporizadores, apresenta um rápido pico de concentração plasmática tanto do THC como do CBD, com baixo efeito de primeira passagem hepática. Essa via de administração traz a desvantagem da exposição à substância resultante da queima ou vaporização da planta.
- A administração diretamente na mucosa oral apresenta um pico de absorção inferior ao inalatório, mas superior à via oral propriamente dita. Apresenta um rápido alívio dos sintomas e baixo efeito de primeira passagem. Já a via oral, apesar do menor pico plasmático e maior efeito de primeira passagem, é útil para o alívio prolongado de sintomas.
- A via transdérmica não é usada na prática clínica, apesar de ser uma via de uso potencial para pessoas com náuseas e vômitos. Os derivados da CS são rapidamente distribuídos em tecidos bem vascularizados. A distribuição é afetada pela composição corporal e pode ser influenciada por condições patológicas que alterem a barreira natural do tecido.[5]

Em decorrência da alta lipofilidade do THC e o CBD e suas ações neurais, essas substâncias são candidatos naturais a novas abordagens terapêuticas em doenças neurodegenerativas. O CBD pode modificar o efeito deletério na barreira hematoencefálica causada por citocinas inflamatórias.[1]

O uso crônico pode levar ao acúmulo no tecido adiposo e causar redistribuição, especialmente no contexto de perda de peso. Como consequência, pode manter a medicação ativa por semanas após a interrupção do uso.[5]

O metabolismo é fundamentalmente hepático, via citocromo P450 tanto para o THC (CYP2C9, CYP2C19 e CYP3A4) como para CBD (CYP2C19, CYP3A4, CYP2D6 etc.). Logo, o potencial de interação medicamentosa é extremamente relevante.[5]

O tempo de meia-vida e eliminação é muito variável. O THC apresenta uma meia-vida inicial de 6 minutos e uma queda mais lenta resultando em uma meia-vida terminal de até 22 horas, a depender da composição corporal. O CBD tem uma longa meia-vida a depender da via de administração, sendo para uso via oral de 2-5 dias.[5]

FARMACODINÂMICA

Produtos derivados da CS causam sedação e, por isso, o uso simultâneo com outras drogas que também causam sedação resulta em uma sinergia de efeitos potencialmente perigosos. O uso de álcool deve ser evitado pelo mesmo motivo. Relevantes alterações cognitivas e psicomotoras podem ocorrer com concentrações plasmáticas altas de THC. Em voluntários saudáveis o THC causou sintomas psicóticos, ansiedade e alteração da percepção. O CBD causa sedação e fadiga. Os canabinoides podem causar taquicardia via ação no receptor CB1 e compostos com altas doses de THC têm maior potencial de causar dependência.[5] O uso concomitante de CBD e THC pode causar redução do efeito psicotrópico do THC bem como a taquicardia.[5]

Os estudos de farmacocinética e farmacodinâmica foram realizados em voluntários saudáveis ou usuários crônicos de CS, assim os resultados não podem simplesmente ser extrapolados para populações vulneráveis como pessoas idosas. Existe limitada informação quanto à segurança e eficácia em pessoas idosas. Apesar de benefícios no controle de sintomas especialmente em CP, é importante avaliar comorbidades, polifarmácia e aumento da vulnerabilidade cognitiva. Ademais, o efeito sedativo pode aumentar o risco de quedas. Mudanças na composição corporal típica do envelhecimento como aumento da gordura corporal podem aumentar o tempo de meia-vida.[5]

Vários efeitos colaterais têm sido reportados na literatura associados ao uso de canabinoides. Tontura, boca seca, fadiga, sonolência e euforias são os mais comuns e podem causar impacto no controle de sintomas em CP. Efeitos colaterais descritos incluem taquicardia, flutuação da pressão arterial, hipotensão ortostática, aumento do risco cardiovascular, mudanças no apetite, bronquite crônica, tosse e aumento do risco de infecções pulmonares, esses três últimos referentes ao uso por via inalatória.[8,9]

No que tange aos efeitos colaterais neuropsiquiátricos são descritos: alteração do tempo de reação, na capacidade de tomar decisão, memória recente e da psicomotricidade, com relatos de aumento do risco de colisão de veículos. Ansiedade, depressão, psicose e desencadeamento de episódios de mania também foram descritos. Transtorno por uso da cannabis pode ocorrer em 10% dos usuários da medicação.[8]

Apesar de os canabinoides serem usados para tratar náusea e vômitos, eles podem causar esses sintomas, à semelhança de um antiarrítmico causar arritmia. A síndrome de hiperêmese da cannabis pode ocorrer.[8] Em estudo de metanálise sobre a eficácia e segurança do uso terapêutico da cannabis, foram encontrados registros de efeitos colaterais graves em 34 estudos e 5 estudos reportaram evento fatal.[10]

SINTOMAS A PALIAR: POSSIBILIDADE DE USO

Presumíveis benefícios do uso de canabinoides têm sido descritos, desde alívio da dor decorrente do câncer e seu tratamento, até a dor crônica causada por outras condições, distúrbios do sono e do humor, sintomas gastrointestinais e neurológicos. Na Figura 1 é possível visualizar nos potenciais sintomas onde essas substâncias podem agir no contexto de CP em pessoas idosas, nas quais o tratamento curativo da doença de base não é o objetivo.[8]

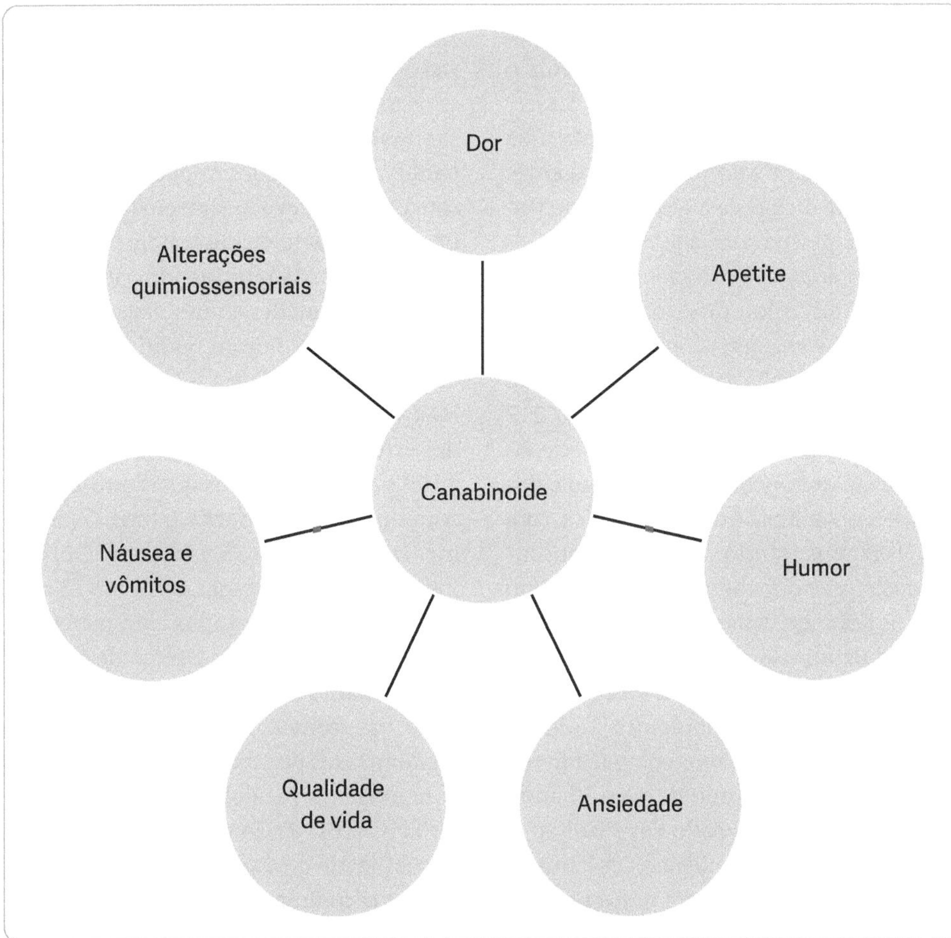

FIGURA 1 Possíveis usos dos canabinoides na pessoa com câncer.
Fonte: adaptada de Troyer, 2024.[8]

DOR NO PACIENTE COM CÂNCER

A dor está presente como sintoma em cerca de metade dos pacientes com câncer, sendo que um terço apresenta dor severa. Apesar da recomendação de que opioides devem ser prescritos para pessoas com dor moderada-grave, exceto em casos de contraindicação, muitos pacientes não os aceitam por receio dos efeitos colaterais dos opioides e outros não respondem a essa abordagem. Nesse contexto, os canabinoides aparecem como alternativa.[8]

Soma-se a isso o fato de muitos pacientes acreditarem que os derivados da CS seriam opção "mais natural" de tratamento. Em uma pesquisa *on-line* com mais de 1.000 adultos, a *American Society of Anesthesiology* (ASA) encontrou que 62% acreditam que cannabis ou seus derivados eram mais seguros que opioides e que 57% acreditam que essas substâncias tinham menos efeitos adversos que os fármacos tradicionais, 34% não acham necessário discutir o uso com o médico.[11] Por tudo isso, a *American Society of Clinical Oncology* (ASCO) orienta uma conversa franca e sem julgamentos entre paciente e médico para a segurança do tratamento da pessoa com dor.[9]

A *International Association for the Study of Pain* (IASP) criou uma força tarefa sobre cannabis e analgesia com canabinoides. No tocante à eficácia da analgesia, a revisão incluiu 36 estudos com um total de 7.217 participantes. A maioria dos estudos se concentrou em dor oncológica, dor aguda, dor na esclerose múltipla e dor neuropática, com apenas alguns estudos sobre dor musculoesquelética e dor abdominal. Destes, oito estudos testaram canabinoides individuais ou moduladores do sistema endocanabinoide, seis testaram cannabis e 22 testaram fármacos à base de canabinoides. Todos os estudos foram classificados como tendo um risco incerto ou elevado de viés. Usando os critérios GRADE, todos os resultados foram julgados como evidências de baixa ou muito baixa qualidade para todos os tipos de cannabis, canabinoides e medicamentos à base de CS estudados até o momento, independentemente do tipo de dor.[12]

A força-tarefa também se debruçou sobre a qualidade dos estudos de metanálise sobre o tema. Encontraram-se 57 publicações. Nenhuma revisão examinou um efeito específico de um canabinoide específico para obter um resultado específico. A confiança dos resultados das publicações foi baixa utilizando o AMSTAR-2, sendo 47 estudos com grau baixo ou criticamente baixo, cinco com grau moderado e dois com grau alto. Assim, a força tarefa traz inúmeras recomendações para melhorar a qualidade das publicações e orienta linhas de estudo.[12]

Em 2023, a Cochrane publicou uma revisão cujo principal objetivo foi determinar se os medicamentos à base de cannabis e a cannabis medicinal são eficazes e seguros para o alívio da dor em pacientes adultos com câncer. A revisão também buscou identificar o impacto desses tratamentos sobre outros sintomas relacionados ao câncer e suas comorbidades, como náuseas, ansiedade e insônia. Foram incluídos 14 estudos com um total de 1.823 participantes. Houve grande variabilidade nos desenhos dos estudos com amostras variando de 10 a 199 participantes, dos quais oito estudos com menos de 50 participantes. A idade média ficava entre 55 e 60 anos. Dois estudos incluíram pessoas de 21 até 75 anos e identificaram-se estudos com nabiximol (THC + CBD), nabilona e óleo de CBD.[13]

Na análise de nove estudos com nabiximol via oromucosa, foram cinco estudos randomizados placebo-controlados e quatro com desenho paralelo. A dose média foi de THC:CBD 27:24 mg, havendo grande variabilidade de dose entre os estudos. Os autores encontraram com moderada certeza de que a medicação não apresentou mudança clinicamente significativa na impressão global do paciente, assim como não houve redução na intensidade da dor nem na dose de morfina utilizada. Houve baixo número de eventos graves.[13]

Em dois estudos com nabilona, com total de 89 indivíduos incluídos, não foi observada redução da dor e não foi possível avaliar a segurança. Nos dois estudos de dose única, o THC sintético foi superior ao placebo, mas inferior à codeína. Apenas um estudo com óleo de CBD com 166 participantes não reduziu a dor em pacientes com câncer. Apresentaram-se efeitos adversos comparável aos do placebo.[13]

Em 2024 a ASCO fez uma recomendação sobre o uso de cannabis e canabinoides em oncologia. Foram classificados como fracos, negativos, conflitantes e concluiu-se que não existem evidências de outras indicações potenciais para cannabis e/ou canabinoides para tratamento da dor relacionada ao câncer. No entanto, destaca uma monografia de 2017, publicada pelas *National Academies of Sciences, Engineering, and Medicine*, que concluiu que existem evidências substanciais de que a cannabis é um medicamento eficaz no tratamento para dor crônica não oncológica em adultos.[9]

A *Canadian Agency for Drugs and Technologies in Health* (CADTH) realizou uma atualização na eficácia para uso da cannabis e canabinoides em CP com a elaboração de orientações para profissionais da saúde. A publicação não recomenda o uso dessas substâncias como primeira ou segunda linha do tratamento da dor em CP, podendo ser consideradas em casos refratários.[6]

Ainda existem inúmeros gargalos na pesquisa nacional e na internacional no estudo da eficácia dos derivados da CS no tratamento da dor. Especial atenção deve ser dada à qualidade das pesquisas desde estudos *in vitro* até *in vivo*.[3]

OUTROS SINTOMAS

Náusea e vômito podem ser sintomas muito exuberantes em CP, os quais causam drástica piora na qualidade de vida. Quando as terapias convencionais falham, podem ser tentados canabinoides, levando em consideração suas ações descritas anteriormente.

Em revisão sobre o uso de canabinoides em CP, Troyer e Traco descrevem um estudo randomizado placebo-controlado (RPC) com desenho cruzado. O THC foi comparado ao placebo num grupo de 11 participantes. O THC apresentou ação antiemética, contudo com presença de efeitos colaterais (sonolência, tontura, redução da concentração e despersonalização), sendo responsável pela desistência do uso.[8]

Outro estudo RPC, mais recente, utilizou THC:CBD 2,5 mg:2,5 mg em cápsulas comparado com placebo para prevenção de náuseas/vômito em paciente em quimioterapia. A amostra final foi de 147 participantes, sendo que 56% não tinham propósito curativo. A idade média era de 56 anos. 24% dos participantes do grupo tratamento atingiram o desfecho primário de cessar o sintoma contra 5% do grupo placebo (valor-P: 0,01). A presença de sedação e tontura foi maior no grupo tratamento.[14] Em sintomas refratários, a ASCO recomenda a possibilidade de prescrever dronabinol ou nabilona (evidência moderada) ou extrato de THC:CBD (evidência fraca).[9]

A ação dos canabinoides é descrita de longa data. Contudo, os resultados de eficácia são dúbios. Um estudo com 469 participantes comparou a ação no apetite do dronabinol contra megestrol em pessoas com câncer avançado. Foi observada resposta positiva com aumento de apetite, mas inferior ao megestrol de forma estatisticamente significativa. O uso associado de THC e megestrol não demonstrou benefício adicional.[15] Outro estudo RPC comparou nabilona (0,5 mg por 2 semanas escalonado para 1 mg por 6 semanas) com placebo por 8 semana em pacientes ambulatoriais com câncer de pulmão (n = 47). Não se observou aumento do apetite (desfecho primário), apesar de haver um aumento da ingestão calórica total e de carboidratos.[16]

A queixa de alteração do paladar e olfato (quimiossensorial) é frequente. Um estudo RPC (n = 46, média de idade = 67 anos) sobre esse tema explorou a percepção quimiossensorial autorreferida por ser um preditor relevante de prazer alimentar. O grupo tratamento recebeu THC 2,5 mg, 2x por dia (Marinol®) e apresentou melhora significativa. Vale ressaltar que apenas 21 participantes concluíram o estudo. Mesmo com resultados promissores, são necessários outros estudos que reproduzam esses achados.[8,17]

Na literatura, estudos envolvendo a eficácia terapêutica dessas medicações na avaliação do sono e dos transtornos do humor apresentaram desfechos secundários. Em uma metanálise, apenas dois estudos tiveram o sono como desfecho primário. Um RPC com nabilona demonstrou melhora da apneia do sono e do índice de hipopneia, mas com alto risco de viés. O outro foi um estudo cruzado de nabilona 0,5 mg *versus* amitriptilina 10 mg em pessoas com fibromialgia. O resultado foi favorável à nabilona, que melhorou a insônia e trouxe um sono mais reparador. Nessa metanálise, foram identificados outros 19 estudos para outros fins (ex. dor crônica, náusea/vômitos), que descrevem melhora do sono como desfecho secundário e apenas dois estudos com baixo risco de viés foram favoráveis ao nabiximol.[10]

Doppen et al. realizaram uma metanálise para avaliar uso de canabinoides e cannabis (fumada) em CP. Em relação aos distúrbios de ansiedade e do humor, encontraram-se oito estudos RPC e oito não RPC com alto risco de viés e alta inconsistência. Identificou-se melhora das escalas de ansiedade, mas não do humor com uso de nabilona. O uso de diferentes escalas dificulta a interpretação dos resultados.[18]

A qualidade de vida foi avaliada nessa mesma metanálise com inclusão de seis estudos RPC e sete não RPC. O acompanhamento foi de 2 semanas até 6 meses. Os canabinoides utilizados foram nabiximol (maioria dos estudos), dronabinol (1) e nabilona (1) com resultados positivos, mas com grandes limitações metodológicas e resultados com muito baixa certeza.[18]

Anteriormente neste capítulo, está descrita a ação biológica do SEC com possível ação antiamiloide, neuromoduladora e com redução da neuroinflamação. Esses resultados vem principalmente de estudos experimentais e de modelos *in vitro*, mas até o momento sem demonstração de eficácia na prática clínica. Não existem estudos RPC de boa qualidade e os estudos observacionais sugerem que os canabinoides podem ser úteis no controle de alterações psicológicas e comportamentais relacionadas às demências, oferecendo um controle de sintomas que pode ser relevante em CP.[2]

CONSIDERAÇÕES FINAIS

Mesmo que a cannabis medicinal se apresente como um ponto de interesse científico e uma alternativa terapêutica para pessoas idosas em CP, ainda carece de dados que comprovem sua eficácia e segurança. Há necessidade de mais estudos clínicos rigorosos para estabelecer diretrizes claras sobre dosagem, formulações e protocolos de uso. Essa abordagem pode facilitar a integração da cannabis medicinal na prática clínica, proporcionando aos pacientes mais uma opção adicional para melhorar sua qualidade de vida.

Antes de prescrever essa classe de medicamentos é fundamental entender sua farmacocinética e farmacodinâmica, ter claro qual sintoma será avaliado e sempre discutir com a pessoa idosa em CP os potenciais benefícios e os possíveis efeitos colaterais. Sabe-se que estes são mais relevantes especialmente em pessoas idosas frágeis em uso de múltiplas medicações, cenário frequente em CP.

Respondendo à questão elaborada no título deste capítulo: sim, existe espaço para o uso de derivados da cannabis para o tratamento de pessoas idosas em CP. No momento, deve ser uma alternativa de exceção, quando as estratégias com base científica sólida tiverem falhado em oferecer o controle de sintomas para a pessoa idosa.

REFERÊNCIAS BIBLIOGRÁFICAS

1. Reis Rosa Franco G, Smid S, Viegas C. Phytocannabinoids: general aspects and pharmacological potential in neurodegenerative diseases. Curr Neuropharmacol. 2021;19(4):449-64.
2. Brucki SMD, Adoni T, Almeida CMO, Andrade DC, Anghinah R, Barbosa LM, et al. Cannabinoids in neurology: position paper from scientific departments from brazilian academy of neurology. Arq Neuropsiquiatr. 2021;79(4):354-69.
3. Sousa AM, Slullitel A, Serra TS. As lacunas do nosso conhecimento e as pesquisas futuras sobre o sistema endocanabinoide e o fenômeno doloroso. Brazilian J Pain. 2023.
4. Zou S, Kumar U. Cannabinoid receptors and the endocannabinoid system: signaling and function in the central nervous system. Int J Molecular Sci. 2018;19(3):833.
5. Lucas CJ, Galettis P, Schneider J. The pharmacokinetics and the pharmacodynamics of cannabinoids. Br J Clin Pharmacol. 2018;84(11):2477-82.
6. Medical cannabis use in palliative care: review of clinical effectiveness and guidelines – an update. Ottawa: CADTH; 2019 Oct. (CADTH rapid response report: summary with critical appraisal).
7. Krcevski-Skvarc N, Wells C, Häuser W. Availability and approval of cannabis-based medicines for chronic pain management and palliative/supportive care in Europe: a survey of the status in the chapters of the European Pain Federation. Eur J Pain. 2018;22(3):440-54.
8. Troyer J, Tanco K. Review of the use of medicinal cannabis products in palliative care. Cancers. 2024;16(7):1412.
9. Braun IM, Bohlke K, Roeland EJ. Cannabis and cannabinoids in adults with cancer: ASCO Guideline Q&A. JCO Oncol Pract. 2024;20(6):767-70.
10. Whiting PF, Wolff RF, Deshpande S, Di Nisio M, Duffy S, Hernandez AV, et al. Cannabinoids for medical use. JAMA. 2015; 313(24), 2456.
11. American Society of Anesthesiologists. Survey reveals skyrocketing interest in marijuana and cannabinoids for pain. Disponível em: https://www.asahq.org/about-asa/newsroom/news-releases/2019/08/survey-reveals-skyrocketing-interest-in-marijuana-and-cannabinoids-for-pain
12. Haroutounian S, Arendt-Nielsen L, Belton J, Blyth FM, Degenhardt L, Di Forti M, et al. International Association for the Study of Pain Presidential Task Force on Cannabis and Cannabinoid Analgesia: research agenda on the use of cannabinoids, cannabis, and cannabis-based medicines for pain management. Pain. 2021;162(Suppl 1):S117-S124.
13. Häuser W, Welsch P, Radbruch L, Fisher E, Bell RF, Moore RA. Cannabis-based medicines and medical cannabis for adults with cancer pain. Cochrane Database System Rev. 2023(6):):CD014915.
14. Mersiades A, Kirby A, Stockler MR, Tognela A, Olver IN, Morton RL et al. Cannabis extract for secondary prevention of chemotherapy-induced nausea and vomiting: results of a phase II/III, placebo-controlled, randomised trial. J Clin Oncol. 2024;42(34):4040-50.
15. Jatoi A, Windschitl HE, Loprinzi CL, Sloan JA, Dakhil SR, Mailliard JA, et al. Dronabinol versus megestrol acetate versus combination therapy for cancer-associated anorexia: a north central cancer treatment group study. J Clin Oncol. 2002;20(2):567-73.
16. Turcott JG, del Rocío Guillen Núñez M, Flores-Estrada D, Oñate-Ocaña LF, Zatarain-Barrón ZL, Barrón F, et al. The effect of nabilone on appetite, nutritional status, and quality of life in lung cancer patients: a randomized, double-blind clinical trial. Support Care Cancer. 2018;26:3029-38.
17. Brisbois TD, de Kock IH, Watanabe SM, Mirhosseini M, Lamoureux DC, Chasen M, et al. Delta-9-tetrahydrocannabinol may palliate altered chemosensory perception in cancer patients: results of a randomized, double-blind, placebo-controlled pilot trial. Ann Oncol. 2011;22(9):2086-93.
18. Doppen M, Kung S, Maijers I, John M, Dunphy H, Townsley H, et al. Cannabis in palliative care: a systematic review of current evidence. J Pain Symptom Manag. 2022;64(5):e260-e284.

4

Demência avançada e vias alternativas de alimentação

Marco Túlio Gualberto Cintra

Destaques do tema

- Quando se aponta para o cuidado paliativo exclusivo em demência, refere-se a uma pessoa com demência completamente dependente para o autocuidado, com imobilidade, incontinência esfincteriana e disfagia orofaríngea.
- Os pacientes em fase terminal da demência geralmente apresentam vários distúrbios alimentares, como recusa alimentar, elevada seletividade dos alimentos, hiporexia persistente e disfagia orofaríngea.
- Sintomas desconfortáveis não manejados podem dificultar a alimentação e manutenção do paciente sem vias alternativas de alimentação.

Os quadros demenciais envolvem a situação clínica em que há uma alteração cognitiva comprovada por testes objetivos associados a declínio funcional. Portanto, há necessidade de confirmar a perda funcional e o declínio cognitivo em relação a um nível prévio anterior para o diagnóstico de demência. Por definição, são pacientes com síndrome de fragilidade e incapacidade, logo demandam um maior cuidado. Entre os tipos mais comuns de demência, destaca-se a doença de Alzheimer (DA), demência vascular, demência frontotemporal, demência por corpos de Lewy, LATE (*limbic-predominant age-related TDP-43 encefalopathy*) e a demência pela doença de Parkinson, sendo que mais da metade dos casos é decorrente da DA.[1]

Em 2019, mais de 55 milhões de pessoas viviam com demência no mundo, com projeções de atingir, em 2050, mais de 150 milhões de pessoas. No Brasil, estima-se que, em 2019, 1,85 milhões de pessoas viviam com demência, e as projeções indicam que esse número triplicará até 2050. Além disso, quase 80% dos casos de demência não são diagnosticados no Brasil, o que limita a comunicação sobre o que é a doença, como evolui, como agir diante das alterações comportamentais e discussão sobre cuidados paliativos e diretivas antecipadas.[2]

A demência custou ao mundo 1 trilhão de dólares em 2019, sendo mais de 50% desse custo advindo do cuidado informal prestado por cuidadores familiares, em sua maioria mulheres, que muitas vezes precisam parar de trabalhar para cuidar da pessoa com demência. No Brasil este custo foi estimado em 97,6 bilhões de reais no ano de 2022. Somente os custos diretos, relacionados aos cuidados formais, equivalem a 0,15% do produto interno bruto (PIB) no Brasil.[2]

Parte desses idosos brasileiros com demência encontra-se na fase avançada da enfermidade. Os quadros demenciais podem ser divididos em leve, moderado e avançado, sendo que na fase leve predomina o comprometimento das atividades de vida diária (AVD) instrumentais extradomiciliares, e na fase moderada ocorre o comprometimento das AVD intradomiciliares e piora dos sintomas comportamentais. A fase avançada é caracterizada por perda das AVD básicas, portanto o paciente progressivamente se torna dependente para o autocuidado, piora comportamental, piora da mobilidade e do controle esfincteriano. A fase muito avançada (ou terminal) de demência é caracterizada por imobilidade, incontinência esfincteriana e disfagia orofaríngea conforme descrito na Figura 1.[3]

Quando se aponta para o cuidado paliativo exclusivo em demência, refere-se a uma pessoa com demência completamente dependente para o autocuidado, com imobilidade, incontinência esfincteriana e disfagia orofaríngea. O falecimento por pneumonia de aspiração é parte da história natural da demência avançada.[3,4]

Para fornecer os cuidados necessários para o paciente com demência, geralmente algum familiar deixa de trabalhar para cuidar da pessoa idosa com demência, reduzindo a renda familiar. Dados publicados demonstraram que 87% dos cuidadores de pacientes com demência avançada atendidos

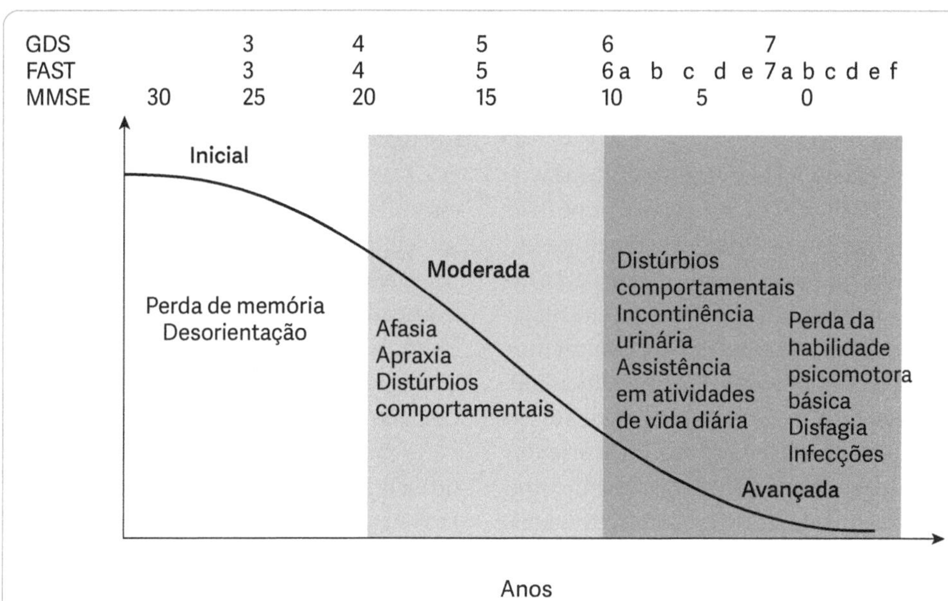

FIGURA 1 História natural de demência pela doença de Alzheimer.

FAST: *Functional Assessment Short Test*, GDS: *Global Deterioration Scale*, MMSE: miniexame do estado mental.

Fonte: adaptada de Voisin e Vellas, 2009.[3]

pelo Sistema Único de Saúde (SUS) de Belo Horizonte/MG eram do sexo feminino, com média de idade de 53 anos e frequentemente eram filhas, esposas e netas dos enfermos, portanto, prestavam o cuidado de forma informal, sendo que 45,9% dessas cuidadoras não apresentavam nenhum tipo de renda. A renda familiar era de 4,39 salários-mínimos, com as aposentadorias dos pacientes com demência contribuindo com 28,2% dessa renda.[5]

Destaca-se que para os adequados cuidados, há custos relacionados com medicamentos, insumos, contratação de cuidadores etc., o que determina um gasto extremamente elevado para as famílias. Segundo o Relatório Nacional sobre a Demência no Brasil (RENADE), o custo mensal de um paciente com demência na fase avançada era de R$ 3.893,10, um pouco menos que três salários-mínimos na época em que foram divulgados os dados. Portanto, a renda do idoso com demência é com frequência insuficiente para os cuidados, comprometendo uma parte significativa da renda dessas famílias.[2]

No entanto, a fase avançada de demência, em conjunto, na DA pode durar anos e ser mais longa que as fases leve e moderada.[3] Portanto, há a necessidade de uma classificação que possa adequadamente classificar as fases mais avançadas para um melhor acompanhamento do declínio funcional, estabelecimento de prognóstico, definição de critérios de fase final de vida e orientação adequada aos familiares, assim como para tomada de decisões compartilhadas. A escala de avaliação funcional *Functional Assessment Short Test* (FAST) apresenta sete divisões, sendo a fase 7 relacionada à fase mais avançada da demência e o subitem 7c, que é a perda da capacidade de andar, empregada como um dos critérios para definição de prognóstico de sobrevida inferior a 6 meses. A escala FAST está apresentada no Quadro 1.[6]

Quando entramos no assunto de cuidados paliativos nas demências, deve-se destacar a falta de reconhecimento pelos profissionais de saúde de que os quadros demenciais constituem uma das indicações de cuidados paliativos, ao contrário do cuidado paliativo oncológico, que geralmente é diagnosticado por causa da presença de lesões tumorais superficiais ou em método de imagens e pela presença de caquexia. Uma das explicações é o não reconhecimento das curvas para o óbito, com uma fase longa, eventualmente com vários meses a anos, com elevado nível de declínio funcional e piora lenta e progressiva, ao contrário do declínio mais subagudo do paciente oncológico em fase terminal conforme demonstrado na Figura 2.[3,4,7,8]

Destaca-se que os pacientes em fase terminal da demência geralmente apresentam vários distúrbios alimentares, como recusa alimentar, seletividade elevada dos alimentos, hiporexia persistente e disfagia orofaríngea. Destaca-se que estudos realizados sobre esses sintomas alimentares e pneumonia, que são tão prevalentes, demonstraram ter um papel relevante no prognóstico da demência avançada e definição de proximidade de óbito. Além disso, a presença de disfagia orofaríngea é um marcador de maior mortalidade na demência avançada.[3,9]

A partir dos estudos que demonstram que a disfagia orofaríngea e o declínio funcional, assim como infecções como pneumonia aspirativa, elevam a mortalidade de pacientes com demência avançada, foram estabelecidos critérios para definição de prognóstico de sobrevida inferior a 6 meses conforme descrito no Quadro 2. Nesses critérios é obrigatório estar classificado

QUADRO 1 **Escala FAST para classificação da gravidade da demência**

Estágio	Características	Diagnóstico clínico
1	Nenhuma dificuldade objetiva ou subjetiva	Adulto normal e idoso não frágil
2	Queixas de esquecimento de locais ou objetos. Dificuldades subjetivas no trabalho	Idoso não frágil
3	Decréscimo do funcionamento no trabalho, evidente para os colegas. Dificuldade nas viagens para novas localidades	Compatível com DA incipiente ou CCL
4	Decréscimo na habilidade de execução de tarefas complexas, manejo de finanças pessoais, execução de compras etc.	DA leve
5	Requer assistência na escolha de trajes adequados	DA moderada
6_A	Dificuldade em vestir-se adequadamente	DA moderada grave
6_B	Incapaz de banhar-se adequadamente, pode desenvolver medo do banho	
6_C	Incapacidade de manuseio da toalete	
6_D	Incontinência urinária	
6_E	Incontinência fecal	
7_A	Capacidade de falar limitada a meia dúzia de palavras ou menos, no curso médio de um dia	DA grave
7_B	Capacidade de falar limitada a uma única palavra inteligível no curso médio de um dia	
7_C	Capacidade de deambulação perdida	
7_D	Perda da capacidade de se sentar sem assistência	
7_E	Perda da capacidade de sorrir	
7_F	Perda da capacidade de levantar a cabeça	
7_G	Postura fletida	

CCL: comprometimento cognitivo leve; DA: doença de Alzheimer.
Fonte: adaptado de Reisberg, 1988.[6]

como FAST 7C ou mais grave e ter todas as características do FAST de 6A a 7B, além de uma das condições clínicas listadas para definição da perspectiva de sobrevida menor que 6 meses.[9]

Como descrito, o paciente com demência terminal evolui com disfagia orofaríngea. Durante um tempo significativo, a prescrição de vias alternativas de alimentação, como a gastrostomia e sonda nasoentérica, foi compreendida como a solução para essas situações, garantindo uma via para hidratação, alimentação e administração de medicamentos.[9]

No entanto, a literatura científica progressivamente demonstra, por meio de estudos observacionais, a possível falta de efetividade das vias alternativas de alimentação na demência avançada em desfechos como mortalidade, pneumonia aspirativa, desenvolvimento de feridas por pressão e estado nutricional. Além disso, estudos com pacientes com indicação de cuidados paliativos para assistência na fase final de

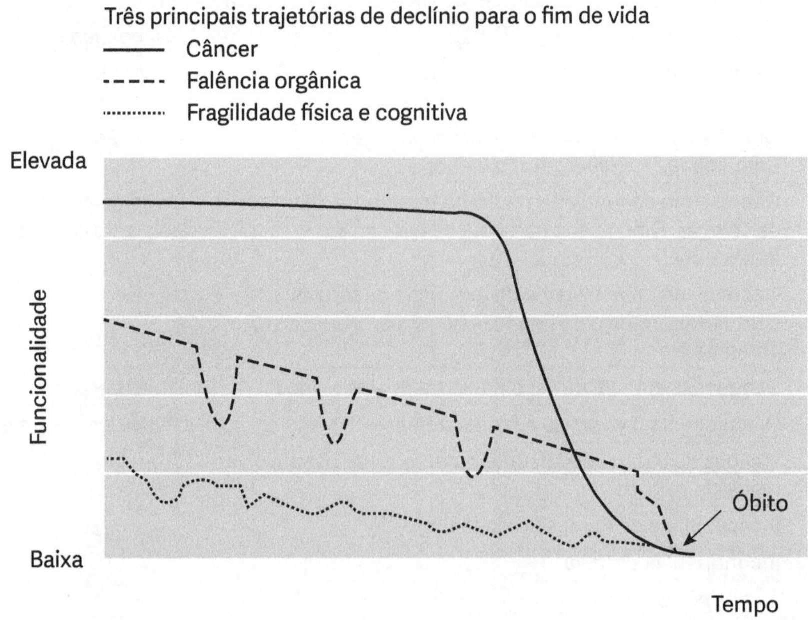

FIGURA 2 Trajetórias propostas para o óbito em pacientes com neoplasias, fragilidade (doenças neurodegenerativas se enquadram nesse grupo) e doenças crônicas não transmissíveis.
Fonte: adaptada de Lunney, 2003.[8]

QUADRO 2 Critérios para definição de prognóstico de sobrevida inferior a 6 meses em pacientes com demência avançada

Estágio FAST ≥ 7C (obrigatório ter todas as características do FAST 6A a 7B)
Associado a uma das características a seguir: ▪ Pneumonia aspirativa ▪ Pielonefrite ou outra infecção do trato urinário superior ▪ Sepcemia ▪ Múltiplas lesões por pressão estágio 3 ou 4 ▪ Febre recorrente após uso de antibióticos ▪ Aporte nutricional insuficiente para manter a vida (p. ex.: se paciente com via alternativa apresentar albumina < 2,5 g/dL ou perda ponderal > 10% em 6 meses).

Fonte: adaptado de Mitchell, 2015.[9]

vida por outros tipos de enfermidades não demonstraram a existência de fome na fase terminal e, quando existente, era aliviada com quantidades mínimas de alimentação.[9]

Entre 2011 e 2012, desenvolvemos uma coorte com 67 participantes atendidos pelo SUS de Belo Horizonte/MG, sendo todos com demência pela DA provável ou possível em fase avançada, como Miniexame do Estado Mental de zero pontos, com síndrome de imobilidade e disfagia orofaríngea moderada a grave, sendo 36 com via oral exclusiva e 31 com via alternativa de alimentação (28 destes com cateter nasoentérico), que foram acompanhados por período mínimo de 6 meses. Ao redor de 85% da amostra era do sexo feminino e a média de idade de 84,8

± 7 anos. Apesar de não ser uma amostra pareada, os grupos eram semelhantes na maioria das comparações realizadas.[10]

Observou-se que a presença da via alternativa de alimentação aumentava o risco de morte em quatro vezes em 90 dias e ao redor de duas vezes em 180 dias, o que representava uma redução em média de 52 dias de sobrevida com significância estatística ($p = 0,004$), do grupo com via alternativa. Destaca-se que 58,1% dos participantes com via alternativa de alimentação apresentaram pneumonia aspirativa durante o acompanhamento ao passo que essa taxa foi de 25% entre aqueles com via oral exclusiva [RR: 2,32 (IC95%, 1,22-4,40); $p = 0,006$].[10]

Todo esse arcabouço da literatura demonstrado abriu uma janela de oportunidades para um maior debate sobre o tema e modificações de condutas diante das evidências de efetividade das vias alternativas de alimentação em pacientes com demência avançada. Ocorreram posicionamentos sobre o tema, por exemplo, da *American Geriatric Society*, *Alzheimer's Association*, da *National Institute for Health and Care Excellence* (NICE) e da *American Society for Parenteral and Enteral Nutrition* (ASPEN) sobre a ausência de evidência de efetividade, necessidade de aconselhamento e decisão caso a caso para tomada de decisões.[11-14]

Metanálise recente publicada em 2021 com 20 estudos selecionados e mais de 5.000 participantes apresentou dados consistentes de que a prescrição de vias alternativas de alimentação está relacionada à maior mortalidade, maior risco de pneumonias de aspiração e lesões por pressão, mas sem demonstrar piora ou melhora do estado nutricional.[15]

ETAPAS

Diante do contexto da literatura atualmente disponível sobre a provável inefetividade das vias alternativas de alimentação nos pacientes com demência avançada, torna-se necessário estabelecer um passo a passo do modo de abordar pacientes e familiares sobre o tema para uma decisão compartilhada e centrada no paciente e no binômio paciente-família.

1ª etapa: comunicação

O próprio paciente na fase inicial de demência ou comprometimento cognitivo leve pode determinar a própria diretiva antecipada sobre o uso das vias alternativas, desde que seja apresentado ao tema e tenha oportunidade de refletir sobre essa situação ao invés de esperar a fase final de demência. Os temas relacionados à disfagia na fase avançada da demência também devem ser discutidos precocemente com familiares. Quanto mais tempo disponível para refletir sobre um tema polêmico, possibilidade de maior reflexão, discussão em família e debate com os profissionais de saúde, para uma decisão mais assertiva.[16]

No entanto, profissionais que lidam com cuidados paliativos não devem se sentir frustrados se a decisão for, em algum contexto, a opção pelo uso de vias alternativas de alimentação. Trata-se de uma decisão compartilhada e, em uma decisão como essa, nem sempre o que o profissional de saúde crê ser o melhor para o paciente será a decisão final. No entanto, nosso papel é dar apoio aos familiares e manter os cuidados de excelência do paciente durante todo o tempo, independentemente da decisão a ser tomada quanto ao uso de vias alternativas.[16]

2ª etapa: rearranjo do ambiente de alimentação

Caso a decisão seja pela manutenção da via oral, há uma série de medidas a serem adotadas para o cuidado, nomeadas como alimentação de conforto. Um ambiente não apropriado à alimentação determinará o não reconhecimento do momento da alimentação e causará distrações com interrupção da refeição mesmo que o paciente ainda tenha fome. Por isso, há necessidade de seguir estas recomendações:

- A alimentação deve ser administrada em ambiente calmo, sem televisão e dispositivos de música ligados ou outros barulhos e, sempre que possível, à mesa.
- O local de alimentação deve ter uma toalha de mesa de cor fosca, sem detalhes ou ilustrações. Somente colocar na mesa o prato e o talher que serão empregados para administrar as refeições.
- Não deve haver nada que reflita a imagem do paciente. Nesta fase o paciente não se conhece mais ao espelho e pode ser um gatilho para alterações comportamentais.
- Deve-se administrar alimentos até o ponto que ainda é confortável ao paciente. Se ocorrer taquipneia, regurgitação, tosse ou estase de alimentos na boca, deve-se entender que o paciente está no momento de finalizar essa refeição.[17]

3ª etapa: higiene oral

A higiene oral é frequentemente negligenciada em pacientes com demência avançada, por causa da frequente suspensão do uso das próteses dentárias nessa fase da demência, da dificuldade técnica para realização da higiene e da falta de conhecimento da importância de higiene oral, mesmo em edêntulos. No entanto, a higiene oral reduz o risco de pneumonia aspirativa, pois geralmente são os agentes bacterianos que proliferam na cavidade oral mal higienizada que são aspirados para o trato respiratório inferior, causando a pneumonia aspirativa.[16]

O exame da cavidade oral é especialmente importante, pois dentes em mau estado de conservação podem ser focos de dor, infecções e hiporexia, além de lesões como aftas, candidíase oral ou neoplasias, por exemplo. É importante manter a boca hidratada por meio de uso da própria hidratação oral, uso de raspas de gelo e aplicação de óleos nos lábios.[16]

4ª etapa: avaliação fonoaudiológica precoce

Frequentemente a avaliação fonoaudiológica ocorre com o paciente com demência terminal após uma internação por pneumonia aspirativa, ou seja, quando o quadro de disfagia orofaríngea está na fase grave e de pior prognóstico para recuperação por meio de reabilitação, resultando em indicação de vias alternativas de alimentação.[17]

Portanto, é papel dos profissionais de saúde perguntarem a cada consulta de pacientes com demência, especialmente na fase avançada, sobre engasgos, estase de alimentos na boca, necessidade de modificação da consistência de alimentos, necessidade de cortar ou macerar medicamentos e a incapacidade de comer carnes. A identificação de um dos alertas para problemas de deglutição com os itens anteriormente descritos deve definir um encaminhamento ao profissional da fonoaudiologia para a devida avaliação e reabilitação precoce.[17]

Além disso, deve-se ter em mente que o alvo da reabilitação fonoaudiológica no paciente com demência terminal não é a ausência de aspiração, pois nessa população é frequente a microaspiração silenciosa, mas sim evitar a macroaspiração, que pode gerar eventos de pneumonia aspirativa e asfixia.[17]

5ª etapa: suspender medicamentos que podem reduzir o apetite e o manejo da polifarmácia

Alguns medicamentos que podem alterar o paladar (disgeusia) e/ou causar hiporexia são de uso frequente na população idosa e podem prejudicar a manutenção da via oral, por isso há necessidade de verificação da medicação em uso, especialmente os que destacamos no Quadro 3, e avaliar a suspensão.[18]

6ª etapa: avaliar sintomas desconfortáveis

Sintomas desconfortáveis não manejados podem dificultar a alimentação e manutenção do paciente sem vias alternativas de alimentação. Um dos sintomas de especial recomendação é a avaliação da dor. Dor é a grande causa de hiporexia e os pacientes com demência podem manifestar o sofrimento por esse sintoma não controlado por meio da recusa alimentar. Não é fácil a avaliação da dor nesse contexto, por causa do comprometimento da linguagem para a comunicação verbal, demandando a interpretação da linguagem não verbal, como a expressão de caretas, gritos e gemidos à mobilização. O uso de escalas pode facilitar esse tipo de avaliação, sendo a PAINAD uma opção prática e validada em nosso meio (Figura 3). No caso de dúvidas sobre a existência ou não de dor, deve-se prescrever o uso fixo de medicamentos para tal finalidade, para evitar o sofrimento de uma pessoa sem capacidade de expressão do sofrimento.[16,19]

Especial atenção deve ser dada ao hábito intestinal. Constipação intestinal e presença de fecalomas reduzem o apetite, causam distensão abdominal e dor, podendo afetar o apetite. Outra causa relevante de transtornos alimentares em pacientes com demência avançada é a presença de depressão, que pode ser especialmente desafiadora por causa do comprometimento grave da cognição em todos os domínios, incluindo a linguagem. Uma das opções para uma melhor avaliação é o emprego da Escala Cornell de depressão em demência.[16,20]

7ª etapa: aporte calórico-proteico

Uma questão complexa é a demanda por adequado aporte calórico-proteico. Geralmente, o ato alimentar do paciente com demência terminal é desgastante para cuidadores, com o paciente demorando mais de 40 minutos para a ingestão de uma quan-

QUADRO 3 Medicamentos que podem causar disgeusia e/ou hiporexia

Rivastigmina	Donepezila	Galantamina
Digoxina	Sulfato ferroso	Metformina
Dapagliflozina	Empagliflozina	Semaglutida
Liraglutida	Tirzepatida	Captopril
Fluoxetina	Paroxetina	Vortioxetina
Bupropiona	Metilfenidato	

Escala de Avaliação de Dor em Demência Avançada – PAINAD-Br				
Instruções: Observe o paciente por cinco minutos antes de pontuar os comportamentos dele ou dela. Pontue os comportamentos de acordo com a tabela a seguir. O paciente pode ser observado em diferentes condições (por exemplo, em repouso, durante uma atividade agradável, durante recebimento de cuidados, após receber medicação para dor).				
Comportamento	**0**	**1**	**2**	**Pontuação**
Respiração Independente de vocalização	Normal	Dificuldade ocasional para respirar Curto período de hiperventilação	Respiração ruidosa e com dificuldades Longo período de hiperventilação Respiração Cheyne-Stokes	
Vocalização negativa	Nenhuma	Resmungos ou gemidos ocasionais Fala baixa ou em baixo tom, de conteúdo desaprovador ou negativo	Chamados perturbadores repetitivos Resmungos ou gemidos altos Choro	
Expressão facial	Sorrindo ou inexpressiva	Triste Assustada Franzida	Careta	
Linguagem corporal	Relaxada	Tensa Andar angustiado/aflito de um lado para o outro Inquietação	Rígida Punhos cerrados Joelhos encolhidos Puxar ou empurrar para longe Comportamento agressivo	
Consolabilidade	Sem necessidade de consolar	Distraído(a) ou tranquilizado(a) por voz ou toque	Incapaz de ser consolado(a), distraído(a) ou tranquilizado(a)	
				Total
Pontuação: o total de pontos varia de 0-10 pontos. Uma possível interpretação da pontuação é: 1-3-dor leve; 4-6-dor moderada; 7-10-dor severa. Estas variações são baseadas numa escala padrão de dor de 0-10, mas não foram comprovadas na literatura para essa avaliação.				

FIGURA 3 **Escala de Avaliação de Dor em Demência Avançada (PAINAD) para avaliação de dor em pacientes com demência avançada.**
Fonte: adaptada de Valera et al., 2014.[19]

tidade pequena de alimentos na consistência pastosa, com baixo aporte de calorias, macro e micronutrientes. Os cuidadores e familiares devem ter acesso à informação de que a fome não é frequente em pacientes na fase final.[17]

Há estratégias que podem ser empregadas para um melhor aporte de macro e micronutrientes:

- Pode-se aumentar o número de dietas diárias para alcançar um aporte maior.

- Acrescentar uma colher das de café cheia de azeite ou outro óleo vegetal nas refeições.
- Acrescentar nas refeições uma colher de sopa de suplemento hipercalórico e hiperproteico sem sabor.
- Deve-se amassar os alimentos de forma separada e colocar no prato esses alimentos amassados separados para ter um aspecto mais atrativo.
- Os alimentos devem ter sabor, portanto, deve-se retirar todas as restrições de sal, açúcar e gordura e dar alimentos bem temperados e liberar o consumo de doces etc.
- Para aumentar o aporte de proteínas, a estratégia de usar ovos e administrar carnes após o processamento em liquidificador e misturá-las aos alimentos pode auxiliar.

O QUE FAZER QUANDO O PACIENTE NÃO ACEITA MAIS NENHUM LÍQUIDO OU ALIMENTO?

Nessa situação, num paciente com demência avançada em que foi pactuado após decisão compartilhada o não emprego de vias alternativas de alimentação, uma grande solução quando há incapacidade absoluta de ingerir alimentos, líquidos e fármacos é o emprego da hipodermóclise.[21]

A hipodermóclise permite a manutenção da hidratação quando há indicação e possibilita a administração de fármacos necessários para o controle de sintomas desconfortáveis, como dor e náusea, por meio da administração de morfina e metoclopramida. Se o paciente apresenta epilepsia, é possível administrar fenobarbital, pode ser utilizado o haloperidol se alteração comportamental e, se houver necessidade de antibióticos, vários desses fármacos podem ser administrados pela via subcutânea.[21]

REFERÊNCIAS BIBLIOGRÁFICAS

1. Smid J, Studart-Neto A, César-Freitas KG, Dourado MCN, Kochhann R, Barbosa BJAP, et al. Declínio cognitivo subjetivo, comprometimento cognitivo leve e demência: diagnóstico sindrômico: recomendações do Departamento Científico de Neurologia Cognitiva e do Envelhecimento da Academia Brasileira de Neurologia. Dement Neuropsychol. 2022;16(3):1-24.
2. Brasil. Ministério da Saúde. Secretaria de Atenção Primária à Saúde. Departamento de Gestão do Cuidado Integral. Relatório nacional sobre a demência: epidemiologia, (re)conhecimento e projeções futuras. Brasília: Ministério da Saúde; 2024. 132 p.
3. Voisin T, Vellas B. Diagnosis and treatment of patients with severe Alzheimer's disease. Drugs Aging. 2009;26(2):135-44.
4. D'Alessandro MPS (ed.). Manual de cuidados paliativos, 2. ed. São Paulo: Hospital Sírio-Libanês/ Ministério da Saúde; 2023. 424p.
5. Cintra MT, Rezende NA, Torres HO. Advanced dementia in a sample of Brazilian elderly: sociodemographic and morbidity analysis. Rev Assoc Med Bras. 2016;62(8):735-741.
6. Reisberg B. Functional assessment staging (FAST). Psychopharmacol Bull. 1988;24(4):653-9.
7. Lunney JR, Albert SM, Boudreau R, Ives D, Satterfield S, Newman AB, et al.; Health Aging and Body Composition Study. Mobility trajectories at the end of life: comparing clinical condition and latent class approaches. J Am Geriatr Soc. 2018;66(3):503-508.
8. Lunney JR, Lynn J, Foley DJ, Lipson S, Guralnik JM. Patterns of functional decline at the end of life. JAMA. 2003;289(18), 2387.
9. Mitchell SL. Clinical practice. Advanced Dementia. N Engl J Med. 2015;372(26):2533-40.
10. Cintra MT, de Rezende NA, de Moraes EN, Cunha LC, da Gama Torres HO. A comparison of survival, pneumonia, and hospitalization in patients with advanced dementia and dysphagia receiving either oral or enteral nutrition. J Nutr Health Aging. 2014;18(10):894-9.
11. National Institute for Health and Care Excellence. Decision aid for dementia: assessment, management and support for people living with dementia and their carers; 2018.

12. Volkert D, Beck AM, Faxén-Irving G, Frühwald T, Hooper L, Keller H, et al. ESPEN guideline on nutrition and hydration in dementia: update 2024. Clin Nutr. 2024;43(6):1599-626.
13. American Geriatrics Society Ethics Committee and Clinical Practice and Models of Care Committee. American Geriatrics Society feeding tubes in advanced dementia position statement. J Am Geriatr Soc. 2014;62(8):1590-3.
14. Alzheimer's Association. Feeding issues in advanced dementia, 2015. Disponível em: https://www.alz.org/media/documents/feeding-issues-statement.pdf.
15. Lee YF, Hsu TW, Liang CS, Yeh TC, Chen TY, Chen NC, Chu CS. The efficacy and safety of tube feeding in advanced dementia patients: a systemic review and meta-analysis study. J Am Med Dir Assoc. 2021;22(2):357-63.
16. Australian Government. National Health and Medical Research Council. Guidelines for palliative approach in residencial aged care, 2006. 274p. Disponível em: https://search.issuelab.org/resource/guidelines-for--a-palliative-approach-in-residential-aged-care-e-nhanced-version.html
17. Palecek EJ, Teno JM, Casarett DJ, Hanson LC, Rhodes RL, Mitchell SL. Comfort feeding only: a proposal to bring clarity to decision-making regarding difficulty with eating for persons with advanced dementia. J Am Geriatr Soc. 2010;58(3):580-4.
18. Parsons C, Hughes CM, Passmore AP, Lapane KL. Withholding, discontinuing and withdrawing medications in dementia patients at the end of life: a neglected problem in the disadvantaged dying? Drugs Aging. 2010;27(6):435-49.
19. Valera GG, Carezzato NL, Vale FAC, Hortense P. Cultural adaptation of the Scale Pain Assessment in Advanced Dementia – PAINAD to Brazil. Rev esc enferm USP. 2014;48(3):462-8.
20. Carthery-Goulart MT, Areza-Fegyveres R, Schultz RR, Okamoto I, Caramelli P, Bertolucci PHF, et al. Versão brasileira da Escala Cornell de depressão em demência (Cornell Depression Scale in Dementia). Arq Neuro-Psiquiatr. 2007;65(3b):912-5.
21. Broadhurst D, Cooke M, Sriram D, Gray B. Subcutaneous hydration and medications infusions (effectiveness, safety, acceptability): a systematic review of systematic reviews. PLoS One. 2020;15(8):e0237572.

Seção VIII

Cenários de atenção

1

Jornada da pessoa idosa na unidade de terapia intensiva: o papel dos cuidados paliativos

Farah Christina de la Cruz Scarin
Luciano Ribeiro Pereira Silva
Igor Dovorake Lourenço

Destaques do tema

- A integração de princípios geriátricos ao cuidado de rotina na unidade de terapia intensiva (UTI) deve ser considerada como parte do cuidado integral de todos os idosos.
- A fragilidade está independentemente associada a um maior risco de morte na UTI e deve ser identificada precocemente na admissão, utilizando a Escala Clínica de Fragilidade, com base no estado clínico pelo menos 2 semanas antes da doença aguda.
- A síndrome pós-terapia intensiva inclui déficits cognitivos, físicos ou de saúde mental novos ou piores, que podem persistir após a alta da UTI.
- Sobreviventes de UTI idosos podem se beneficiar de reabilitação física, uso de diário de UTI e integração de princípios geriátricos ao cuidado de rotina pós-UTI.
- A decisão compartilhada aumenta a probabilidade de um desfecho adequado em termos de qualidade de vida e dependência funcional.
- A incerteza prognóstica deve ser admitida e um teste terapêutico de UTI pode ser instituído.

INTRODUÇÃO

A Organização Mundial da Saúde (OMS) define um idoso como qualquer pessoa com mais de 60 anos. Na literatura, há frequentemente uma distinção entre "idosos jovens" (60-74 anos), "idosos de meia-idade" (75-84 anos) e "idosos mais velhos" (> 85 anos).[1,2]

As Nações Unidas, em suas Projeções da População Mundial, estimaram que a população global aumentará em mais um bilhão de pessoas até 2030. Com o aumento da expectativa de vida global, prevê-se que o número de pessoas com 80 anos ou mais triplicará entre 2019 e 2050. À medida que as populações envelhecem globalmente e os avanços médicos possibilitam uma alta qualidade de vida até a oitava, nona e décima décadas de vida, o número de admissões de idosos em unidades de terapia intensiva (UTI) tem aumentado. Pacientes com 80 anos ou mais representam uma proporção significativa, embora variável, das admissões em UTI na Europa (5-12%) e na América do Norte (20%).[1,3]

A mortalidade na UTI, entre idosos, está associada de modo independente à idade, à gravidade da doença e às admissões de emergência, sejam clínicas ou cirúrgicas. Taxas mais altas de mortalidade na UTI (12-21%) e no hospital (24-35%) foram relatadas na população idosa.[4]

Idosos gravemente enfermos são uma população única, com necessidades distintas de cuidados devido às mudanças fisiológicas e patológicas associadas ao envelhecimento. Cuidar de pacientes idosos sempre foi um desafio para os médicos intensivistas. Questões como fragilidade, comorbidades, polifarmácia e diretivas antecipadas surgem antes mesmo da admissão na UTI. Em um estudo de Cobert et al., a proporção ajustada de admissões em UTI de pacientes com incapacidade preexistente, fragilidade e multimorbidade aumentou de 15,5% em 1998 para 24% em 2015.[5]

Nos últimos cinco anos há crescente literatura sobre os pacientes muito idosos de cuidados intensivos (VIP – *very old intensive care patients*), especialmente após a pandemia de COVID-19, quando o descompasso entre os leitos de UTI disponíveis e a demanda levantou questões relacionadas a decisões de triagem e prognóstico. Embora a mortalidade na UTI aumente progressivamente com a idade, o aumento é mais significativo após os 80 anos (61% de mortalidade em três anos após os 80 anos, em comparação com 35% antes dessa idade). Essa população tem uma alta prevalência de multimorbidade (75-90% em países de alta renda); e, por fim, uma alta prevalência de fragilidade (30-50% após os 80 anos, comparado a 16-20% entre 60 e 79 anos). Gerenciar a demanda por admissões de pacientes muito idosos em UTI está se tornando um problema crítico em muitos países.[2-3]

Nessas circunstâncias, o cuidado de qualidade exige um alto nível de competência nos princípios fundamentais dos cuidados paliativos, incluindo comunicação, controle de sintomas, definição de objetivos e cuidados de fim de vida. As particularidades do ambiente de terapia intensiva criam um contexto muito específico para discussões e tomada de decisões, especialmente no que diz respeito aos objetivos do cuidado e à suspensão de intervenções de suporte à vida como parte dos cuidados de fim de vida. Frequentemente, no momento da admissão, tanto a gravidade e extensão das doenças crônicas preexistentes quanto o prognóstico da doença aguda são desconhecidos. Consequentemente, prever a resposta de um paciente ao tratamento intensivo é um desafio, razão pela qual o tratamento inicial em UTI geralmente envolve uma tentativa de medidas intensivas para salvar vidas.[2-4] No entanto, muitas vezes esses esforços falham em estabilizar o paciente e, com o tempo, torna-se cada vez mais evidente que o paciente morrerá ou permanecerá vivo apenas com suporte vital contínuo, como ventilação permanente. Assim, os cuidados paliativos e a tomada de decisões sobre cuidados de fim de vida tornam-se fundamentais na terapia intensiva.[2-6]

IDADE

O envelhecimento, como conceito médico, representa uma transição complexa que envolve inúmeras mudanças fisiológicas, impactando planos de tratamento e a evolução clínica geral na UTI. Essas alterações podem se manifestar como complicações ou falta de resposta ao tratamento. Mudanças fisiológicas, incluindo imunossenescência (Figura 1) – termo que descreve a desregulação imunológica relacionada à idade – e alterações na capacidade respiratória (perda de elasticidade pulmonar, redução da força muscular, alteração na sensibilidade dos centros respiratórios à hipóxia e/ou hiper-

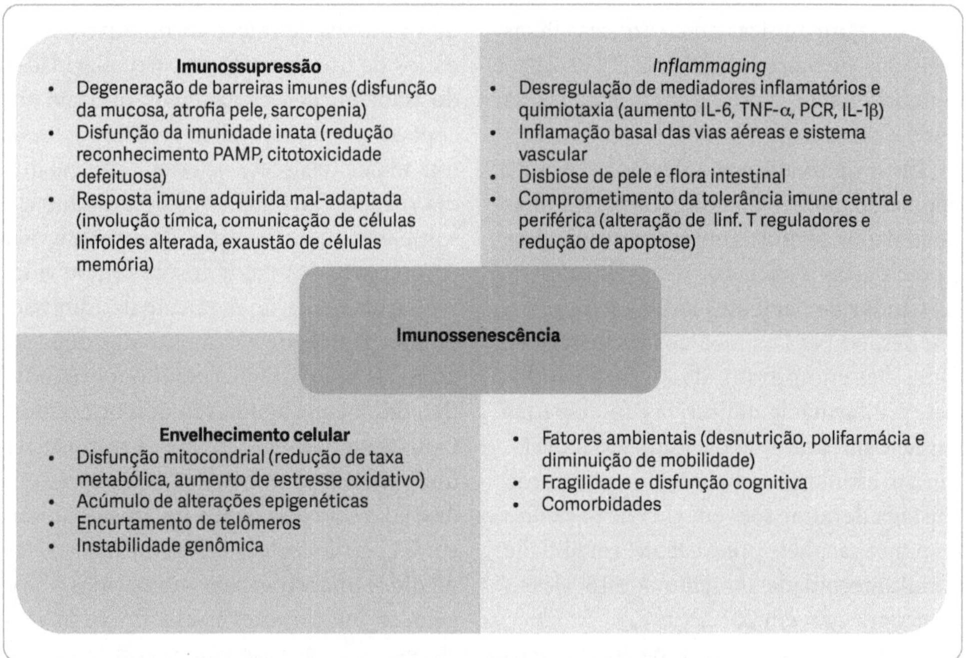

FIGURA 1 Imunossenescência: alterações fisiológicas do idoso.
Fonte: adaptada de Akinosoglou et al., 2022.

capnia) contribuem para um maior risco de suscetibilidade a patógenos, reativação viral, insuficiência respiratória e, finalmente, morte.[5]

Embora a idade ainda seja um fator importante, pesquisas recentes demonstraram que, isoladamente, seu impacto é relativamente pequeno. Na última década, observamos um aumento constante no número de estudos abordando diversas condições, além da idade, que são consideradas fundamentais para compreender a alta mortalidade e morbidade associadas ao paciente idoso crítico. Portanto, a idade não deve ser considerada de maneira isolada ao decidir sobre a admissão de um paciente na UTI.[5,7,8]

As diretrizes da *Society of Critical Care Medicine* (SCCM) para admissão, alta e triagem de UTI recomendam que as decisões de admissão para pacientes com mais de 80 anos não sejam baseadas apenas na idade cronológica, mas sim na gravidade da doença, comorbidades, status funcional prévio e preferências pessoais. Em conformidade com a SCCM, a *World Federation of Societies of Intensive Care Medicine* afirma que as decisões de triagem para UTI nunca devem se basear exclusivamente na idade do paciente. Essas diretrizes enfatizam que, embora os sistemas de pontuação possam auxiliar na tomada de decisão, a decisão de admitir um paciente idoso na UTI deve, em última instância, depender do julgamento clínico e da experiência do médico intensivista, com contribuição de outros membros da equipe de saúde.[2,8]

FRAGILIDADE

Na prática clínica observamos que a idade cronológica não é um preditor universal de desfecho clínico desfavorável. Alguns idosos mantêm uma notável capacidade de recuperação diante das agressões fisiológicas, enquanto alguns indivíduos jovens possuem pouca reserva fisiológica. A variabilidade na capacidade de recuperação, independentemente da idade cronológica, é talvez mais bem representada pelo conceito de "síndrome da fragilidade".[7]

Comum entre adultos mais velhos, a síndrome da fragilidade representa um estado de declínio da saúde e da capacidade de responder ao estresse. Nas últimas duas décadas, estudos significativos foram conduzidos para compreender melhor as bases biológicas e não biológicas que levam à fragilidade, bem como sua associação com a perda de capacidade funcional, maior uso de serviços de saúde e piores desfechos clínicos.

A síndrome da fragilidade agora é uma entidade clínica bem estabelecida que serve tanto como guia para intervenção clínica quanto como preditor de desfechos ruins em contextos de atenção primária e cuidados agudos. Os aspectos biológicos da síndrome abrangem uma rede de perturbações inter-relacionadas que envolvem o acúmulo de danos moleculares, celulares e teciduais relacionados à idade, levando à desregulação multissistêmica, declínio funcional e resposta desproporcionalmente ruim ao estresse fisiológico (Figura 2).

Com base nisso, nos últimos anos, vários estudos observacionais em UTI demonstraram que a identificação da fragilidade é viável e prognosticamente útil no contexto de cuidados críticos. Especificamente, a fragilidade, avaliada por diversas ferramentas de medição, tem sido associada à mortalidade, ao aumento do uso de serviços de saúde, ao tempo de internação e à incapacidade, além de ter o potencial de aprimorar a estratificação de risco de pacientes em terapia intensiva.[3,5] No estudo VIP2, a fragilidade teve maior valor prognóstico do que a idade, falência orgânica e cognição. Embora a variabilidade na aplicação das medições da fragilidade possa limitar a generalização de achados específicos, as tendências prognósticas gerais podem ajudar a orientar decisões de manejo junto aos pacientes e suas famílias.

A fragilidade deve ser integrada aos modelos de estratificação de risco para otimizar a tomada de decisão na UTI. Embora ainda não existam terapias específicas para melhorar os desfechos de pacientes críticos frágeis, intervenções direcionadas, como reabilitação física e suporte nutricional, podem ser promissoras. A inclusão formal da fragilidade nos protocolos clínicos pode ajudar a reduzir a medicalização excessiva e a melhorar a qualidade de vida dessa população vulnerável.

Não é possível medir a fragilidade por meio de um teste objetivo simples. Tradicionalmente, a avaliação geriátrica ampla (AGA) tem sido usada para identificar a fragilidade, sendo considerada a ferramenta padrão-ouro. No entanto, devido à necessidade de tempo e equipe especializada, essa avaliação não é viável em situações agudas e urgentes, como antes da admissão na UTI. Por esse motivo, surgiram alternativas para avaliar a fragilidade. Entre elas, duas são frequentemente utilizadas em UTI: a Escala Clínica de Fragilidade (CFS) e o Índice de Fragilidade Modificado (mFI). A CFS é uma escala visual composta por 9 categorias, variando de muito saudável a estado terminal (Figura 3).

A CFS continua sendo a ferramenta mais amplamente utilizada na UTI, apesar de algumas limitações. Estudos demonstraram sua utilidade como preditor de mortalidade e morbidade, mas sua aplicação pode ser subjetiva, variando entre avaliadores. Além disso, não existe um padrão-ouro estabe-

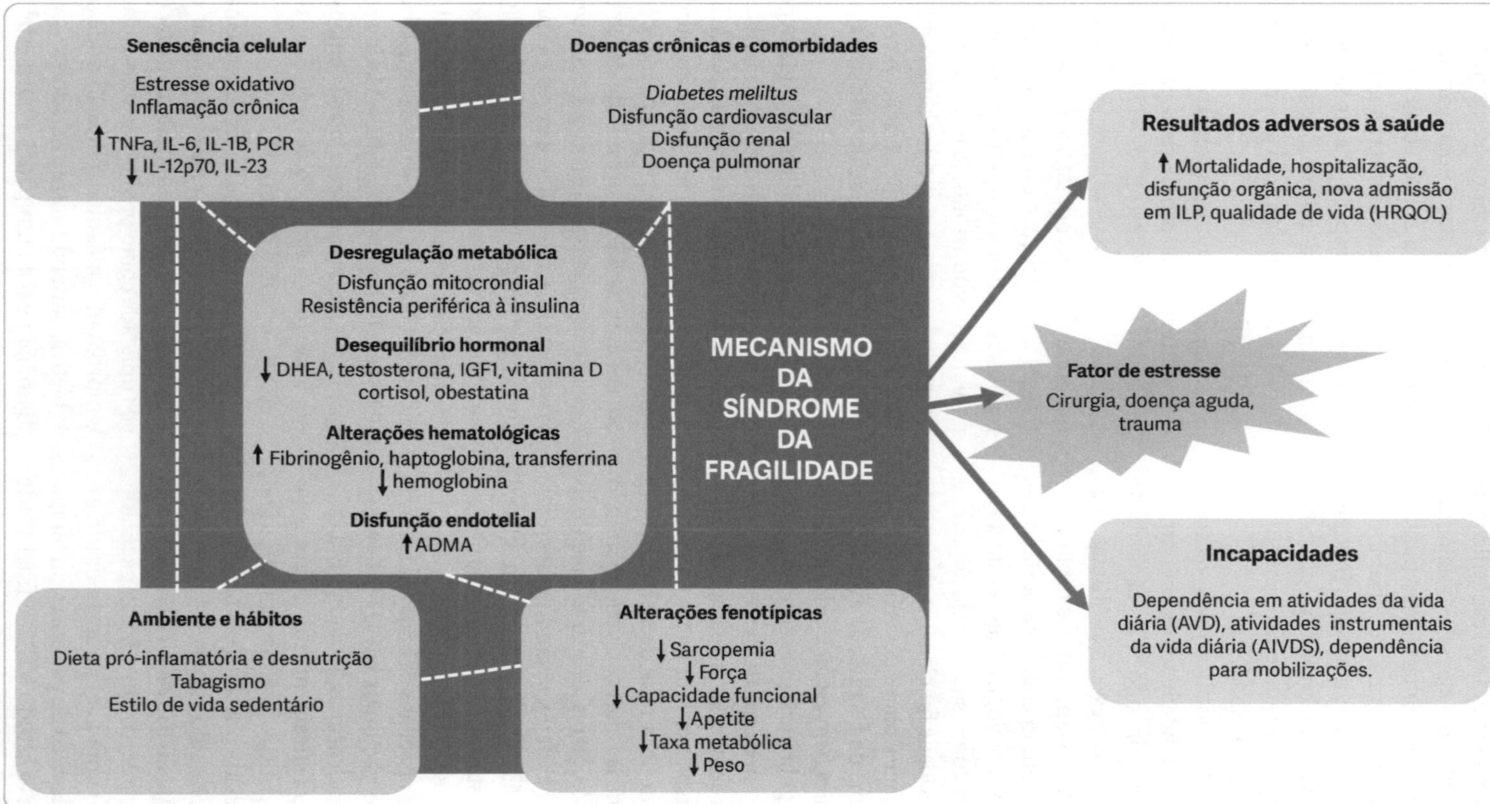

FIGURA 2 Mecanismo da síndrome da fragilidade.

Fonte: adaptada de De Biasio et al., 2020.

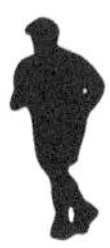

1. Muito ativo – pessoas que estão robustas, ativas, com energia e motivadas. Essas pessoas normalmente se exercitam regularmente. Elas estão entre as mais ativas para a sua idade.

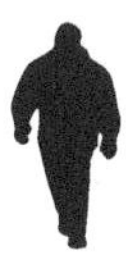

2. Ativo – pessoas que não apresentam nenhum sintoma ativo de doença, mas estão menos ativas que as da categoria I. Frequentemente se exercitam ou são muito ativas ocasionalmente; por exemplo: em determinada época do ano.

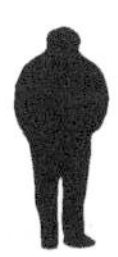

3. Regular – pessoas com problemas de saúde bem controlados, mas não se exercitam regularmente além da caminhada de rotina.

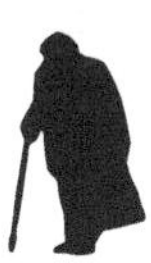

4. Vulnerável – apesar de não depender dos outros para ajuda diária, frequentemente os sintomas limitam as atividades. Uma queixa comum é sentir-se mais lento e/ou mais cansado ao longo do dia.

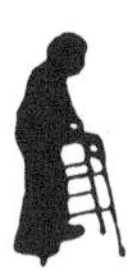

5. Levemente frágil – estas pessoas frequentemente apresentam lentidão evidente e precisam de ajuda para atividades instrumentais de vida diária (AIVD) mais complexas (finanças, transporte, trabalho doméstico pesado, medicações). Tipicamente, a fragilidade leve progressivamente prejudica as compras e passeios desacompanhados, preparo de refeições e tarefas domésticas.

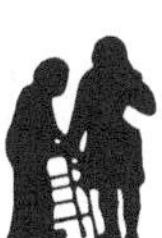

6. Moderadamente frágil – pessoas que precisam de ajuda em todas as atividades externas e na manutenção da casa. Em casa, muitas vezes têm dificuldades com escadas e necessitam de ajuda no banho e podem necessitar de ajuda mínima (apoio próximo) para se vestirem.

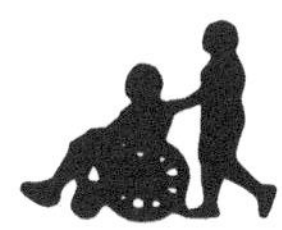

7. Muito frágil – completamente dependentes para cuidados pessoais, por qualquer causa (física ou cognitiva). No entanto, são aparentemente estáveis e sem alto risco de morte (dentro de 6 meses).

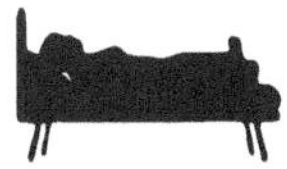

8. Severamente frágil – completamente dependentes, aproximando-se do fim da vida. Tipicamente incapazes de se recuperarem de uma doença leve.

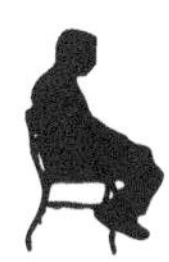

9. Doente terminal – aproximando-se do fim da vida. Esta categoria se aplica a pessoas com expectativa de vida < 6 meses, sem outra evidência de fragilidade.

Pontuando fragilidade em pessoas com demência

O grau de fragilidade corresponde ao grau de demência. Sintomas comuns na demência leve incluem esquecimento dos detalhes de um evento recente, apesar da recordação do evento em si, repetindo a mesma pergunta/história e afastamento de eventos sociais.

Na demência moderada, a memória recente está muito comprometida apesar de aparentemente lembrar bem de fatos do passado. Quando solicitadas, elas são capazes de fazer o cuidado pessoal.

Na demência severa, elas não conseguem realizar cuidados pessoais sem ajuda.

FIGURA 3 Escala clínica de fragilidade.

Fonte: Canadian Study on Health & Aging, Revised 2008; Rockwood, et al., 2005.

lecido para a avaliação da fragilidade em nenhum contexto clínico.

STATUS FUNCIONAL

A perda da independência funcional é, provavelmente, uma das complicações mais frequentes em pacientes idosos frágeis após um estresse agudo.

A escala de atividades de vida diária (ADL) é um instrumento simples que pode ser aplicado na admissão hospitalar para avaliar o nível de atividade do paciente antes da doença aguda.

A fragilidade e o declínio funcional estão correlacionados. No estudo VIP2, apenas 27% dos pacientes frágeis não apresentavam redução em ADL. Além disso, verificou-se que a redução da independência funcional contribuiu significativamente para a mortalidade observada em pacientes críticos idosos. Um achado semelhante foi recentemente relatado em pacientes idosos internados em UTI com COVID-19.[9]

COMORBIDADES

A proporção de pacientes com comorbidades e o número de comorbidades por paciente aumentam com a idade. O número médio de comorbidades por paciente é de 2,6 ± 2,2 em indivíduos de 65 a 84 anos e 3,6 ± 2,3 em pacientes com 85 anos ou mais. As comorbidades mais comuns incluem hipertensão, *diabetes mellitus*, doença pulmonar obstrutiva crônica (DPOC), insuficiência cardíaca, câncer e comprometimento cognitivo. As comorbidades estão associadas a um aumento na taxa de hospitalização, maior mortalidade intra-hospitalar e na UTI, maior mortalidade em longo prazo.

Dado que a prevalência de comorbidades aumenta com a idade, é fundamental avaliar sua contribuição para o prognóstico. Diversas ferramentas foram desenvolvidas para avaliar comorbidades. Escores compostos baseados em códigos CID-9 ou CID-10 foram criados, como o Índice de Comorbidade de Charlson (CCI). Esse índice avalia tanto o número quanto a gravidade das comorbidades e foi validado em pacientes críticos, sendo preditivo de mortalidade. No entanto, em pacientes internados em UTI ou vítimas de trauma, o CCI não apresentou desempenho tão eficaz na previsão de prognóstico quanto outras ferramentas.[3]

COGNIÇÃO

O declínio cognitivo é prevalente entre pacientes idosos, mas a demência apresenta um espectro amplo de gravidade. Em estudos anteriores, a demência não foi um fator prognóstico independente para a sobrevida em 6 meses entre pacientes com 80 anos ou mais admitidos na UTI. No entanto, identificam-se dois fatores frequentemente associados à demência que têm melhor correlação com prognóstico: declínio funcional, avaliado por meio das atividades de vida diária (ADL), e estado nutricional. Esses achados ressaltam a importância de avaliar as consequências da disfunção cognitiva, em vez de apenas aplicar uma ferramenta cognitiva para diagnóstico.

Da mesma forma, comprometimento cognitivo preexistente é um fator de risco determinante para *delirium* dentro da UTI, estando associado ao aumento da mortalidade e a um declínio cognitivo adicional. Além disso, o uso inadequado e contínuo de antipsicóticos para tratar distúrbios do sono, agitação ou outros sintomas psicológicos, especialmente em idosos com demência, contribui ainda mais para o aumento da mortalidade em longo prazo.

O impacto do declínio cognitivo no prognóstico deve ser avaliado dentro de um contexto mais amplo, considerando outros fatores geriátricos e clínicos.[3,4]

DESNUTRIÇÃO E SARCOPENIA

A prevalência de desnutrição em pacientes críticos idosos varia entre 20% e 60%, dependendo do método de avaliação utilizado. Vários fatores contribuem para a desnutrição, incluindo baixa ingestão alimentar, dietas monótonas, distúrbios de deglutição e absorção intestinal reduzida. O estado nutricional crônico deve ser avaliado antes de cirurgias de alto risco e também logo após a admissão na UTI.

Além da desnutrição de base, fatores agudos como sepse, trauma e pancreatite agravam o estado catabólico. A massa de gordura tende a aumentar com a idade, enquanto a massa magra diminui. A massa muscular reduz-se de 3% a 8% por década a partir dos 30 anos, com perda acelerada após os 60 anos, predominantemente de fibras do tipo II (contração rápida e metabolismo glicolítico). A resistência à insulina, promovida por baixa atividade física e inflamação crônica, reduz a capacidade muscular de oxidar ácidos graxos e utilizar glicose. Essa resistência anabólica justifica uma ingestão elevada de proteínas, embora ainda faltem evidências diretas para pacientes idosos em UTI. A desnutrição em pacientes críticos está associada a um aumento do risco de infecções, maior tempo de internação e pior qualidade de vida, podendo levar a incapacidade e morbidade prolongada após a alta da UTI. Foi identificada como fator prognóstico independente na sobrevida de 6 meses após a alta da UTI.[3,5]

A sarcopenia é considerada uma das principais "síndromes geriátricas" e pode ter um impacto significativo em pacientes idosos na UTI. Trata-se de uma perda progressiva da função muscular, frequentemente induzida pelo envelhecimento, caracterizada pela redução da massa muscular e da força muscular. Um número crescente de estudos tem demonstrado os efeitos negativos da sarcopenia sobre os desfechos em pacientes críticos, especialmente em idosos. Um conceito emergente é o desgaste muscular agudo, relacionado ao repouso prolongado no leito e à inatividade, sendo mais pronunciado durante a hospitalização. Esse fenômeno já foi demonstrado em voluntários saudáveis, mas ocorre de maneira mais acentuada em idosos. Um estudo recente sobre pacientes com sepse intra-abdominal demonstrou perda persistente de massa muscular após a hospitalização, tanto em pacientes com quanto sem sarcopenia pré-admissão. Nesse estudo, a sarcopenia pré-admissão foi associada de modo independente à sobrevida em 6 meses, ao contrário da perda muscular persistente, destacando que a interação entre sarcopenia crônica e aguda na doença crítica é complexa e ainda pouco compreendida.

Vários métodos são utilizados para avaliar a sarcopenia. No entanto, em pacientes idosos criticamente enfermos, a avaliação da força muscular é limitada devido à incapacidade de cooperar. Para intensivistas familiarizados com ultrassonografia, essa técnica é a opção preferida, com avaliação dos músculos reto femoral e gastrocnêmio.

Quando possível, a dieta oral e os suplementos nutricionais devem ser a primeira linha de intervenção para pacientes não ventilados na UTI. No entanto, a ingestão energética nesses pacientes geralmente é subótima, devido a redução do apetite, alterações no paladar e olfato, sintomas gastrointestinais, fraqueza, *delirium* ou abulia.

O monitoramento da dieta é essencial para detectar ingestão oral inadequada e decidir precocemente quando iniciar nutrição artificial. Deve-se prestar atenção especial à triagem de distúrbios de deglutição, frequentemente presentes em idosos durante uma doença aguda[7].

Se a ingestão oral for insuficiente ou impossível, as diretrizes da ESPEN sobre nutrição clínica em UTI recomendam suporte nutricional:

- Nutrição enteral (NE) dentro de 48 horas, sempre que possível.
- Nutrição parenteral (NP) entre 3 e 7 dias, se a nutrição enteral não for viável.

Uma metanálise comparando nutrição enteral vs. parenteral na UTI não encontrou redução significativa da mortalidade geral com a nutrição enteral, mas identificou menores taxas de infecção relacionada à UTI e menor tempo de internação. Não podemos nos esquecer dos possíveis efeitos deletérios da ingestão calórica excessiva, como o risco de síndrome da realimentação.[3,5,6,7,10]

A atividade física é recomendada para potencializar os efeitos benéficos da terapia nutricional. Entre os sobreviventes de UTI, o treinamento físico precoce (como ciclismo passivo ou ativo) demonstrou melhora na capacidade funcional e na força muscular na alta hospitalar. No entanto, uma revisão Cochrane concluiu que as evidências sobre os benefícios da mobilização precoce ainda são limitadas para melhora da função física, força muscular e qualidade de vida relacionada à saúde. Um ensaio clínico randomizado recente, avaliando o impacto da mobilização precoce intensificada (minimização da sedação e fisioterapia diária) em 750 pacientes ventilados, não encontrou diferença no número de dias vivos e fora do hospital. Além disso, a intervenção foi associada a um aumento no número de eventos adversos.[10]

IMPACTO DO DIAGNÓSTICO NA ADMISSÃO

Além da avaliação geriátrica e da idade, o motivo da admissão na UTI tem um impacto profundo tanto no prognóstico em curto prazo quanto nos desfechos em longo prazo.

A mortalidade é significativamente menor entre os pacientes admitidos na UTI após uma cirurgia eletiva, em comparação com aqueles que necessitam de cirurgia de urgência. Para pacientes clínicos, os desfechos são piores para pacientes neurológicos do que para outras categorias de admissão.[10]

A DOENÇA CRÍTICA PERSISTENTE E CRÔNICA NA UTI

Os avanços na tecnologia médica melhoraram as taxas de sobrevivência nas UTI, resultando no surgimento de uma nova população de pacientes – aqueles que sobrevivem à fase aguda inicial da doença crítica, mas necessitam de internações prolongadas na UTI e desenvolvem sintomas crônicos de doença crítica. Um aspecto preocupante é a associação entre fragilidade e doença crítica persistente (PerCI), também chamada de doença crítica crônica. A fragilidade foi associada tanto ao desenvolvimento de PCI quanto à mortalidade.

Esses pacientes são frequentemente classificados dentro de diferentes síndromes inter-relacionadas, incluindo:

- Doença crítica persistente (PerCI).
- Doença crítica crônica (CCI).
- Síndrome inflamatória, imunossupressora e catabólica persistente (PIICS).

Cada um desses termos tem seu foco específico, embora compartilhem características sobrepostas. Entre eles, os termos PerCI e CCI enfatizam a distinção entre doença aguda e doença crônica/persistente. Muitos estudos adotam PerCI e CCI devido à simplicidade das definições, pois esses conceitos não exigem a medição de biomarcadores para os mecanismos fisiopatológicos da PIICS. No entanto, ainda há debates sobre a diferença clínica entre CCI e PerCI.

A PerCI/CCI é uma condição devastadora para pacientes e suas famílias, associada a alta mortalidade e morbidade em longo prazo, tornando-se um problema cada vez mais sério e crescente para os sistemas de saúde em todo o mundo. Em revisão recente, cerca de 10% de todos os pacientes internados na UTI desenvolveram PerCI/CCI, com prevalências ainda maiores em doenças críticas graves, incluindo: sepse (28%), trauma (24%) e COVID-19 (35%). Fatores de risco identificados para o desenvolvimento são: idade avançada, maior gravidade da doença e aumento do número de comorbidades.

Os dados indicam que: 25% dos pacientes com PerCI/CCI faleceram durante a hospitalização. Mais de 50% dos sobreviventes de PerCI/CCI necessitaram de internação em hospitais de longa permanência ou instituições de cuidados especializados. A taxa de mortalidade em um ano foi de 45%. Além disso, esses pacientes frequentemente apresentam capacidade funcional comprometida nas atividades de vida diária, tornando-se altamente dependentes de outras pessoas 12 meses após a admissão na UTI. Um estudo descobriu que apenas 21% dos pacientes com CCI haviam designado um procurador de saúde, e 16% expressaram preferências de tratamento por meio de diretivas antecipadas.[10]

Apesar de sua relevância, a prevalência, definições, fatores de risco, prognóstico e desfechos desses pacientes ainda não estão totalmente esclarecidos e são relatados de modo inconsistente nos estudos. Atualmente, esses conceitos não são amplamente utilizados na prática clínica, devido à falta de informações organizadas, mas são problemas de saúde que precisam ser reconhecidos e abordados com intervenções específicas na prática médica.[8,9,10]

ADMISSÃO DE IDOSO NA UTI

Quando um paciente idoso vulnerável é apresentado para admissão na UTI, é obrigatório coletar determinadas informações relevantes. Essa coleta de dados é fundamental para avaliar rapidamente a adequação da admissão na UTI e planejar o tratamento.[12]

Os principais aspectos a serem considerados envolvem o prognóstico de curto e longo prazo. No entanto, outros fatores devem ser avaliados, como perda de independência funcional, qualidade de vida futura e presença de disfunção cognitiva severa.

Questões fundamentais na admissão na UTI

- A atitude do paciente em relação aos cuidados intensivos ou outras terapias avançadas é conhecida?
  - Se sim, é essencial respeitar sua autonomia.
- O paciente tem capacidade de decisão sobre seu próprio tratamento?
  - Se sim, as metas de cuidado e o real benefício da admissão na UTI já foram discutidos?
- Quanto tempo o paciente esteve internado antes da admissão na UTI?

  - O tempo de hospitalização prévio à admissão na UTI é um fator prognóstico importante, pois permanências hospitalares prolongadas estão associadas a piores desfechos. No entanto, não está claro se esse efeito é ainda mais acentuado em pacientes muito idosos.
- Qual era o estado de saúde antes da hospitalização?
  - A avaliação deve ser baseada no status funcional anterior ao quadro agudo. Em muitos casos, utiliza-se a condição de 14 dias antes da admissão como referência.

Informações essenciais para pacientes idosos (em ordem de importância)

Estado de fragilidade

Recomenda-se o uso da Escala Clínica de Fragilidade (CFS), um método bem testado e confiável, com validação em diferentes fontes de informação e informantes.

Declínio cognitivo

A capacidade para realizar atividades de vida diária (ADL), as comorbidades prévias e a tolerância ao exercício antes da admissão podem ser úteis para estimar a reserva fisiológica.[3,5,7]

Sarcopenia

A avaliação detalhada dos pacientes idosos antes da admissão na UTI é essencial para melhorar a tomada de decisão, garantindo que os cuidados intensivos sejam oferecidos àqueles que realmente podem se beneficiar. A incorporação de ferramentas padronizadas para avaliar fragilidade, cognição e sarcopenia pode otimizar a estratificação de risco, facilitando a definição de metas terapêuticas realistas e a comunicação com pacientes e familiares.[8,9,12]

TOMADA DE DECISÃO COMPARTILHADA COM PACIENTES E FAMILIARES

A tomada de decisão compartilhada é um processo colaborativo de comunicação entre pacientes, familiares (ou representantes legais) e profissionais de saúde. Esse modelo se baseia nos princípios de confiança e troca respeitosa de informações, visando à elaboração de um plano de tratamento informado, cientificamente embasado e clinicamente apropriado, alinhado aos valores e preferências do paciente.

Esse conceito é reconhecido pelas principais sociedades de terapia intensiva e deve ser iniciado antes mesmo da admissão na UTI, especialmente em contextos como cirurgias de alto risco. Nessas situações, a discussão deve envolver o paciente, cuidadores, cirurgião, anestesista e intensivista, adotando uma abordagem multidisciplinar. O uso de *checklists*, incluindo uma avaliação geriátrica abrangente, pode ser útil.[6,8,12]

Em pacientes idosos, essa discussão deve integrar:

- *Status* de fragilidade e trajetória funcional recente (física e cognitiva).
- Carga de doenças crônicas (p. ex., insuficiência cardíaca avançada, DPOC, doença hepática crônica, câncer).
- Histórico de hospitalizações recentes ou prolongadas.

Esses fatores influenciam a probabilidade de resposta ao suporte avançado de vida e devem ser considerados na discussão. A tomada de decisão compartilhada deve ser um processo contínuo, idealmente iniciado antes da internação hospitalar ou da necessidade de UTI, em situações de deterioração clínica inesperada. No entanto, na prática, isso muitas vezes não ocorre. Assim, ao longo da internação na UTI, as discussões devem ser reavaliadas e ajustadas, com foco na evolução do quadro clínico e no suporte avançado de vida. Esse processo deve incluir:

- Troca de informações sobre a percepção e o entendimento da doença aguda que levou à condição crítica.
- Discussão sobre opções terapêuticas e prognóstico.
- Exploração das expectativas e compreensão do paciente/família sobre o escopo do suporte da UTI.
- Alinhamento das preferências individuais sobre desfechos aceitáveis, como:
  - Qualidade de vida.
  - Nível de dependência funcional.
  - Possíveis sequelas e incapacidades.
- Reavaliação das opções terapêuticas disponíveis, considerando os benefícios e adequação ao contexto clínico.

O objetivo desse processo é garantir que o uso de suporte avançado de vida e tratamentos na UTI seja mutuamente aceito, antecipando e respondendo às mudanças na condição clínica do paciente.[8]

A implementação eficaz desse processo pode ser dificultada por diversos fatores, como:

- Diferenças culturais e religiosas.
- Baixa alfabetização em saúde e desconhecimento sobre terapias de suporte de vida na UTI.
- Restrições de tempo e alta demanda da equipe em UTI superlotadas.
- Habilidades de comunicação dos profissionais de saúde.
- Variações nas políticas e legislações em diferentes sistemas de saúde.

Outro desafio frequente é a discordância no prognóstico entre médicos e representantes legais de pacientes idosos com alto risco de morte na UTI. Isso ocorre, em grande parte, devido a mal-entendidos dos familiares e diferenças fundamentais de crenças sobre o prognóstico. Médicos frequentemente relatam que expectativas irreais por parte da família, especialmente no que diz respeito a tratamentos considerados não benéficos, representam uma das maiores barreiras para oferecer cuidados de fim de vida adequados.

ESTRATÉGIAS PARA MELHORAR A TOMADA DE DECISÃO COMPARTILHADA

Conferências familiares e construção de confiança

Em reuniões com familiares, principalmente para pacientes com alto risco de morte, a implementação de cinco comportamentos essenciais melhora a percepção de confiança na equipe médica:

- Fornecer suporte emocional.
- Identificar valores e preferências do paciente.
- Avaliar o nível de compreensão da família sobre a situação.
- Explicar a condição médica e o prognóstico de maneira clara.
- Discutir o papel do representante legal na tomada de decisão.

Essas são habilidades avançadas de comunicação, ressaltando a importância da capacitação das equipes em cuidados centrados no paciente e família, comunicação e decisão compartilhada (incluindo cuidados de fim de vida).[8,10]

Envolvimento da família na tomada de decisão

Estudos demonstram que familiares de pacientes críticos preferem estar envolvidos nas decisões. Isso aumenta a satisfação com os cuidados recebidos, especialmente quando o processo inclui: discussão sobre prognóstico e implementação de limitações terapêuticas (p. ex., ordens de não reanimar).

Entretanto, representantes legais e familiares podem apresentar maior risco de ansiedade, depressão e transtorno de estresse pós-traumático, especialmente quando são responsáveis por decidir sobre a retirada do suporte de vida ou cuidados de fim de vida. Um fator contribuinte pode ser o arrependimento decisional. Evidências recentes sugerem que 1 em cada 5 familiares apresenta arrependimento moderado a grave após 6 meses, sendo esse sentimento mais intenso quando o paciente teve um desfecho negativo, como morte ou dependência funcional severa.

A tomada de decisão compartilhada é fundamental para garantir que os cuidados intensivos estejam alinhados aos valores e preferências do paciente.[6,7,8,10]

A implementação eficaz desse processo requer:

- Comunicação clara e respeitosa com pacientes e familiares.
- Discussões precoces, idealmente antes da necessidade de UTI.
- Abordagem multidisciplinar, incluindo avaliação geriátrica.
- Treinamento das equipes médicas em comunicação e cuidados centrados na família.
- Estratégias para evitar conflitos e melhorar a confiança entre equipe e família.

Dessa forma, podemos oferecer um cuidado mais humanizado, ético e adequado às necessidades de cada paciente crítico.

INCERTEZA PROGNÓSTICA E A IMPLEMENTAÇÃO DE TESTES TERAPÊUTICOS LIMITADOS NO CUIDADO INTENSIVO

A heterogeneidade biológica e funcional dos pacientes aumenta com a idade. Modelos estatísticos para prever a sobrevivência de pacientes idosos apresentam maior incerteza do que aqueles aplicados a coortes mais jovens. De fato, a incerteza sobre a sobrevivência na UTI atinge seu pico em pacientes muito idosos com características geriátricas marcantes. Se as previsões de sobrevida são incertas, a prognosticação da funcionalidade futura e da qualidade de vida torna-se ainda mais difícil para a maioria dos pacientes.

A incerteza sobre o desfecho pode mudar após a internação na UTI. Estudos iniciais na área mostraram que a precisão preditiva melhora após alguns dias de cuidados intensivos, seja para prever sobrevivência ou morte.

A percepção de que a incerteza sobre a sobrevivência pode diminuir após a admissão na UTI deu origem ao conceito de Teste Terapêutico Limitado por Tempo (TLT – *Time-Limited Trials*) ou ICU *Trial*.

O TLT é um acordo entre intensivistas, pacientes e/ou familiares para utilizar terapias de suporte à vida por um período limitado, observando se a condição do paciente melhora ou se deteriora de acordo com critérios pré-definidos. Determinar a duração apropriada do TLT para cada paciente é fundamental, pois tanto a retirada precoce de suporte à vida quanto a prolongação do sofrimento com tratamentos fúteis podem ser erros graves.

Tendo como principal objetivo do TLT reduzir a incerteza prognóstica, a duração ideal pode ser estimada pelo tempo necessário para atingir um nível mínimo de incerteza sobre o desfecho ou, pelo menos, um nível inferior ao registrado na admissão. No estudo VIP2, essa abordagem sugeriu um TLT de: 5 dias para pacientes frágeis e 2 dias para pacientes sem fragilidade.

Dessa forma, poderemos garantir que as decisões na UTI sejam mais bem informadas, individualizadas e alinhadas às necessidades e aos desejos dos pacientes.

CUIDADOS PALIATIVOS NA UTI

Cuidados paliativos em ambientes intensivos são aqueles a serem prestados a todos os pacientes com risco de vida e com sintomas que comprometam a qualidade de vida.

Devem ser oferecidos a todo paciente admitido em UTI, com um cuidado estratificado em fases:

- Primeira fase: a equipe percebe uma maior possibilidade de recuperação em comparação ao desfecho de morte ou irreversibilidade, a morte é pouco provável. Prioriza-se o tratamento que busca a cura/restabelecimento, com cuidados paliativos para aliviar o desconforto da doença e do tratamento intensivo.
- Segunda fase: A equipe nota uma resposta insuficiente aos recursos utilizados, com tendência crescente ao desfecho morte ou irreversibilidade. Com consenso entre equipe, paciente e família, prioriza-se a melhor qualidade de vida possível, com cuidados que modifiquem a doença quando julgados proporcionais.
- Terceira fase: a equipe reconhece a irreversibilidade da doença e a morte iminente em horas ou dias. O cuidado paliativo torna-se exclusivo, buscando a melhor qualidade de vida e conforto para o paciente e seus familiares.

Para todas as fases devemos oferecer e manter cuidados individualizados que garantam tratamento físico, psicoemocional e sociocultural do binômio paciente-família, respeitando as perspectivas bioéticas, deontológicas e legais. Verificar diretivas antecipadas, avaliação interdisciplinar do diagnóstico, prognóstico e tratamento, entendimento dos familiares e identificação de potenciais conflitos.

Decisão sobre limitação e retirada de suporte de vida na UTI em pacientes idosos

A maioria dos óbitos em UTI ocorre após uma decisão de limitar (WH – *withhold*) ou retirar (WD – *withdraw*) tratamentos de suporte de vida (LST – *life-sustaining treatment*).[9,10,12]

Esse é um processo clínico desafiador, pois exige:

- Julgamento médico adequado.
- Sensibilidade cultural.
- Atenção a princípios éticos.
- Colaboração estreita com familiares e representantes legais.

O objetivo é alcançar um consenso entre pacientes, famílias, representantes legais e profissionais de saúde.

O percentual de pacientes com limitação de LST aumenta com a idade, sendo influenciado por:

- Fatores individuais, como fragilidade, comorbidades e declínio cognitivo.
- Fatores coletivos, como a triagem em períodos de alta demanda (p. ex., durante a pandemia de COVID-19).

Os conflitos entre médicos e familiares sobre WH/WD de LST são comuns.

- Fatores biológicos relacionados ao prognóstico da doença são a base da tomada de decisão, mas sua interpretação pode ser complexa.
- Novos critérios prognósticos (como fragilidade) e avanços tecnológicos (p. ex., ECMO e diálise contínua) alteram os padrões anteriores sobre o que é possível.

Estudos relatam uma discordância de 53% entre médicos e familiares sobre o prognóstico, sendo os médicos estatisticamente mais precisos na previsão de desfechos.

A previsão do prognóstico deve considerar:

- Funcionalidade
- Gravidade da doença aguda.
- Carga de comorbidades – especialmente em pacientes internados por mais de 14 dias.
- Valores e preferências do paciente:
  - O melhor cenário possível é aceitável para esse paciente? Especial atenção para comprometimento cognitivo e necessidade de institucionalização.
  - Como ele enfrentaria o desfecho mais provável?
  - Qual seria um resultado digno para ele?
  - Existem condições que ele considera piores do que a morte?
  - O paciente gostaria de ir para casa para falecer?

Coletar histórico de valores do paciente (muitas vezes relatado por familiares) não é tão simples quanto coletar histórico médico tradicional e exige habilidades de comunicação que não são ensinadas rotineiramente a médicos.

Ao discutir valores e preferências a qualidade da informação impacta diretamente a tomada de decisão. Um estudo de Murphy et al. mostrou que, ao fornecer informações detalhadas sobre procedimentos e prognóstico, a preferência por reanimação cardiopulmonar entre idosos caiu de 41% para 22%.

Abordagem estruturada para a tomada de decisão

Para garantir um processo sistemático, sugerimos um modelo de quatro etapas:

- Doença – gravidade e prognóstico.
- Pessoa – valores, preferências e autonomia.
- Consciência situacional – aspectos legais e institucionais.
- Metas de cuidado – decisão baseada nos três fatores anteriores.

A maioria dos estudos clínicos em UTI foca em intervenções individuais sem considerar:

- Custo-benefício terapêutico para idosos muito frágeis.
- Impacto do suporte avançado na funcionalidade futura do paciente.
- Perspectivas sobre qualidade de vida após a alta hospitalar.

- Escassez de dados abrangentes sobre desfechos da UTI em idosos muito velhos.
- Muitos pacientes na UTI não conseguem expressar suas preferências, tornando a decisão substituta comum. Cuidadores frequentemente subestimam ou interpretam erroneamente as vontades dos idosos sobre tratamentos intensivos.

O que precisa ser feito?

- Aceitar e esclarecer a incerteza prognóstica sobre sobrevivência e funcionalidade futura.
- Integrar valores e preferências do paciente ao processo decisório.
- Buscar suporte interdisciplinar (p. ex., geriatria e bioética) para melhorar o cuidado e evitar *burnout* da equipe.
- Respeitar diferenças culturais e promover treinamento adequado para lidar com conflitos.

SOBREVIVÊNCIA A LONGO PRAZO E QUALIDADE DE VIDA EM PACIENTES IDOSOS PÓS-UTI

O objetivo final do tratamento intensivo é garantir a sobrevivência a longo prazo com a melhor qualidade de vida possível, especialmente para pacientes muito idosos (VIP - *very old* ICU *patients*), cuja expectativa de vida já é limitada pela idade. A sobrevivência em 6 meses após a admissão na UTI para VIP varia entre 30 e 40%. No entanto, as taxas de mortalidade no ano seguinte à alta da UTI são maiores para esses sobreviventes em comparação com indivíduos da mesma idade e sexo na população geral. Sobreviventes apresentaram queda na qualidade de vida relacionada à saúde, associada a depressão, aumento três vezes maior na incidência de comprometimento cognitivo moderado e dificuldades nas atividades diárias.[5]

Pacientes com mais de 80 anos apresentam maior risco de incapacidade após a alta, especialmente se já possuíam: isolamento social, fragilidade, comprometimento cognitivo e redução da funcionalidade antes da internação. Embora a maioria desses fatores não seja modificável pela medicina intensiva, eles ajudam a prever a sobrevivência a longo prazo e reforçam a importância de avaliar a trajetória funcional antes da UTI.[4,5,10]

Além disso, a doença inicial, o tempo de internação na UTI e a exposição a tratamentos intensivos podem contribuir para déficits físicos, cognitivos e psicológicos duradouros, comumente agrupados sob o termo síndrome pós-cuidados intensivos (PICS - *post-intensive care syndrome*). Um estudo holandês revelou que a PICS ocorre em 4 a 45% dos idosos sobreviventes da UTI, sendo mais prevalente em pacientes submetidos a cirurgias de emergência. Os sintomas mais comuns da PICS incluem: depressão, ansiedade, fragilidade, transtorno de estresse pós-traumático.

Intervenções como suporte nutricional, mobilização precoce, reabilitação física e educação podem melhorar os desfechos funcionais e possivelmente a qualidade de vida desses pacientes.[8,12]

CONSIDERAÇÕES FINAIS

Em pacientes idosos, múltiplos fatores complexos influenciam a decisão de admissão na UTI, a intensidade do tratamento durante a internação e os desfechos quantitativos (mortalidade) e qualitativos (qualidade de vida relacionada à saúde – HRQOL e funcionalidade), tanto a curto quanto a longo prazo. Idade, por si só, é um fator menos relevante do que as condições geriátricas subjacentes.

Isso reforça a necessidade de incorporar ferramentas geriátricas de maneira rotineira ao longo de toda a trajetória do paciente, desde antes da admissão na UTI até o período pós-alta. Nem todos os pacientes muito idosos se beneficiam do suporte intensivo total. Criando novos fluxos estruturados de cuidado, desde o pré-UTI até o acompanhamento pós-alta, buscamos alcançar o que é mais importante para essa população: qualidade de vida (Figura 4).

O grande desafio não é apenas prolongar a vida, mas garantir que essa sobrevida tenha significado e dignidade.

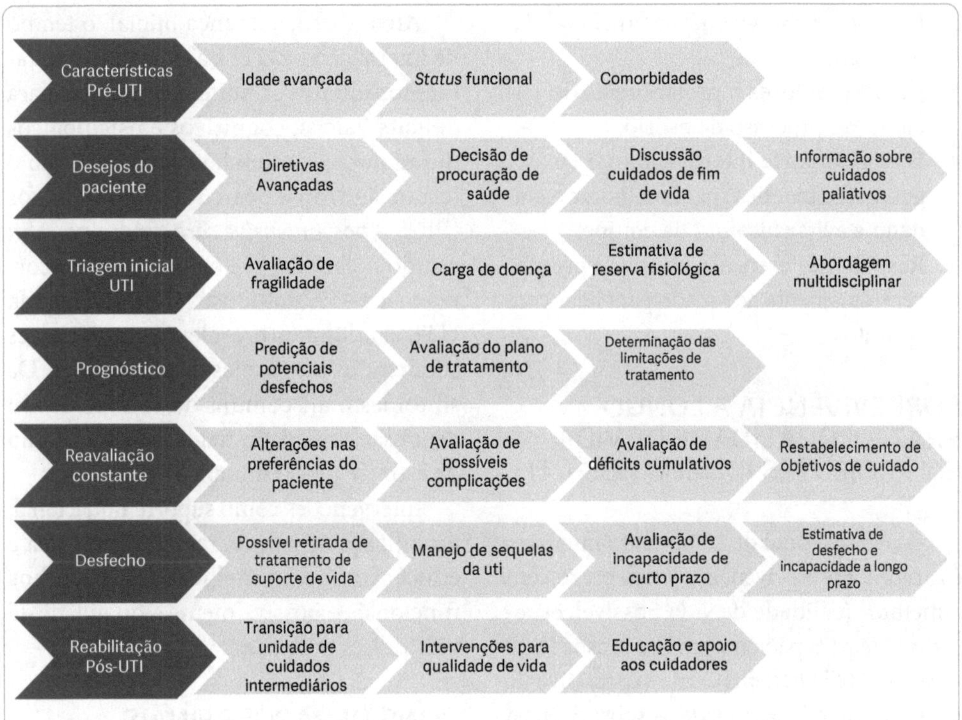
Características Pré-UTI
Idade avançada
Status funcional
Comorbidades
Desejos do paciente
Diretivas Avançadas
Decisão de procuração de saúde
Discussão cuidados de fim de vida
Informação sobre cuidados paliativos
Triagem inicial UTI
Avaliação de fragilidade
Carga de doença
Estimativa de reserva fisiológica
Abordagem multidisciplinar
Prognóstico
Predição de potenciais desfechos
Avaliação do plano de tratamento
Determinação das limitações de tratamento
Reavaliação constante
Alterações nas preferências do paciente
Avaliação de possíveis complicações
Avaliação de déficits cumulativos
Restabelecimento de objetivos de cuidado
Desfecho
Possível retirada de tratamento de suporte de vida
Manejo de sequelas da uti
Avaliação de incapacidade de curto prazo
Estimativa de desfecho e incapacidade a longo prazo
Reabilitação Pós-UTI
Transição para unidade de cuidados intermediários
Intervenções para qualidade de vida
Educação e apoio aos cuidadores

FIGURA 4 Trajetória do idoso na unidade de terapia intensiva.
Fonte: adaptada de Akinosoglou et al., 2022.

REFERÊNCIAS BIBLIOGRÁFICAS

1. Akinosoglou K, Schinas G, Almyroudi MP, Gogos C, Dimopoulos G. The impact of age on intensive care. Ageing Res Rev. 2023;84:101832.
2. Geen O, Rochwerg B, Wang XM. Optimizing care for critically ill older adults. CMAJ. 2021;193(39):E1525-E1533.
3. Vallet H, Guidet B, Boumendil A, De Lange DW, Leaver S, Szczeklik W, et al. The impact of age-related syndromes on ICU process and outcomes in very old patients. Ann Intensive Care. 2023;13(1):68.
4. De Biasio JC, Mittel AM, Mueller AL, Ferrante LE, Kim DH, Shaefi S. Frailty in critical care medicine: a review. Anesth Analg. 2020;130(6):1462-1473
5. Ohbe H, Satoh K, Totoki T, Tanikawa A, Shirasaki K, Kuribayashi Y, Tamura M, Takatani Y, Ishikura H, Nakamura K; J-STAD (JAPAN Sepsis Treatment and Diagnosis) Study Group. Definitions, epidemiology, and outcomes of persistent/chronic critical illness: a scoping review for translation to clinical practice. Crit Care. 2024;28(1):435.
6. Moritz RD, Deicas A, Capalbo M, Forte DN, Kretzer LP, Lago P, et al. II Fórum do "Grupo de Estudos do Fim da Vida do Cone Sul": definições, recomendações e ações integradas para cuidados paliativos na unidade de terapia intensiva de adultos e pediátrica. Rev Bras Ter Intens. 2011;23(1):24-9.
7. Guidet B, Vallet H, Flaatten H, Joynt G, Bagshaw SM, Leaver SK, et al The trajectory of very old critically ill patients. Intensive Care Med. 2024;50(2):181-94.
8. Beil M, van Heerden PV, Joynt GM, Lapinsky S, Flaatten H, Guidet B, et al. Limiting life-sustaining treatment for very old ICU patients: cultural challenges and diverse practices. Ann Intensive Care. 2023;13(1):107.
9. Mousai O, Tafoureau L, Yovell T, Flaatten H, Guidet B, Beil M, et al. The role of clinical phenotypes in decisions to limit life-sustaining treatment for very old patients in the ICU. Ann Intensive Care. 2023;13(1):40.
10. Guidet B, Flaatten H, Boumendil A, Morandi A, Andersen FH, Artigas A, et al. Withholding or withdrawing of life-sustaining therapy in older adults (≥ 80 years) admitted to the intensive care unit. Intens Care Med. 2018;44(7):1027-38.
11. Scheunemann LP, Ernecoff NC, Buddadhumaruk P, Carson SS, Hough CL, Curtis JR, et al. Clinician-family communication about patients' values and preferences in intensive care units. JAMA Intern Med. 2019;179(5):676-84.
12. Vink EE, Azoulay E, Caplan A, Kompanje EJO, Bakker J. Time-limited trial of intensive care treatment: an overview of current literature. Intens Care Med. 2018;44(9):1369-77.
13. Rockwood K, et al. A global clinical measure of fitness and frailty in elderly people. CMAJ. 2005;113:489-95.

2

Planejamento e condução dos cuidados de final de vida em casa

Claudia Burlá
Daniel Azevedo
Fernanda Stofer Cordeiro de Farias
Raphael Cordeiro da Cruz

Destaques do tema

- Morrer em casa não é para todos.
- A morte domiciliar requer avaliação do cenário e planejamento.
- Adaptações ambientais e uso de medicamentos costumam ser necessários.
- A equipe de cuidados precisa ter disponibilidade integral.

Pessoas idosas, com frequência, são acometidas por doenças crônicas degenerativas ou progressivas típicas da idade avançada, com perda cognitiva e/ou funcional. Ainda que traçar um prognóstico preciso seja um dos maiores desafios da prática clínica – mesmo para os profissionais mais experientes – a partir de algum momento do percurso da pessoa doente, aqueles que cuidam dela percebem que a morte está próxima. Numa situação de demência, no ápice da fragilidade, a perda acentuada de peso e de massa muscular, assim como desinteresse por alimentos ou bebidas, imobilidade e pneumonia por broncoaspiração são marcadores evidentes da fase final, com perspectiva de tempo de vida limitado.[1] Em tal cenário, é possível prever o próximo evento, geralmente a morte por falência orgânica ou choque séptico de origem respiratória ou urinária, mas não a temporalidade do evento final. Acompanhamentos como esse são pautados pela incerteza.

No contexto contemporâneo ocidental, a respeito do modelo de gestão da morte, Menezes[2] salienta que o doente detém o controle do processo e decide sobre as intervenções que considera adequadas; a modalidade de assistência privilegia os seus desejos. Por meio de um exercício da autonomia, da expressão dos sentimentos e do acerto de contas com seus entes queridos, o enfermo integra a construção de uma "boa morte" – o que afasta o processo de morrer da conotação de sofrimento e o pacifica, em uma estética sedutora que recebe o aval dos profissionais da saúde. Doente, família e equipe exercem um controle civilizado sobre o corpo e as emoções até o momento da morte. A "boa morte" deriva da possibilidade de o doente ditar seus desejos e preferências, que incluem a escolha do lugar para passar os momentos finais.[3]

A discussão do local onde a morte vai acontecer é uma questão premente. Se o assunto não surgir de maneira espontânea nas consultas, precisa ser provocado pelo médico, com o tato que o tema requer, na prática de uma escuta ativa do doente e de seus familiares. Habilidades de comunicação compassiva são uma competência básica para qualquer profissional que se dedique a cuidar de pessoas ao final da vida. Requerem treinamento e experiência para aperfeiçoamento.[4] A escolha das palavras e o respeito ao ritmo das conversas são de suma importância, pois não se pode voltar atrás e apagar uma palavra que não soou bem. Cada palavra "mal dita" periga se converter em "maldita" e complicar ainda mais um cenário já delicado.

Para muitas pessoas, a casa é considerada o espaço ideal *in extremis*. Tal percepção se coaduna com o critério adotado por serviços dedicados aos cuidados de final de vida, que se valem do número de óbitos ocorridos em domicílio como um indicador de qualidade.[5] Ficar em casa permite que paciente, familiares e cuidadores formais permaneçam mais próximos de suas temporalidades, ao contrário do que acontece durante uma internação hospitalar, que os submete a rotinas institucionais. O ambiente da casa também evoca uma ideia de lar e de privacidade, com sensação inata de pertencimento e aconchego, que aporta um conforto bem-vindo ao final da vida, enquanto o hospital é descrito como um lugar "frio", com perspectivas relacionais limitadas.[6] Tal alteridade traduz o conflito entre o cuidado centrado na pessoa, que privilegia a capacidade de autodeterminação, e a biomedicina, que enfatiza a doença em detrimento da pessoa doente e adota uma postura hospitalista. Muitos doentes expressam o desejo de morrer em casa, tanto pela impressão de maior conforto como de manutenção do controle do processo final.

ESCOLHAS E ADAPTAÇÕES: DO AMBIENTE À ALIMENTAÇÃO

Uma primeira preocupação prática para a equipe, ao discutir os preparativos para a morte da pessoa doente, é verificar se ficar em casa é uma vontade do enfermo ou de seu representante legal. Se a decisão for por viabilizar a morte domiciliar, medidas adicionais são essenciais, e incluem a aceitação de que a permanência em casa envolve uma série de adaptações, bem como o planejamento intensivo dos cuidados e a interação constante entre os profissionais.

As necessidades da pessoa ao final da vida são dinâmicas, e tanto equipe quanto família precisam ajustar-se às demandas implícitas na decisão pelo domicílio. Se a pessoa ainda não faz uso de uma cama hospitalar elétrica, é o momento de considerar sua instalação. A cama elétrica facilita a mobilização do doente, a higiene do corpo pelos cuidadores e o posicionamento para uma alimentação segura por via oral. A equipe também deve deliberar com antecedência sobre a solicitação de oxigênio suplementar, para oferta por concentrador ou cilindro (conforme a necessidade). Isso agrega conforto à pessoa doente e transmite aos familiares a percepção adicional de controle das alterações respiratórias próprias do processo de morrer. Embora nem todos os doentes requeiram suplementação de oxigênio, ter esse recurso à disposição costuma ser um facilitador. Da mesma forma, dispor de uma bancada ou mesa próxima da cama da pessoa doente auxilia na arrumação de medicamentos e materiais necessários que requeiram acesso rápido.

As adaptações da casa ao final da vida podem exigir transformações extensas no ambiente e nas rotinas do lar, que aproximam a casa de um cenário hospitalar.[7] Cabe a reflexão sobre até quando uma casa continua a ser uma casa. As estratégias de controle demonstram que, ainda que permaneça em casa, a pessoa doente não se furta à influência da hegemonia médica, que pretende ditar a maneira e o ritmo dos cuidados.[8] A fim de permanecer em casa, paciente e família devem ceder aos desígnios da equipe e concordar com adaptações que permitam o melhor cuidado, ainda que elas descaracterizem o ambiente original. Em outras palavras, para que a vontade do doente seja atendida, sua casa precisa incorporar algumas características de um hospital, que vão desde as modificações do mobiliário até a presença de profissionais da saúde em tempo integral.

Em contrapartida, a escolha pela morte em casa permite a personalização da assistência nutricional. Conforme a morte se aproxima, a aceitação de dieta costuma minguar progressivamente até a total cessação, compatível com o evento final. Ninguém morre comendo; parar de comer ou de aceitar líquidos faz parte do mecanismo biológico natural de encerramento da vida.[9] No domicílio, pode-se propor um cuidado alimentar diferente dos protocolos rígidos ditados pelos hospitais. A alimentação de conforto, coordenada por nutricionista, fonoaudiólogo e médico, baseia-se nas possibilidades e preferências da pessoa doente, que recebe suas comidas preferidas e se alimenta sempre que quiser, na quantidade que aceitar, em ambiente acolhedor.

ANTECIPAÇÃO DE NECESSIDADES

Ao aproximar-se do final da vida, a imobilidade da pessoa doente é uma característica comum, senão universal. A atenção à integridade da pele é um dos cuidados fundamentais com o enfermo que não consegue mudar de posição sem a ajuda de terceiros. Sem a mandatória preocupação nesse sentido, existe risco de aparecimento de lesões de pele dolorosas e de difícil cicatrização. A fase final é caracterizada pelo catabolismo extremo, marcado por um caos metabólico em que o paciente evolui para a condição de falência orgânica sem qualquer perspectiva de reversão. A avaliação de enfermagem faz a diferença, ao identificar pontos críticos de pressão, umidade ou atrito, e propor medidas de proteção. O uso de colchão de viscoelástico evita lesões, embora a orientação mais importante seja a mudança frequente de posição no leito. O uso de loções e cremes para proteger e hidratar a pele também deve ser observado. A Sociedade Brasileira de Geriatria e Gerontologia publicou uma cartilha ilustrada com recomendações úteis sobre o reconhecimento precoce de riscos e de lesões cutâneas, com a recomendação de ações corretivas, disponível *on-line*.[10]

A disponibilização antecipada de medicamentos é um dos pontos cruciais do sucesso da condução do processo de morrer em casa. Nas últimas horas ou semanas de vida, a pessoa doente pode apresentar sinais ou sintomas de desconforto que exigem pronta intervenção. As causas mais frequentes são falta de ar, acúmulo de secreções respiratórias, dor, boca seca, impactação fecal, retenção urinária por efeito colateral de algum medicamento, agitação refratária e febre.

No hospital, o acesso aos fármacos para controle de tais situações é imediato. Em casa, porém, pode haver atraso de horas ou dias para obtenção dos medicamentos requeridos, o que expõe o paciente a sofrimento indesejável e pode aumentar a ansiedade dos familiares, inclusive com possibilidade de comprometer a permanência em domicílio. O Quadro 1 apresenta uma sugestão de medicamentos úteis que, na experiência dos autores, devem ser disponibilizados com antecedência para que seu uso, caso indicado, não seja retardado. Cabe ressaltar que, na recomendada apresentação injetável, esses medicamentos não são adquiridos com facilidade em farmácias de rua; pode ser necessária a solicitação prévia a farmácias hospitalares ou operadoras de saúde, ou o envolvimento de um farmacêutico para garantir a correta dispensação dos produtos. Nunca é demais frisar que, para o início do acompanhamento domiciliar do processo final, os medicamentos precisam estar à disposição com a máxima brevidade possível. Se surgirem entraves no acesso aos medicamentos, é prudente considerar a possibilidade de admitir a pessoa doente em um hospital para que o processo de morrer transcorra sem sobressaltos indesejáveis por carência de medicamentos essenciais.

Além dos itens citados no Quadro 1, considerados essenciais, dois outros medicamentos devem ser cogitados: clorpromazina, para situações em que se antevê a possibilidade de *delirium* de difícil controle, e furosemida, para cenários de congestão pulmonar (p. ex., insuficiência cardíaca ou suspensão de terapia de substituição renal). O médico responsável pela condução do processo final precisa avaliar quais desses

QUADRO 1 Medicamentos para controle domiciliar de sintomas ao final da vida

Dexametasona
Dipirona
Haloperidol
Hioscina
Metoclopramida
Midazolam
Morfina
Hidratante labial
Gel hidratante para língua e interior da boca
Supositório de glicerina
Clister glicerinado

fármacos, dentre outros, são imprescindíveis para viabilizar a morte em casa.

Não se trata, no entanto, somente de ter os medicamentos injetáveis à mão: também é essencial que existam uma via de acesso e pessoas capacitadas para sua aplicação. Para o controle de sinais e sintomas ao final da vida, a partir da previsível perda da vida oral, a via subcutânea está indicada para a infusão de medicamentos. O treinamento para o uso dessa via não é complexo, mas o uso do subcutâneo requer cuidados específicos.[11]

O acompanhamento do final da vida não admite erros, pois não haverá uma segunda chance para corrigi-los. A atuação profissional precisa ser rápida e impecável. O cenário ideal do cuidado domiciliar envolve a participação de enfermeira e/ou técnicas de enfermagem com expertise na manipulação e aplicação dos fármacos usuais pela via subcutânea. Todo o instrumental necessário, desde *scalp* ou *jelco*, até material para limpeza da pele e fixação do acesso, bem como seringas e agulhas adequadas, já deve estar separado e organizado na casa do doente. Um novo desconforto pode se instalar a qualquer hora do dia ou da noite, o que justifica a atenção para que uma equipe treinada ofereça pronta intervenção para proporcionar o alívio requerido. O suporte médico, ainda que remoto, precisa estar disponível para recomendar o início de tratamentos farmacológicos ou autorizar a correção de doses. Para além da manipulação medicamentosa, técnicos de enfermagem têm papel de relevo na atenção global à pessoa doente, que inclui sua higiene e os cuidados com a pele.

Em decorrência de um distanciamento histórico da morte em domicílio, cada etapa do processo de acompanhamento do final da vida em casa pode causar estranhamento ou apreensão à família. O reasseguramento da presença de profissionais com prática nos cuidados funciona como esteio do bem-vindo suporte emocional aos familiares, que também faz parte dos deveres da equipe.

O PROCESSO DE MORRER E O FORNECIMENTO DA DECLARAÇÃO DE ÓBITO

A fase final do acompanhamento domiciliar de uma pessoa com doença terminal culmina no processo de morrer. Trata-se da falência orgânica evidente, caracterizada por diminuição progressiva da aceitação de dieta e do nível de consciência, acompanhada de queda da pressão arterial e redução do débito urinário até a cessação da produção de urina. Tais mudanças são previsíveis e demarcam a iminência da morte.[12]

Alterações respiratórias também são comuns: aumento da frequência, pausas longas entre movimentos inspiratórios ou esforço respiratório, perceptível no uso de musculatura intercostal. Morfina é a droga de escolha para o controle de taquipneia ou esforço respiratório. A sugestão é iniciar com doses mais baixas (1-2 mg 4/4h) em pessoas muito idosas e/ou frágeis e titular conforme resposta clínica. Manter abertas as janelas do quarto ou da sala, se a temperatura ambiente permitir, é uma medida adicional que pode contribuir para reduzir a impressão de "abafamento", assim como direcionar vento fresco para as bochechas do doente. Essa adaptação pode melhorar a sensação de ansiedade e desconforto causada pela falta de ar, por meio da estimulação do nervo trigêmeo.[13]

O início de qualquer opioide regular pressupõe o acompanhamento do ritmo intestinal. Não se deve permitir que ocorra impactação fecal, que costuma ser resolvida com facilidade, mesmo em domicílio, por meio de supositório de glicerina. Cerca de 30 minutos após a aplicação do supositório, caso a pessoa não tenha evacuado, deve ser feito enema por via retal. Uma vez que aceitação de alimentos se reduz até zerar, uma única lavagem intestinal costuma ser suficiente para resolver o risco de obstrução por material fecal.

O acúmulo de secreções respiratórias é usual, com ruídos semelhantes a gorgolejos que podem dar aos familiares a impressão de que a pessoa esteja desconfortável ou "se afogando". Essa alteração ocorre por falência total da deglutição e consequente concentração de saliva em árvore respiratória alta. Na literatura específica sobre o tema, não existe consenso sobre medidas úteis para o seu controle. As recomendações vão desde a explicação a familiares de que os ruídos são previsíveis e que não causam desconforto à pessoa doente, até a elevação da cabeceira para reduzir o acúmulo e a prescrição de medicamentos anticolinérgicos, como hioscina por via subcutânea (dose inicial de 20 mg 8/8h), com o intuito de secar as secreções respiratórias.[14] Um dos profissionais da equipe deve assumir o controle do estoque dos fármacos em uso regular; os autores propõem que esteja sempre disponível uma quantidade suficiente para cobrir as 72 horas seguintes. Uma situação potencialmente catastrófica é ter o estoque zerado antes do falecimento do enfermo, o que interfere negativamente no controle de sintomas.

Tanto morfina quanto hioscina colaboram para o ressecamento dos lábios e do interior da boca da pessoa doente, agravado pelo fato de que ela parou de aceitar líquidos e, com frequência, respira com a boca aberta. O ressecamento intenso provoca sangramento e desconforto local. Por tal motivo, preconiza-se manter os lábios hidratados com manteiga de cacau ou dexpantenol; para a mucosa oral e a língua, uma boa opção é o uso de pequenas quantidades frequentes de água, aplicada com gaze molhada, ou de gel umidificante oral, que pode ser substituído por gel hidratante íntimo. Uma prioridade do cuidado da pessoa que morre em casa é manter lábios e boca sempre hidratados.

A música é um recurso subutilizado. O eminente neurologista Oliver Sacks escreveu sobre intervenções musicais em pessoas com doença de Parkinson e demências.[15] De modo semelhante, o documentário *Alive Inside* demonstra possibilidades da música como instrumento para evocar conexões emocionais e induzir estimulação cognitiva e aumento da fluência verbal em pessoas com demência.[16] No cenário da morte em casa, a música também pode ter benefícios: apazigua o ambiente, tanto para a pessoa doente quanto para os familiares, remete a memórias e facilita expressão de afetos e, em última análise, contribui para reduzir a percepção dos ruídos respiratórios mencionados acima. Cabe ressaltar que não existe "música padronizada" para morrer, a exemplo de composições clássicas ou New Age. Os autores deste capítulo, inclusive, registram seu espanto inicial diante da experiência de um senhor que morreu enquanto ouvia sambas de Alcione, selecionados por sua esposa, pois, na percepção dela, eram aquelas as músicas que o deixavam feliz. A trilha sonora do cenário derradeiro deve ser a da preferência da pessoa doente, em respeito ao seu protagonismo.

Uma "morte muito suave", em referência ao tocante livro em que Simone de Beauvoir[17] relata o final de vida de sua mãe, é aquela do percurso usual, com redução do nível de consciência, desinteresse pelo ambiente, sonolência, coma e cessação progressiva dos sinais vitais, que culminam em parada dos batimentos cardíacos e ausência de movimento torácico. Porém, não raro, existe cenário diverso, caracterizado pela "rota difícil" do *delirium* hiperativo, com inquietação, alucinações, gritos e agitação psicomotora, que requerem esforços extenuantes de quem está ao lado do paciente. No ambiente domiciliar, o tratamento dessa alteração é especialmente desafiador, e costuma requerer o uso de midazolam, com a possibilidade de associação precoce de outra droga sedativa.

Outro aspecto relevante da produção da morte em casa desponta somente após o falecimento: o fornecimento da Declaração de Óbito (DO) à família. Sem esse documento, o cadáver não recebe destino, seja ele sepultamento ou cremação. Caso a DO não seja preenchida pelo médico assistente ou por médico substituto, faz-se necessária a remoção do corpo para o Instituto Médico Legal, indesejada, ou mesmo temida, pela maior parte das famílias. Nesse sentido, portanto, a conclusão do acompanhamento do processo de morrer em domicílio acontece somente mediante o preenchimento e a entrega do documento aos familiares, que devem ser assegurados pelo médico responsável. Também é importante considerar rituais fúnebres próprios da religião do doente, que podem envolver o preparo específico do corpo ou atitudes dos presentes após o falecimento.

Em análise derradeira, para que o acompanhamento de um processo final em domicílio seja bem-sucedido, vários fatores precisam estar alinhados com antecedência (Quadro 2). O planejamento requer uma conversa franca com o doente e/ou seus familiares, seguida dos preparativos requeridos, da intervenção ponderada e do suporte à família após o falecimento.

QUADRO 2 Etapas de planejamento e execução do acompanhamento do processo de morrer em casa

Discussão do local
Doente e/ou familiares manifestam a vontade de que a morte aconteça em casa? Existem condições emocionais e financeiras para sustentar os cuidados domiciliares? O ambiente proposto é adequado?
Se a resposta para qualquer dessas perguntas for "não", reconsidere a proposta de morte em casa.
Preparativos
Alimentação de conforto
Adequação do ambiente: cama hospitalar, oxigênio suplementar
Aquisição prévia dos medicamentos julgados necessários, assim como de material para injeção
Constituição da equipe de suporte
Intervenção durante o processo de morrer
Elaboração da prescrição de maneira dinâmica por médico e enfermeiro
Aplicação dos medicamentos por profissional da enfermagem
Assistência pelos demais profissionais, conforme necessidade
Hidratação de boca e lábios
Prevenção da impactação fecal
Cuidados com a pele
Ambiente com temperatura confortável e música
Procedimento após o óbito
Constatação por médico e fornecimento da Declaração de Óbito
Preparação do corpo por profissional da enfermagem
Rituais fúnebres conforme a crença do doente

CONSIDERAÇÕES FINAIS

No tipo ideal de um percurso de final de vida em domicílio, a intervenção coordenada e harmônica de uma equipe multidisciplinar com expertise na condução do processo de morrer permite o desfecho proposto. A atuação interdisciplinar dos profissionais requer frequentes comunicações entre si, com o intuito de proporcionar a melhor morte possível, com redução de desconfortos.

Na prática, nem sempre a morte em casa acontece sem sobressaltos. Cabe reconhecer a existência de tensões prevalentes entre os atores sociais envolvidos. Paciente, familiares, cuidadores e membros da equipe partem de formações distintas e precisam lidar com suas próprias ansiedades e expectativas em relação ao acompanhamento. Nesse cenário delicado, podem eclodir conflitos e surpresas. O que fazer quando não há concordância entre os profissionais quanto a determinada conduta, a exemplo da suspensão da dieta oral? Como agir quando uma técnica de enfermagem, orientada por telefone a iniciar a aplicação de morfina, se recusa a realizar o procedimento, ao alegar que a droga induzirá a morte do doente? Existem lacunas preocupantes na formação de profissionais da saúde para lidar com a terminalidade da vida.

Morrer em casa não é para todos. Ao contrário, é uma possibilidade a explorar quando existe uma vontade manifesta nesse sentido e somente se as considerações práticas forem favoráveis – inclusive no âmbito financeiro, pois o custo de condução de um processo final em domicílio precisa ser levado em conta. Há situações em que a falta de um medicamento ou a dificuldade no controle de algum sintoma são potenciais desencadeadores da remoção de um paciente em situação de vulnerabilidade extrema para um ambiente hospitalar. Conduzir um processo de morrer em casa é uma tarefa sofisticada, que exige postura pró-ativa, técnica, sensibilidade, treinamento em comunicação e criatividade dos profissionais. Mesmo quando se faz tudo certo, tudo pode dar errado – um mero detalhe ou novo fato pode provocar reviravoltas inesperadas.

Tal reflexão, porém, não deve comprometer o fato de que é louvável que, no Brasil, no século XXI, uma pessoa doente possa escolher sua casa como o local onde deseja morrer. Ao contrário: realça ainda mais a importância do trabalho em equipe para que a morte aconteça em domicílio. Com a soma dos talentos de cada profissional, morrer em casa se torna um desfecho cada vez mais viável para as pessoas idosas brasileiras. Trata-se de uma conquista, repleta de desafios, rumo à maturidade do bom cuidado derradeiro.

REFERÊNCIAS BIBLIOGRÁFICAS

1. Azevedo D, Burlá C. Intervenções paliativas em pessoas com demência. In: Cabrera M, CUNHA UGV. PROGER: Programa de Atualização em Geriatria e Gerontologia. 4º ciclo. Porto Alegre: Artmed Panamericana; 2018. p. 54-84.
2. Menezes RA. Em busca da boa morte. Rio de Janeiro: Fiocruz; 2004.
3. Luxardo N. Morir en casa: el cuidado en el hogar en el final de la vida. Buenos Aires: Biblos, 2010.
4. Back A, Arnold R, Tulsky J. Mastering communication with seriously ill patients: balancing honesty with empathy. New York: Cambridge University Press, 2009.
5. Phongtankuel V. why do home hospice patients return to the hospital? a study of hospice provider perspectives. J Palliative Med. 2016;19(1):51-56.
6. Iwasa M. Aging and dying in a rural lowland area of Laos: a consideration of the process of creating a "good death" together. Senri Ethnological Studies. 2013;80:123-42.
7. Nóbrega OT, Leibing A. Hospital: o local com maior ocorrência de óbitos de idosos no Brasil – o início de um debate. Geriatrics, Gerontology and Aging. 2017;11(1):1-3.
8. Azevedo D. O melhor lugar para morrer. Curitiba: Appris, 2020.
9. Parsons HA. Nutrição e hidratação em cuidados paliativos. In: Carvalho RT et al. Manual da residência em cuidados paliativos: abordagem multidisciplinar. Barueri: Manole, 2018. Cap. 3. p. 360-369.
10. Sperandio Junior CA, Pinto ALF. Guia para cuidadores de idosos: prevenção de úlcera por pressão em ILPIs. Rio de Janeiro: SBGG, 2021.
11. Azevedo D. O uso da via subcutânea em geriatria e cuidados paliativos: um guia da SBGG e da ANCP para profissionais. 2ª ed. Rio de Janeiro: SBGG; 2017.
12. Ferris FD, Von Gunten CF, Emanuel LL. Competency in end-of-life care: last hours of life. J Palliative Med. 2003;6(4):605-613.
13. Hui D, Bohlke K, Bao T, Campbell TC, Coyne PJ, Currow DC, et al. Management of Dyspnea in Advanced Cancer: ASCO Guideline. J Clin Oncol. 2021;39(12):1389-1411.
14. Blinderman CD, Billings JA. Comfort care for patients dying in the hospital. New Engl J Med. 2015;373(26):2549-61.
15. Sacks O. Alucinações musicais. Rio de Janeiro: Companhia das Letras; 2007.
16. Alive inside. Direção de Michael Rossato-Bennett. 2014.
17. De Beauvoir S. Une mort très douce. Paris: Gallimard; 1964.

3

Gestão e cuidados paliativos: desafios e fundamentos

Thaís Camille Alves Gonçalo
Mariana de Carvalho da Silva
Fabíola Alves Alcântara

Destaques do tema

- O envelhecimento populacional no Brasil tem impulsionado um aumento na prevalência de doenças crônicas, demandando uma gestão eficaz dos cuidados paliativos para garantir qualidade de vida aos pacientes.
- A estruturação desses cuidados envolve a alocação eficiente de recursos, a coordenação entre diferentes níveis do sistema de saúde e a implementação de políticas públicas que garantam acesso equitativo e assistência humanizada.
- Desafios como a escassez de profissionais qualificados, fragmentação do sistema e dificuldades de financiamento ainda dificultam a expansão de iniciativas.
- As modalidades de assistência em cuidados paliativos são diversas e incluem desde a assistência domiciliar, que preserva o paciente em seu ambiente familiar e reduz internações desnecessárias, até unidades especializadas, como enfermarias dedicadas e o modelo de hospice.
- Modelos de equipe variam entre multiprofissionais, interprofissionais e transprofissionais, sendo este último o mais integrado e colaborativo.

INTRODUÇÃO

O envelhecimento populacional é uma realidade global e, no Brasil, a população idosa tem crescido de modo acelerado.[1] Esse fenômeno está diretamente associado ao aumento da prevalência de doenças crônicas, como doenças cardiovasculares, câncer, doenças neurodegenerativas e outras condições que exigem cuidados contínuos.[2] Como consequência, há um uso frequente e prolongado do sistema de saúde por essa população, demandando estratégias assistenciais que garantam não apenas a sobrevida, mas também a qualidade de vida ao longo do tempo.

A gestão eficaz em cuidados paliativos é um elemento fundamental para otimizar recursos, garantir a continuidade assistencial e promover a melhor qualidade de vida para pacientes com doenças crônicas e ameaçadoras da vida.[3,4] Em um contexto de demandas crescentes por esse tipo de atenção, a gestão bem-estruturada permite não apenas a alocação eficiente de recursos materiais e humanos, mas também a articulação entre os diferentes níveis de atenção à saúde, favorecendo um modelo de assistência equitativo, integrado e humanizado.[5,6]

No Brasil, os cuidados paliativos vêm ganhando destaque nas últimas décadas, impulsionados pelo aumento da expectativa de vida, pela prevalência de doenças crônicas e pelo reconhecimento da necessidade de oferecer uma abordagem multidimensional ao sofrimento dos pacientes e seus familiares.[1] No entanto, a implementação de serviços estruturados enfrenta desafios significativos, como a escassez de profissionais capacitados, a fragmentação do sistema de saúde, a desigualdade no acesso aos serviços e a necessidade de financiamento adequado para a expansão das iniciativas paliativistas.[2,7,8]

Integrar os cuidados paliativos no sistema de saúde é de grande necessidade para a dignidade humana, porém para dispor de cuidados paliativos de qualidade deve-se adotar modelos baseados em evidências e incentivar a implementação de políticas públicas que incentivem a sua ampliação.[3,9] A incorporação de diretrizes de gestão em cuidados paliativos resulta em redução do número de internações desnecessárias, otimização do uso de recursos hospitalares e maior satisfação dos pacientes e familiares.[5] Além disso, a formação de equipes interdisciplinares e o uso de tecnologias para o monitoramento de pacientes são aspectos que têm contribuído significativamente para a melhoria da qualidade da assistência.[10]

À luz desse contexto, este capítulo explora a relevância da gestão em cuidados paliativos, destacando os princípios fundamentais da administração de serviços, os modelos de organização assistencial e as estratégias para enfrentar os desafios do contexto brasileiro. O objetivo é fornecer um olhar sobre como uma gestão eficaz pode fortalecer e expandir os serviços de cuidados paliativos, assegurando um atendimento digno e de qualidade para os pacientes e suas famílias.

GESTÃO E AS MODALIDADES DE ASSISTÊNCIA EM CUIDADOS PALIATIVOS

A gestão é o processo de planejar, organizar, liderar e controlar os recursos de uma organização para alcançar objetivos específicos de maneira eficiente e eficaz. No contexto da saúde, a gestão envolve a coordenação de recursos humanos, financeiros e materiais para garantir a prestação de serviços de qualidade à população. Isso inclui desde a administração de hospitais e clínicas até a formulação de políticas públicas, sempre com foco na otimização de processos e na melhoria dos resultados em saúde.[11]

Especificamente nos cuidados paliativos, a gestão requer uma abordagem integrada que considere as particularidades desse tipo de assistência. Isso envolve a coordenação de equipes multiprofissionais, a implementação de protocolos clínicos específicos, a gestão de recursos para controle de sintomas e suporte ao final da vida, além do desenvolvimento de estratégias para apoio aos familiares. A gestão em cuidados paliativos também deve focar na educação continuada das equipes e na avaliação contínua da qualidade dos serviços oferecidos.[12]

A implementação de cuidados paliativos eficazes exige não apenas a integração de diferentes níveis de atenção à saúde, mas também a adoção de políticas públicas que garantam o acesso universal e equitativo a esses serviços. O fortalecimento da atenção primária em saúde e a capacitação de profissionais são elementos-chave para a consolidação de uma rede de cuidados paliativos eficiente. Além disso, a gestão deve incorporar processos de monitoramento e avaliação para assegurar a melhoria contínua da qualidade do cuidado.[13]

Recentemente, o Ministério da Saúde do Brasil lançou a Política Nacional de Cuidados Paliativos, visando aprimorar os serviços já ofertados no Sistema Único de Saúde (SUS). Essa política busca estruturar e integrar os cuidados paliativos em diferentes níveis de atenção, promovendo uma abordagem mais coordenada e eficiente. A implementação dessa política representa um avanço significativo na gestão dos cuidados paliativos no país, destacando a importância de uma gestão eficaz para a melhoria da qualidade de vida dos pacientes e de seus familiares.[14]

Os cuidados paliativos são oferecidos em diferentes modalidades assistenciais, que variam conforme a complexidade das necessidades do paciente, os recursos disponíveis e a organização dos serviços de saúde. As modalidades são eixos indispensáveis para o desenvolvimento adequado de uma linha de cuidados paliativos.[15] No contexto da população idosa, a gestão eficaz desses serviços é fundamental para garantir uma abordagem integral, assegurando a continuidade do cuidado e respeitando as preferências dos pacientes.[10] Destacamos a seguir as principais modalidades de assistência em cuidados paliativos.

Assistência domiciliar

Modalidade fundamental em cuidados paliativos. Nela há a oportunidade de preservar o paciente em seu ambiente familiar ao mesmo tempo que há a assistência à doença por uma equipe preparada. Representa um elo importante na linha de cuidado com os demais pontos da rede e, quando bem indicada e manejada, oportuniza ao paciente um menor número de reinternações.[16]

A assistência domiciliar tem se mostrado uma estratégia eficaz na atenção às necessidades de pacientes idosos com doenças crônicas e limitações funcionais, proporcionando conforto e evitando internações desnecessárias.[17]

Ambulatório especializado

É uma alternativa essencial para pacientes que necessitam de acompanhamento periódico, mas não demandam internação. Esses serviços permitem avaliação multiprofissional, monitoramento da evolução clínica e ajustes terapêuticos de maneira planejada e integrada.[18]

Analisando a Política Nacional de Cuidados Paliativos, publicada em maio de 2024, essa pode ser uma modalidade potente para matriciar outras equipes de saúde não especializadas, além de permitir o acompanhamento horizontal de pacientes egressos dos serviços de maior complexidade.[16]

Enfermaria especializada

Parte de uma estrutura hospitalar dedicada, exclusivamente, ao atendimento de pacientes em cuidados paliativos, proporcionando um ambiente estruturado para o manejo de sintomas e suporte às necessidades psicossociais dos pacientes e familiares.[19]

Sua indicação está ancorada na necessidade de alguma estrutura específica do hospital; no entanto, diante da fragmentação da rede ou da ausência de outro dispositivo mais adequado, pacientes podem se utilizar desse serviço por um período maior do que o da indicação clínica.[16]

Equipe de interconsulta

De acordo com o mais recente Atlas dos Cuidados Paliativos no Brasil, essa é a modalidade mais encontrada no país.[9] Permite que equipes especializadas auxiliem no manejo de pacientes internados em diferentes setores do hospital, garantindo suporte para a tomada de decisão e otimização do controle sintomático.[20]

A equipe de interconsulta é acionada por meio de um pedido de avaliação vindo de outra equipe do hospital. No leito, o paciente é avaliado e as condutas são sugeridas pela equipe. É importante ressaltar que a interconsulta é diferente de parecer. Na interconsulta, o acompanhamento diário é característico e mais adequado, o que é diferente do parecer, em que há uma avaliação e orientação, sem acompanhamento.[16]

Hospice

Essa é uma modalidade ainda pouco difundida no Brasil. É fundamental para casos mais complexos que exigem suporte clínico e manejo de sintomas refratários, não demandantes do ambiente hospitalar, mas também mais complexos do que o passível de enquadramento na assistência domiciliar.[13]

São unidades de internação marcadas pela elevada experiência na assistência em cuidados paliativos. Representam um elo entre hospital e assistência domiciliar ou seguimento ambulatorial.[16] Cada uma das modalidades tem critérios específicos de indicação e a compreensão do caráter transversal do cuidado aponta para a necessidade de compreendê-las adequadamente para que haja a integração e o encaminhamento oportuno, assegurando o plano de cuidado do paciente.

A integração entre as diferentes modalidades de assistência possibilita a construção de uma rede de cuidado eficiente, baseada em planos de cuidado individualizados. Para isso, a troca efetiva de informações durante a transição entre os níveis de atenção é fundamental, assegurando que as decisões terapêuticas estejam alinhadas aos objetivos de cuidado e contribuindo para a redução de internações prolongadas ou desnecessárias.[21]

Essa é uma construção característica do que consiste em coordenação do cuidado. Tanto a coordenação quanto a continuidade do cuidado são elementos centrais para a qualidade da assistência em cuidados paliativos. Estudos recentes apontam que a fragmentação dos serviços de saúde é um dos principais desafios para a efetividade do cuidado paliativo, especialmente na população idosa.[22,23] Modelos de gestão que promovem a integração entre os diferentes níveis de assistência contribuem para a redução de readmissões hospitalares, otimização de recursos e maior satisfação dos pacientes e familiares.[24]

COMPOSIÇÃO DE EQUIPE EM CUIDADOS PALIATIVOS

A composição das equipes de cuidados paliativos é considerada uma determinante chave para garantir a continuidade e a qualidade do atendimento prestado à população geriátrica acometida por doenças ameaçadoras à vida. Três tipos relevantes de equipes – multiprofissionais, interprofissionais e transprofissionais – são reconhecidos, e a composição da equipe deve depender da modalidade da assistência, incluindo profissionais qualificados para responder às necessidades clínicas, psicossociais e espirituais dos pacientes e suas famílias.[13]

Equipes multiprofissionais

Equipes multiprofissionais são compostas por profissionais de distintas áreas da saúde (médicos, enfermeiros, psicólogos, assistentes sociais, fisioterapeutas, terapeutas ocupacionais, dentre outras.) que atuam em paralelo e de maneira independente no cuidado aos pacientes. Cada um tem seu próprio plano de intervenção, e a comunicação entre as categorias é restrita. A comunicação limitada entre os membros da equipe pode levar a um cuidado fragmentado, dificultando a coordenação dos cuidados. Podem ser úteis em contextos de baixa complexidade e podem falhar em oferecer integração em contextos complexos.[25]

Equipes interprofissionais

Equipes interprofissionais envolvem trabalho colaborativo entre diferentes categorias profissionais. Os membros trocam informações, discutem casos coletivamente e criam planos de cuidados coordenados e centrados no paciente. Isso incentiva uma visão mais completa do paciente, não apenas das suas necessidades físicas e emocionais, mas também das sociais e espirituais.

O cuidado paliativo requer colaboração interprofissional para continuidade dos cuidados e alinhamento dos objetivos terapêuticos com os desejos do paciente. Elas são essenciais para proporcionar um atendimento centrado no paciente, particularmente na área de manejo de sintomas e suporte psicossocial.[26]

Equipes transprofissionais

Equipes transprofissionais são o nível mais alto de integração. Esse modelo representa a desconstrução das barreiras tradicionais entre as áreas, compartilhando atividades e conhecimentos da especialidade na construção de uma atuação conjunta. É importante ressaltar que há necessidade de uma maturidade profissional relevante para sejam respeitados os limites éticos e legais de cada área.[26]

A estrutura transprofissional é bem adequada a ambientes práticos nos quais flexibilidade e adaptabilidade são valorizadas, exemplificada pelo cuidado paliativo domiciliar, onde o acesso a especialistas pode ser limitado. Elas também são excelentes onde a complexidade é alta, os recursos escassos, ou ambos, facilitando a flexibilidade e a continuidade do cuidado.

Cada modelo desempenha suas funções desde que estruturado no quadro operacional dos serviços de cuidados paliativos, e o modelo deve ser adotado de acordo com a disponibilidade de recursos e a necessidade dos pacientes. Exige uma dinâmica bem elaborada para garantir eficiência e superar os desafios impostos pelo trabalho executado por diferentes profissionais na trajetória do cuidado de um único paciente. A horizontalidade da relação emerge como elemento fundamental para a boa execução do trabalho em equipe, visando ao bem-estar do paciente e da família.

GESTÃO DE RECURSOS

A gestão de recursos em cuidados paliativos é um tema de relevância global, especialmente diante do envelhecimento populacional, do aumento de doenças crônicas e da necessidade de garantir cuidados de qualidade com recursos limitados. Na prática clínica nota-se a importância da gestão de recursos em diferentes situações, como:

- Integração dos cuidados paliativos nos sistemas de saúde: a Organização Mundial da Saúde (OMS) destaca a importância de integrar os cuidados paliativos em todos os níveis dos sistemas de saúde, desde a atenção primária até os hospitais especializados.[27]
- Gestão de recursos humanos: a equipe multidisciplinar é a espinha dorsal dos cuidados paliativos. Inclui médicos, enfermeiros, psicólogos, assistentes sociais e outros profissionais de saúde. A gestão eficaz desse recurso humano envolve:
  - Treinamento e educação continuada: investir na formação contínua da equipe para garantir que todos estejam atualizados com as melhores práticas e técnicas em cuidados paliativos.[27]
  - Distribuição equitativa de cargas de trabalho: assegurar que as cargas de trabalho sejam distribuídas de maneira justa, evitando o esgotamento profissional (*burnout*) e mantendo a qualidade do cuidado.[28]
  - Suporte emocional para a equipe: oferecer suporte psicológico e emocional para os profissionais, que frequentemente lidam com situações de alto estresse e emocionalmente desgastantes.[29]
- Uso de medicamentos: a gestão de medicamentos em cuidados paliativos deve priorizar o controle eficaz de sintomas, como dor, náusea e ansiedade, ao mesmo tempo que se minimiza o desperdício e os custos desnecessários. As estratégias incluem:
  - Protocolos de medicamentos baseados em evidências: utilizar protocolos que sejam baseados em evidências científicas para garantir a eficácia e a segurança dos tratamentos.[29]
  - Monitoramento e revisão regular: revisar regularmente as prescrições e ajustar as dosagens conforme necessário, para evitar o uso excessivo ou subutilização de medicamentos.[30]
  - Educação do paciente e da família: ensinar pacientes e familiares sobre o uso correto dos medicamentos, incluindo a administração de doses e o reconhecimento de efeitos colaterais.[28]
- Infraestrutura e equipamentos: a infraestrutura adequada é fundamental para o fornecimento de cuidados paliativos de qualidade. Isso inclui:
  - Ambientes confortáveis e acolhedores: criar espaços que promovam o conforto e a dignidade dos pacientes, como quartos privativos e áreas de descanso para familiares.[27]
  - Equipamentos especializados: garantir o acesso a equipamentos essenciais, como bombas de infusão para administração de medicamentos.[29]
  - Acesso a serviços de suporte: disponibilizar serviços complementares, como fisioterapia, nutrição e terapia ocupacional, para atender às necessidades holísticas dos pacientes.[28]

Nota-se que a gestão de recursos é algo muito amplo, indo desde a integração dos cuidados paliativos em toda a rede de assistência à saúde, disponibilidade de equipe interdisciplinar especializada, medicamentos apropriados e infraestrutura que garanta o acolhimento, manejo de sintomas, comunicação eficaz tanto para o paciente como sua família.

No Brasil, enfrenta-se um desafio atual em que gestores querem "equipes de cuidados paliativos" na maioria das vezes aproveitando equipe assistencial já existente sobrecarregada com suas atividades usuais, sem integração ou suporte com equipes em outras modalidades, protocolos feitos por profissionais que não atuam na área e que precisam atuar sem suporte ou estrutura específica para acolhimento de pacientes e suas famílias. E se não bastasse tudo isso, exigem resultados "financeiros" ou então justificam o fim das equipes pela falta deste.

As questões sobre custo-efetividade e eficiência dos cuidados de saúde são universais nas economias desenvolvidas, independentemente da economia política subjacente de um determinado país ou do financiamento de seu sistema de saúde.[31] Torna-se desafiador mostrar resultados financeiros quando há dificuldade no levantamento de dados confiáveis sobre o custo dos serviços (com e sem cuidados paliativos especializados) e na análise de outros indicadores.[31]

Apesar de importante para a sustentabilidade do setor, os custos devem ser tratados como objetivos secundários, ou até mesmo terciários em um serviço de cuidados paliativos. Não significa que são irrelevantes, mas resultados financeiros só irão existir após a organização de um serviço robusto e articulado. Tem-se como objetivos primários: prevenção e controle adequado dos sintomas, comunicação sobre diagnóstico e prognóstico e local de preferência para o cuidado. Uma vez implantada esta etapa, o serviço consegue prosseguir para seus objetivos secundários como apoio à família e mudança de cultura da equipe assistencial no local de trabalho. Só então os cuidados paliativos terão impacto a nível institucional[31] (Figura 1).

GESTÃO BASEADA EM VALOR

O conceito de Gestão em Saúde Baseada em Valor (*Value-Based Healthcare*) foi criado em 2006 por Michael E. Porter e Elizabeth Olmsted Teisberg, especialistas em inovação e gestão em saúde, para "redefinir a competição no setor de saúde", alinhando os incentivos dos provedores de saúde com os interesses dos pacientes. A ideia era promover um sistema mais eficiente, eficaz e centrado

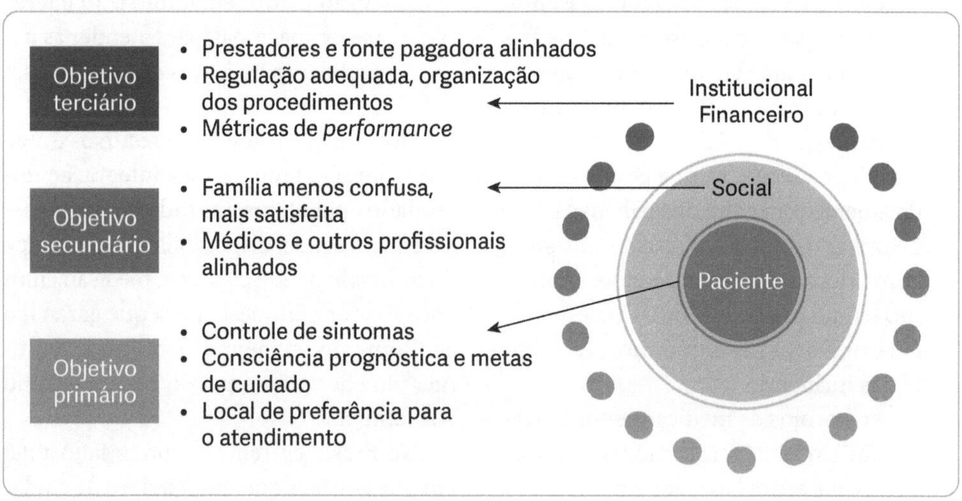

FIGURA 1
Fonte: Cassel, 2013.[31]

no paciente.[32,33] Isso porque desde a década de 1990 discussões sobre a necessidade de focar em resultados e custos começaram a ganhar força, especialmente com o aumento dos gastos em saúde e a insatisfação com a qualidade do cuidado como consequência de um sistema com:[32,33]

- Foco no volume: os sistemas de saúde estão mais preocupados com a quantidade de procedimentos realizados do que com a qualidade ou os resultados para os pacientes.
- Fragmentação do cuidado: a falta de integração entre diferentes especialidades e serviços levava a cuidados descoordenados e ineficientes.
- Custos crescentes: os custos da saúde estão aumentando rapidamente, sem uma melhoria proporcional nos resultados para os pacientes.

a) Forma de remuneração: os modelos de pagamento baseados em *fee-for-service* (pagamento por serviço) incentivavam a realização de mais procedimentos, nem sempre necessários ou benéficos para o paciente.

Porter e Teisberg identificaram a necessidade de um sistema que priorizasse a criação de valor para o paciente, definido como os resultados de saúde alcançados em relação aos custos totais envolvidos. Isso significava focar em resultados que realmente importam para os pacientes, como qualidade de vida, funcionalidade e sobrevida.[33]

$$\text{Valor} = \frac{\text{Resultados de saúde alcançados}}{\text{Custos totais}}$$

Quando aplicada aos cuidados paliativos, essa abordagem faz muito sentido, pois enfatiza a melhoria da qualidade de vida dos pacientes com doenças graves e que ameaçam a sua vida, garantindo que os recursos sejam utilizados de maneira eficiente e alinhada às suas necessidades.[32] A gestão em saúde baseada em valor busca eliminar práticas que não agregam valor ao paciente, como tratamentos desnecessários ou inadequados. Em cuidados paliativos, isso pode significar evitar intervenções que não melhoram a qualidade de vida.

Vantagens da gestão em saúde baseada em valor em cuidados paliativos:

- Melhoria da qualidade de vida: foco no controle de sintomas e no bem-estar emocional e espiritual do paciente.
- Redução de custos: evita hospitalizações e tratamentos desnecessários, reduzindo o ônus financeiro para o sistema de saúde.
- Satisfação do paciente e da família: cuidados alinhados com as preferências e necessidades individuais aumentam a satisfação.

Desafios da gestão em saúde baseada em valor em cuidados paliativos:

- Dificuldade de mensuração: resultados como conforto e dignidade são subjetivos e difíceis de quantificar.
- Barreiras de gestão: como a maioria dos modelos de pagamento são baseados em *fee-for-service* (pagamento por serviço), os gestores incentivam a realização de mais procedimentos, nem sempre necessários ou benéficos para o paciente, visando à sustentabilidade da unidade.
- Falta de integração de serviços: requer coordenação entre diferentes especialidades e serviços de saúde, o que pode ser complexo. O paciente em cuidados paliativos percorre vários serviços para atingir um mesmo objetivo (p. ex., con-

trole de sintomas). Pela falta de integração entre eles, torna-se difícil mensurar o custo total para o controle do sintoma em questão.

Atualmente, o conceito ganhou adesão global, influenciando políticas públicas, como o *Affordable Care Act* nos Estados Unidos, e iniciativas como o *International Consortium for Health Outcomes Measurement* (ICHOM), fundado em 2012.[34]

INOVAÇÃO EM CUIDADOS PALIATIVOS

Empregar a inteligência artificial (IA) nos cuidados paliativos é algo emergente e inovador. Associá-la com a gestão em saúde na população idosa eleva positivamente os processos, principalmente quando voltada para a tomada de decisão clínica, personalização dos cuidados e jornada do paciente.[35]

Existem diversas formas de utilizar a IA no contexto da saúde; entretanto, o destaque será dado para a gestão e os cuidados paliativos. O uso de sistemas de IA baseado em *machine learning* (ML) para análise de grandes volumes de dados clínicos vem sendo grande aliado na tomada de decisão orientada a dados, permitindo aos profissionais de saúde antecipação em possíveis complicações, bem como auxiliando esses profissionais na tomada de decisão clínica. Vale ressaltar que essas ferramentas de IA são apoiadoras e não tomadas de decisões. Quem tomará a decisão será o profissional de saúde; e usar essas ferramentas em sua prática clínica não o exime da responsabilidade pela decisão tomada.[36-39]

Outro método que está ganhando espaço nos serviços de saúde é o monitoramento remoto de pacientes. Por meio de *wearables* e sensores com tecnologia inteligente, os dados de saúde do paciente são coletados em tempo real e enviados diretamente para os profissionais de saúde, permitindo intervenções mais ágeis e, consequentemente, diminuindo internações desnecessárias. Captar essas informações e por muitas vezes correlacioná-las permite a IA emitir *insights* sobre o padrão de saúde diário daquele paciente e por meio da análise preditiva estimar possíveis complicações ou informações que, se não associadas, possam vir a passar despercebidas.[36-39]

A telemedicina ou telessaúde teve crescimento durante a pandemia de covid-19 quando infelizmente a sociedade enfrentava um vírus de grande potencial de transmissibilidade, impedindo as pessoas de saírem das suas casas para realizar procedimentos e/ou consultas hospitalares, e quando, já acometida pelo vírus, isolava-se em casa ou no hospital, sem possibilidade de contato físico. A utilização dessas plataformas permite a realização de consultas virtuais regulares, possibilitando ao profissional de saúde acompanhar o estado de saúde dos pacientes e adequar os tratamentos de maneira personalizada, sem que o paciente precise sair de sua residência. Sabe-se que os idosos por muitas vezes têm limitações funcionais, o que dificulta sua locomoção para outros lugares. Experimentar esse tipo de inovação pode auxiliar positivamente nesses processos de transporte que ocasionam desconforto e podem aumentar os sintomas angustiantes desses pacientes.[40]

Otimizar processos, reduzir custos e melhorar a qualidade do atendimento são focos primordiais quando o assunto é gestão de saúde. Pensando nisso, os gestores de centros de saúde têm buscado a IA como uma grande aliada para a resolução desses problemas. A Rede D'Or elaborou um modelo de IA que faz a previsão de não comparecimento de um paciente para consulta, exame ou procedimento na rede. Com essa implementação, busca reduzir custos financeiros e melhorar a alocação dos seus recursos humanos e materiais. Outra rede que vem adotando ferramentas de IA para otimizar a gestão da agenda dos pacientes é o Hospital Sírio-Libanês, rastreando o perfil dos pacientes e agindo preventivamente com ações para reduzir o não comparecimento e/ou garantindo a presença.[41]

Por fim, promover a integração da IA nos cuidados paliativos demonstra uma nova roupagem de gerenciamento e oferta da saúde, singularmente no cenário da população idosa. A inovação tecnológica em saúde não anula a decisão do profissional de saúde, mas contribui para a sua potencialização, proporcionando otimização no cuidado, qualidade no tempo do atendimento, personalização e acompanhamento continuado.

REFERÊNCIAS BIBLIOGRÁFICAS

1. Alves de Brito C, Nunes Diniz A, Augusto Cavalcanti Braz R, Rocha Pinon Teixeira de Araújo G, Mendonça Raphael Braz JP, Avila Gomes C, et al. Cuidados paliativos no Brasil: uma revisão de literatura. Braz J Implantol Health Sci.. 2024;6(2):71-80.
2. Rodrigues LF, Silva JFM da, Cabrera M. Cuidados paliativos: percurso na atenção básica no Brasil. Cad Saúde Pública. 2022;38(9):e00130222.
3. Morrison RS. Models of palliative care delivery in the United States. Curr Opin Support Palliat Care. 2020;14(3):240-5.
4. Mariano JFC, Silva CSO, Paz R de J da, Martins CI, Pazini N de O, Santana YLC, et al. A importância do gestor em saúde na gestão de serviços de cuidados paliativos a pacientes oncológicos: uma revisão integrativa de literatura. Rev Foco. 2024;17(8):e5808.
5. Radbruch L, De Lima L, Knaul F, Wenk R, Ali Z, Bhatnaghar S, et al. Redefining palliative care: a new consensus-based definition. J Pain Symptom Manage. 2021;61(4):660-8.
6. Pessoa DLR, Ramos ASMB, Dias AMC, de Souza IBJ, Rêgo AS, Gonzaga L de JB. Os principais desafios da gestão em saúde na atualidade: revisão integrativa / The main challenges of health management today: integrative review. Braz J Hea Rev. 2020;3(2):3413-3.
7. Andrade JV, Souza JCM de. Avanços e desafios da política nacional de cuidados paliativos no Brasil. Rev Med (São Paulo). 2024;103(3):e-225623.
8. Sabino S de A, de Souza FRC, Moreira A de CG. Cuidados paliativos: desafios para a prática no Brasil. Cuad Ed Desar. 2024;16(2 ed especial).
9. Guirro UBP, Castilho RK, Crispim D, Lucena NC. Atlas de cuidados paliativos no Brasil. 1. ed, São Paulo: Academia Nacional de Cuidados Paliativos. 2023. 64p.
10. Connor SR, Bermedo MCS. Global atlas of palliative care at the end of life. 2nd ed. London: Worldwide Palliative Care Alliance; 2020.
11. Santos M, Oliveira R. Gestão em saúde: desafios e perspectivas. Rev Gestão Saúde. 2021;12(3):45-52.
12. Silva A, Pereira L. Abordagens de gestão em cuidados paliativos: uma revisão integrativa. Rev Foco. 2023;16(1):98-107.
13. Brasil. Ministério da Saúde. Manual de cuidados paliativos. Brasília: Ministério da Saúde; 2023.
14. Brasil. Ministério da Saúde. Ministério da Saúde lança política inédita no SUS para cuidados paliativos. Brasília: Ministério da Saúde; 2024.
15. Crispim DH. Bases da gestão em cuidados paliativos. In: Da Silva RS, Garcia JBS. PROPALIATIVO – Programa de Atualização em Cuidados Paliativos. Ciclo 1. Porto Alegre: Artmed Panamericana; 2024.
16. Crispim DH. Gestão em cuidados paliativos. In: Castilho R, Da Silva V, Pinto C, organizadores. Manual de cuidados paliativos da Academia Nacional de Cuidados Paliativos. 3. ed. Rio de Janeiro: Atheneu; 2021.
17. Silva RS, Souza AP, Mendes FG, et al. Cuidados paliativos: alternativa para o cuidado essencial no fim da vida. Psicol Ciênc Prof. 2019;39:e188426.
18. Instituto Nacional de Câncer (INCA). A avaliação do paciente em cuidados paliativos: cuidados paliativos na prática. Rio de Janeiro: INCA; 2022.
19. Sociedade Brasileira de Oncologia Clínica (SBOC). Manual de tratamento sintomático em cuidados paliativos. São Paulo: SBOC; 2021.
20. Kamal AH, Wolf SP, Troy J, Leff V, Dahlin C, Rotella JD, et al. Policy changes key to promoting sustainability and growth of the specialty palliative care workforce. Health Aff (Millwood). 2019;38(6):910-8.
21. Mendes EV. O cuidado das condições crônicas na atenção primária à saúde: o imperativo da consolidação da estratégia da saúde da família. Brasília: Organização Pan-Americana da Saúde; 2012.

22. Silva TC, Nietsche EAC, Bastos S. Cuidados paliativos na atenção primária à saúde: uma revisão integrativa. Rev Bras Enferm. 2022;75(1):e20201119.
23. Queiroga VM, Menezes LV, Lima JMR, Andrade DDBC. Cuidados paliativos de idosos no contexto da atenção primária à saúde: uma revisão da literatura. Rev Bras Geriatr Gerontol. 2020;23(5):e200196.
24. Liljas AEM, Brattström F, Burström B, Schön P, Agerholm J. Impact of integrated care on patient-related outcomes among older people: a systematic review. Int J Integr Care. 2019 19(3):6.
25. Silva RS, Pereira MG, Andrade AM. Percepção da equipe multiprofissional sobre cuidados paliativos. Rev Bras Geriatr Gerontol. 2021;24(4):e210123.
26. Dourado FCS, Cedotti W. Equipe multidisciplinar, interdisciplinar e transdisciplinar. In: Castilho R, Da Silva V, Pinto C, orgs. Manual de cuidados paliativos da Academia Nacional de Cuidados Paliativos. 3. ed. Rio de Janeiro: Atheneu; 2021.
27. World Health Organization (WHO). Integrating palliative care and symptom relief into primary health care. Switzerland; 2018.
28. Ferrell BR, Twaddle ML, Melnick A, Meier DE. National consensus project clinical practice guidelines for quality palliative care guidelines, 4th ed. J Palliat Med. 2018;21(12):1684-9.
29. Ferrell BR, Coyle N, Paice F (eds.) Oxford textbook of palliative nursing, 4th ed. London: Oxford University Press, 2015.
30. Higginson IJ, Costantini M. Dying with cancer, living well with advanced cancer. Eur J Cancer. 2008;44(10):1414-24.
31. Cassel JB. The importance of following the money in the development and sustainability of palliative care. Palliat Med. 2013;27(2):1034.
32. Blackstone EA, Fuhr JP. Redefining health care: creating value-based competition on results. Atlantic Economic J. 2007;35(4):491-501.
33. Porter ME. What is value in health care? N Engl J Med. 2010;363(26):2477-81.
34. Teisberg E, Wallace S, O'Hara S. Defining and implementing value-based health care: a strategic framework. Acad Med. 2020;95(5):682-5.
35. Stefani N. Cuidados paliativos e o avanço das tecnologias em saúde. [Trabalho de conclusão de curso]. Porto Alegre; 2020. 47 p.
36. Bork-Zalewska J, Jarych W, Pawlowski L. An overview of the role of artificial intelligence in palliative care: a quasi-systematic review. Palliative Med Practice. 2024.
37. Wilson PM, Ramar P, Philpot LM, Soleimani J, Ebbert JO, Storlie CB, et al. Effect of an artificial intelligence decision support tool on palliative care referral in hospitalized patients: a randomized clinical trial. J Pain Symptom Manage. 2023;66(1):24-32.
38. Luonuansuu TA, Christensen AR, Hutchinson SZ. Artificial intelligence/machine learning in palliative care. PC Now. 2024.
39. Nair D, Raveendran KU. Consumer satisfaction, palliative care and artificial intelligence (AI). BMJ Supportive & Palliative Care. 2024; 14:171-7.
40. Lisboa KO, Hajjar AC, Sarmento IP, Sarmento RP, Gonçalves SHR. A história da telemedicina no Brasil: desafios e vantagens. Saúde Soc. 2023;32(1):e210170pt.
41. Ribeiro J. Marcou consulta e não apareceu? A Rede D'Or deve economizar R$ 1,4 bilhão com pacientes como você. InvestNews. 2024.

Seção IX

Cuidado paliativo em condições específicas da pessoa idosa

1

Cuidados paliativos na doença de Alzheimer e outras demências

Lucíulo Melo
Claudia Burlá

Destaques do tema

- Cuidar de pacientes com demências é um dos pilares da atuação da geriatria e gerontologia. Habilidades paliativas ajudam nesse propósito.
- A maioria dos portadores de demência não recebem um diagnóstico de sua condição com inúmeras repercussões.
- Técnicas de comunicação possibilitam, além de uma revelação diagnóstica oportuna, um planejamento antecipado de cuidados enquanto há capacidade decisória, evitando tratamentos potencialmente inapropriados no curso da doença.
- Prognosticação, controle de sintomas e avaliação de proporcionalidade terapêutica são essenciais no manejo da fase avançada para preservação da dignidade.

O cuidado de pacientes com demência (ou segundo o DSM-5,[1] transtornos neurocognitivos maiores) representa um dos cernes da atuação da geriatria e gerontologia. A abordagem paliativa, com habilidades específicas desta filosofia de cuidado pode aprimorar o olhar para esta condição com prevalência e incidências crescentes, relacionadas ao envelhecimento populacional.

No Brasil, o estudo ELSI-Brazil estimou uma prevalência geral de demência de 5,8% entre indivíduos com 60 anos ou mais, com variações significativas de acordo com a idade, sexo e nível educacional. A prevalência aumentou de 3,2% em pessoas de 60 a 64 anos para 42,8% em indivíduos com 90 anos ou mais. Baseado neste estudo e consoante com dados prévios, estima-se que em torno de 1,7 milhão de brasileiros tenham demência.[2,3]

Entre 2000 e 2016, foi calculado um aumento de 4,5% na incidência e de 7,8% na prevalência no país. Além disso, as demências ocuparam o quarto lugar entre as principais causas de morte em pessoas acima de 70 anos em 2000, subindo para a segunda posição em 2016.[3]

Mundialmente, a prevalência da demência da doença de Alzheimer (DDA) e de outras demências vem aumentando, apesar de uma possível redução relativa (ou mesmo estabilização) da incidência, provavelmente viés de publicação de dados relativos a países desenvolvidos.[4,5] O número de pessoas convivendo com demência em todo o mundo é esperado para aumentar de 55 milhões em 2019 para 139 milhões em 2050, segundo dados da Organização Mundial de Saúde.[6]

A doença de Alzheimer (DA) é a principal etiologia das demências, correspondendo a 60 a 70% dos casos. Atualmente, a DA é compreendida dentro de um continuum clínico que vai de um estado pré-clínico – em que as alterações fisiopatológicas da doença já se iniciaram, porém não há qualquer manifestação clínica, passa pelo estado chamado de comprometimento cognitivo leve (CCL) – em que há comprometimento cognitivo, todavia sem interferência na funcionalidade, até o estado de demência – em que as alterações cognitivas ocasionadas pela doença levam à perda funcional progressiva.[5,7] Na Figura 1, esses estágios estão ilustrados para melhor entendimento. Nela, também foi incluído o chamado comprometimento cognitivo subjetivo, em que, em uma fase anterior ao CCL, há queixa de declínio cognitivo, sem qualquer prejuízo na performance de testes utilizados para avaliação cognitiva.[8]

A evolução de outras demências neurodegenerativas também segue um continuum semelhante, porém, logicamente, com acometimento primordialmente de domínios cognitivos diferentes conforme a etiologia.

O diagnóstico da DDA é eminentemente clínico e inclui uma coleta abrangente de história clínica com paciente e acompanhantes, avaliação cognitiva e de funcionalidade, usando instrumentos validados. A realização de exames complementares (laboratoriais e de imagem) auxilia na exclusão de outras etiologias.[9,10] O diagnóstico por biomarcadores (que indicam o processo fisiopatológico da DA) ainda não é realidade, apesar de, com o advento de novas terapias modificadoras de doença, ter a perspectiva de se tornar mais comum. A utilização dos biomarcadores (seja em líquido cefalorraquidiano ou em neuroimagem molecular), portanto, fica restrita, após avaliação com especialista na área, para casos atípicos, em demências

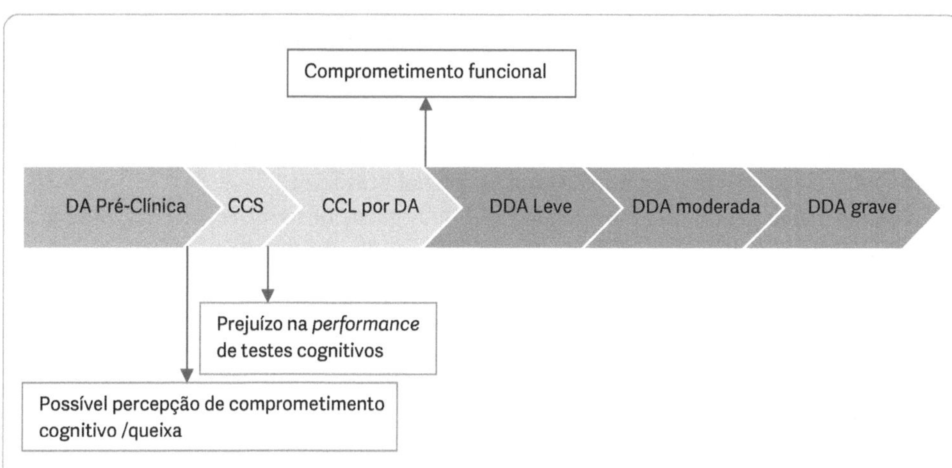

FIGURA 1 Espectro da doença de Alzheimer (DA). A duração de cada fase da doença não é linear.

CCL: comprometimento cognitivo leve; CCS: comprometimento cognitivo subjetivo. DDA: demência da doença de Alzheimer.

de início precoce ou rapidamente progressivas, ou em casos que vão ser utilizadas drogas antiamiloide.[11] Não há sentido na sua utilização em pacientes com demência estabelecida, já avançada.[11]

Globalmente, o subdiagnóstico ainda é uma realidade: em 2017, uma revisão sistemática e metanálise publicada no *BMJ Open* indicou que a taxa de demência não detectada é de 61,7% em média, com variações significativas entre diferentes regiões e contextos.[12] No Brasil, o estudo ELSI-Brazil, citado anteriormente, revelou que aproximadamente 77% dos idosos com demência não foram diagnosticados.[2] O subdiagnóstico tem implicações amplas tanto na esfera populacional (como o subdimensionamento da necessidade de serviços de saúde e/ou políticas públicas) como na individual (com repercussões em estresse relacionado ao cuidado, atraso a recursos de apoio e tratamento, impossibilidade de um planejamento antecipado de cuidados, entre outras intervenções).

Neste capítulo, o manejo além do tratamento farmacológico padrão da DDA e de outras demências será abordado conforme uma perspectiva entrelaçada entre e a geronto-geriatria e os cuidados paliativos, ao longo da trajetória da doença, desde o diagnóstico até a fase avançada - quando há uma necessidade maior de um olhar ampliado.

ESTADIAMENTO

A DDA, assim como outras demências neurodegenerativas, tem curso progressivo até a fase avançada da doença. A sobrevida estimada é extremamente variável, de 3 a 20 anos, com média de 8 a 10 anos, devido à heterogeneidade da população idosa (presença de comorbidades, fragilidade, entre outras vulnerabilidades).[13-15]

Durante a evolução, pacientes passam em várias fases, geralmente divididas em leve, moderada e avançada. Para essa classificação, é importante o uso de ferramentas de estadiamento.

Dentre as ferramentas mais utilizadas, está o *Clinical Dementia Rating* (CDR).[16-18] O CDR classicamente divide a severidade das demências conforme um escore: 0 - sem evidência de demência; 0,5 - corresponde ao CCL; 1 - demência leve; 2 - demência moderada; e 3 - demência avançada. Para pontuação deste escore, são avaliados diversos domínios e há uma regra para o resultado, conforme a Tabela 1.

Recentemente, uma versão descomplicada, em que apenas há a soma das caixas, vem sendo mais utilizada. O CDR-SOB (do inglês, *sum of boxes*) permite detectar pequenas diferenças entre a evolução (dentro de cada estágio e entre os estágios), além de ser mais fácil de calcular. A pontuação final é feita de maneira direta, sem regras, e varia de 0 a 18 - quanto maior, mais avançada a demência.[20]

Outra ferramenta bastante utilizada para o estadiamento de demências é o *Functional Assessment Staging* (FAST), criada especificamente para a DDA, que divide a evolução de 1 (normal) até 7 (demência avançada) (Tabela 2).[21] Não há validação ou tradução oficial brasileira.

Alguns outros instrumentos também são empregados no estadiamento das demências e no acompanhamento clínico, além de testes cognitivos e escalas de funcionalidade usuais (p. ex., respectivamente, o MoCA - *Montreal Cognitive Assessment* e as escalas de funcionalidade de Katz e Lawton).

- *Global Deterioration Scale* (GDS)[22] - também divide a evolução em 7 estágios, como o FAST. Não há validação ou tradução brasileira.

TABELA 1 *Clinical Demetia Rating* (CDR)

	Nenhum (0)	Questionável (0,5)	Leve (1)	Moderado (2)	Grave (3)
Memória	Sem perda de memória ou perda leve e inconstante	Esquecimento constante, recordação parcial de eventos	Perda de memória moderada, mais para eventos recentes, atrapalha as atividades de vida diária	Perda grave de memória, apenas assunto altamente aprendido é recordado	Perda de memória grave. Apenas fragmentos são recordados
Orientação	Completa orientação.	Completamente orientado com dificuldade leve em relação ao tempo	Dificuldade moderada com relação ao tempo, orientado em áreas familiares	Dificuldade grave com relação ao tempo, desorientado quase sempre no espaço	Apenas orientado em relação a pessoas
Julgamento e solução de problemas	Resolve problemas diários, como problemas financeiros; julgamento preservado	Dificuldade leve para solucionar problemas, similaridades e diferenças	Dificuldade moderada em lidar com problemas, similaridades e diferenças, julgamento social mantido	Dificuldade séria em lidar com problemas, similaridades e diferenças, julgamento social danificado	Incapaz de fazer julgamento ou resolver problemas
Relações comunitárias	Função independente no trabalho, compras, grupos sociais	Leve dificuldade nestas tarefas	Não é independente nestas atividades, parece normal em uma inspeção casual	Não há independência fora de casa, parece bem o bastante para ser levado fora de casa	Não há independência fora de casa, parece doente o bastante para ser levado fora de casa
Lar e passatempos	Vida em casa, passatempos e interesses intelectuais bem mantidos	Vida em casa, passatempos, interesses intelectuais levemente prejudicados	Prejuízo suave em tarefas em casa, tarefas mais difíceis, passatempo e interesses abandonados	Apenas simples são preservadas, interesses muito restritos e pouco mantidos	Sem função significativa em casa
Cuidados pessoais	Completamente capaz de cuidar-se	Completamente capaz de cuidar-se	Necessita de ajuda.	Requer assistência ao vestir-se, para higiene	Muita ajuda para cuidados pessoais, incontinências frequentes

(continua)

TABELA 1 *Clinical Demetia Rating* (CDR) (*continuação*)

	Nenhum (0)	Questionável (0,5)	Leve (1)	Moderado (2)	Grave (3)
Regras gerais para a classificação pelo *Clinical Dementia Rating*					
1. M = 2 ou mais Sec; CDR = M. Exceto:					
2. M = 0; 2 Sec = M e 3 Sec ≠ 0; CDR = 0,5. Outras situações:					
3. M = 0,5; demais Sec 0; CDR = 0,5.					
4. M ≥ 1; demais Sec < 1; CDR = 0,5.					
5. M = 1 Sec; 2 Sec < M; 2 Sec > M; CDR = M.					
6. M > 2 Sec e < 3 Sec; CDR = M.					
7. M < 2 Sec e > 3 Sec; CDR = M.					
8. M < ou > 4 Sec;					
CDR = maioria das Sec, exceto quando as categorias forem 0 e M = 0,5 (regra 3).					

M: memória; Sec: categorias secundárias: orientação, julgamento e solução de problemas, relações comunitárias, lar e passatempos, cuidados pessoais.
Fonte: tradução original por Bertolucci et al., 2001.[19]

TABELA 2 Escala de estadiamento de demências *Functional Assessment Staging* (FAST)

Estágio (FAST)	Características
1	Sem dificuldades objetivas ou subjetivas
2	Queixa subjetiva para onde se encontram objetos.
3	Dificuldade subjetivas no trabalho. Dificuldades para ir a locais menos conhecidos. Diminuição na capacidade de organização. Dificuldades no trabalho observadas por colegas.
4	Dificuldades em tarefas complexas. Por exemplo, cuidar das finanças, planejar um jantar ou preparar uma refeição mais elaborada, fazer compras.
5	Requer auxílio na escolha do traje adequado.
6a	Requer auxílio para vestir-se.
6b	Requer auxílio para tomar banho adequadamente.
6c	Requer auxílio com as atividades mecânicas da toalete (p. ex., puxar a descarga, enxugar-se).
6d	Incontinência urinária
6e	Incontinência fecal
7a	Fala restrita a cerca de meia dúzia de palavras inteligíveis ou menos por dia ou durante uma entrevista.
7b	Habilidade de fala restrita à aproximadamente a uma única palavra inteligível num dia ou no curso de uma entrevista.
7c	Perda da capacidade de andar sem assistência.
7d	Perda da capacidade de sentar-se sem auxílio.
7e	Perda da capacidade de sorrir.
7f	Perda da capacidade de manter independentemente a cabeça ereta.

- *Severe Impairment Battery* (SIB)[23] – escala utilizada para avaliação cognitiva de pacientes com comprometimento avançado. Há versão reduzida traduzida e validada, a SIB-8.[24]
- Miniexame do Estado Mental Grave (MEEM-g):[25,26] versão adaptada, traduzida e validada, do teste cognitivo amplamente utilizado para pacientes com comprometimento avançado.

O estadiamento da demência ajuda a ter um planejamento terapêutico assertivo, entender de modo individual como a doença evolui, avaliar a resposta clínica de tratamentos e intervenções e, didaticamente, auxilia no entendimento da doença pelos cuidadores ou familiares. Na Tabela 3, há um resumo da interpretação das ferramentas e avaliação clínica de cada fase.

TABELA 3 Estadiamento das demências

Severidade	Referência	Exemplos de déficits
Leve	MEEM > 18 FAST 4 CDR = 1 CDR-SOB = 4,5 a 9	Dificuldade com atividades instrumentais mais complexas, como finanças e manejo de medicamentos.
Moderada	MEEM = 10 a 18 FAST 5 e 6 CDR = 2 CDR-SOB = 9,5 a 15,5	Dificuldade com demais atividades instrumentais, como atividades domésticas.
Grave	MEEM < 10 FAST 6 e 7 CDR = 3 CDR-SOB = 16 a 18	Dificuldade progressiva com atividades básicas de vida diária

CDR: *Clinical Dementia Rating*; FAST, *Functional Assesment Staging*; MEEM: miniexame do Estado Mental.
Os valores do MEEM variam conforme escolaridade, reserva cognitiva e outros fatores.

FASE INICIAL: REVELAÇÃO DIAGNÓSTICA E PLANEJAMENTO ANTECIPADO DE CUIDADOS

Nas fases iniciais das demências, cabe destacar dois pontos em que habilidades paliativas ajudam o manejo e tornam o cuidado centrado no paciente.

O primeiro ponto é a revelação diagnóstica. A comunicação do diagnóstico efetivado da demência é um processo sensível e complexo, que envolve fatores éticos, emocionais e sociais, tanto para o paciente como para os profissionais de saúde. O conhecimento do diagnóstico é importante para a instituição de um plano terapêutico adequado, criação de rede de apoio, suporte aos familiares e/ou cuidadores e, principalmente, para a realização de planejamento antecipado de cuidados. Entretanto, em estudo com geriatras, neurologistas e psiquiatras brasileiros, publicado em 2008, apenas 44% dos médicos informavam regularmente este diagnóstico aos pacientes.[27] Em outra publicação, semelhante, publicada em 2023, 66% dos médicos especialistas afirmavam revelar usualmente o diagnóstico de demência.[28] Apesar do crescimento, os números alarmantes são semelhantes aos dos estudos realizados em outros países.[29] O uso de termos eufemísticos, como "problemas de memória" também é comum.

Há vários motivos para este panorama:[29]

- As crenças de médicos e equipes em relação à demência e à eficácia do tratamento (destaca-se que há ainda disseminado o entendimento equivocado que o declínio cognitivo pode ser parte esperada do envelhecimento, como no uso do termo – inexistente, vale destacar – demência senil).

- A confiança (ou falta de) em relação ao diagnóstico e à capacidade de comunicação.
- Circunstâncias do paciente, incluindo severidade do comprometimento cognitivo e presença de anosognosia.
- A configuração de rede de apoio e suporte social.
- Fatores culturais, incluindo estigmas e preconceitos, tanto do paciente como dos profissionais de saúde.

A utilização de técnicas de comunicação, detalhadas em outros capítulos, torna este processo mais fluido. No Quadro 1, segue uma adaptação brasileira do protocolo SPIKES, chamada SPIKES-D,[30] com pontos importantes no processo de revelação diagnóstica de pacientes com demência.

O segundo ponto, para o qual é necessária uma discussão e revelação diagnóstica, é o planejamento antecipado de cuidados (PAC). PAC pode ser definido como "um processo que apoia adultos de qualquer idade e em qualquer estado de saúde a compreender e compartilhar seus valores, objetivos de vida e preferências em relação a cuidados de saúde futuros", e cujo objetivo é "assegurar que as pessoas recebam cuidados de saúde consistentes com seus valores, objetivos e preferências durante doenças graves e crônicas".[31] A elaboração de uma diretiva antecipada de vontade (DAV) pode fazer parte do processo, mas não é seu objetivo único.[32]

Em pacientes com demência, o PAC deve ocorrer o mais precoce possível, essencialmente no estágio leve, quando o paciente

QUADRO 1 Protocolo SPIKES-D

Etapa 1: Preparando a entrevista (*Setting up*)
Prepare-se para a tarefa.
Organize o ambiente e garanta privacidade.
Sente-se e faça contato com o paciente (utilize a comunicação não verbal).
Tenha um membro da família ou pessoa de confiança na reunião.
Evite falas excessivamente longas ou introduções.
Explique a razão da reunião.
Se possível, opte por uma abordagem interdisciplinar.
Etapa 2: Avaliando a percepção do paciente (*Perception*)
Identifique o nível de comprometimento cognitivo e a percepção do paciente – A depender da gravidade, a revelação diagnóstica será para a família. A comunicação eficaz ainda é possível nos estágios iniciais de demência ou comprometimento cognitivo leve (CCL).
Aborde diretamente a questão com o paciente durante a reunião: ▪ Pergunte sobre seus sintomas e expectativas. ▪ Identifique o que o paciente já sabe ou suspeita sobre a condição médica.
Exemplos de perguntas: ▪ "Você sabe o que está causando seus problemas de memória?" ▪ "Você acha que pode ser devido a uma doença?"
Etapa 3: Obtendo o convite do paciente (*Invitation*)
Identifique se o paciente deseja informações completas sobre o diagnóstico e o prognóstico.

(continua)

QUADRO 1 Protocolo SPIKES-D (*continuação*)

Se o paciente preferir não saber, agende uma reunião futura com um membro da família.
Uma maneira apropriada de introduzir o tema seria: ▪ "Analisamos os testes cognitivos e os exames laboratoriais. Parece que já temos uma ideia do que está acontecendo com sua memória. Gostaria de saber mais?"
Etapa 4: Fornecendo informações ao paciente (*Knowledge*)
Use linguagem adequada considerando o contexto educacional e cultural do paciente.
Evite termos técnicos difíceis/jargões.
Dê informações em pequenas partes e verifique periodicamente a compreensão do paciente.
A explicação de termos comuns como envelhecimento cognitivo normal, comprometimento cognitivo subjetivo, CCL e demência, definindo o que cada um significa, pode ser considerada.
Discuta sobre a investigação diagnóstica e resultados encontrados e revise o declínio cognitivo.
O diagnóstico deve ser dito, evitando eufemismos.
Destaque os aspectos positivos, como tratamentos farmacológicos ou terapias não farmacológicas disponíveis.
Etapa 5: Abordando as emoções do paciente com respostas empáticas (*Emotions*)
Observe as emoções e reações do paciente (tristeza, silêncio, raiva, choque, negação).
Dê tempo para expressar seus sentimentos e respeite o silêncio.
Demonstre empatia e suporte emocional ao paciente e ao acompanhante.
Etapa 6: Estratégia e resumo (*Summary*)
Esclareça as expectativas e permita a tomada de decisões.
Discuta um plano de tratamento.
Enfatize a reabilitação cognitiva e a necessidade de acompanhamento contínuo.
Encoraje o envolvimento de uma equipe multidisciplinar para melhor suporte a longo prazo.
Educação: envolvimento de instituições como Abraz.

Fonte: adaptada de Peixoto et al., 2020.[30]

mantém capacidade decisória ainda preservada e consegue expressar seus valores, preferências e metas de cuidado com o intuito de guiar decisões quando não houver mais autonomia. Entretanto, em decorrência do caráter progressivo, muitas vezes já não é mais possível iniciar um processo de decisão compartilhada com pacientes com demência devido ao grau de comprometimento cognitivo. Nesses casos, ainda é importante a discussão de metas de cuidado com familiares ou responsáveis legais.

Como a trajetória da demência pode não ser de conhecimento do paciente ou de seus familiares, o uso de vídeos ou folhetos educativos pode ajudar. Há alguns ensaios clínicos randomizados publicados com o uso de vídeos com resultados mistos.[33,34] Uma forma de discussão para um PAC é entender os valores e metas em cada fase da demência, e, dessa forma, alinhar proporcionalidade de suporte terapêutico em cada momento da doença (intervenções que podem fazer sentido em um paciente com demência leve, podem deixar de fazê-lo no mesmo paciente em um estado avançado).[35]

A falta de diretrizes limitando intervenções agressivas em pacientes com demência avançada é relacionada com maior uso de alimentação artificial por tubos,[36] maior taxa de hospitalizações,[37,38] maior custo[39,40] e piores desfechos em saúde mental de cuidadores ou familiares.[41,42]

FASE MODERADA-AVANÇADA: MANEJO DE SINTOMAS COMPORTAMENTAIS E PSICOLÓGICOS (BPSDs)

Sintomas comportamentais ou psicológicos da demência (SCPDs ou BPSDs) são manifestações comuns além do declínio cognitivo, e atingem de 60 a 90% dos pacientes com demência, especialmente na fase moderada ou avançada.[43] São vários BPSDs: agitação, agressividade, delírios, alucinações, apatia, perambulação, desinibição, depressão, ansiedade, entre outros.

O manejo dos BPSDs é principalmente não farmacológico. É primordial considerar a presença de dor como um fator gatilho para o surgimento assim como envolver equipe multidisciplinar. A educação de familiares e cuidadores sobre a condição também é essencial. Neste sentido, destaca-se mais uma vez a necessidade de uma comunicação eficaz, empática e acolhedora. De maneira farmacológica, podem ser utilizados o tratamento sintomático usual com anticolinesterásicos e/ou memantina. A evidência do uso de antipsicóticos é limitada.[43]

DEMÊNCIA AVANÇADA

A demência avançada é o estágio final da DDA e outras demências, caracterizada por um comprometimento cognitivo e avançado. Não há definição consensual,[44] podendo ser caracterizada pelo estadiamento relatado anteriormente (FAST 7, CDR 3, GDS 7). Marcadamente, o último ano de vida de pacientes com demência avançada segue uma trajetória de incapacidade persistente e grave,[45] com complicações clínicas comuns,[46] como problemas alimentares (p. ex., disfagia) e infecções. O cuidado holístico destes pacientes é desafiador, como abordado a seguir.

Prognóstico

A trajetória de comprometimento funcional grave comum nos pacientes com demência avançada, que pode se estender por anos, torna difícil a predição de prognóstico.[44]

O *Advanced Dementia Prognostic Tool* – ADEPT/*Mitchell Index*,[47] disponível on-line no site *Eprognosis*, é uma ferramenta criada para avaliar o risco de morte em 6 meses em pacientes institucionalizados com demência avançada e pode ser utilizada com melhor acurácia que os critérios de elegibilidade para Hospice (estágio FAST 7C com alguma complicação da demência), que inferiam também sobrevida em 6 meses.[48]

O surgimento de complicações (como relatado acima, comuns no último ano de vida) também sugere uma sobrevida curta. No estudo CASCADE, uma coorte clássica publicada no *New England Journal of Medicine*, em 2009, com idosos institucionalizados com demência avançada, pós-ajuste para idade, sexo e duração da doença, a taxa de mortalidade em 6 meses para residentes que tiveram pneumonia foi 46,7%; episódio febril, 44,5%; e algum problema alimentar, 38,6%.[46]

Complicações alimentares – disfagia e alimentação artificial

As dificuldades de alimentação tornam-se cada vez mais comuns à medida que a demência progride, muitas vezes levando à perda progressiva de peso. É fundamental excluir a presença de depressão associada, efeitos adversos de medicamentos, problemas odontológicos e limitações funcionais como possíveis causas reversíveis de perda de peso. A baixa ingestão de alimentos também pode estar relacionada a fatores não modificáveis, como a perda de apetite e sensação de saciedade devido a alterações nas funções do sistema límbico ou hipotalâmico, ou ao surgimento de dificuldades no processo de deglutição.[49] É importante iniciar, sempre que possível, um acompanhamento precoce com fonoaudiólogo para minimizar e postergar o aparecimento da disfagia.

O uso de alimentação artificial por sonda nasoenteral ou gastrostomia é discutido detalhadamente no Capítulo "Demência avançada e vias alternativas de alimentação" deste livro. Cabe destacar sucintamente que não houve melhora de sobrevida, prevenção de pneumonia aspirativa, melhora de lesões por pressão ou melhoria de qualidade de vida com tubos para alimentação.[50,51] O cuidado oral e alimentação de conforto são alternativas mais recomendadas.

Infecções

Quadros infecciosos são comuns em pacientes com demência avançada, sendo os focos pulmonar e urinários os sítios mais implicados. O uso de antimicrobianos é extenso, e muitas vezes indiscriminado. Em dois estudos prospectivos, multicêntricos, entre 52% e 66% dos pacientes com demência avançada usaram antibióticos no período observado de um ano; 42% usaram antibiótico nas duas últimas semanas de vida.[52,53]

As infecções de trato urinário (ITU) são um exemplo de possível uso abusivo de antibióticos: em uma das coortes relatadas no parágrafo anterior, apenas 19% dos quadros de ITU relatados apresentavam critérios claros para o uso de antimicrobianos.[52] Esse cenário resulta da atribuição equivocada de sintomas inespecíficos (como alterações do estado mental e queda do estado geral) à ITU, justificado pela prevalência elevada de bacteriúria assintomática.[48] Além desse fato, em estudo prospectivo publicado em 2015 no jornal da Sociedade Americana de Geriatria, o tratamento de ITU não foi relacionado com maior sobrevida em pacientes com demência avançada.[54]

As pneumonias também são frequentes e constituem uma das principais causas de morte em pacientes com DDA avançada. Aproximadamente metade dos pacientes recebe o diagnóstico de pneumonia nas duas últimas semanas de vida.[48,55] Assim como na ITU, há um estudo prospectivo com idosos institucionalizados com demência avançada, publicado em 2010 na *Archives of Internal Medicine*, analisando a evolução de pacientes com pneumonia tratados com antibiótico. Os pacientes que receberam antimicrobianos viveram em média 273 dias a mais do que aqueles que não utilizaram, porém o tratamento foi relacionado com maior desconforto.[56]

Assim, na ausência de ensaios clínicos randomizados, ainda não está claro se a terapia antimicrobiana para infecções na demência avançada melhora a sobrevida ou o alívio sintomático além daquele que pode ser alcançado por cuidados paliativos de alta qualidade. Portanto, o tratamento com antibióticos deve ser criterioso e realizado apenas quando há sinais sugestivos de um processo infeccioso ativo (seja urinário ou pulmonar), conforme os valores e preferências do paciente, caso realizado um PAC anteriormente, ou seguindo diretrizes de cuidado alinhadas com familiares ou responsáveis.

Manejo de dor

A avaliação da dor em pacientes com demência avançada deve levar em consideração a possibilidade de sintomas não usuais como principal manifestação clínica. Alterações de comportamento, agitação, irritabilidade, agressividade, resistência ao cuidado, expressões faciais, vocalizações podem acontecer. O PAINAD (*Pain in Advanced Dementia*) é um instrumento desenvolvido para avaliação objetiva de dor neste cenário, validado no Brasil[57], e que avalia alguns destes parâmetros para construção de um escore que vai de 0 a 10. Outro instrumento também utilizado para avaliação de dor em pacientes com demência é o PACSLAC (*Pain Assessment Checklist for Seniors with Limited Ability to Communicate*), também validado no Brasil.[58]

Um metainstrumento chamado *Pain Intensity Measure for Persons with Dementia* (PIMD), recentemente validado no Brasil,[59] foi desenvolvido para reunir um conjunto dos melhores itens de escalas disponíveis para avaliar a intensidade da dor em indivíduos com demência e algum grau de comprometimento da expressão, e também pode ser utilizado (Quadro 2).

Não há particularidade significativa no tratamento farmacológico da dor em pacientes com demência avançada, apesar da complexidade pela presença de comorbidades e pelo comprometimento cognitivo. Um mito frequentemente propagado é a correlação de

QUADRO 2 Instrumento de avaliação da dor *Pain Intensity Measure for Persons with Dementia* (PIMD)

Itens	0	1	2
Respiração independente de vocalização	Normal	Eventual dificuldade na respiração Período curto de hiperventilação	Respiração ruidosa com dificuldade Período longo de hiperventilação Respirações Cheyne--Stokes
Vocalização negativa	Nenhuma	Queixas ou gemidos eventuais Fala em baixo volume com qualidade negativa ou desaprovativa	Chama repetidamente de forma perturbada Queixas ou gemidos altos Gritos e choro
Expressão facial	Sorri ou inexpressivo	Triste Assustado Sobrancelhas franzidas	Caretas
Linguagem corporal	Relaxado	Tenso Agitado e aflito Inquieto	Rígida Punhos cerrados Joelhos fletidos Resistência à aproximação ou ao afastamento Agressivo
Consolabilidade	Sem necessidade de consolo	Distraído ou tranquilizado pela voz ou toque	Impossível de ser consolado, distraído ou tranquilizado

delirium ou alterações cognitivas com o uso de opioides – a despeito de o subtratamento da dor ser um fator precipitante muito mais proeminente para ocorrência de delirium que os opioides.[60] O tratamento da dor está relacionado à melhora de comportamento em pacientes com demência.[61]

Além das intervenções farmacológicas, as intervenções não farmacológicas desempenham um papel importante no manejo da dor. Revisões sistemáticas identificaram várias intervenções não farmacológicas, como massagem, musicoterapia, acupressão auricular e programas de atividades lúdicas, que mostraram ter um impacto positivo na redução da dor em pacientes com demência.[62,63] Essas intervenções são consideradas seguras e podem ser particularmente úteis quando as opções farmacológicas são limitadas ou quando se deseja minimizar o uso de medicamentos.

Desprescrição

O uso contínuo de medicamentos em pacientes com demência avançada deve ser reavaliado constantemente devido à provável ausência de benefício. Reconsiderar e ajustar um regime de medicação para se adequar a metas de cuidado individualizadas é essencial para prestar um melhor cuidado. Efeitos adversos comuns e dificuldade de deglutição por disfagia são outros motivos específicos dessa população.[64,65]

Anticolinesterásicos e memantina devem ser reconsiderados devido à falta de evidência robusta que suportem o uso no contexto de demência avançada. A desprescrição deve ser feita de maneira lenta, observando se haverá piora funcional ou alteração de comportamento.[49,65] É importante alertar aos familiares que na fase avançada da doença os medicamentos têm ações limitadas e podem provocar efeitos colaterais indesejáveis. Nem sempre o paciente consegue comunicar o que está sentindo e isso pode desencadear uma alteração no comportamento ou no ritmo do sono.

Suporte ao cuidador

O suporte a cuidadores e familiares de pacientes com demência avançada é um aspecto crucial do manejo da doença, especialmente em estágios mais avançados. Revisão sistemática publicada em 2022[66] sugere que profissionais de saúde devem manter uma comunicação contínua e fornecer tempo e espaço adequados para discussões sensíveis. Programas psicoeducacionais estruturados, adaptados às necessidades específicas dos cuidadores, e reuniões familiares regulares sobre cuidados no final da vida são recomendados.

Veja mais detalhes no Capítulo "O estresse relacionado ao cuidado e amparo ao cuidador de pacientes em cuidados paliativos".

CONSIDERAÇÕES FINAIS

A demência da doença de Alzheimer e outras demências têm prevalência crescente e figuram entre as principais causas de morte.

O cuidado necessário para um paciente portador de demência ao longo de toda a trajetória da doença pode ser a tradução prática do cuidado paliativo (CP); afinal, trata-se de cuidar de uma condição progressiva, limitante, que ameaça a continuidade da vida, com impacto significativo em qualidade de vida do paciente e de sua família, iniciando idealmente com um planejamento antecipado de cuidados e finalizando com manejo de sintomas e alívio do sofrimento na fase avançada, além de suporte ao luto.

Assim como no CP, o cuidado de pacientes com demência exige técnica e empatia.

REFERÊNCIAS BIBLIOGRÁFICAS

1. American Psychiatry Association (APA). Manual diagnóstico e estatístico de transtornos mentais, 5th ed., text revision (DSM-5-TR). Arlington: APA; 2013.
2. Bertola L, Suemoto CK, Aliberti MJR, Gonçalves NG, Rebello Pinho PJM, Castro-Costa E, et al. Prevalence of dementia and cognitive impairment no dementia in a large and diverse nationally representative sample: The ELSI-Brazil Study. J Gerontol – Series A Biological Sciences and Medical Sciences. 2023;78.
3. Melo SC de, Champs APS, Goulart RF, Carvalho Malta D, Azeredo Passos VM, et al. Dementias in Brazil: increasing burden in the 2000-2016 period. Estimates from the Global Burden of Disease Study 2016. Arqu Neuro-Psiquiatria. 2020;78.
4. Gao S, Burney HN, Callahan CM, et al. Incidence of dementia and alzheimer disease over time: a meta-analysis. J Am Geriatr Soc. 2019;67.
5. Alzheimer's Association. 2024 Alzheimer's disease facts and figures. Alzheimer's Association; 2024.
6. Long S, Benoist C, Weidner W. World Alzheimer Report 2023. Reducing dementia risk: never too early, never too late. Alzheimer's Dis Int. 2023.
7. Sperling RA, Aisen PS, Beckett LA, Bennett DA, Craft S, Fagan AM, et al. Toward defining the preclinical stages of Alzheimer's disease: recommendations from the National Institute on Aging-Alzheimer's Association workgroups on diagnostic guidelines for Alzheimer's disease. Alzheimers Dement. 2011;7:280-92.
8. Smid J, Studart-Neto A, César-Freitas KG, Nascimento Dourado MC, Kochhann R, Pires Barbosa BJA, et al. Subjective cognitive decline, mild cognitive impairment, and dementia – syndromic approach: recommendations of the Scientific Department of Cognitive Neurology and Aging of the Brazilian Academy of Neurology. Dement Neuropsychol. 2022;16.
9. Schilling LP, Balthazar MLF, Radanovic M, Forlenza OV, Lima Silagi M, Smid J, et al. Diagnosis of Alzheimer's disease: recommendations of the Scientific Department of Cognitive Neurology and Aging of the Brazilian Academy of Neurology. Dement Neuropsychol. 2022;16.
10. McKhann GM, Knopman DS, Chertkow H, Hyman BT, Jack Jr CR, Kawas CH, et al. The diagnosis of dementia due to Alzheimer's disease: recommendations from the National Institute on Aging-Alzheimer's Association workgroups on diagnostic guidelines for Alzheimer's disease. Alzheimers Dement. 2011;7:263-9.
11. Studart-Neto A, Barbosa BJAP, Coutinho AM, Cruz de Souza L, Porcello Schilling L, Maia da Silva MN, et al. Guidelines for the use and interpretation of Alzheimer's disease biomarkers in clinical practice in Brazil: recommendations from the Scientific Department of Cognitive Neurology and Aging of the Brazilian Academy of Neurology. Dementia e Neuropsychologia. 2024;18.
12. Lang L, Clifford A, Wei L, Leung D, Augustine G, Danat IM, et al. Prevalence and determinants of undetected dementia in the community: A systematic literature review and a meta-analysis. BMJ Open. 2017;7.
13. Wolfson C, Wolfson DB, Asgharian M, M'Lan CE, Ostbye T, Rockwood K, et al. A reevaluation of the duration of survival after the onset of dementia. N Engl J Med. 2001;344.
14. Larson EB, Shadlen MF, Wang L, McCormick WC, Bowen JD, Teri L, et al. Survival after initial diagnosis of Alzheimer disease. Ann Intern Med. 2004;140.
15. Helzner EP, Scarmeas N, Cosentino S, Tang MX, Schupf N, Stern Y. Survival in Alzheimer disease: a multiethnic, population-based study of incident cases. Neurology. 2008;71.
16. Chaves MLF, Camozzato AL, Godinho C, Kochhann R, Schuh A, Lopes de Almeida V, et al. Validity of the clinical dementia rating scale for the detection and staging of dementia in Brazilian patients. Alzheimer Dis Assoc Disord. 2007;21.
17. Morris JC. The clinical dementia rating (cdr): current version and scoring rules. Neurology. 1993;43.
18. Montaño M, Ramos L. Validade da versão em português da Clinical Dementia Rating. Rev Saúde Pública. 2005;39:912-7.
19. Bertolucci PHF, Okamoto IH, Brucki SMD, Siviero MO, Toniolo Neto J, Ramos LR, et al. Applicability of the CERAD neuropsychological battery to Brazilian elderly. Arq Neuropsiquiatr. 2001;59:532-6.
20. O'Bryant SE, Waring SC, Cullum CM, Hall J, Lacritz L, Massman PJ, et al. Staging dementia using Clinical Dementia Rating Scale Sum of Boxes scores: a Texas Alzheimer's research consortium study. Arch Neurol. 2008;65:1091-5.
21. Sclan SG, Reisberg B. Functional Assessment Staging (FAST) in Alzheimer's Disease: Reliability, Validity, and Ordinality. Int Psychogeriatr. 1992;4.

22. Reisberg B, Ferris SH, De Leon MJ, Crook T. The global deterioration scale for assessment of primary degenerative dementia. Am J Psychiatry. 1982;139.
23. Panisset M, Roudier M, Saxton J, Boller F. Severe impairment battery: A neuropsychological test for severely demented patients. Arch Neurol. 1994;51.
24. Wajman JR, Bertolucci PHF. Brief cognitive assessment of Alzheimer's disease in advanced stages: Proposal for a Brazilian version of the Short Battery for Severe Impairment (SIB-8). Dement Neuropsychol. 2013;7.
25. Harrell LE, Marson D, Chatterjee A, Parrish JA. The severe mini-mental state examination: a new neuropsychologic instrument for the bedside assessment of severely impaired patients with Alzheimer disease. Alzheimer Dis Assoc Disord. 2000;14.
26. Wajman JR, Bertolucci PHF. Comparison between neuropsychological evaluation instruments for severe dementia. Arq Neuropsiquiatr. 2006;64:736740.
27. Raicher I, Shimizu MM, Takahashi DY, Nitrini R, Caramelli P. Alzheimer's disease diagnosis disclosure in Brazil: a survey of specialized physicians' current practice and attitudes. Int Psychogeriatrics. 2008;20:471-81.
28. de Souza VS, Guazzelli SB, Cruz LC, França Resende EP, Cruz de Souza L, Tonidandel Barbosa M, et al. Diagnostic disclosure of Alzheimer's disease in Brazil: a national survey of specialized physicians. Arq Neuropsiquiatr. 2023;81.
29. Low LF, McGrath M, Swaffer K, Brodaty H. Communicating a diagnosis of dementia: A systematic mixed studies review of attitudes and practices of health practitioners. Dementia. 2019;18.
30. Peixoto VGDMNP, Diniz RVZ, Godeiro Junior CDO. SPIKES-D: A proposal to adapt the SPIKES protocol to deliver the diagnosis of dementia. Dementia e Neuropsychologia. 2020;14.
31. Sudore RL, Lum HD, You JJ, Hanson LC, Meier DE, Pantilat SZ, et al. Defining advance care planning for adults: a consensus definition from a multidisciplinary delphi panel. J Pain Symptom Manage. 2017;53.
32. Vidal EI de O, Bersani AL de F, Dias LM (eds.). Planejamento antecipado de cuidados em geriatria e gerontologia, 1. ed. Rio de Janeiro: DOC; 2023.
33. Mitchell SL, Shaffer ML, Cohen S, Hanson LC, Habtemariam D, Volandes AE. An advance care planning video decision support tool for nursing home residents with advanced dementia: a cluster randomized clinical trial. JAMA Intern Med. 2018;178.
34. Hanson LC, Zimmerman S, Song MK, Lin F-C, Rosemond C, Carey TS, et al. Effect of the goals of care intervention for advanced dementia: A randomized clinical trial. JAMA Intern Med. 2017;177.
35. Gaster B, Larson EB, Curtis JR. Advance directives for dementia meeting a unique challenge. JAMA. 2017;318.
36. Mitchell SL, Teno JM, Roy J, Kabumoto G, Mor V. Clinical and organizational factors associated with feeding tube use among nursing home residents with advanced cognitive impairment. JAMA. 2003;290.
37. Givens JL, Selby K, Goldfeld KS, Mitchell SL. Hospital transfers of nursing home residents with advanced dementia. J Am Geriatrics Soc. 2012;60.
38. Houttekier D, Vandervoort A, Van Den Block L, van der Steen JT, Stichele RV, Deliens L. Hospitalizations of nursing home residents with dementia in the last month of life: results from a nationwide survey. Palliat Med. 2014;28.
39. Nicholas LH, Bynum JPW, Iwashyna TJ, Weir DR, Langa KM. Advance directives and nursing home stays associated with less aggressive end-of-life care for patients with severe dementia. Health Aff. 2014;33.
40. Goldfeld KS, Stevenson DG, Hamel MB, Mitchell S, et al. Medicare expenditures among nursing home residents with advanced dementia. Arch Intern Med. 2011;171.
41. Givens JL, Prigerson HG, Kiely DK, Shaffer ML, Mitchell SL. Grief among family members of nursing home residents with advanced dementia. American Journal of Geriatric Psychiatry. 2011;19.
42. Givens JL, Prigerson HG, Jones RN, Jones RN, Mitchell SL. Mental health and exposure to patient distress among families of nursing home residents with advanced dementia. J Pain Symptom Manage. 2011;42.
43. Brucki SMD, Aprahamian I, Borelli WV, da Silveira VC, de Lucena Ferretti CE, Smid J, et al. Management in severe dementia: recommendations of the Scientific Department of Cognitive Neurology and Aging of the Brazilian Academy of Neurology. Dement Neuropsychol. 2022;16.
44. Qureshi S, Widera E. What is the clinical course of advanced dementia? In: Evidence-based practice of palliative medicine, 2nd ed. 2023.
45. Gill TM, Gahbauer EA, Han L, Allore HG. Trajectories of disability in the last year of life. N Engl J Med. 2010; 362.
46. Mitchell SL, Teno JM, Kiely DK, Shaffer ML, Jones RN, Prigerson HG, et al. The Clinical Course of Advanced Dementia. N Engl J Med. 2009;361.

47. Mitchell SL, Miller SC, Teno JM, Davis RB, Shaffer ML. The advanced dementia prognostic tool: A risk score to estimate survival in nursing home residents with advanced dementia. J Pain Symptom Manage. 2010;40.
48. Mitchell SL. Advanced dementia. N Engl J Med. 2015;372:2533-40.
49. Li L, Widera E. What are appropriate palliative interventions for patients with advanced dementia? In: Evidence-based practice of palliative medicine, 2nd ed. 2023.
50. Finucane TE, Christmas C, Travis K. Tube feeding in patients with advanced dementia: A review of the evidence. JAMA. 1999;282.
51. Sampson EL, Candy B, Jones L. Enteral tube feeding for older people with advanced dementia. Cochrane database of systematic reviews (Online) 2009; CD007209.
52. Mitchell SL, Shaffer ML, Loeb MB, Givens JL, Habtemariam D, Kiely DK, et al. Infection management and multidrug-resistant organisms in nursing home residents with advanced dementia. JAMA Intern Med. 2014;174.
53. D'Agata E, Mitchell SL. Patterns of antimicrobial use among nursing home residents with advanced dementia. Arch Intern Med. 2008;168.
54. Dufour AB, Shaffer ML, D'Agata EMC, Habtemariam D, Mitchell SL. Survival after suspected urinary tract infection in individuals with advanced dementia. J Am Geriatr Soc. 2015;63.
55. Chen JH, Lamberg JL, Chen YC, Kiely DK, Page JH, Person CK, et al. Occurrence and treatment of suspected pneumonia in long-term care residents dying with advanced dementia. J Am Geriatr Soc. 2006;54.
56. Givens JL, Jones RN, Shaffer ML, Kiely DK, Mitchell SL. Survival and comfort after treatment of pneumonia in advanced dementia. Arch Intern Med. 2010;170.
57. Pinto MC M, Minson FP, Lopes ACB, Laselva CR. Cultural adaptation and reproducibility validation of the Brazilian Portuguese version of the Pain Assessment in Advanced Dementia (PAINAD-Brazil) scale in non-verbal adult patients. Einstein (Sao Paulo) 2015;13:14-9.
58. Thé KB, Gazoni FM, Cherpak GL, Lorenzet IC, Dos Santos LA, Nardes EM, et al. Pain assessment in elderly with dementia: Brazilian validation of the PACSLAC scale. Einstein (Sao Paulo). 2016;14:152-7.
59. Foraciepe M, Silva AEVF, Fares TG, Santos FC. Pain in older adults with dementia: Brazilian validation of Pain Intensity Measure for Persons with Dementia (PIMD). Arq Neuropsiquiatr. 2023;81.
60. Morrison RS, Magaziner J, Gilbert M, Koval KJ, McLaughlin MA, Orosz G, et al. Relationship between pain and opioid analgesics on the development of delirium following hip fracture. J Gerontol – Series A Biological Sciences and Medical Sciences. 2003;58.
61. Husebo BS, Ballard C, Sandvik R, Nilson OB, Aarsland D. Efficacy of treating pain to reduce behavioural disturbances in residents of nursing homes with dementia: Cluster randomised clinical trial. BMJ. 2011;343.
62. Liao YJ, Parajuli J, Jao YL, Kitko 4L Berish D. Non--pharmacological interventions for pain in people with dementia: a systematic review. Inte J Nursing Studies. 2021;124.
63. Bao Z, Landers M. Non-pharmacological interventions for pain management in patients with dementia: a mixed-methods systematic review. J Clin Nurs. 2022;31.
64. Holmes HM, Sachs GA, Shega JW, Hougham GW, Hayley DC, Dale W. Integrating palliative medicine into the care of persons with advanced dementia: Identifying appropriate medication use. J Am Geriatr Soc. 2008;56.
65. Tjia J, Rothman MR, Kiely DK, Shaffer ML, Holmes HM, Sachs GA, et al. Daily medication use in nursing home residents with advanced dementia. J Am Geriatr Soc. 2010;58:880-8.
66. Gonella S, Mitchell G, Bavelaar L, Conti A, Vanalli M, Basso I, et al. Interventions to support family caregivers of people with advanced dementia at the end of life in nursing homes: a mixed-methods systematic review. Palliat Med. 2022;36.

2

Cuidados paliativos na doença de Parkinson

Niele Silva de Moraes
Fabíola de Maia Sá

Destaques do tema

- A doença de Parkinson (DP) é uma doença neurodegenerativa progressiva que afeta a capacidade motora e ocasiona sintomas não motores, levando a um impacto significativo na qualidade de vida.
- A progressão da DP é variável, com diferentes fenótipos e níveis de gravidade, o que dificulta a predição e individualização do tratamento.
- A abordagem paliativa na DP deve ser centrada no paciente, com foco na gestão da dor, dificuldades motoras, sintomas não motores e aspectos emocionais.
- A interação entre os aspectos físicos, sociais e psicológicos do paciente deve ser considerada para um cuidado integral e personalizado.
- Deve ser reconhecido e valorizado o papel dos cuidadores e ofertado o suporte adequado.

INTRODUÇÃO E DEFINIÇÕES

A doença de Parkinson (DP) é uma das doenças neurodegenerativas mais comuns entre idosos, afetando aproximadamente 1% da população com mais de 60 anos, com uma prevalência crescente à medida que a população envelhece. É caracterizada pela degeneração dos neurônios dopaminérgicos no cérebro, resultando em tremores, rigidez muscular, bradicinesia e alterações posturais.[1,2]

Conforme a doença progride, os sintomas motores e não motores tornam-se mais intensos, impactando na funcionalidade e qualidade de vida do paciente. Embora o foco tradicional do tratamento tenha sido no manejo dos sintomas motores, a DP causa um sofrimento significativo também devido a sintomas não motores. Além disso, embora o tratamento farmacológico seja essencial para o manejo dos sintomas, o tratamento não farmacológico com equipe multiprofissional da saúde é fundamental para o controle dos sintomas e melhora da qualidade de vida. A abordagem paliativa é crucial no manejo da doença. Os cuidados paliativos têm como objetivo aliviar o sofrimento, promover o bem-estar e apoiar os pacientes e suas famílias ao longo da trajetória da doença.[1,2]

RELEVÂNCIA DO TEMA E DADOS EPIDEMIOLÓGICOS

A prevalência da DP está aumentando globalmente. A necessidade de cuidados paliativos em DP é comparável à de doenças malignas, mas muitas vezes não é reconhecida ou implementada precocemente. Muitos pacientes com DP não recebem cuidados paliativos adequados e frequentemente são hospitalizados no fim da vida.[5] A transição para cuidados paliativos costuma ocorrer tardiamente, privando os pacientes dos benefícios que essa abordagem poderia trazer.[3,4]

No contexto da doença de Parkinson, os cuidados paliativos focam no alívio de sintomas físicos, psicológicos, sociais e espirituais, promovendo uma abordagem integrada que considera a pessoa como um todo, e não apenas suas condições clínicas.

A relevância dos cuidados paliativos na DP é evidenciada pela progressão dos sintomas e pela redução da capacidade funcional do paciente, o que pode resultar em complicações, como dificuldades respiratórias, disfagia, incontinência urinária, demência, depressão e dor crônica. A doença de Parkinson em estágio avançado pode levar a um sofrimento significativo, e os cuidados paliativos proporcionam a oportunidade de aliviar esse sofrimento de maneira digna e compassiva.[3-5]

ASPECTOS CLÍNICOS DA DOENÇA DE PARKINSON

A doença de Parkinson é caracterizada por sintomas motores e não motores, que variam em intensidade conforme o estágio da doença. O quadro clínico típico inclui:

- Sintomas motores: tremores, rigidez muscular, bradicinesia (lentidão de movimentos), alterações posturais e da marcha, *freezing*. O *freezing* (congelamento) é um sintoma motor comum na DP, caracterizado pela incapacidade temporária de iniciar ou continuar o movimento, geralmente em momentos de transições, como ao começar a caminhar ou ao atravessar portas estreitas. Esse fenômeno pode afetar gravemente a qualidade de vida dos pacientes, aumentando o risco de quedas e limitações na mobilidade. O manejo do *freezing* é multifacetado, envolvendo abordagens farmacológicas, terapias não farmacológicas e, em alguns casos, dispositivos de assistência. O *freezing* é frequentemente descrito como uma sensação de "pé colado ao chão", que ocorre, em sua maioria, durante atividades que exigem atenção ou mudanças rápidas de movimento, como virar uma esquina ou andar em superfícies irregulares. Esse sintoma está relacionado ao comprometimento do controle motor da caminhada e pode ser desencadeado por uma série de fatores, como a ansiedade, a falta de espaço, ou a baixa dopamina disponível no sistema nervoso central.[6,7]
- Sintomas não motores: depressão, ansiedade, fadiga, distúrbios do sono, alteração do olfato, constipação intestinal, problemas urinários, disfunções cognitivas e demência, sialorreia, disfagia (dificuldade para engolir), dor crônica, dentre outros.[6]

Com o avanço da doença, os sintomas motores e não motores podem interferir nas atividades diárias, comprometendo a independência e qualidade de vida.[6,2]

É importante destacar que os sintomas motores são muito afetados pelo estado emocional do paciente, sendo o controle emocional e gerenciamento do estresse pilares fundamentais no manejo da doença de Parkinson.

DIAGNÓSTICO

A avaliação clínica é o pilar do diagnóstico da DP. De acordo com os critérios da *Movement Disorder Society* (MDS),[8] a doença é caracterizada por início insidioso e progressão lenta dos sintomas, como tremor em repouso, rigidez, bradicinesia (lentidão dos movimentos) e instabilidade postural. Além disso, são comuns sintomas não motores, como distúrbios cognitivos, distúrbios do sono e alterações no humor, os quais devem ser levados em consideração no diagnóstico e manejo da doença.

Os critérios diagnósticos atuais para a doença de Parkinson, conforme a *Movement Disorder Society* (MDS), publicada em 2015,[8] são divididos em categorias de probabilidade. O objetivo dos critérios é ajudar na diferenciação de Parkinson de outras doenças com sintomas semelhantes, como parkinsonismos atípicos.

Critérios principais:

- Início insidioso: A DP tem início de maneira gradual e progressiva.
- Presença de sintomas motores clássicos:
  - Tremor em repouso: tremor característico que diminui ou desaparece com o movimento voluntário.
  - Bradicinesia: lentidão de movimento, que se manifesta com dificuldade para iniciar movimentos.
  - Rigidez: aumento do tônus muscular, resultando em resistência à movimentação passiva das articulações.

Critérios adicionais:

- Instabilidade postural: perda de equilíbrio e tendência a quedas.
- Resposta positiva ao tratamento dopaminérgico: uma resposta favorável ao tratamento com levodopa ou outros agentes dopaminérgicos é um critério diagnóstico importante. A melhoria significativa dos sintomas motores com a medicação é uma indicação de DP.

Com base nesses critérios, o diagnóstico de doença de Parkinson pode ser classificado em três níveis de probabilidade:

- Alta probabilidade: se o paciente apresenta os três sintomas motores clássicos (tremor, bradicinesia e rigidez) e responde bem ao tratamento dopaminérgico, o diagnóstico de DP é altamente provável.
- Probabilidade intermediária: pacientes com sintomas motores típicos, mas sem uma resposta clara à dopamina ou com sintomas atípicos que não atendem totalmente aos critérios.
- Baixa probabilidade: quando os sintomas clínicos são inconsistentes com a DP ou há uma resposta insatisfatória ao tratamento dopaminérgico.

Exames complementares

Apesar de o diagnóstico de DP ser essencialmente clínico, exames complementares podem ser utilizados, especialmente em casos de diagnóstico diferencial, em que as manifestações clínicas podem se sobrepor a outras condições. Os exames de neuroimagem, como a ressonância magnética (RM) e a tomografia por emissão de pósitrons (PET), podem ajudar a excluir outras causas de parkinsonismo. Além disso, a dopamina-transportador (DAT)

SPECT é um exame útil para avaliar a função dopaminérgica no cérebro, sendo especialmente importante quando o diagnóstico é incerto. Em pacientes com DP, observa-se uma diminuição na captação de dopamina na região do estriado, indicando perda neuronal dopaminérgica.[8]

Diagnóstico diferencial

O diagnóstico diferencial é um passo essencial, pois várias condições podem imitar os sintomas da DP, como os parkinsonismos atípicos. A paralisia supranuclear progressiva, a atrofia de múltiplos sistemas e a degeneração corticobasal podem ter sintomas semelhantes, mas apresentam características clínicas distintas, como progressão mais rápida e resposta insatisfatória ao tratamento com levodopa. Além disso, doenças metabólicas, como a doença de Wilson, e o parkinsonismo induzido por medicamentos também devem ser consideradas.

Avanços no diagnóstico

Nos últimos anos, houve progressos no uso de biomarcadores para o diagnóstico da doença de Parkinson. O desenvolvimento de testes para identificar alterações associadas à perda de neurônios dopaminérgicos no fluido cerebrospinal e no sangue tem o potencial de complementar os critérios clínicos e melhorar a precisão do diagnóstico. Exames de imagem, como a PET e a ressonância magnética funcional (fMRI), também têm mostrado ser úteis na detecção precoce da DP e na diferenciação entre a DP e outros tipos de parkinsonismo. Essas ferramentas podem ajudar na identificação de mudanças cerebrais que ocorrem antes do início dos sintomas motores.[6]

ESTADIAMENTO DA DOENÇA DE PARKINSON: ESCALAS H&Y E MDS-UPDRS

O estadiamento da doença de Parkinson (DP) é um aspecto importante para o acompanhamento da evolução da doença, para o planejamento terapêutico e para a avaliação da progressão dos sintomas. Diversas escalas são utilizadas para categorizar a gravidade e a evolução dos sintomas motores e não motores da DP. As duas mais amplamente reconhecidas são a Escala de H&Y (Hohen & Yahr) e a Escala MDS-UPDRS (*Movement Disorder Society – Unified Parkinson's Disease Rating Scale*).[9]

A Escala Hohen & Yahr foi desenvolvida em 1967 e é uma das ferramentas mais utilizadas para estadiar a progressão da doença de Parkinson, baseando-se principalmente nos sinais motores. A escala classifica a DP em cinco estágios (de I a V), de acordo com a gravidade dos sintomas motores e a incapacidade funcional.

- Estágio I: sintomas unilaterais. A doença afeta apenas um lado do corpo. Os sinais motores, como tremor e rigidez, são leves e não causam grandes limitações nas atividades diárias.
- Estágio II: sintomas bilaterais, mas sem comprometimento significativo da postura ou equilíbrio. A pessoa pode experimentar dificuldade de movimentos, como rigidez e bradicinesia, mas ainda consegue realizar atividades cotidianas.
- Estágio III: início de comprometimento postural. O paciente apresenta uma perda de equilíbrio e coordenação motora, o que pode levar a quedas. Embora ainda consiga realizar atividades diárias, a autonomia é reduzida.

- Estágio IV: a doença é mais grave, com perda significativa de autonomia. O paciente precisa de assistência para realizar atividades diárias e pode ter dificuldades para caminhar ou manter-se de pé sem suporte.
- Estágio V: a doença atinge sua fase mais grave, com perda total de mobilidade. O paciente geralmente é acamado e necessita de cuidados intensivos para atividades diárias, incluindo alimentação e higiene.

Essa escala, embora útil pela simplicidade e facilidade de aplicação, não leva em consideração os sintomas não motores e as variações no tratamento dopaminérgico, sendo um estadiamento voltado exclusivamente para os sintomas motores.

A Escala MDS-UPDRS (*Movement Disorder Society – Unified Parkinson's Disease Rating Scale*)[10] é uma versão revisada e mais abrangente da antiga UPDRS. Desenvolvida pela *Movement Disorder Society*, a MDS-UPDRS fornece uma avaliação mais detalhada da doença, incluindo sintomas motores e não motores. Ela é dividida em quatro seções:

- Parte I – sintomas não motores. Avalia aspectos como distúrbios do sono, alterações do humor, problemas cognitivos e sintomas autonômicos.
- Parte II – atividades da vida diária (AVD). Avalia a capacidade do paciente de realizar atividades cotidianas como comer, vestir-se e tomar banho.
- Parte III – sintomas motores. Avalia a severidade dos sintomas motores, como tremor, rigidez, bradicinesia e instabilidade postural.
- Parte IV – complicações de tratamento. Avalia as flutuações nos efeitos do tratamento, incluindo discinesias (movimentos involuntários) e os efeitos adversos da medicação.

A escala MDS-UPDRS é considerada mais abrangente porque integra tanto os sintomas motores quanto não motores e, portanto, oferece uma visão mais completa da condição do paciente. Ela é utilizada para avaliar a progressão da doença e monitorar a eficácia do tratamento, sendo amplamente usada em ambientes clínicos e de pesquisa.[10]

A escala MNCD[11] é uma nova classificação para a doença de Parkinson (DP), que visa identificar os principais sintomas e monitorar a progressão da doença. Foi desenvolvida por 16 especialistas em distúrbios do movimento na Espanha. A classificação MNCD inclui quatro eixos principais e cinco estágios. Os quatro eixos principais são:

- Motores: subdivididos em quatro subeixos – flutuações motoras, discinesia, sintomas axiais e tremor.
- **Não** motores: subdivididos em quatro subeixos – sintomas neuropsiquiátricos, disfunção autonômica, distúrbios do sono e fadiga, e dor e distúrbios sensoriais.
- Cognição: um único eixo com três opções exclusivas – cognição normal, comprometimento cognitivo leve e demência.[6]
- Dependência para atividades da vida diária (AVD): um único eixo com três opções exclusivas – independência para AVD, dependência para AVD instrumentais e dependência para AVD básicas.[1]

Cada subeixo dentro dos eixos motores e não motores é pontuado com 1 se os sintomas estão presentes e são clinicamente relevantes, e 0 se não estão presentes ou são menores e não relevantes. Os eixos de cognição e dependência para AVD têm opções exclusivas que descrevem o nível de comprometimento, conforme já descrito.[6]

A classificação é apresentada como $M_{0\text{-}4}N_{0\text{-}4}C_{0\text{-}2}D_{0\text{-}2}$ (__/__/__/__)-X, na qual:

- Os números subscritos indicam a quantidade de subeixos com sintomas em cada um dos eixos.
- Os parênteses contêm quatro dígitos (0 ou 1) indicando a presença ou ausência de sintomas em cada um dos subeixos, separados por barras.
- X indica o tempo desde o início dos sintomas de DP.

Os cinco estágios da doença, segundo a escala MNCD, são:[10]

- Estágio 1: sem sintomas motores ou não motores incapacitantes, cognição normal e independência para AVD.
- Estágio 2: presença de pelo menos 1 sintoma motor ou não motor, sem comprometimento cognitivo ou dependência de AVD.
- Estágio 3: comprometimento cognitivo leve e/ou dependência de AVD instrumentais.
- Estágio 4: dependência de AVD básicas.
- Estágio 5: demência e dependência para AVD básicas.

A escala MNCD visa fornecer uma interpretação visual rápida da condição de um paciente, monitorando a progressão da doença. Essa classificação pode ser utilizada em cada consulta clínica para monitorar a evolução do paciente em termos de controle de sintomas e progressão da doença. É comparada com a classificação TNM – usada em oncologia – e a escala NIHSS – usada em neurologia vascular.[1] Em resumo, a MNCD é uma ferramenta que pretende ser simples e útil na prática clínica, incluindo aspectos importantes da doença, como sintomas axiais, sintomas não motores, problemas cognitivos e seu impacto na incapacidade e na qualidade de vida.[11]

ESCALAS DE AVALIAÇÃO DE NECESSIDADES PALIATIVAS

- POS-S-PD (*Palliative Outcome Scale--Symptoms-PD*):[12] uma ferramenta adaptada da POS original, que inclui 20 questões (mais 10 da escala Core-POS) e avalia sintomas e necessidades paliativas em pacientes com DP. Pode ser usada com pacientes ou por meio de relato de terceiros, o que é útil em casos de comprometimento cognitivo. A ferramenta demonstrou ser sensível à mudança ao longo do tempo.
- IPOS Neuro/IPOS NEURO-8: uma ferramenta desenvolvida especificamente para condições neurológicas, avalia as necessidades dos participantes nos três dias anteriores à avaliação. Inclui questões sobre sintomas, ansiedade, depressão, paz de espírito, entre outras.[13]
- IPOS NEURO-s24: uma ferramenta com 24 questões baseadas em sintomas.[13,14]
- ESAS-PD (*Edmonton Symptom Assessment Scale-PD*): uma adaptação da ESAS original, com a adição de 4 domínios relacionados à DP. Os pacientes classificam 14 itens em uma escala de 10 pontos, incluindo dor, cansaço, náusea, depressão, ansiedade, sonolência, anorexia, bem-estar, falta de ar, outros problemas, rigidez, constipação, disfagia e confusão.[15]
- PACA (*Palliative Care Assessment*): uma ferramenta usada para avaliar a carga de sintomas dos pacientes, em que eles ge-

ram uma lista de sintomas e avaliam a gravidade de cada um.[16]

- NAT:PD (*Needs Assessment Tool: Parkinson's Disease*): uma ferramenta para clínicos, que avalia 13 constructos em 3 domínios: bem-estar do paciente, capacidade do cuidador de cuidar do paciente e bem-estar do cuidador e da família. Inclui aspectos físicos, psicológicos, espirituais, financeiros e interpessoais. É usada para identificar preocupações e ações de triagem, não como uma medida de resultado.[17]

FERRAMENTAS DE AVALIAÇÃO DE CUIDADORES

Zarit/PDCB (*Parkinson's Disease Caregiver Burden):* ferramentas para avaliar a carga do cuidador, que é significativa na DP, especialmente em relação a aspectos não motores da doença.[18]

MANEJO DOS SINTOMAS

O controle de sintomas é um componente central dos CP. Na DP, isso inclui:

Manejo não farmacológico

O manejo farmacológico da doença de Parkinson visa controlar os sintomas motores e não motores, visando sempre ao alívio do sofrimento e à manutenção da qualidade de vida do paciente. A medicação mais utilizada é a levodopa, que repõe a dopamina no cérebro. Porém, no estágio avançado, o controle dos sintomas pode tornar-se mais difícil, e efeitos adversos como discinesias (movimentos involuntários) podem surgir. Outros medicamentos incluem agonistas dopaminérgicos (pramipexol, ropinirol) e inibidores da COMT (entacapona), que ajudam a prolongar o efeito da levodopa. Em estágios mais avançados, em que o tratamento farmacológico não é mais eficaz, podem ser consideradas abordagens como estimulação cerebral profunda (DBS), embora essa opção esteja indicada principalmente para pacientes com DP ainda em estágios intermediários.[19]

Manejo não farmacológico

Embora os medicamentos dopaminérgicos sejam a principal abordagem terapêutica, o tratamento não farmacológico desempenha um papel crucial no manejo da doença. Diversas terapias não farmacológicas têm sido estudadas e apresentaram benefícios cientificamente comprovados para melhorar a qualidade de vida dos pacientes, reduzir a progressão dos sintomas e otimizar a funcionalidade.[19]

Exercícios físicos

A prática regular de exercícios físicos é uma das terapias não farmacológicas mais eficazes para pacientes com DP. Os exercícios ajudam a melhorar a função motora, a mobilidade e a qualidade de vida. Além disso, contribuem para a redução da rigidez muscular e da bradicinesia, sintomas típicos da DP. Estudos científicos têm demonstrado que atividades como caminhada, alongamento, treinamento de força, exercícios aeróbicos e dança têm um impacto positivo na melhora dos sintomas motores e não motores, como depressão e fadiga.[20]

- Exercícios aeróbicos: a atividade aeróbica, como caminhar, nadar e andar de bicicleta, melhora o condicionamento cardiovascular e aumenta a mobilidade.[20,21]

- Treinamento de força: o treinamento de resistência pode ajudar a melhorar a força muscular e a estabilidade postural.[20,21]
- Dança (como o método Tango): a dança, especialmente o tango, mostrou benefícios na melhoria da marcha e do equilíbrio, além de reduzir a rigidez e a bradicinesia. A dança também favorece o bem-estar emocional, ajudando a reduzir sintomas depressivos comuns em pacientes com DP.[20,21]

Terapia ocupacional

A terapia ocupacional é fundamental para melhorar a independência dos pacientes com DP, ajudando-os a realizar atividades diárias e mantendo a função cognitiva. Os terapeutas ocupacionais ensinam estratégias para lidar com a rigidez e tremores, promovendo a autonomia nas atividades do dia a dia, como vestir-se, cozinhar e se locomover.[22,23]

Além disso, a terapia ocupacional pode envolver o uso de dispositivos auxiliares, como talheres adaptados e utensílios de cozinha, que permitem aos pacientes realizar tarefas cotidianas de modo mais eficaz. Intervenções como a estimulação cognitiva, técnicas de relaxamento e estratégias para melhorar a função motora fina também são frequentemente integradas aos programas de terapia ocupacional.[22,23]

Estimulação cognitiva

Estudos recentes sugerem que programas de estimulação cognitiva bem estruturados podem melhorar a função cognitiva em pacientes com DP, especialmente nos estágios iniciais e moderados da doença.[24,25]

A estimulação cognitiva é uma terapia não farmacológica que visa melhorar ou manter as funções cognitivas, como memória, atenção e resolução de problemas. Os pacientes com DP frequentemente enfrentam déficits cognitivos, como dificuldades de memória e atenção, e a estimulação cognitiva pode ser benéfica para a manutenção dessas funções.[24,25]

A estimulação cognitiva envolve exercícios e atividades específicas, como jogos de memória, quebra-cabeças, leitura e treino de habilidades de resolução de problemas. A prática regular dessas atividades tem mostrado reduzir o risco de declínio cognitivo, aumentar a capacidade de atenção e melhorar o bem-estar emocional.[24,25]

Fonoaudiologia

A doença de Parkinson frequentemente causa disartria (dificuldade na fala) e outros problemas de comunicação, o que pode impactar significativamente a qualidade de vida dos pacientes. A fonoterapia visa melhorar a articulação, a clareza e a fluência da fala. Os fonoaudiólogos ensinam técnicas que ajudam a melhorar o volume da fala, a entonação e a capacidade de formar palavras de maneira mais clara.[26,27] Além disso, a fonoterapia também pode incluir o treinamento de exercícios respiratórios para ajudar a melhorar o controle da respiração, um fator importante para a fala eficaz. Em casos de dificuldade de deglutição (disfagia), os fonoaudiólogos também podem trabalhar em estratégias de deglutição segura.[26,27]

A terapia fonoaudiológica tem mostrado ser eficaz na melhoria da fala e na redução dos riscos de aspiração e pneumonias em pacientes com DP.[26,27]

Terapia psicológica e apoio social

O apoio psicológico é vital no manejo da DP, pois a doença pode levar a um aumento do risco de depressão, ansiedade e isolamento social. A terapia cognitivo-comportamental (TCC) é amplamente utilizada para ajudar os pacientes a lidar com os aspectos emocionais da doença, como a tristeza e o medo da progressão.[28,29] Além disso, o suporte social, tanto por meio de grupos de apoio quanto pela interação com familiares e amigos, tem mostrado melhorar a qualidade de vida dos pacientes com DP. Programas de apoio psicológico, atividades de grupo e orientação familiar são essenciais para promover a adaptação emocional à doença.[28,29]

Estudos indicam que a intervenção psicológica e o apoio social têm impacto positivo na redução dos sintomas depressivos e na melhoria do bem-estar emocional dos pacientes com DP.[28,29]

Arte em saúde e musicoterapia

Os profissionais das artes em saúde, incluindo musicoterapeutas, desempenham um papel fundamental no manejo da DP, especialmente na melhoria da qualidade de vida e na modulação de sintomas não motores da doença. A musicoterapia, por exemplo, tem sido amplamente reconhecida por seus benefícios em pacientes com DP, ajudando na redução da rigidez, melhora da mobilidade e no alívio de sintomas depressivos e ansiosos. Estudos demonstram que a utilização de ritmos e melodia pode facilitar a coordenação motora e auxiliar na reabilitação da fala e da deglutição, além de promover o bem-estar emocional por meio da expressão artística. A interação com a música também ativa áreas do cérebro responsáveis pela motricidade, o que pode melhorar o controle motor em pacientes com Parkinson. Além disso, as terapias baseadas nas artes têm mostrado promover a socialização e a interação entre os pacientes, contribuindo para o suporte emocional e o combate ao isolamento social, que é comum em pessoas com DP.[30-32]

Dispositivos de estimulação

Dispositivos de estimulação, como a estimulação cerebral profunda (DBS), têm mostrado eficácia em pacientes com DP que não respondem bem às terapias farmacológicas. A DBS pode ser particularmente eficaz para o controle de sintomas motores, incluindo o *freezing*. A estimulação de áreas cerebrais específicas, como o núcleo subtalâmico, pode melhorar a função motora e reduzir o impacto do *freezing*, embora o efeito sobre o fenômeno varie entre os pacientes.[33,34]

ABORDAGEM PRÁTICA DOS CUIDADOS PALIATIVOS NA DOENÇA DE PARKINSON

Avaliação das necessidades

É crucial que os profissionais de saúde possam identificar, avaliar e abordar as necessidades dos pacientes com DP de maneira rápida e sistemática. Instrumentos de avaliação, como o *Edmonton Symptom Assessment System adapted for PD* (ESAS-PD), a *Palliative care Outcome Scale* (POS) e o *Palliative Care Needs Assessment Tool* (PC-NAT), podem auxiliar na identificação de sintomas não detectados na rotina clínica.[35-41]

Equipe multiprofissional

A complexidade da DP exige uma equipe multiprofissional, que inclua:[1,35-39]

- Médicos com experiência em cuidados paliativos e distúrbios do movimento.
- Enfermeiros especializados em cuidados paliativos.
- Assistentes sociais.

- Psicólogos/psiquiatras.
- Capelães/profissionais de apoio espiritual.
- Terapeutas ocupacionais.
- Fonoaudiólogo.
- Nutricionistas.
- Profissionais de suporte ao luto.

Profissionais das artes em saúde e musicoterapeutas também desempenham um papel importante na DP, como já mencionado anteriormente.

Estágios avançados

Nos estágios mais avançados da doença de Parkinson, os cuidados paliativos se concentram no conforto e na dignidade do paciente. Isso envolve:[1,35-36]

- Controle da dor crônica, que pode ser exacerbada pela rigidez muscular e contraturas.
- Abordagem das dificuldades respiratórias e da disfagia, com suporte nutricional e orientações sobre alternativas de alimentação (como alimentação enteral, se necessário).
- Acompanhamento emocional e suporte à família, que muitas vezes vivencia uma sobrecarga emocional significativa por causa da progressão da doença.

Integração entre os serviços

A integração entre os serviços de neurologia, geriatria e cuidados paliativos é fundamental para garantir a continuidade do cuidado. É importante que os profissionais de saúde estejam capacitados em CP para que possam oferecer um cuidado de qualidade desde o diagnóstico.[1,35,37,39,40]

Recomendações gerais

São recomendações para cuidados paliativos na doença de Parkinson:[1,35-39]

- Avaliação contínua: a cada visita, é fundamental realizar uma avaliação abrangente, considerando não apenas os sintomas motores, mas também os sintomas não motores, aspectos emocionais e sociais.
- Alívio da dor: a dor deve ser abordada de maneira proativa, utilizando terapias farmacológicas e não farmacológicas.
- Suporte familiar: a família deve ser integrada ao plano de cuidados, recebendo orientação sobre como lidar com as necessidades do paciente, especialmente nas fases mais avançadas da doença.
- Comunicação: a comunicação aberta e honesta sobre o prognóstico e as opções de tratamento é fundamental para garantir que o paciente e a família participem ativamente das decisões sobre o cuidado.

PLANEJAMENTO ANTECIPADO DE CUIDADOS (PAC)

O PAC é um processo de comunicação entre o paciente, a família e os profissionais de saúde, que tem como objetivo definir os desejos e preferências do paciente em relação aos cuidados futuros, incluindo tratamentos e decisões no fim da vida. É essencial iniciar essas discussões precocemente, antes do declínio cognitivo, respeitando a prontidão do paciente e do cuidador. O PAC deve incluir aspectos específicos da DP, como a utilização de levodopa, estimulação cerebral profunda (ECP), disfagia e alterações comportamentais; deve ser um processo contínuo e flexível, adaptado às necessidades e aos valores de cada paciente e família.[1,35,36]

SUPORTE AOS CUIDADORES

Os cuidadores informais desempenham um papel crucial nos cuidados aos pacientes com DP, e suas necessidades devem ser reconhecidas e atendidas. Oferecer suporte aos cuidadores é parte fundamental dos CP, incluindo:[1,35-36]

- Reconhecimento: reconhecer o papel vital dos cuidadores no cuidado ideal do paciente.
- Apoio: oferecer apoio prático, emocional e psicológico aos cuidadores.
- Avaliação: Avaliar regularmente as experiências e as necessidades dos cuidadores.
- Inclusão: Incluir os cuidadores nas discussões sobre o cuidado do paciente.
- Respiro: Sugerir pausas regulares no cuidado e oferecer serviços de respiro.
- Luto: Abordar o luto antecipatório e considerar o cuidado do luto.

A Tabela 1 resume as principais recomendações encontradas na literatura sobre cuidados paliativos na doença de Parkinson.[1,35-39]

CONCLUSÃO

Os cuidados paliativos na doença de Parkinson são essenciais para melhorar a qualidade de vida dos pacientes, especialmente nas fases mais avançadas da doença, quando os tratamentos de controle perdem eficácia. Uma abordagem multidisciplinar que envolva cuidados farmacológicos, terapias não farmacológicas e suporte emocional é fundamental para proporcionar alívio do sofrimento e garantir uma vida digna para os pacientes. Além disso, a integração da família e a comunicação clara sobre os objetivos do cuidado são fundamentais para o sucesso do manejo paliativo.

TABELA 1 **Recomendações para cuidados paliativos na doença de Parkinson**

Dimensão	Recomendações
Coordenação de cuidados	Informação clara e oportuna, equipe multiprofissional, planos individualizados, acesso a cuidados domiciliares, gerenciamento de cuidados.
Planejamento antecipado de cuidados	Início precoce, respeitar o tempo do paciente e família, incluir aspectos específicos da DP, usar sintomas como gatilho, evitar impor conversas.
Cuidado com cuidadores informais	Reconhecer o papel vital, oferecer apoio, avaliar regularmente, incluir nas discussões, oferecer suporte psicológico, abordar luto, oferecer respiro.
Gatilhos para encaminhamento	Avaliar impacto do diagnóstico, envolver equipe multidisciplinar desde o início, considerar introdução à medida que a condição progride, focar na qualidade de vida, estar atento a crises, considerar critérios como Hoehn & Yahr ≥ 3.

REFERÊNCIAS BIBLIOGRÁFICAS

1. Garon M, Weck C, Rosqvist K, Odin P, Schrag A, Krikmann Ü, et al. A systematic practice review: Providing palliative care for people with Parkinson's disease and their caregivers. Palliat Med. 2024;38(1):57-68.
2. Kluger BM, Hudson P, Hanson LC, Bužgovà R, Creutzfeldt CJ, Gursahani R, et al. Palliative care to support the needs of adults with neurological disease. Lancet Neurol. 2023;22(7):619-31.

3. Oliver D, de Visser M, Voltz R. Palliative care in neurology. Front Neurol. 2020;10:1370.
4. Miyasaki JM, Lim SY, Chaudhuri KR, Antonini A, Piemonte M, Richfield E, et al. Access and attitudes toward palliative care among movement disorders clinicians. Mov Disord. 2022;37(1):182-9.
5. Hasson F, Kernohan WG, McLaughlin M, Waldron M, McLaughlin D, Chambers H, et al. An exploration into the palliative and end-of-life experiences of carers of people with Parkinson's disease. Palliat Med. 2010;24(7):731-6.
6. Galvez-Jimenez N, Lang AE, Litvan I, et al. Advances in the diagnosis and management of Parkinson's disease. Lancet Neurol. 2019;18(8):725-39.
7. Wile DJ, Agarwal PA, Farrer MJ. Freezing of gait in Parkinson's disease: Current concepts and future perspectives. Lancet Neurol. 2020;19(6):452-463.
8. Postuma RB, Berg D, Stern M, Poewe W, Olanow CW, Oertel W, et al. MDS clinical diagnostic criteria for Parkinson's disease. Mov Disord. 2015;30(12):1591-601.
9. Hoehn MM, Yahr MD. Parkinsonism: onset, progression and mortality. Neurology. 1967;17(5):427-42.
10. Goetz CG, Tilley BC, Shaftman SR, Stebbins GT, Fahn S, Martinez-Martin P, et al. Movement Disorder Society-sponsored revision of the Unified Parkinson's Disease Rating Scale (MDS-UPDRS): scale presentation and clinimetric testing results. Mov Disord. 2008;23(15):2129-70.
11. Santos García D, Álvarez Sauco M, Calopa M, et al. MNCD: a new tool for classifying Parkinson's disease in daily clinical practice. Diagnostics. 2022;12(1):55.
12. Saleem TZ, Higginson IJ, Chaudhuri KR, Martin A, Burman R, Leigh PN. Symptom prevalence, severity and palliative care needs assessment using the Palliative Outcome Scale: a cross-sectional study of patients with Parkinson's disease and related neurological conditions. Palliat Med. 2013;27(8):72231.
13. Gao W, Crosby V, Wilcock A, Richardson A, Harding R, Higginson IJ. Psychometric properties of a generic, patient-centred palliative care outcome measure of symptom burden for people with progressive long term neurological conditions. PLoS One. 2016;11(10):e0165379.
14. Wilson R, Hepgul N, Higginson IJ, Gao W. Symptom dimensions in people affected by long-term neurological conditions: a factor analysis of a patient-centred palliative care outcome symptom scale. Sci Rep. 2019;9(1):4972.
15. Miyasaki JM, Long J, Mancini D, Moro E, Fox SH, Lang AE. Palliative care for advanced Parkinson disease: an interdisciplinary clinic and new scale, the ESAS-PD. Parkinsonism Relat Disord. 2012;18(Suppl3):S6-9.
16. Lee MA, Prentice WM, Hildreth AJ, Walker RW. Measuring symptom load in idiopathic Parkinson's disease. Parkinsonism Relat Disord. 2007;13(5):284-9.
17. Richfield EW, Johnson MJ. Palliative care in Parkinson's disease: review of needs assessment tools. Ann Palliat Med. 2020;9(Suppl 1):S6-S15.
18. Zarit/PDCB (Parkinson's Disease Caregiver Burden); Zhong M, Evans A, Peppard R, Wang R, Riley J, Chaudhuri KR. Validity and reliability of the PDCB: a tool for the assessment of caregiver burden in Parkinson's disease. Int Psychogeriatr. 2013;25(9):1437-41.
19. Chan LML, Yan OY, Lee JJJ, Tak Lam WW, Lin C-C, Auyeung M, et al. Effects of palliative care for progressive neurologic diseases: a systematic review and meta-analysis. J Am Med Dir Assoc. 2023;24(2):171-84.
20. Hesse S, Schubotz RI. Exercise for patients with Parkinson's disease: Effects on mobility and quality of life. J Neurol. 2003;250(4):459-63.
21. Keus SHJ, Bloem BR, Hendriks EJ. Evidence-based analysis of physical therapy in Parkinson's disease. Movement Disorders. 2007;22(4):450-61.
22. Faria PC, Nascimento SO, Silva AG. Eficácia da terapia ocupacional na melhora da funcionalidade em pacientes com doença de Parkinson. J Parkinson's Dis. 2014;4(3):457-63.
23. Tomlinson CL, Stowe R, Patel S. Physiotherapy interventions for Parkinson's disease: A systematic review and network meta-analysis. Movement Disord. 2012;27(9):1111-1122.
24. Montembeault M, Gagnon JF. Cognitive training and neuroplasticity in Parkinson's disease: a review of recent evidence. J Parkinson's Dis. 2014;4(4):425-434.
25. McNeill D, McSherry R. The effectiveness of cognitive stimulation therapy in patients with Parkinson's disease. Neuropsychol Rehab. 2013;23(2):271-82.
26. Ramig LO, Countryman S. Speech treatment for Parkinson's disease: Impact of Lee Silverman Voice Treatment (LSVT). J Med Speech-Language Pathology. 1998;6(3):29-34.
27. Kalf JG, de Swart BJM, Bloem BR. Speech therapy for speech and swallowing problems in Parkinson's disease: a systematic review. Movement Disord. 2009;24(7):1026-1034.
28. Van der Marck MA, Bloem BR, Essen DM. Psychological interventions for depression and anxiety in Parkinson's disease: a review. J Parkinson's Dis. 2010;20(1):43-52.

29. Starkstein SE, Fedoroff P. Depression and parkinsonism: Clinical and pathophysiological perspectives. Movement Disord. 2005;20(5):525-536.
30. Bradt J, Dileo C. Music interventions for mechanically ventilated patients. Cochrane Database of Systematic Reviews. 2014;12:CD006902.
31. De Bruin ED, van der Kooij H, Kwakkel G. Effects of exercise therapy on balance in Parkinson's disease: a systematic review. Movement Disord. 2010;25(15):2460-71.
32. Müller S, Möller M. The role of music therapy in the treatment of Parkinson's disease. J Music Ther. 2018;55(1):1-16.
33. Hacker ML, Delong MR, Turchan M, Heusinkveld LE, Ostrem JL, Molinari AL, et al. Effects of deep brain stimulation on rest tremor progression in early stage Parkinson disease. Neurology. 2018;91:e463-e471.
34. Martínez-Fernández R, Máñez-Miró JU, Rodríguez--Rojas R, del Alamo M, Shah BB, Hernandez-Fernandez F, et al. Randomized trial of focused ultrasound subthalamotomy for parkinson's disease. N Engl J Med. 2020(383);2501-13.
35. Miyasaki JM, Long J, Mancini D, Moro E, Fox SH, Lang AE, et al. Palliative care for advanced Parkinson disease: an interdisciplinary clinic and new scale, the ESAS-PD. Parkinsonism Relat Disord. 2012;18(Suppl 3):S6-9.
36. Oliver D, Veronese S. Specialist palliative care for Parkinson's disease. Ann Palliat Med. 2020;9(Suppl 1):S52-S62.
37. Bloem BR, Okun MS, Klein C. Parkinson's disease. Lancet. 2021;397(10291):2284-303.
38. Chan LML, Yan OY, Lee JJJ, Tak Lam WW, Lin C-C, Auyeung M, et al. Effects of palliative care for progressive neurologic diseases: a systematic review and meta-analysis. J Am Med Dir Assoc. 2023;24(2):171-84.
39. Kluger BM, Hudson P, Hanson LC, Bužgovà R, Creutzfeldt CJ, Gursahani R, et al. Palliative care to support the needs of adults with neurological disease. Lancet Neurol. 2023;22(7):619-31.

3

Cuidados paliativos na insuficiência cardíaca

Vitor Bruno Teixeira de Holanda
Maria Pinheiro da Costa

Destaques do tema

- A insuficiência cardíaca (IC) é uma síndrome comum, especialmente em idosos, com grande impacto na qualidade de vida, frequentemente associada a outras comorbidades, e que exige cuidado especializado multidisciplinar.
- Com a progressão da IC, os cuidados paliativos tornam-se essenciais para aliviar sintomas, preservar a dignidade e melhorar a qualidade de vida, alinhando-se aos valores e preferências do paciente, mesmo antes do estágio final.
- A IC avança por meio de fases, com foco inicial em terapias modificadoras da doença e, mais tarde, no controle sintomático. A otimização terapêutica, mesmo em fases avançadas, é a melhor estratégia para um controle satisfatório.

INTRODUÇÃO

Segundo dados da OMS, as doenças cardiovasculares são a principal causa de morte no mundo, ceifando cerca de 17,9 milhões de vidas anualmente,[1] sendo a maior prevalência de IC na população idosa, com aumento progressivo da taxa da mortalidade em longevos a partir dos 80 anos.[2]

O avançar da idade relaciona-se a maior prevalência de comorbidades associadas como hipertensão arterial sistêmica, *diabetes mellitus*, doença renal crônica, doença cerebrovascular, dentre outras, que contribuem para a complexidade do quadro, impactando significativamente na redução da capacidade funcional e da qualidade de vida dessa população, tanto pela carga de sintomas e como pelos efeitos advindos da polifarmácia, desafiando clínicos, cardiologistas, geriatras e paliativistas.[3]

Neste contexto, estima-se que 38% das doenças que mais requerem cuidados paliativos (CP) são as doenças cardiovasculares.[4] Entretanto, há uma prática ainda incipiente, e paradoxal, dos CP em insuficiência cardíaca (IC): apenas 34% dos pacientes cardiopatas são encaminhados para o suporte adequado, com o agravante de que estes que foram encaminhados apresentam uma média de sobrevida de duas semanas após o encaminhamento, ou seja, pacientes já em condições de terminalidade ou em cuidados de fim de vida.[5]

Diversas são as origens etiológicas para os quadros de cardiopatia, a mais comum no

Brasil e no mundo são as doenças isquêmicas de origem coronariana. Entretanto, outras patologias, como as cardiopatias congênitas, doenças valvares, doenças infecciosas (miocardites virais, COVID-19, doença de Chagas, p. ex.) e as síndromes genéticas (como Fabry ou amiloidose) também contribuem com uma grande parte dos acometimentos cardiológicos.[6]

O tratamento da IC, a qual é a fase final de várias cardiopatias, tem apresentado uma intensa evolução ao longo do tempo, principalmente a partir de 2018, com surgimento de novas drogas e evidências científicas mais robustas sobre drogas anteriormente conhecidas, bem como o surgimento de novas tecnologias e o aprimoramento de técnicas de intervenção, como podemos citar o já estabelecido "quarteto fantástico", alcunha pela qual ficou conhecida a associação entre sacubitril-valsartana, inibidor da aldosterona, betabloqueador e inibidores do receptor SGLT2.[6]

Ademais, para casos refratários às medidas clínicas ainda há a possibilidade de transplante (Tx) cardíaco, cujos critérios de inclusão ainda não são de pleno domínio de familiares, pacientes, profissionais de saúde e médicos assistentes (até mesmo cardiologistas). Apesar de o Brasil ser o segundo país a realizar transplante cardíaco no mundo, com um aumento de 16% em 2023, as disparidades de oferta dos serviços nos diferentes estados brasileiros dificultam o acesso a essa ou outras alternativas, como dispositivos de assistência ventricular esquerda, gerando, por vezes, baixas expectativas quanto à mudança do curso natural da doença.[7,8]

DEFINIÇÕES

Primeiramente, é essencial compreender que nem todo paciente cardiopata possui insuficiência cardíaca (IC). De modo geral, os cardiopatas apresentam alguma doença que compromete o coração (pericárdio, miocárdio, endocárdio, alterações anatômicas, alterações congênitas, sistema arteriovenoso, sistema de condução elétrica etc.), enquanto o paciente com IC sofre de falência na função cardíaca. Dessa forma, nem todo cardiopata possui uma doença grave, avançada, ameaçadora à vida ou incurável. Contudo, não raro, a IC é desfecho comum e final da evolução natural da maioria das cardiopatias.

Nesse contexto, embora a IC possa servir como referência para o início de uma abordagem em cuidados paliativos, os cardiopatas que ainda não se encontram em um estágio avançado ou terminal também se beneficiam de ações paliativas, as quais podem coexistir com o tratamento habitual. Com isso, visa-se proporcionar ao paciente o acesso às melhores terapias diante de cada estágio da doença.

À medida que as terapias modificadoras da doença deixam de ser efetivas devido à progressão natural da doença cardíaca, os cuidados paliativos passam a assumir um papel central. Eles têm como foco o controle de sintomas, a preservação da autonomia e da dignidade, a manutenção da capacidade funcional e a garantia da qualidade de vida, sempre alinhados às decisões previamente compartilhadas entre equipe, paciente e família.

As Diretrizes Brasileiras de Cardiologia definem a IC como "uma síndrome clínica complexa, na qual o coração é incapaz de bombear sangue de maneira a atender às necessidades metabólicas tissulares, ou pode fazê-lo somente com elevadas pressões de enchimento. Tal síndrome pode ser causada por alterações estruturais ou funcionais cardíacas e caracteriza-se por sinais e sintomas típicos, que resultam da redução no débito cardíaco e/ou das elevadas pressões de enchimento no repouso ou no esforço." Observe que não há citação à fração de ejeção, pois essa pode estar normal ou alterada.[6]

Com base na definição de que cuidados paliativos são uma abordagem multiprofissional de saúde direcionada a pacientes e suas famílias diante do sofrimento imposto por uma doença ameaçadora à vida, incurável ou grave, em fase avançada ou progressiva, visando sobretudo ao alívio da dor e a outros sintomas incapacitantes, de modo que sejam identificados e tratados de modo correto, não esquecendo outros transtornos de ordem social, psicológica e espiritual, buscando dessa forma promover qualidade de vida,[4] notamos que todo paciente portador de IC enquadra-se nas necessidades de CP, mesmo os que estão em fila de transplante.

Assim, recomenda-se que todo paciente com IC seja abordado com enfoque dos CP, mas nem sempre acompanhado por uma equipe especializada em CP. Os clínicos, geriatras ou cardiologistas que acompanham o paciente podem executar ações paliativas, e em casos mais complexos a equipe especializada deve ser acionada.

A Figura 1 ilustra a progressão dos cuidados paliativos na insuficiência cardíaca (IC), mostrando como o foco das intervenções muda ao longo do tempo.

Baseando-se na ideia de transição progressiva de prioridades, no início, as terapias modificadoras da doença predominam; com a progressão da IC, há um aumento no foco no controle de sintomas e planejamento avançado de cuidados e nos estágios avançados e terminais os cuidados paliati-

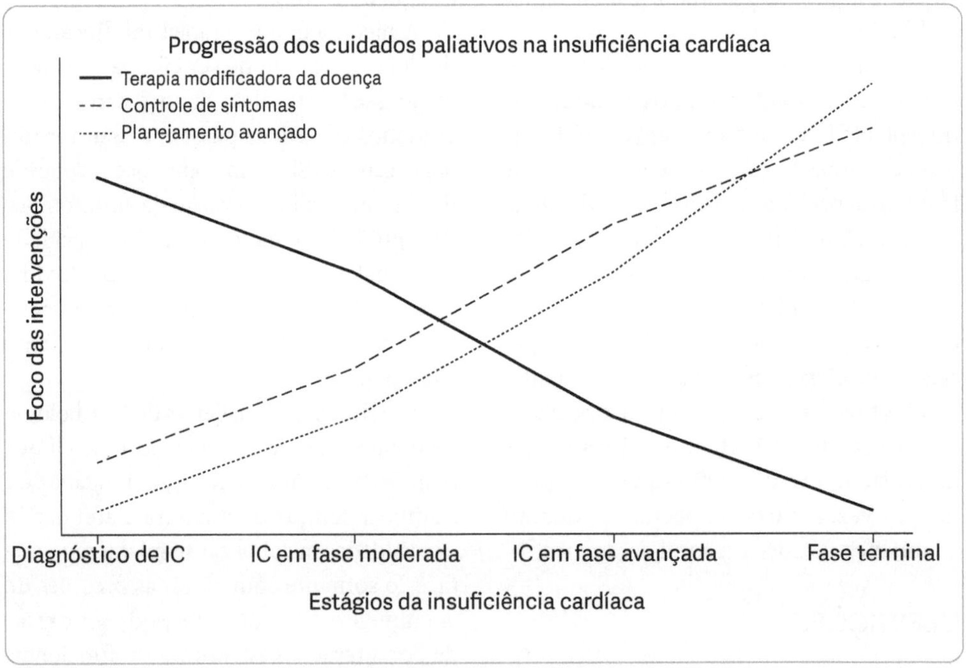

FIGURA 1 Progressão dos cuidados paliativos na insuficiência cardíaca.
Fonte: elaboração própria.

vos se tornam predominantes, com atenção à qualidade de vida e tomada de decisões compartilhadas.

INDICAÇÃO DE ABORDAGEM DE CUIDADOS PALIATIVOS EM INSUFICIÊNCIA CARDÍACA

Os pacientes com IC frequentemente apresentam uma história natural de evolução da doença em que os estágios finais da vida costumam durar anos, com remissão e exacerbação graduais, acompanhando um declínio gradativo da funcionalidade e, muitas vezes, um rápido declínio funcional pouco antes da morte.

Com base nisso, e diante de um prognóstico difícil de prever com exatidão, é importante realizar uma abordagem ampla que englobe conhecer os valores e preferências dos pacientes, como também entender sua compreensão e expectativas, para instituição de um plano terapêutico individualizado.

Sem o conhecimento da trajetória de adoecimento em cada doença, os profissionais de saúde podem perder oportunidades de prestar cuidados paliativos em tempo oportuno. E, para prestar cuidados paliativos no momento certo, todos os pacientes e famílias precisam ser examinados quanto ao sofrimento e à carga que a doença impõe nos diversos âmbitos da vida.

Desse modo, sugere-se uma avaliação abrangente ao paciente cardiopata no início do acompanhamento com reavaliações contínuas, incluindo aspectos apresentados no Quadro 1.

DIAGNÓSTICO

Como visto anteriormente, a definição de IC é clínica, logo o diagnóstico é eminentemente clínico, que deve contar com auxílio de Escore Framingham (Quadro 2), sustentado por biomarcador e exames de imagem. Entretanto, caso não seja possível

QUADRO 1 **Avaliação inicial em cuidados paliativos para pacientes com insuficiência cardíaca**

Passo 1
Identifique, mediante SPICT-BR ou NECPAL, a necessidade de cuidados paliativos.
Passo 2
Avalie a condição cardíaca geral com a *New York Heart Association* e a capacidade funcional do paciente com Índice de Katz (para atividades básicas de vida diária) e Escala de Lawton (para atividades instrumentais de vida diária).
Passo 3
Avalie o prognóstico baseado em aspectos clínicos e laboratoriais além do uso de escalas validadas como PPS (*Palliative Performance Scale*), PPI (*Palliative Prognostic Index*), MAGGIC (*Risk Calculation for Heart Failure*). Predição clínica, prognóstico subjetivo do médico: "questão surpresa": Você se surpreenderia se esse paciente morresse em 1 ano? Alguns fatores estão relacionados a um prognóstico reservado, como: FE < 45%; arritmias ventriculares resistentes a tratamento; hiponatremia com Na < 135 mEq/L; IC classe funcional III e IV com a progressão de sintomas, apesar da terapêutica otimizada; readmissões frequentes (três ou mais admissões em um ano); ou uma admissão em pacientes com mais de 75 anos (50% mortalidade em um ano).

SPICT-BR: *Supportive and Palliative Care Indicators Tool (Brazilian version)*. Fonte: adaptada de Anzai, 2021.[12]

QUADRO 2 Critérios de Framingham para insuficiência cardíaca

Critérios maiores	Critérios menores
Dispneia paroxística noturna	Edema de membros
Distensão de veias do pescoço (turgência jugular)	Tosse noturna
Estertores pulmonares	Dispneia de esforço
Cardiomegalia	Hepatomegalia
Edema agudo de pulmão	Derrame pleural
Galope de terceira bulha (B3)	Capacidade vital reduzida a 1/3 do normal
Pressão venosa aumentada (> 16 mmHg)	Taquicardia (> 120 bpm)
Refluxo hepatojugular	

Para o diagnóstico de IC: no mínimo 1 critério maior e 2 critérios menores.
Fonte: adaptado de Rohde et al., 2018.[6]

acesso a biomarcador ou exame de imagem como ecocardiograma ou ressonância nuclear magnética, uma boa história clínica combinada ao exame físico meticuloso, já é suficiente para permitir o diagnóstico e início do tratamento.

Quanto aos biomarcadores, o BNP e o NT-proBNP estão bem estabelecidos, tanto no quadro agudo quanto nos casos ambulatoriais.[13,14] Contudo, vale ressaltar que esses biomarcadores sofrem influência de diversos fatores e não são específicos de pacientes portadores de insuficiência cardíaca, como é o caso de pacientes com anemia,[15] insuficiência renal crônica (IRC),[16] obesidade e idade avançada.[17,18] Todavia, seu papel prognóstico é inquestionável, em que quanto mais elevado maior o risco de mortalidade.

No caso de pacientes com suspeita de IC, mas que apresentem fração de ejeção preservada, a recomendação das diretrizes brasileiras é de que seja seguido o fluxograma H_2FPEF (Figura 2, Tabela 1)[6].

QUADRO CLÍNICO, DIAGNÓSTICO, DIAGNÓSTICO DIFERENCIAL E MANEJO DOS PRINCIPAIS SINTOMAS (FARMACOLÓGICO E NÃO FARMACOLÓGICO)

Dispneia

O principal sintoma no paciente portador de insuficiência cardíaca é a dispneia, que pode ser graduada pela classifcação NYHA (*New York Heart Association*) entre I a IV, conforme a gravidade (Quadro 3). É importante ressaltar que geralmente os pacientes de IC apresentam flutuação dos sintomas, o que vai ser impactado, sobretudo pela ação médica, evitando a inércia terapêutica e a adesão ao tratamento.

Existem três principais fatores que contribuem para dispneia no paciente com insuficiência cardíaca, sendo o primeiro deles a congestão que pode ser confirmada pela ausculta pulmonar com estertores crepitantes que pioram nas bases pulmonares, ou com bases pulmonares de ausculta abolida (devido derrame pleural), sobretudo em hemitórax direito. Outro sinal de congestão é a turgência de veias jugulares observadas com o paciente deitado em pelo menos 45º, ou presença de ortopneia, se congestão com paciente sentado, é mais grave, geralmente associado a NYHA IV.[19]

O fato de o paciente não apresentar edema de membros inferiores não exclui congestão, pois pode haver congestão pulmonar sem apresentação sistêmica.

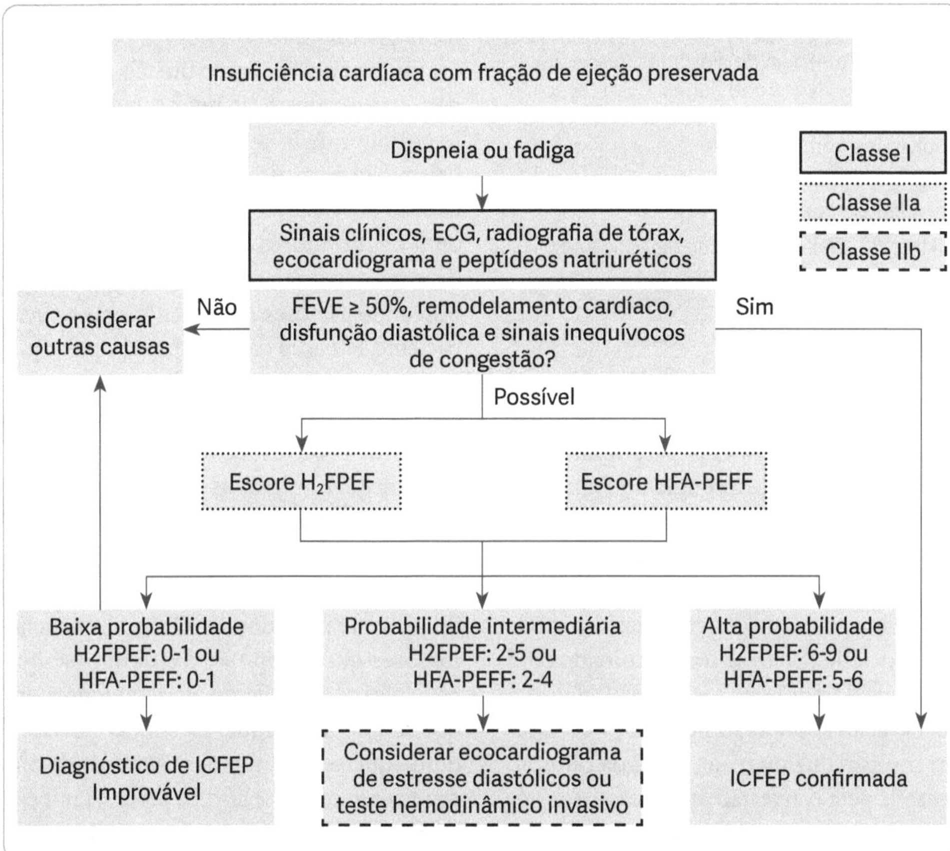

FIGURA 2 Fluxograma diagnóstico de insuficiência cardíaca com fração de ejeção preservada (ICFEp).

Fonte: adaptada de Rohde et al., 2018.[6]

TABELA 1 Escore H2FPEF para o diagnóstico de insuficiência cardíaca com fração de ejeção preservada (ICFEp)

	Variável clínica	Características	Pontos
H_2	Obesidade (*Heavy*)	IMC > 30 kg/m²	2
	Hipertensão	2 ou mais ant-hipertensivos	1
F	Fibrilação atrial	Paroxística ou persistente	3
P	Hipertensão pulmonar	PSAP > 35 mmHg (ecocardiograma)	1
E	Idade avançada (*Elderly*)	Idade > 60 anos	1
F	Pressões de enchimento (*Filling pressures*)	E/e > 9	1

Fonte: adaptada de Rohde et al., 2018.[6]

QUADRO 3 Classificação da *New York Heart Association* (NYHA)

Classe I – Ausência de sintomas (dispneia) durante atividades cotidianas. A limitação para esforços é semelhante à esperada para indivíduos normais.
Classe II – Sintomas desencadeados por atividades cotidianas.
Classe III – Sintomas desencadeados por atividades menos intensas que as cotidianas ou aos pequenos esforços.
Classe IV – Sintomas em repouso.

Fonte: adaptado de Dolginm, 1994.[20]

A principal estratégia para manejo da dispneia relacionada à congestão é a utilização de diurético de alça, associado ou não a um diurético mineralocorticoide. Em caso de refratariedade ou de congestão muito importante, o uso de diurético tiazídico pode ser associado. Deve-se tomar cuidado com os níveis de potássio e sódio.[21-23] Há uma observação sobre o sódio, que pode estar em níveis reduzidos, por conta da diluição causada pela congestão; nesse caso, se após o paciente começar a apresentar uma diurese de pelo menos 30 mL/h, redução da natremia, a estratégia será utilizar solução hipertônica[24] (Quadro 4).

A estratégia com solução hipertônica é bem tolerada em idosos, apresentando uma resposta clínica excelente, pois geralmente esses pacientes apresentam hipoproteinemia e hipoalbuminemia, o que reduz a pressão oncótica intravascular, além de reduzir a ação da furosemida, que necessita de albumina para ser carreada.

Outro fator de contribuição para dispneia é a vasoconstrição reflexa, que o paciente portador de IC apresenta, secundário ao baixo débito cardíaco. Nesse caso, a vasodilatação deve ser meta, com uso primordial com os inibidores da enzima conversora da angiotensina ou sacubitril-valsartana, buscando as doses máximas toleradas pelo paciente. Situação comum nessa população é a presença de pressões sistólicas mais baixas, em que a meta deve ser individualizada, conforme prognóstico e sintomas, pois geralmente são toleradas pressões sistólicas próximas a 90 mmHg.[25]

O terceiro contribuidor para dispneia é a frequência cardíaca elevada, que no caso do paciente portador de IC são frequências maiores que 70 bpm, excetuando-se nos pacientes com fibrilação atrial ou *flutter*, em que se toleram frequências mais elevadas, desde que sem sintomas.[26] No caso de paciente com estenose aórtica severa, também podemos ser permissivos, mantendo uma frequência cardíaca em torno de 80 bpm. Frequências cardíacas iguais ou maiores que 90 bpm são extremamente prejudiciais para esse perfil de pacientes, levando a descompensação clínica e internações recorrentes.

Para controle da frequência cardíaca, deve ser preferível o uso de betabloqueador. Entretanto, em caso de não atingimento da meta, ou de necessidade de maior rapidez

QUADRO 4 Esquema de solução hipertônica em paciente com insuficiência cardíaca com congestão refratária e hiponatremia

Concentração plasmática	Na: 135-145 mEq/L	Na: 125-135 mEq/L
Solução	Nacl 0,9% 100 mL + Nacl 20% 10 mL	Nacl 0,9% 100 mL + Nacl 20% 15 mL
Tempo de infusão	1h	1h

Fonte: adaptado de Cobo Marcos et al., 2024.[24]

para que essa meta seja atingida, pode-se associar ivabradina nos pacientes com ritmo sinusal; já nos pacientes com fibrilação ou *flutter* atrial, podem-se utilizar digitálicos.[27-29]

Deve ficar claro que o tempo para otimização terapêutica deve ser o mais breve possível, como foi demonstrado no estudo Strongth HF, que evidenciou segurança em uma estratégia de otimização terapêutica mais intensa.[29] Para facilitar essa medida mais eficaz, sugere-se que as medicações sejam otimizadas em dias alternados, dando-se preferência para os medicamentos que atuam no sistema renina angiotensina aldosterona, e um cuidado com os betabloqueadores nos pacientes que ainda apresentarem congestão.[30]

Em alguns casos, faz-se necessário o recurso de oxigenioterapia; entretanto, o uso inadequado desse recurso pode levar a complicações graves. Dessa feita, o suporte respiratório tem como alvos estabelecer saturação de oxigênio ($SatO_2$) > 90% e redução do trabalho respiratório, tendo como opções a oxigenoterapia com cateter nasal ou máscara, o suporte ventilatório não invasivo com pressão positiva.

A oxigenoterapia está indicada aos pacientes com $SatO_2$ < 90%, em que poderá ser realizada a administração por cateter nasal ou máscara, com oxigênio a 100%, úmido, em uma vazão de 3 a 5 L/minuto, a vazão de 1 L/min equivale a 21% de Fio_2, ou seja, igual ao ar ambiente. Contudo, nos pacientes com DPOC, recomenda-se 1 a 2 L/minuto, para evitar a indução de hipercapnia.[31]

Mesmo com terapia otimizada, alguns pacientes podem apresentar sintomas persistentes e refratários no contexto da IC avançada. Por isso, é necessária uma avaliação contínua para controle sintomático adequado. Embora não tenhamos evidências robustas quanto à dose ideal de opioides a ser utilizada para equilibrar riscos e benefícios, além de muitos tabus ainda envolverem o tema, o seu uso não deve ser postergado aos últimos dias ou horas de vida do paciente, principalmente se os sintomas estiverem causando sofrimento e limitando as atividades de vida diária. Em geral, a dispneia responde a doses baixas de opioide. Morfina em doses iniciais de 5 mg/dia costuma ser eficaz, devendo ser reavaliada com frequência e ajustada conforme tolerância e necessidade.[38]

Além das medidas farmacológicas, podem ser utilizadas medidas adjuvantes no auxílio ao tratamento da dispneia resistente, como ventilação não invasiva com pressão positiva (VNIPP), posicionamento com cabeceira elevada, ventilador portátil diretamente no rosto, ajuste ambiental (ajuste de umidade, ambiente confortável), exercícios respiratórios, avaliação e educação quanto ao equilíbrio de fluidos, intervenção psicológica, prática de ioga, acupuntura, musicoterapia e medidas de conservação de energia.

Dor precordial

Outro sintoma comum referido pelos pacientes com cardiopatia grave, que necessitam de cuidados paliativos, é a dor precordial, em que a estratégia segue um caminho semelhante ao da dispneia, entretanto sem uso de diuréticos.

A melhora da vasodilatação e a efetuação do controle adequado da pressão arterial devem ser buscadas para redução do chamado duplo produto, ou seja, do que piora o consumo miocárdico, que é a frequência cardíaca e a pressão arterial elevadas.

Assim, o uso de betabloqueador deve ser prioridade, visando à meta de frequência cardíaca entre 50 e 70 bpm. Caso o paciente não tolere betabloqueador ou não possua fração de ejeção reduzida, pode ser utilizado bloqueador de canal de cálcio (BCC) não diidropiridínicos, como diltiazem ou cardizem.[32,33] Por outro lado, os BCC diidropiridínicos, principalmente anlodipino e levanlodipino, diminuem a vasoconstrição coronariana e periférica, melhorando a perfusão miocárdica e diminuindo o consumo miocárdico.[34]

A utilização de nitratos orais, bem estabelecida na prática clínica, deve ser feita com a seguinte recomendação, por vezes esquecida: em um período de 24 horas, devemos deixar o paciente pelo menos 12 horas sem uso da medicação, para recomposição dos receptores e melhor efeito da medicação.[35,36]

A trimetazidina é uma medicação que atua no metabolismo celular, fazendo que a célula miocárdica necessite de menos oxigênio para exercer sua função, com isso reduzindo a dor precordial. Aqui vale ressaltar que a apresentação de 80 mg em liberação lenta possui estudos que demonstram melhor resultado clínico na redução dos sintomas anginosos.[37]

Depressão

Entidade por muitas vezes desconsiderada nos pacientes portadores de IC, tem uma alta prevalência, o que influencia na adesão ao tratamento, por consequência, na resposta terapêutica.[39]

Além da terapia farmacológica, deve haver o estímulo ao exercício físico e terapia cognitivo-comportamental, objetivando menor uso de medicamentos com menor interação farmacológica.[40] A sertralina e o escitalopram se mostraram seguros,[41] sendo desaconselhados os antidepressivos tricíclicos (amitriptilina e nortriptilina) pelo maior risco potencial de agravar arritmias, bloqueio atrioventricular, bloqueios intraventriculares e prolongamento do intervalo QT.[42]

O acolhimento espiritual também contribui significativamente para a adesão ao tratamento e a redução de sintomas frequentes.

CONSIDERAÇÕES FINAIS

Aspectos relevantes no cuidado ao paciente cardiopata em cuidados paliativos:

- A fração de ejeção é um marcador de gravidade, porém pacientes com ICFEr podem apresentar boa longevidade e funcionalidade. Uma boa FE não exime o paciente do risco de morte.
- O número e a frequência de descompensações é variável, o que torna difícil e desafiadora a tarefa de identificar a fase terminal da doença e o final de vida; por isso é recomendado que no início do diagnóstico ou em alguma descompensação o paciente seja informado quanto aos aspectos relativos à doença, que sejam reconhecidos seus valores e prioridades para que metas individualizadas sejam organizadas em um plano avançado de cuidados e que a tomada de decisão possa ser, de fato, compartilhada.
- Para dor anginosa podem ser usados nitratos, betabloqueadores, bloqueadores de canal de cálcio e a trimetazidina. Já a dor não anginosa deve ser tratada de modo habitual, evitando-se uso de anti-inflamatórios não esteroidais por aumentarem retenção hídrica, risco de descompensar a IC e lesão renal.
- No fim de vida, podem ser usados inotrópicos para o controle de sintomas de baixo débito, caso ainda seja proporcional.
- Os principais marcadores prognósticos são: baixa funcionalidade PPS < 50% ou

CF III-IV, terapia dialítica, sintomas de difícil controle, caquexia, albumina ou sódio baixos, BNP alto, suporte inotrópico, choques recorrentes de cardioversor-desfibrilador implantável (CDI), impossibilidade ou intolerância a fármacos modificadores de doença, maior necessidade de diuréticos ou seu uso parenteral, consideração sobre Tx cardíaco ou DAV (dispositivos de assistência ventricular).

- No fim de vida, os antiagregantes plaquetários, anticoagulantes, estatinas e hipoglicemiantes perdem sua função e pode ser realizada a desprescrição de tais fármacos.
- Mais do que monitorar a função renal e os eletrólitos, no fim de vida, a prioridade é o controle de sintomas, sendo os diuréticos grandes aliados.
- Os vasodilatadores devem ser continuados enquanto houver tolerância (ausência de hipotensão sintomática).
- É importante desativar a "função choque" do CDI quando identificado fim de vida na IC terminal. Não é necessário desativar a função marca-passo.
- Candidatos a Tx ou DAV possuem, por definição, doença terminal, com alta chance de mortalidade durante e no primeiro ano após o procedimento. Os CP são indicados desde o momento da indicação de Tx até o acompanhamento pós-operatório, e principalmente quando o Tx não é efetivado ou não alcança os desfechos esperados.
- Para pacientes com sintomas intoleráveis ou refratários, com doença avançada e incurável, cuja morte é iminente (horas a dias), a sedação paliativa pode ser indicada objetivando controle de sintomas e conforto; é induzida por medicamentos não opioides (preferencialmente, midazolam).

REFERÊNCIAS BIBLIOGRÁFICAS

1. Organização Pan-Americana da Saúde (OPAS). Doenças cardiovasculares; 2022. Disponível em: https://www.paho.org/pt/topicos/doencas-cardiovasculares
2. Arruda VL de, Machado LMG, Lima JC, Silva PR de S. Tendência da mortalidade por insuficiência cardíaca no Brasil: 1998 a 2019. Revi Bras Epidemiol. 2022;25.
3. Santos WB, Bodanese LC, Terra NL. Cuidados paliativos: idosos portadores de insuficiência cardíaca. PAJAR. 2020;8(1):e33815.
4. World Health Organization. Palliative care. World Health Organisation. 2020. Disponível em: https://www.who.int/news-room/fact-sheets/detail/palliative-care
5. Beernaert K, Cohen J, Deliens L, Devroey D, Vanthomme K, Pardon K, et al. Referral to palliative care in COPD and other chronic diseases: a population-based study. Respiratory Med. 2013;107(11):1731-9.
6. Rohde LEP, Montera MW, Bocchi EA, Clausell NO, Albuquerque DC, Rassi S, et al. Diretriz Brasileira de Insuficiência Cardíaca Crônica e Aguda. Arq Bras Cardiol. 2018;111(3):436-59.
7. Marcondes Braga FG, Moura LAZ, Issa VS, Vieira JL, Rohde LE, Simões MV, et al. Atualização de Tópicos Emergentes da Diretriz Brasileira de Insuficiência Cardíaca – 2021. Arq Bras Cardiol. 2021;116(6):1174-212.
8. Ministério da Saúde (BR). Número de transplantes de coração cresceu 16% no primeiro semestre de 2023. Ministério da Saúde. Disponível em: https://www.gov.br/saude/pt-br/assuntos/noticias/2023/agosto/numero-de-transplantes-de-coracao-cresceu-16-no-primeiro-semestre-de-2023
9. World Health Organization. Palliative care. Disponível em: https://www.who.int/teams/integrated-health-services/clinical-services-and-systems/palliative-care
10. Moritz RD. Cuidados paliativos nas unidades de terapia intensiva. São Paulo: Atheneu; 2012.
11. Bezerra SAO, Mauriz P. Protocolo de cuidados paliativos multiprofissional do Hospital Regional do Cariri. Revista Cuidado Paliativo. 2015. Disponível em: https://api-wordpress.paliativo.org.br/wp-content/uploads/2023/02/Revista-Cuidados-Paliativos-ANCP-ed2.pdf.
12. Anzai T, Sato T, Fukumoto Y, Izumi C, Kizawa Y, Koga M, et al. JCS/JHFS 2021 Statement on pal-

liative care in cardiovascular diseases. Circulation. 2021;85(5):695-757.

13. Zaphiriou A, Robb S, Murray-Thomas T, Mendez G, Fox K, McDonagh T, et al. The diagnostic accuracy of plasma BNP and NTproBNP in patients referred from primary care with suspected heart failure: results of the UK natriuretic peptide study. Eur J Heart Fail. 2005;7(4):537-41.
14. Maisel AS, Krishnaswamy P, Nowak RM, McCord J, Hollander JE, Duc P, et al. Rapid measurement of b-type natriuretic peptide in the emergency diagnosis of heart failure. N Engl J Med. 2002;347(3):161-7.
15. Hogenhuis J, Voors AA, Jaarsma T, Hoes AW, Hillege HL, Kragten JA, et al. Anaemia and renal dysfunction are independently associated with BNP and NT-pro-BNP levels in patients with heart failure. Eur J Heart Fail. 2007;9(8):787-94.
16. Tsutamoto T, Wada A, Sakai H, Ishikawa C, Tanaka T, Hayashi M, et al. Relationship between renal function and plasma brain natriuretic peptide in patients with heart failure. J Am Coll Cardiol. 2006;47(3):582-6.
17. Daniels LB, Clopton P, Bhalla V, Krishnaswamy P, Nowak RM, McCord J, et al. How obesity affects the cut-points for B-type natriuretic peptide in the diagnosis of acute heart failure. Am Heart J. 2006;151(5):999-1005.
18. Redfield MM, Rodeheffer RJ, Jacobsen SJ, Mahoney DW, Bailey KR, Burnett JC. Plasma brain natriuretic peptide concentration: impact of age and gender. J Am Coll Cardiol. 2002;40(5):976-82.
19. Barros e Silva PGM de, Lopes RD, Lopes AC. Semiologia cardiovascular baseada em evidências. 1ª ed. Rio de Janeiro: Atheneu; 2017.
20. Dolgin M, New York Heart Association Criteria Committee. Nomenclature and criteria for diagnosis of diseases of the heart and great vessels, 9th ed. Boston: Little, Brown; 1994.
21. Pitt B, Zannad F, Remme WJ, Cody R, Castaigne A, Perez A, et al. The effect of spironolactone on morbidity and mortality in patients with severe heart failure. N Engl J Med. 1999;341(10):709-17.
22. Zannad F, McMurray JJV, Krum H, van Veldhuisen DJ, Swedberg K, Shi H, et al. Eplerenone in patients with systolic heart failure and mild symptoms. N Engl J Med. 2011;364(1):11-21.
23. Felker GM, Lee KL, Bull DA, Redfield MM, Stevenson LW, Goldsmith SR, et al. Diuretic strategies in patients with acute decompensated heart failure. N Engl J Med. 2011;364(9):797-805.
24. Cobo Marcos M, de la Espriella R, Comín-Colet J, Zegrí-Reiriz I, Rubio Gracia J, Morales-Rull JL, et al. Efficacy and safety of hypertonic saline therapy in ambulatory patients with heart failure: The SALT-HF trial. Eur J Heart Fail. 2024;26(10):2118-28.
25. McMurray JJV, Packer M, Desai AS, Gong J, Lefkowitz MP, Rizkala AR, et al. Angiotensin-neprilysin inhibition versus enalapril in heart failure. N Engl J Med. 2014;371(11):993-1004.
26. Oliva F, Sormani P, Contri R, Campana C, Carubelli V, Cirò A, et al. Heart rate as a prognostic marker and therapeutic target in acute and chronic heart failure. Int J Cardiol. 2018;253:97-104.
27. Poole-Wilson PA, Swedberg K, Cleland JG, Di Lenarda A, Hanrath P, Komajda M, et al. Comparison of carvedilol and metoprolol on clinical outcomes in patients with chronic heart failure in the Carvedilol or Metoprolol European Trial (COMET): randomised controlled trial. Lancet. 2003;362(9377):7-13.
28. Swedberg K, Komajda M, Böhm M, Borer JS, Ford I, Dubost-Brama A, et al. Ivabradine and outcomes in chronic heart failure (SHIFT): a randomised placebo-controlled study. Lancet. 2010;376(9744):875-85.
29. Sethi NJ, Nielsen EE, Safi S, Feinberg J, Gluud C, Jakobsen JC. Digoxin for atrial fibrillation and atrial flutter: a systematic review with meta-analysis and trial sequential analysis of randomised clinical trials. Bishopric NH, editor. PLOS ONE. 2018;13(3):e0193924.
30. Mebazaa A, Davison B, Chioncel O, Cohen-Solal A, Diaz R, Filippatos G, et al. Safety, tolerability and efficacy of up-titration of guideline-directed medical therapies for acute heart failure (STRONG-HF): a multinational, open-label, randomised, trial. Lancet. 2022;400(10367).
31. Mak S, Azevedo ER, Liu PP, Newton GE. Effect of hyperoxia on left ventricular function and filling pressures in patients with and without congestive heart failure. Chest. 2001;120(2):467-73.
32. von Arnim T. Medical treatment to reduce total ischemic burden: Total ischemic burden bisoprolol study (TIBBS), a multicenter trial comparing bisoprolol and nifedipine. J Am Coll Cardiol. 1995;25(1):231-8.
33. Stone PH, Gibson RS, Glasson SP, et al. Comparison of propranolol, diltiazem, and nifedipine in the treatment of ambulatory ischemia in patients with stable angina. Diferencial effects on ambulatory ischaemia exercise performance and anginal symptoms. The ASIS Study Group. Circulation. 1990;82:1962-72
34. Davies RF, Habibe H, Klinke WP, Dessain P, Nadeau C, Phaneuf DC, et al. Effect of amlodipine, atenolol and their combination in myocardial ischemia during

treadmill exercise and ambulatory monitoring. J Am Coll Cardiol. 1995;25:619-25.

35. ISIS-4: a randomised factorial trial assessing early oral captopril, oral mononitrate, and intravenous magnesium sulphate in 58,050 patients with suspected acute myocardial infarction. ISIS-4 (Fourth International Study of Infarct Survival) Collaborative Group. Lancet. 1995;345(8951):669-85.
36. Ho EC, Parker JD, Austin PC, Tu JV, Wang X, Lee DS. Impact of nitrate use on survival in acute heart failure: a propensity-matched analysis. J Am Heart Assoc. 2016;5(2).
37. Viana T, Melo RMV de, Azevedo DFC, Figueiredo CS, Santana G, Damasceno LM, et al. Alopurinol versus trimetazidina para o tratamento da angina: ensaio clínico randomizado. Arq Bras Cardiolo. 2024;121(8).
38. Kawaguchi J, Hamatani Y, Hirayama A, Nishimura K, Nakai E, Nakamura E, et al. Experience of morphine therapy for refractory dyspnea as palliative care in advanced heart failure patients. J Cardiol. 2020;75(6):682-8.
39. Rutledge T, Reis VA, Linke SE, Greenberg BH, Mills PJ. Depression in heart failure. J Am Coll Cardiol. 2006;48(8):1527-37.
40. Tu RH, Zeng ZY, Zhong GQ, Wu WF, Lu YJ, Bo ZD, et al. Effects of exercise training on depression in patients with heart failure: a systematic review and meta-analysis of randomized controlled trials. Eur J Heart Fail. 2014;16(7):749-57.
41. O'Connor CM, Jiang W, Kuchibhatla M, Silva SG, Cuffe MS, Callwood DD, et al. Safety and efficacy of sertraline for depression in patients with heart failure. J Am Coll Cardiol. 2010;56(9):692-9.
42. Newhouse A, Jiang W. Heart failure and depression. Heart Fail Clin. 2014;10(2):295-304.

Cuidados paliativos na doença renal crônica

Paula Grisolia Soares
Natália Coutinho Chaves

Destaques do tema

- As doenças crônicas são a principal causa de morte e morbidade no Brasil e no mundo; entre elas, está a doença renal crônica (DRC).
- Idosos com DRC são população heterogênea, porém, em grande parte, portadores de múltiplas comorbidades, possuem graus variáveis de fragilidade e dependência e convivem com alto fardo de sintomas.
- O manejo adequado do idoso com DRC, levando em consideração as possibilidades técnicas e seus valores, é de extrema importância e faz parte das atribuições essenciais dos profissionais de saúde que lidam com esta população.

INTRODUÇÃO

A doença renal crônica (DRC) consiste em alteração na estrutura e função renal, presente por no mínimo 3 meses, com implicações para a saúde[1]. Está intimamente relacionada a outras comorbidades, como hipertensão arterial sistêmica, doenças cardiovasculares e *diabetes mellitus*, com tendência a progressão, seguindo a curva natural das doenças crônicas.

A DRC é classificada de acordo com a causa, nível de albuminúria e taxa de filtração glomerular (Tabela 1).

TABELA 1 *Kidney Disease: Improving Global Outcomes* (KDIGO) – classificação da doença renal crônica (DRC)[1]

Categoria da DRC	Descrição	TFG * (mL/min/1,73 m^2)
G1	Normal	> 90
G2	Redução leve	68-89
G3a	Redução leve-moderada	45-59
G3b	Redução moderada-severa	30-44
G4	Redução severa	15-29
G5	Falência renal	< 15

*TGF: taxa de filtração glomerular.
Fonte: Davidson, 2021.[1]

O estágio 5 da DRC é conhecido como estágio final da doença renal. Pode consistir em momento desafiador em que se deve considerar o início de terapia de substituição renal ou manejo conservador renal.

Independentemente da modalidade terapêutica adotada, os portadores de DRC em estágio 5 têm alta mortalidade. Mesmo entre aqueles que iniciaram diálise, a mortalidade é de 20 a 25% ao ano, semelhante à de alguns tipos de câncer[1] (Tabela 2). Pacientes que foram submetidos a diálise incidental aos 65-74 anos têm uma probabilidade de sobrevivência de cerca de 55% em 2 anos.[1] Essa probabilidade cai para cerca de 45% entre idosos com mais de 75 anos.[1]

TABELA 2 Expectativa de vida em anos por idade e sexo de pacientes dialíticos[1]

Idade	Sexo masculino	Sexo feminino
60-64	5,6	5,7
65-69	4,6	4,8
70-74	3,8	4,1
75-79	3,3	3,6
80-84	2,7	3
> 85	2,2	2,4

Fonte: Davidson, 2021.[1]

Pacientes com DRC avançada são tipicamente idosos: a idade média daqueles em início de diálise na maioria dos países desenvolvidos é de aproximadamente 65 anos e a população com mais de 75 anos tem crescido de modo substancial.[1]

Idosos com DRC tendem a ter múltiplas e complexas comorbidades (tais como doenças cardíacas, pulmonares, diabetes), síndromes geriátricas, alta carga de sintomas físicos e sofrimento psíquico, espiritual e social. No entanto, trata-se de população heterogênea e o risco-benefício das intervenções propostas deve ser sempre ponderado.

Existe o reconhecimento crescente de que idosos com DRC têm significativas necessidades paliativas durante a trajetória de adoecimento. A integração precoce dos cuidados paliativos aos cuidados convencionais é essencial para otimizar o controle de sintomas, facilitar o planejamento avançado de cuidados e proporcionar uma transição mais gradual para os cuidados de fim de vida.

EPIDEMIOLOGIA

A DRC é uma causa relevante de morbidade e mortalidade no Brasil e no mundo. A Organização Mundial da Saúde (OMS) avalia que, globalmente, essa condição crônica afete cerca de 10% da população.[2] Outras estimativas indicam a prevalência global de DRC em 14% da população geral e 36% em grupos de risco, entre os quais predominam os idosos.[2] De acordo com o *Global Burden of Disease* (GBD), em 2021 a DRC foi responsável por aproximadamente 1,5 milhão de óbitos, assumindo a 28ª posição em causas de morte no mundo.[2]

No Brasil, a prevalência estimada pelo critério laboratorial em adultos é de 6,7%, triplicando em indivíduos com 60 anos ou mais. Dados epidemiológicos recentes revelam uma trajetória ascendente no total de internações por DRC de 2010 a 2023, sugerindo aumento da gravidade dessa condição na população brasileira (Figura 1).

PROCESSO DE CONSTRUÇÃO DO PLANO DE CUIDADOS

É importante destacar que o idoso que chega ao estágio avançado da DRC é um paciente com alto grau de complexidade. Durante a progressão da doença, há uma série de adaptações fisiológicas e alterações metabólicas que devem ser manejadas com expertise pelo nefrologista, geriatra e equipe interdisciplinar.

O manejo geral da DRC envolve a abordagem de causas potencialmente reversíveis da disfunção renal, prevenção ou lentificação da progressão da doença, tratamento das

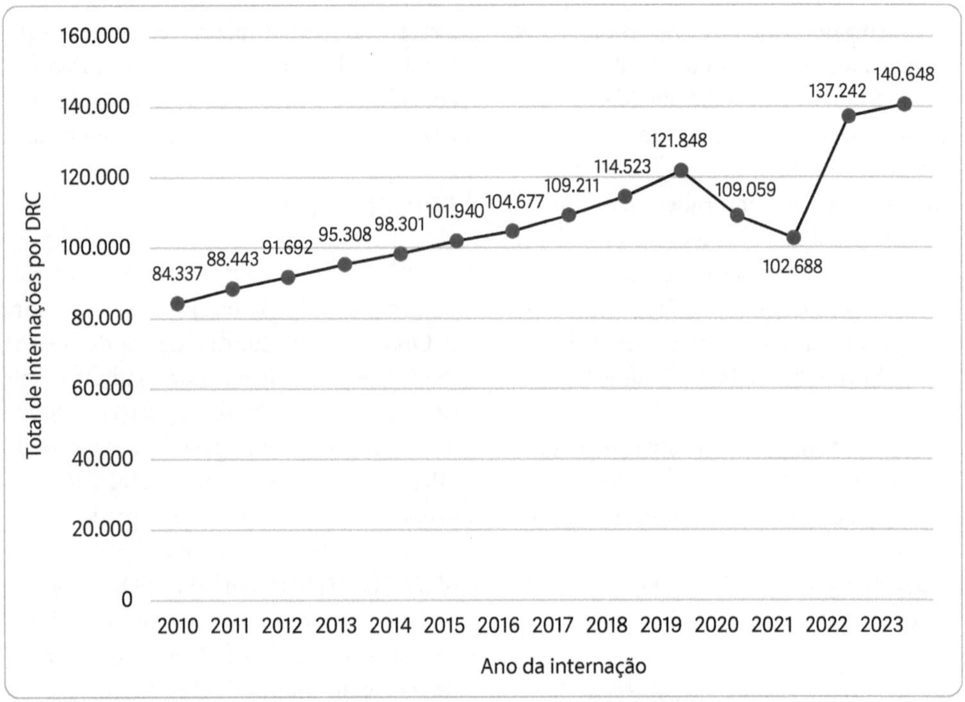

FIGURA 1 Internações por doença renal crônica (DRC) no Sistema Único de Saúde (SUS) entre 2010 e 2023.
Fonte: Boletim Epidemiológico, 2024.[2]

complicações da disfunção renal, ajuste das doses de drogas pela TFG e identificação e preparação para a terapia de substituição renal ou direcionamento para outras modalidades de tratamento.[3]

Ao longo do processo de adoecimento, mesmo antes da fase de falência renal, o idoso pode se beneficiar da abordagem paliativa com manejo multidimensional dos sintomas e construção de diretivas por meio de um planejamento antecipado de cuidados.

Quando estamos diante de um idoso com doença renal crônica avançada, alguns pontos devem ser considerados no processo de tomada de decisões. Ao contrário do que muitos imaginam, a diálise convencional não é o caminho natural para todos os pacientes.

Possíveis caminhos para o cuidado do paciente com DRC avançada

Quando o paciente chega no estágio avançado da DRC, há algumas estratégias para o cuidado. É importante destacar que todos os grupos de pacientes podem se beneficiar de ações ou cuidados paliativos.

Transplante renal

Transplante renal deve ser discutido com todos os pacientes com doença renal crônica progressiva e irreversível.[4] Pacientes sem contraindicações conhecidas (Tabela 3) devem ser referenciados para programas de transplante renal quando a TFG < 30 mL/min/1,73 m^2.[4]

A idade, isoladamente, não é contraindicação absoluta para o transplante renal. Há relatos de transplantes bem-sucedidos e realizados com segurança em pacientes com mais de 65 anos e em casos selecionados com mais de 70 anos.[4]

TABELA 3 **Contraindicações absolutas para transplante renal**

Neoplasias malignas (ou já tratadas com menos de 2 anos de acompanhamento)
Doença pulmonar avançada
Doença cardíaca grave sem indicação de tratamento cirúrgico ou intervencionista
Vasculopatia periférica grave com lesões graves em artérias ilíacas
Doença hepática avançada sem indicação de intervenção

Fonte: Brennan, 2024.[5]

Muitos dos idosos portadores de DRC não serão elegíveis para transplante renal devido à presença de comorbidades limitantes.

Diálise convencional

Para pacientes que não são elegíveis para o transplante renal, a diálise convencional, seja hemodiálise ou diálise peritoneal, é a opção de terapia substitutiva renal. O suporte dialítico é o tratamento de primeira escolha no mundo e no Brasil, que adota essa prática em cerca de 90% dos pacientes no estágio terminal da doença.[6]

Ao auxiliar no equilíbrio hidroeletrolítico, alterações metabólicas e volemia, a diálise leva ao prolongamento da sobrevida com auxílio no controle dos sintomas da DRC. No entanto, complicações sistêmicas da DRC e diálise também podem causar sintomas estressantes com declínio da qualidade de vida.[7]

Pacientes em diálise de manutenção têm alta taxa de mortalidade, com sobrevida estimada em 5 anos de menos de 50% após o início da diálise.[7] A taxa anual de mortalidade é de aproximadamente 38% nas pessoas com 75 anos ou mais, mas em pacientes idosos frágeis pode exceder 50%.[8]

Cuidados conservadores abrangentes

O manejo conservador abrangente ou manejo conservador renal envolve cuidados planejados e centrados no paciente para indivíduos com DRC em estágio 5 (Figura 2). Essa abordagem é indicada para pacientes que, com base em instrumentos prognósticos, provavelmente não terão benefícios com a diálise, ou para aqueles que escolhem não se submeter ao tratamento de diálise.[8]

Hemodiálise incremental

O conceito de hemodiálise (HD) incremental se baseia na adaptação da dose de diálise conforme a função renal residual (FRR). A maioria dos pacientes que inicia a diálise ainda apresenta algum grau de FRR. Esse tipo de diálise permite uma transição gradual, ao contrário de um início abrupto, entre o tratamento conservador da DRC e a terapia dialítica, possibilitando uma frequência reduzida de diálise (uma a duas vezes por semana).[8]

Embora a literatura sobre HD incremental ainda seja limitada, ela tem crescido consideravelmente nos últimos anos. A HD incremental apresenta uma carga de tratamento mais leve e, aparentemente, não provoca efeitos adversos durante os primeiros anos de diálise, quando há uma FRR significativa. Os benefícios da HD incremental são especialmente importantes para idosos e outros pacientes frágeis que apresentam expectativa de vida curta, nos quais a qualidade de vida e a experiência cotidiana podem ser prioridades.[8]

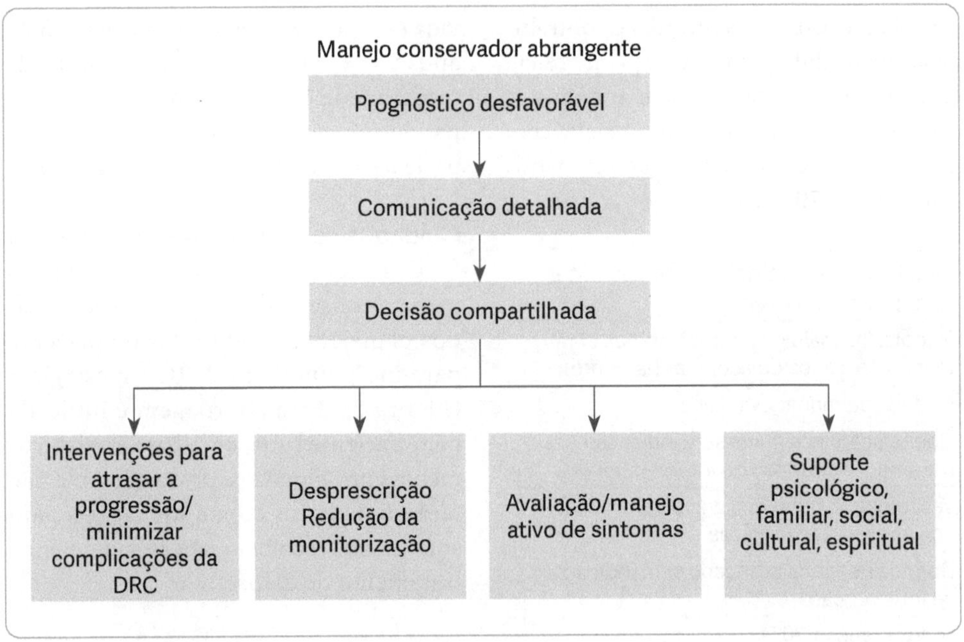

FIGURA 2 Componentes do manejo conservador abrangente (KDIGO 2024).
Fonte: Kidney Disease, 2024.[9]

Diálise paliativa

A diálise paliativa corresponde a procedimento programado com o objetivo de alívio de sintomas. Deve ser indicada, em contextos clínicos específicos, para pacientes sintomáticos, sem condições clínicas para receber a diálise convencional ou para pacientes em diálise de manutenção que evoluem com fragilização, sinais de sobrevida limitada e intolerância ao tratamento já implementado.[10]

Essa abordagem foca em melhorar a qualidade de vida relacionada à saúde (QVRS), por meio da prevenção e alívio de sintomas e sofrimento, em vez de prolongar a vida. As intervenções são voltadas para o controle de sintomas e desconforto, promovendo o bem-estar. A diálise de menor duração, com sessões mais frequentes, pode ser mais tolerável para esses pacientes.[8]

Descontinuação da diálise

Nos pacientes dialíticos, o declínio no quadro clínico, incluindo agravamento de comorbidades e deterioração de estado funcional e nutricional, justifica a reavaliação do risco-benefício da diálise.[11]

É ideal que, antes do início da diálise, os pacientes sejam esclarecidos que tal procedimento pode ser interrompido, explicar o curso provável da doença após a descontinuação e garantir a continuidade de cuidado, informando sobre cuidados paliativos, assim como modalidades alternativas e tratamento.[11]

Escores prognósticos como auxiliares no processo de tomada de decisões

Para definir o caminho mais adequado, considerando as possibilidades técnicas, é importante identificar quais pacientes se beneficiam de cada abordagem. Sabemos que idosos robustos e funcionais tendem a se beneficiar mais das terapias de substituição renal convencionais. Nesse contexto, a identificação de critérios de mau prognóstico auxilia na tomada de decisões. Assim como nas demais doenças crônicas, prognosticar pode ser um grande desafio.

As ferramentas prognósticas auxiliam no refinamento do julgamento clínico e devem ser usadas no processo de tomada de decisões.

TABELA 4 **Instrumentos utilizados para avaliar o risco de morte na doença renal crônica (DRC)**

Ferramentas	Característica
Pergunta surpresa (PS) "Você se surpreenderia se esse paciente viesse a óbito nos próximos 12 meses?"	Ferramenta simples e útil para identificar pacientes com maior risco de óbito. Aplicável em qualquer estágio da DRC.
AKPS (*Australia-modified Karnofsky Performance Status Scale*) ou KPS (*Karnofsky Performance Scale)*	Ferramenta usada para avaliar o status funcional do paciente. Um paciente com AKPS ou KPS inferior a 50% é elegível para cuidados paliativos.
Modified Charlson Score (MCS)	Ferramenta que adiciona escores de comorbidades (9 no total) aos escores de idade (um ponto adicional para cada década acima dos 40 anos) para identificar pacientes em diálise com maior risco de óbito.
Fried Phenotype Model	A fragilidade é altamente prevalente na DRC, e associada ao aumento do risco de hospitalização e mortalidade.
Bansal Score	Essa ferramenta utiliza nove variáveis clínicas (idade, sexo, raça, TFGe, razão albumina/creatinina, diabetes, tabagismo, insuficiência cardíaca e acidente vascular cerebral) para estimar o risco de óbito em 5 anos em idosos (≥ 70 anos) com DRC não dialítica (estágios 3 e 4).
REIN Score	Instrumento validado para estratificar o risco de óbito em 3 meses em pacientes idosos (> 75 anos) que pretendem iniciar diálise.
Cohen 6-month Mortality Predictor	Instrumento que combina SQ com quatro variáveis – idade, albumina sérica, presença de demência e doença vascular periférica – para prever o risco de óbito aos 6, 12 ou 18 meses para pacientes em hemodiálise.
KDIGO Clinical Outcomes in CKD	Ferramenta estima concomitantemente os riscos de óbito, TRS e qualquer doença cardiovascular em 2 e 4 anos em pacientes com DRC, com TFGe entre 15 e 30 mL/min/1,73 m^2 e com idade entre 30 e 85 anos.

Fonte: Tavares et al., 2020.[8]

Adequando possibilidades técnicas aos valores e desejos do paciente: o processo de compartilhamento de decisões

Após avaliação dos possíveis caminhos para o cuidado em bases técnicas, com refinamento da percepção clínica utilizando-se ferramentas prognósticas validadas, é importante construir o plano de cuidados individualizado, levando em conta os desejos e valores do paciente ou do seu representante.

O processo de tomada de decisões compartilhado envolve necessariamente informações objetivas e compreensíveis sobre as possibilidades terapêuticas, considerando seus riscos e benefícios, utilizando-se técnicas de comunicação.

Por se tratar de condição crônica de caráter progressivo, deve-se pontuar sobre a evolução natural da doença e o que esperar para o futuro. Essa forma de construção facilita e estimula o planejamento antecipado de cuidados e elaboração de diretivas antecipadas neste grupo de pacientes tão vulnerável.

A capacidade de manejar as incertezas, em que se considera possibilidade de progressão para cenários diferentes, deve fazer parte da comunicação com o paciente e família e não deve ser vista como fonte de conflito.

A Figura 3 esquematiza o raciocínio clínico com a utilização das ferramentas prognósticas e o processo compartilhado de tomada de decisões.[8]

Controle de sintomas

Pacientes com DRC avançada tendem a ter uma alta carga de sintomas (Figura 4).

Os sintomas da DRC geralmente são multifatoriais e têm manejo complexo. Sempre é necessário avaliar causas potencialmente reversíveis e, se possível e considerado proporcional, atuar de maneira direcionada. Se há suspeita de relação com drogas prescritas, avaliar desprescrição.

O manejo deve incluir necessariamente abordagem interdisciplinar e multidimensional, associando medidas farmacológicas e não farmacológicas, considerando as particularidades das doenças de base. A Tabela 5 evidencia algumas particularidades do controle de alguns sintomas na DRC avançada.[12]

CUIDADOS DE FIM DE VIDA

Com a progressão da doença renal os pacientes chegarão à fase de terminalidade extrema. Neste momento, independentemente do caminho seguido para o cuidado em fases anteriores, é momento de reavaliação do plano de cuidados e alinhamento com a equipe e família. Evitar medidas potencialmente fúteis, controlar de maneira adequada sintomas e oferecer suporte holístico ao paciente e família consistem na abordagem mais adequada neste momento (Figura 5).

CONSIDERAÇÕES FINAIS

Cuidados paliativos na DRC constituem assunto complexo. O julgamento clínico, refinado pelo uso de escalas prognósticas, alinhado aos desejos valores do paciente, permite a construção de plano de cuidados individualizado e proporcional.

O caráter crônico da doença e a tendência a associação com múltiplas comorbidades, além do alto fardo dos sintomas, tornam os portadores de DRC elegíveis para ações paliativas do processo de adoecimento.

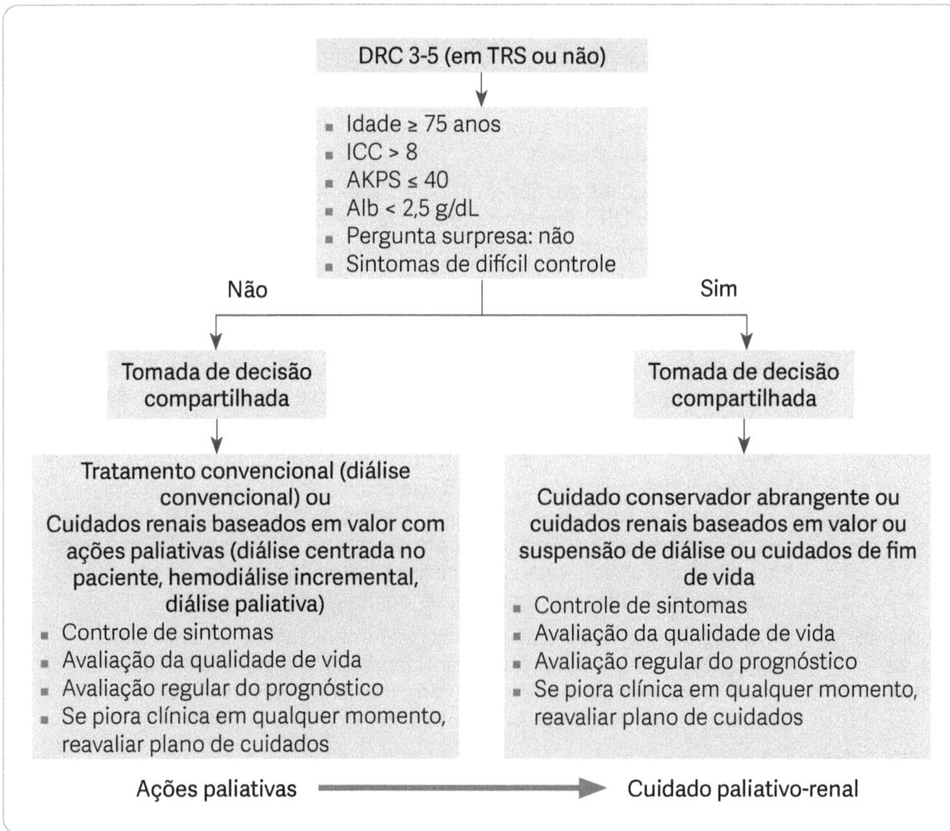
DRC 3-5 (em TRS ou não)
Idade ≥ 75 anos
ICC > 8
AKPS ≤ 40
Alb < 2,5 g/dL
Pergunta surpresa: não
Sintomas de difícil controle
Não
Sim
Tomada de decisão compartilhada
Tomada de decisão compartilhada
Tratamento convencional (diálise convencional) ou Cuidados renais baseados em valor com ações paliativas (diálise centrada no paciente, hemodiálise incremental, diálise paliativa)
Controle de sintomas
Avaliação da qualidade de vida
Avaliação regular do prognóstico
Se piora clínica em qualquer momento, reavaliar plano de cuidados
Cuidado conservador abrangente ou cuidados renais baseados em valor ou suspensão de diálise ou cuidados de fim de vida
Controle de sintomas
Avaliação da qualidade de vida
Avaliação regular do prognóstico
Se piora clínica em qualquer momento, reavaliar plano de cuidados
Ações paliativas
Cuidado paliativo-renal

FIGURA 3 Construção do plano de cuidados na doença renal crônica (DRC) avançada.

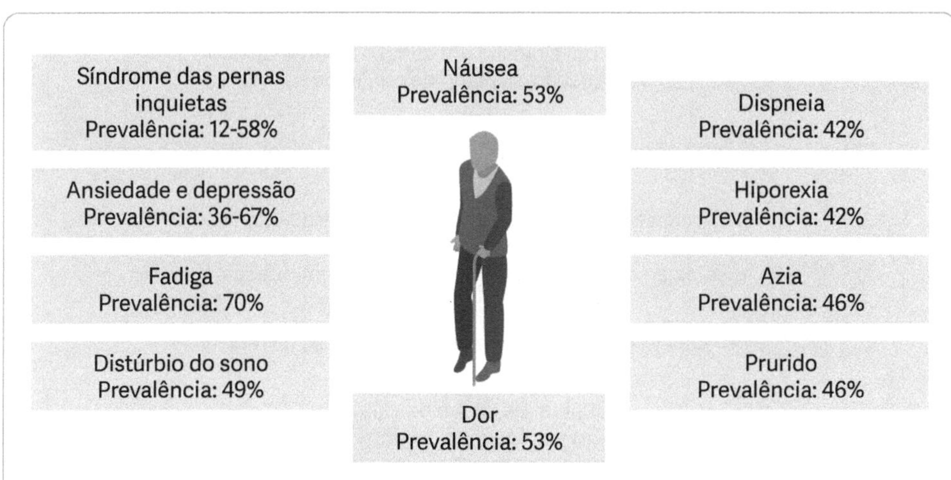

FIGURA 4 Sintomas prevalentes entre os pacientes com doença renal crônica avançada.

Fonte: Kidney Disease, 2024;[9] Murtagh, 2021.[12]

TABELA 5 Particularidades no controle de sintomas na doença renal crônica avançada[12]

Sintoma	Particularidade
Dor	Grande parte dos opioides tem depuração renal, aumentando o risco de intoxicação. Os opioides considerados mais seguros são: fentanil, buprenorfina e metadona.
Fadiga	Os princípios gerais do manejo não farmacológico da fadiga se aplicam aos pacientes com DRC. Dentro da terapia farmacológica, a maior evidência está no tratamento da anemia com eritropoetina.
Náusea e vômitos	Uremia pode estar associada a estímulo da zona de gatilho quimiorreceptora, gastroparesia e gastrite. Estão recomendadas adaptações dietéticas, trial com inibidor de bomba de prótons e medicamentos com ação procinética como metoclopramida (reduzir 50% da dose usual na DRC avançada). Antagonistas dopaminérgicos como haloperidol em baixa dose também podem ser usados para o componente químico da náusea.
Prurido	Prurido na DRC é predominantemente não histamínico. Otimizar o manejo dos distúrbios metabólicos da DRC, se proporcional. Tratar xerodermia recomendando cuidados com a pele. Dentro do tratamento farmacológico destacam-se: gabapentina (usar com cautela na DRC avançada), sertralina, mirtazapina e antidepressivos tricíclicos (estes podem não ser apropriados para idosos). Ondansetrona pode ser opção válida.
Síndrome das pernas inquietas	Avaliar possível associação com drogas (anti-histamínicos sedativos, metoclopramida, antipsicóticos, antidepressivos tricíclicos e inibidores seletivos de recaptação de serotonina, lítio, antagonistas de canal de cálcio). Na terapia farmacológica sintomática, destaca-se a gabapentina

Fonte: Murtagh, 2021.[12]

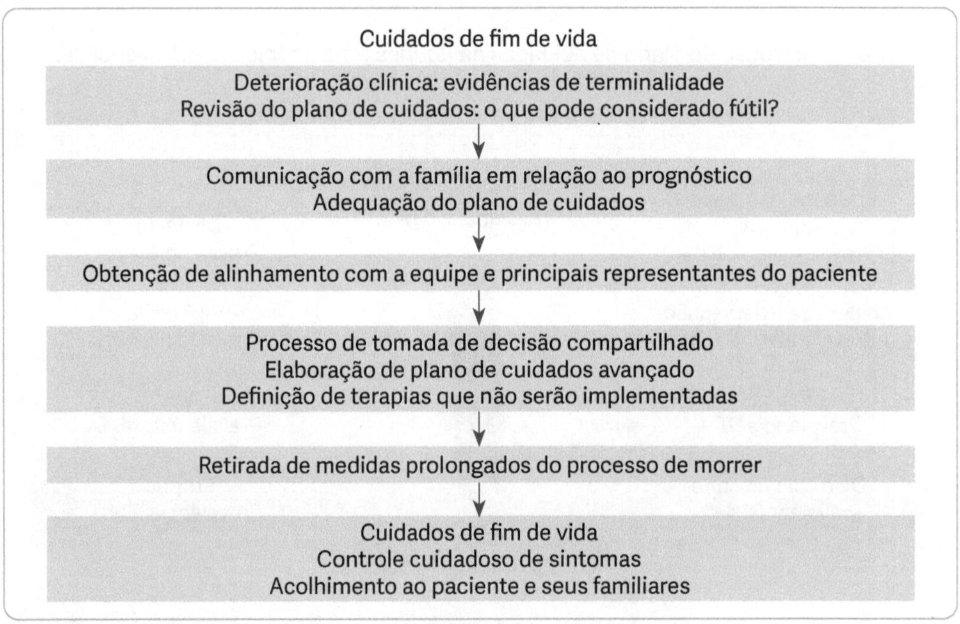

FIGURA 5 Cuidados de fim de vida na doença renal crônica terminal.

Fonte: Kidney Disease, 2024.[9]

REFERÊNCIAS BIBLIOGRÁFICAS

1. Davidson SN. Supportive care for patients with advanced chronic kidney disease. In: Bruera E, Higginson IJ, Von Gunten CF, Morita T. Textbook of palliative medicine and supportive care. 3ed. Boca Raton: Taylor & Francis; 2021. p. 663-668.
2. Boletim epidemiológico. Cenário da doença renal crônica no Brasil no período de 2010 a 2023. Secretaria de vigilância em saúde e ambiente. 2024;55.
3. Rosenberg M. Overview of the management of chronic kidney disease in adults. In: Tonelli M, Curhan GC. UpToDate, 2024.
4. Brennan DC, Vella J. Kidney transplantation in adults: evaluation of the potential kidney transplant recipient. In: Lam AQ. UpToDate, 2024.
5. Noronha IL, Ferraz AS, Silva AP Filho, Saitovich D, Carvalho DBM, Paula FJ, Campos H, Ianhez LE, Garcia VD. Transplante renal: indicações e contra-indicações. Projeto Diretrizes. Associação Médica Brasileira, 2006.
6. Alvarenga WA, Martins Amorim JV, Ferreira Magalhães LH, Rhibna Neris R, Nascimento LC, Santiago da Rocha S. Interface trabalho-tratamento hemodialítico em pacientes com insuficiência renal crônica: revisão de escopo. Acta Paul Enferm. 2003;36.
7. Flythe JE, Watnick S. Dialysis for chronic kidney failure: a review. JAMA. 2024;332(18):1559-1573.
8. Tavares APDS, Santos CGS, Tzanno-Martins C, Barros Neto J, Silva AMM, Lotaif L, et al. Cuidados de suporte renal: uma atualização da situação atual dos cuidados paliativos em pacientes com DRC. Kidney supportive care: an update of the current state of the art of palliative care in CKD patients. J Bras Nefrol. 2020;42(4):311-320.
9. Kidney Disease: Improving Global Outcomes (KDIGO) CKD Work Group. KDIGO 2024 Clinical practice guideline for the evaluation and management of chronic kidney disease. Kidney Int. 2024;105(4S):S-117-S314.
10. Pinerolo de Septis MC, Alberghini E, Cornacchiari M, Galassi A, Heidempergher M, Vettoretti S, et al. Palliative and supportive dialysis: current practices and recommendations for best clinical practice. G Ital Nefrol. 2024;41(2):2024.
11. Ramos ESG, Matias MM. Cuidados Paliativos em doentes renais crônicos. In: Carvalho RT, Rocha JA, Franck EM, Crispim DH, Jales SMC, Souza MRB, editores. Manual da residência de cuidados paliativos: abordagem multidisciplinar. São Paulo, 2022.
12. Murtagh FEM. End-stage kidney disease. In. Cherny NI, Fallon MT, Kaase S, Portenoy RK, Currow DC. Oxford textbook of palliative medicine, 6th ed. Oxford University Press, United Kingdom; 2021

Índice remissivo

A

B

C

E

F

G

H

I

J

K

L

O

P

Q

R

S

T